A. H. W. Dalicho

Die allgemeinärztliche Untersuchung

A. H. W. Dalicho

Die allgemeinärztliche Untersuchung

Anamnese und klinische Untersuchung für Studium und Praxis

mit Zeichnungen von Z. Balogh,
Akad. Zeichner an der Universität Ulm

Verlag Hans Huber
Bern · Göttingen · Toronto · Seattle

Anschrift des Verfassers:

Dr. med. A. H. W. Dalicho
Facharzt für Allgemeinmedizin
Lehrbeauftragter an der Universität Ulm
Abteilung Allgemeinmedizin
der Universität Ulm
Helmholtzstraße 20
D-89081 Ulm/Donau

Umschlagbild: «Ärztliche Untersuchung» von Josef Klarl (1909-1987). Öl auf Leinwand (Zwischenstadium von 1949 der [unvollendeten] Ausführung), 65 x 75 cm, Privatbesitz. Reproduktion mit freundlicher Genehmigung von Dr. med. Anselm M. Klarl durch die Zentrale für Photo, Graphik und Reproduktion der Universität Ulm (Leiter: W. Lutz).

Die Deutsche Bibliothek – CIP-Einheitsaufnahme
Dalicho, A. H. Wilfent:
Die allgemeinärztliche Untersuchung : Anamnese
und klinische Untersuchung für Studium und Praxis /
A. H. W. Dalicho. Mit Zeichn. von Z. Balogh. –
Bern ; Göttingen ; Toronto ; Seattle : Huber, 2000
ISBN 3-456-82954-X

Satz und Repro: SatzTeam Berger, Ellenberg
Druck: Druckhaus Beltz, Hemsbach
Printed in Germany

Inhaltsverzeichnis

Geleitworte 9
Vorwort 11
Einleitung 13

I. Anamnese 23

II. Befund: Allgemeiner Teil 29

1. Hilfsmittel zur direkten physikalischen Untersuchung 31
   1.1 Meßinstrumente 31
   1.2 Hilfsmittel zur Inspektion 38
   1.3 Hilfsmittel zur Palpation 45
   1.4 Hilfsmittel zur Perkussion 45
   1.5 Hilfsmittel zur Auskultation 46
   1.6 Hilfsmittel zur neurologischen Untersuchung 49
2. Die Einrichtung eines Untersuchungszimmers 52
3. Der Gang der Untersuchung 55
4. Die Messungen 56
5. Die Inspektion 60
6. Die dermatologische Untersuchung . 64
   6.1 Primäre Effloreszenzen 65
   6.2 Sekundäre Effloreszenzen 66
   6.3 Verletzungen der Haut 67
   6.4 Hautblutungen 67
   6.5 Hautanhangsgebilde 67
7. Die Diaphanoskopie 69
8. Die Spiegeluntersuchungen 72
   8.1 Ophthalmologische Untersuchungen 72
   8.2 Otorhinolaryngologische Spiegeluntersuchungen 77
   8.3 Gynäkologische Spiegeluntersuchung 85
   8.4 Proktologische Spiegeluntersuchung 85
9. Die osmologische Untersuchung ... 86
10. Die Palpation 88
11. Die Untersuchung des Pulses 92
    11.1 Palpation des Pulses 93
    11.2 Pulsqualitäten 93
12. Die Perkussion 95
    12.1 Untersuchungstechnik 98
13. Die Auskultation 100
    13.1 Schallphänomene 101
    13.2 Schallereignisse 101
14. Die Untersuchung der Kreislauffunktion 112
    14.1 Blutdruckmessung 112
    14.2 Regulationsprüfung des Kreislaufs nach Schellong 114
    14.3 Langzeitblutdruckmessung ... 115
15. Die allgemeinärztliche Untersuchung von Säuglingen und Kleinkindern 117
16. Die traumatologische Untersuchung 122
17. Die Untersuchung bei akuten Intoxikationen 123

III. Befund: Spezieller Teil 125

1. Allgemeinbefund 127
2. Kopf 129
   2.1 Messungen 129
   2.2 Inspektion 130
   2.3 Palpation 137
   2.4 Perkussion 138
   2.5 Auskultation 138
3. Hals 140
   3.1 Messung 140
   3.2 Inspektion 140
   3.3 Palpation 140
   3.4 Perkussion 142
   3.5 Auskultation 143
4. Brustkorb 144
   4.1 Messungen 145
   4.2 Inspektion 145

4.3 Palpation 145
4.4 Perkussion 147
4.5 Auskultation 150
4.6 Die Untersuchung der weiblichen Brust 158
5. Bauch 161
5.1 Messungen 161
5.2 Inspektion 161
5.3 Palpation 163
5.4 Perkussion 174
5.5 Auskultation 179
6. Wirbelsäule 181
6.1 Messungen 181
6.2 Inspektion 182
6.3 Palpation 184
6.4 Perkussion 184
6.5 Auskultation 185
7. Extremitäten 186
7.1 Messungen 186
7.2 Inspektion 189
7.3 Palpation 190
7.4 Perkussion 192
7.5 Auskultation 192
8. Funktionsprüfungen an Kopf, Hals, Rumpf und Wirbelsäule 194
8.1 Schulter und obere Extremität .. 194
8.2 Becken, Hüfte und untere Extremität 196
9. Funktionsprüfungen der Gefäße ... 201
9.1 Arterienfunktionsprüfungen ... 201
9.2 Stadieneinteilung der AVK 202
9.3 Venenfunktionsprüfungen 202
9.4 Spontan- und Schmerzprovokationszeichen bei tiefen Beinvenenthrombosen 202
10. Neurologische Untersuchung 203
10.1 Hirnnerven 203
10.2 Motorisches System 207
10.3 Reflexe 208
10.4 Sensibilität 211
10.5 Koordination 213
10.6 Sprache 213
10.7 Vegetativum 217
10.8 Weitere Prüfungen 217
11. Psychiatrische Untersuchung 219
11.1 Bewußtseinslage 220
11.2 Orientierung 220
11.3 Wahrnehmung 220
11.4 Auffassung 220
11.5 Denken 221
11.6 Antrieb und psychomotorische Äußerungen 222
11.7 Intelligenz 222
11.8 Mnestische Leistungen 222
11.9 Stimmungslage und Affekt 223
11.10 Charakterliche Besonderheiten 223
11.11 Organische Wesensänderungen 225
11.12 Psychopathologische Syndrome und Diagnostik körperlich noch nicht begründbarer Psychosen 225
11.13 Soziale Besonderheiten 227
11.14 Suizidalität 228
11.15 Gefährlichkeit 228
12. Psychologische Untersuchung 229
12.1 Allgemeine Anwendungsvoraussetzungen für die Allgemeinpraxis 229
12.2 Erfassung einer zentralen Gesundheitsvariablen in der Allgemeinpraxis: Die Kontrollüberzeugungen von Patienten . 231
12.3 Objektive Testverfahren 231
12.4 Krankheitsspezifisch einzusetzende Testverfahren 232
12.5 Testverfahren bei Kindern 234
12.6 Möglichkeiten der Therapieevaluation 236
12.7 Durchführung von Testverfahren am Personal Computer . 236
12.8 Zur Bedeutung der Psychodiagnostik in der Allgemeinpraxis 237
13. Körperausscheidungen 239
13.1 Erbrochenes 239
13.2 Stuhl 239
13.3 Sputum 240
13.4 Urin 241

IV. Dokumentation, Diagnose und Archivierung 243

1. Dokumentation der Befunde 245
2. Diagnose 250
3. Archivierung 251

V. Anhang 253

1. Weiterführende Literatur und Quellen 255
2. Verzeichnis der Mitarbeiter 264
3. Kopiervorlagen 265
4. Namens- und Sachregister 277

Stellvertretend für alle Lehrer der Medizin, die sich um die Weitergabe medizinischen Wissens und ärztlichen Könnens bemüht haben, meinen verehrten Lehrern T. Antoine, K. Burian, H. Dentler, G. Dotzauer, K. Fellinger, R. Gross, K. vom Hofe, C. Kaufmann, H. Kunz, F. Lentze, W. Scheid und M. Schweizer in Dankbarkeit zugeeignet.

Geleitworte

Das vorliegende Buch ist eine erneute Erinnerung für Studierende und (akademische) Lehrer, die zentrale Bedeutung einer guten Anamnese und gründlichen körperlichen Untersuchung nicht in Vergessenheit geraten zu lassen. In unseren medizinischen Fakultäten zählt ein obligater Kommunikationskurs zu den ausgesprochenen Seltenheiten, und die Qualität des «Klopfkurses» scheint eher abzunehmen. Wie anders ist es zu erklären, daß die britischen Dekane vor kurzem die Empfehlung ausgesprochen haben, deutsche Medizinstudenten nicht mehr in klinische Famulaturen aufzunehmen, weil sie körperliche Untersuchungstechniken nicht beherrschen. Gleichzeitig mehren sich im Stundenplan immer häufiger fakultative Kursangebote für technische Untersuchungsverfahren wie abdomineller Ultraschall oder Echokardiographie.

In der allgemeinärztlichen Praxis resultiert die richtige Diagnose in 88% der Fälle am Ende der initialen Anamneseerhebung und körperlichen Untersuchung. Die Interpretation technischer Diagnoseverfahren hängt entscheidend vom Ergebnis der Vorgeschichte bzw. körperlichen Untersuchung ab: Zum Beispiel beträgt die Wahrscheinlichkeit einer relevanten koronaren Herzkrankheit bei einer 48jährigen Frau mit einer ST-Senkung von 1,8 mm in der Ergometrie je nach Vorgeschichte zwischen 5 und 80%! Beim Verdacht auf eine tiefe Beinvenenthrombose ermöglichen bestimmte körperliche Befunde die Bildung von Patientengruppen, bei denen die Diagnose entweder sehr wahrscheinlich (75%) oder extrem unwahrscheinlich (3%) ist.

Dennoch: Trotz der überragenden Wichtigkeit von Anamnese und körperlicher Untersuchung sind deren Sensitivität und Spezifität bzw. Präzision (Grad der Übereinstimmung zwischen verschiedenen Untersuchern oder demselben Untersucher zu unterschiedlichen Zeitpunkten) nur selten wissenschaftlich exakt untersucht worden. Unklar ist auch, wie diese Parameter von Weiterbildung und klinischer Erfahrung abhängen. Es ist ein Verdienst u. a. der Gruppe um David Sackett (vormals Center for Evidence-Based Medicine, Nuffield Department of Clinical Medicine, Oxford), immer wieder auf diese Zusammenhänge hingewiesen zu haben. Unter seiner Initiative hat sich jetzt eine Interessengruppe gebildet (CARE = Clinical Assessment of the Reliability of the Examination; http://www. carestudy. com), welche die geschilderten Defizite durch Studien auf internationaler Ebene beheben möchte. Jede Ärztin bzw. jeder Arzt kann der Gruppe – unabhängig von Weiterbildungsstatus und Erfahrungshorizont – beitreten.

Das Buch von A.H.W. Dalicho erscheint zu einem Zeitpunkt, zu dem eine Rückbesinnung auf die Grundlagen ärztlicher Fähigkeiten ansteht. In diesem Sinne wünsche ich dem Werk die Beachtung und Verbreitung, die es verdient.

Univ.-Prof. Dr. med. Michael M. Kochen, MPH, FRCGP
Göttingen

Das vorliegende Lehrbuch entstand auf der Grundlage des vom Autor seit 1990 durchgeführten allgemeinmedizinischen Untersuchungskurses auf Wunsch der Studenten und Mitglieder der Abteilung für Allgemeinmedizin der Universität Ulm. Es richtet sich vor allem an Studenten und junge Ärzte in der Weiterbildung. Aber auch dem erfahrenen praktisch tätigen Arzt und dem am allgemeinen Notfalldienst teilnehmenden Gebietsarzt kann es eine wertvolle Auffrischung ihrer Kenntnisse und Fertigkeiten sowie dem lehrenden Arzt eine Hilfe bei seiner Lehre sein.

Die beschriebenen Methoden und Techniken entsprechen den heutigen Anforderungen an eine allgemeinärztliche Praxis. Ohne Zweifel lassen sich diese allein aus einem Buch nicht erlernen. Neben dem theoretischen Wissen sind hierzu praktische Übungen unter der Anleitung erfahrener ärztlicher Lehrer erforderlich, wie es dem Grundkonzept des Autors entspricht.

Leider wird in unserer zunehmend von Technik geprägten Zeit in unserer Ausbildung der große Wert einer gründlichen Anamnese und körperlichen Untersuchung immer mehr in den Hintergrund gedrängt. Gerade für den allgemeinmedizinisch tätigen Arzt ist jedoch ein fundiertes Kennen und Beherrschen von Anamneseerhebung und klinischer Untersuchung für seine tägliche Arbeit von erheblicher Bedeutung: aus genauer Beobachtung, gezieltem Befragen und sorgfältiger körperlicher Untersuchung kann in nahezu 90% der Beratungsfälle die richtige Diagnose getroffen oder ein richtiges Beratungsergebnis erzielt werden. Dies sollte uns auch im Hinblick auf die Diskussion um die Kostenexpansion in unserem Gesundheitswesen nachdenklich stimmen und das Lehren ärztlicher Grundfertigkeiten in Aus-, Weiter- und Fortbildung wieder mehr in den Vordergrund stellen.

Herrn A.H.W. Dalicho möchte ich für dieses gelungene Buch, mit dem Ziel, Kenntnisse in Anamnese und klinischer Untersuchung zu vermitteln, danken und ich wünsche, daß viele Studenten und Kollegen es für ihr Studium und ihre tägliche Arbeit mit Gewinn nutzen.

Prof. Dr. med. Hans-Peter Zeitler
Leiter der Abteilung Allgemeinmedizin,
Universität Ulm

Vorwort

Ausführliche Anleitungen zur physikalischen Krankenuntersuchung gibt es ausgezeichnete – internistische wie chirurgische. Eine kurz gefaßte, fachübergreifende für allgemeinmedizinische Belange, die auch dem Studenten den Einstieg in die allgemeinärztliche Krankenuntersuchung erleichtert, ohne Wesentliches zu unterschlagen, fehlt bisher.

Da in den Kliniken im Zuge immer neuer und verfeinerter bildgebender Verfahren vielerorts immer weniger Freiraum für die direkten Untersuchungsmethoden verbleibt, sind die Fertigkeiten der jungen Ärzte in den letzten Jahren darin in zunehmendem Maße geschwunden: ein Umstand, der verständlicherweise erst auffällt, wenn sie in einer Allgemeinarztpraxis mit ihren begrenzteren apparativen Möglichkeiten oder gar vor Ort in einem eingeschneiten Aussiedlerhof, beispielsweise auf der Schwäbischen Alb, ohne alle technischen Hilfsmittel relevante Diagnosen stellen sollen.

Da in der Hektik allgemeinärztlicher Lehrpraxen die Zeit für Grundlagenvermittlung ebenfalls meist knapp ist, haben sich seinerzeit die Ulmer Lehrbeauftragten für Allgemeinmedizin, Dres. Bescl, Dalicho, Duvenhorst, Haisch, Kalbfleisch, Köhle, Schaden, Strobel, Wiesenauer und Zeitler, unter der Führung des Verfassers entschlossen, für interessierte Studenten der klinischen Semester einen allgemeinmedizinischen Untersuchungskurs anzubieten. Dieser Kurs, der im Jahre 1990 – unseres Wissens erstmals an einer Universität im deutschen Sprachraum – mit Hilfe der Kollegen Dres. PD J. Haisch, W. Kalbfleisch und M. Strobel initiiert werden konnte, versucht in acht Doppelstunden für die sog. physikalischen oder «direkten» Untersuchungsverfahren zu interessieren, sie vorzustellen und bei der Kürze der Zeit wenigstens so weit zu üben, daß die Studenten mit der technischen Ausführung vertraut sind.

Da in der Allgemeinmedizin auf diese physikalischen Verfahren nicht verzichtet werden kann und oft genug auch noch improvisiert werden muß, legen wir besonderen Wert auf die Ausführung der Untersuchungen mit möglichst einfachen Hilfsmitteln. Wenn die Spiegeluntersuchungen mit dem Stirnreflektor und mit dem einfachen Augenspiegel beherrscht werden und ihr Prinzip verstanden wurde, bestehen keine Bedenken, einen elektrischen Augenspiegel zu benutzen: Seine Handhabung ergibt sich dann fast von selbst. Hat der Kollege aber die Untersuchung des Trommelfells nur mit dem elektrischen Otoskop erlernt, ist er hilflos, wenn dessen Batterie entladen ist und bei der Nacht kein Ersatz beschafft werden kann: Der Stirnreflektor würde die Untersuchung sogar in einer abgelegenen Skihütte mit dem Licht einer Kerze oder eines Feuerzeugs ermöglichen – aber eben nur, wenn man mit ihm umzugehen gelernt hat.

Das beste Röntgen- oder Sonographiegerät taugt zu nichts, wenn der Strom ausgefallen ist und festgestellt werden muß, ob und ggf. auf welcher Seite ein Spontanpneumothorax vorliegt. Und da wären wir schon beim Thema!

Das Buch ist aus der Praxis für den Kurs entstanden; es soll die im Kurs vermittelten Techniken vertiefen und manches ausführlicher erklären, was im Kurs aus Zeitmangel nur gestreift werden kann, damit dort mehr Zeit für die Übungen bleibt.

Um dem Einsteiger nicht den Einstieg zu vermauern, wurde (bis zum Beweis des Gegenteils) rigoros alles weggelassen, was irgendwie entbehrlich schien – so beispielsweise auch manche Syndrome, die von jedem nosologischen Lehrbuch vermittelt werden, hier aber, wo es gilt, die Sinne zu schärfen und Fertigkeiten zu vermitteln, nur Ballast wären.

Alle Untersuchungen und Prüfungen wurden so eingehend beschrieben, daß auch der Anfänger damit zurechtkommen sollte; manches allerdings läßt sich – darüber muß man sich klar sein – nicht ausschließlich aus Büchern erlernen. Vielmehr bedarf es beim handwerklichen Teil der Medizin auch im Computerzeitalter noch streckenweise des Meisters, der hinter dem Schüler steht und ihm die Hand führt: Für den Lehrer sollte das eine Freude, für den Lehrling eine Ehre sein.

Und nur wenn der Mensch – der unmittelbare Kontakt zwischen Patienten und Arzt – wieder mehr in den Mittelpunkt ärztlichen Handelns rückt und wenn der Arzt wieder Vertrauen zu seinen eigenen Sinnen faßt, wird es gelingen, einer entseelten Apparatemedizin sinnvoll zu begegnen, die – so segensreich der technische Fortschritt auch sein mag – nie Selbstzweck werden, sondern immer nur Hilfsmittel sein darf.

Wenn dieses Buch dazu beiträgt, nur einem einzigen Menschen, etwa mit einem akuten Glaukom, sein Augenlicht zu erhalten und ihn nicht als «Migräne-Anfall» mit einem Analgetikum nach Hause zu schicken, dann hat es seinen Zweck bereits erfüllt, dann war die Mühe, die wir damit hatten, nicht umsonst. Der Allgemeinarzt muß nicht alle seltenen Krankheitsbilder selber «ausdiagnostizieren»; er wird seiner Aufgabe auch dann schon vollkommen gerecht, wenn er einen potentiell bedrohlichen Krankheitsprozeß rechtzeitig als solchen erkennt und unverzüglich einer angemessenen weiterführenden Diagnostik und Behandlung zuführt.

Nicht aus Gründen der Kostenersparnis, sondern rein aus didaktischen Erwägungen haben wir uns entschlossen, ganz auf Photographien und auch auf farbige Darstellungen zu verzichten: Farben – so sehr wir sie lieben und so hilfreich sie sein können – lenken beim Synthese-Prozeß des Lernens nicht selten durch ihr Eigenwirken von den Hauptsachen ab; die Photographie – so sehr wir sie schätzen und ihre Verbreitung in der Medizin begrüßen und fördern – kann im Unterschied zur Zeichnung und Graphik nur in sehr bescheidenem Maße das Wesentliche hervorheben und das Unwesentliche, Störende unterdrücken.

Verbesserungsvorschläge werden dankbar angenommen, denn eine solche Anleitung bedarf – bis sie einen akzeptablen Grad der Vollkommenheit erreicht hat – der Auseinandersetzung mit ihren Benutzern.

Herrn Prof. Dr. J. Haisch danke ich für die Anregung, dieses Buch zu schreiben, und seine lebhafte Anteilnahme, mit der er jede Phase der Entstehung verfolgt hat, sowie für seine fruchtbringende und unverzichtbare Mitarbeit ganz besonders herzlich; ohne seine fortwährende Aufmunterung und permanente Zuversicht, wenn sich unüberwindliche Hindernisse in den Weg zu stellen schienen, wäre das Buch gewiß nicht zustande gekommen. Herrn Prof. Dr. H.-P. Zeitler danke ich für die gütige Förderung der Arbeit und allen Mitarbeitern für ihre Hilfe; dem Universitätszeichner, Herrn Z. Balogh, für sein über fünf Jahre andauerndes Engagement und seine unerschöpfliche Bereitschaft, auf alle meine Wünsche und stellenweise wohl auch querulatorischen Neigungen einzugehen; nicht zuletzt Herrn Dr. med. K. Reinhardt vom Hans Huber Verlag für seine bewundernswerte Geduld und die vorzügliche Ausstattung des Buches.

Meinem Freund Dr. med. Anselm M. Klarl verdanke ich die Abdruckerlaubnis des Titelbildes «Ärztliche Untersuchung» von Josef Klarl (1909-1987).

Zu danken habe ich Sr. Monika Lehnert für die routinierte Reinschrift des schwierigen Manuskriptes – wie auch den Sekretärinnen der Abteilung Allgemeinmedizin der Universität Ulm, Frau G. Steinwand und Frau R. Varnholt, für ihre Hilfe und meinen derzeitigen und vormaligen Arzthelferinnen Sr. Maria Striegl, Frau R. Strobel, Frau S. Maier-Reinhardt, Frau G. Huber, Frau A. Wagner, Frau Hebamme B. Wohlleb und Frau D. Öçal, die sich bemüht haben, mich im Praxisbetrieb für die Arbeit am Buch zu entlasten.

Nicht vergessen möchte ich den Dank an meine Ehefrau, Beate H. Dalicho, für ihre nie erlahmende Unterstützung, das mühsame Lesen der Korrekturen und manchen hilfreichen Wink sowie an meine Tochter, cand. theol. Anja B. E. Dalicho, für den immer bereitwillig gewährten Rat in allen Computerfragen.

Ehingen, 17. September 1999 W. Dalicho

Einleitung

Im Jahre 1949 hieß es bei Ernst Jünger: «Ich wußte wohl, daß keine Medizin mir helfen konnte, vor allem nicht die Künste der Psychologen, die bei den Schlossern in die Lehre gegangen sind. Von solchen Scharlatanen ist unsere Welt bevölkert; sie treiben eher dem Dämon zu» (Ortners Erzählung), und noch «in the early 1970s ... in Germany, the influence of psychology was negligible» (Haisch).

Obgleich sich schon längst eine medizinische Psychologie zu installieren begonnen hatte, wollte sich lange Zeit kaum jemand mit einem solchen Fach der – wie es hieß – «vielbändigen Handbücher und des wenig gesicherten Wissens» einlassen – weder in der klinischen noch in der praktischen Medizin: Schließlich hatten Ärzte schon immer Patienten behandelt und sich dabei zwangsläufig durch Erfahrung Fertigkeiten im Umgang mit der Patientenpsyche erworben. Wozu also ein Paradigmenwechsel? Warum sollten sie sich nun von Psychologen dreinreden lassen?

Inzwischen sind Dezennien ins Land gezogen. Die Psychologie hat ihre Methodik verbessert, ihr Wissen ausgebaut und sich weiter etabliert. In der Medizin haben «nicht nur Zersplitterung in Subspezialitäten und der technisierte Zustand vieler medizinischer Fächer zu einem Mangel an menschlicher Nähe und an Integration geführt, weshalb sich ein kranker Mensch ausgeliefert und nicht geborgen fühlen kann» (Besel), es läßt sich auch der «Grundkonflikt der handelnden Ärzte, die aus verschiedenartigen Motiven heraus in einem immer komplizierter werdenden Regelwerk medizinischer Dienstleistungen den Patienten als Menschen aus dem Auge verlieren» (Besel), kaum mehr verheimlichen.

Deshalb scheint die Zeit jetzt reif, an einer Symbiose zu arbeiten, die der Psychologie die Psyche und den Morbus der Medizin läßt, darüber hinaus aber den mannigfachen Wechselbeziehungen zwischen Soma und Psyche Rechnung trägt und in geschwisterlicher Eintracht und hilfsbereiter Zuwendung *gemeinsam* den Menschen und gerade auch den kranken Menschen, den *Homo patiens,* «als eine Einheit von Körper, Seele und Geist, eingebettet in eine bestimmte Lebensumwelt, mit individuellen Beziehungen» (Häußler), nicht mehr aus den Augen verliert, denn «Leiden ist defizientes Leben» (K. Oedingen).

Und gerade die Seele des Menschen, die Virchow bei all seinen Sektionen nicht finden konnte, ist es, die uns in der Allgemeinmedizin immer mehr beschäftigt, und da scheuen wir uns schon längst nicht mehr, zum Wohle des Patienten die Hilfe anderer Disziplinen – so der Psychologie, Psychoanalyse und Psychosomatik wie auch der Soziologie, Philosophie und Theologie – dankbar entgegenzunehmen.[1]

«Jetzt, da die exakten Naturwissenschaften an Grenzen stoßen, da sie eine selbstkonstruierte Wirklichkeit geschaffen haben, die nur *einen* Ausschnitt der Wirklichkeit des Ganzen darstellt», sind wir «wieder auf der Suche nach dem Ganzen, im Menschen, in der Natur» (Mattern). – «Die heute gängige Vorstellung vom Menschen ist eine vielgestaltige, uneinheitliche, zum Teil in Extreme zerfließende» (Besel). Daß bei dieser Suche nach dem

1 Was die Psychologie betrifft, berechtigen die in der jüngsten Vergangenheit erkennbaren Ansätze, gerade auch hier in Ulm, zu großen Hoffnungen; doch es bleibt zu wünschen, daß diese wechselseitige fruchtbringende Kooperationsbereitschaft nicht von starren Formvorschriften oder kleinlichen Bürokratismen paralysiert, sondern nach Kräften intensiviert werde.

Ganzen, nach einem neuen Menschenbild, bei der Würdigung des *Homo patiens* als einer Einheit und bei der Bereitstellung eines neuen Paradigmas oder Verstehensmodells (H. Küng) der Allgemeinmedizin eine Mittler- und Schlüsselrolle zufällt, bestreitet heute kaum noch jemand – ja, man erwartet es geradezu von ihr. Freilich kann die Allgemeinmedizin diese Erwartungen erst dann erfüllen, wenn sie als forschungsaktive (R. N. Braun), eigenständige Disziplin an allen humanmedizinischen Fakultäten voll etabliert und integriert ist: ein Prozeß, der vielerorts nur unter erheblichen Hemmnissen sehr schleppend vonstatten geht, obwohl die Allgemeinmedizin «als einziges Fach an der Hochschule die außerklinische Medizin vertritt» (W. Kruse): «Die Allgemeinpraxis ist der schwierigste Beruf im Bereich der Heilkunde» (F. H. Mader und H. Weißgerber).

Der Satz: «Alle Forschung ist nutzlos, wenn sie nicht publiziert wird» (J. Aschoff), gilt für die Allgemeinmedizin in besonders schmerzlicher Weise. In Abwandlung eines Wortes von Naunyn könnte man sagen: *Die Allgemeinmedizin wird Wissenschaft sein oder sie wird nicht mehr sein.* Es ist u.a. das bleibende Verdienst von Michael Kochen, frühzeitig in Deutschland eine allgemeinmedizinische Forschung organisiert und sie in die internationalen Forschungsverbünde eingebracht zu haben: «Wichtigste Voraussetzung für die Weiterentwicklung allgemeinmedizinischer Forschung sind die zunehmende Anerkennung als eigenständiges Fachgebiet, die Fortsetzung der begonnenen Institutionalisierung an den Universitäten und die Bereitschaft von Allgemeinärzten, sich den Mühen der Praxisforschung und schließlich der Habilitation zu unterziehen» (Kochen). – «Eine Allgemeinmedizin ohne akademische Identität wird untergehen!» (Abholz).

«Medizin ist nicht nur Naturwissenschaft; dennoch, wenn sie aufgibt, Naturwissenschaft zu sein, wird sie nicht mehr sein» (N. Zöllner).

Über all den geschilderten Aufgaben und Problemen und der berechtigten Hinwendung zur Psyche sollte die Allgemeinmedizin deshalb nun aber nicht – und das ist ein Anliegen dieses Buches – die mühsam erarbeiteten direkten Untersuchungsverfahren geringachten und den Körper der Apparatemedizin überlassen.

Auch die Medien leisten da der Apparatemedizin Vorschub, indem sie kaum je über den Allgemeinarzt berichten, der in einem abgelegenen Weiler im Bayerischen Wald mit einer über 150 Jahre alten Untersuchungsmethode eine nasse Rippenfellentzündung zuverlässig diagnostiziert hat, aber immer wieder über einen millionenschweren neuen Computertomographen in der Kreisstadt, der den postulierten Verdacht auf Lebermetastasen zwar weder ausräumen noch bestätigen konnte, aber wenn es dann so richtig rattert, dann «herrscht in der Vorstellung der Laien ... eine Faszination der Hochleistungsmedizin vor, die scheinbar alles kann» (Besel). Wen nimmt es da noch wunder, daß Patienten mit längst gesicherten und ausdiagnostizierten psychogenen Körperstörungen auf einer Untersuchung mit eben diesem neuen Gerät bestehen, damit endlich ihr Leiden aufgedeckt und richtig behandelt werde? Alle noch so versierten Auf- und Erklärungsversuche führen nur zum Arztwechsel, wenn die gewünschte apparative Untersuchung verweigert wird. Und hier fällt dem Allgemeinarzt die gar nicht einfache Aufgabe zu, seinen Patienten klar zu machen, «...daß entgegen häufiger Meinung Gesundheit kein Produkt und keine Ware ist, die sich computergesteuert technologisch herstellen und reparieren läßt wie ein Automobil» (P. Novak).

Aber nicht nur die Medien sind es, die mit ihrer Öffentlichkeitsarbeit den mündigen Bürger so aufklären, wie sie es verstehen; auch der Student der Medizin wird vielerorts und – so jedenfalls ist unser Eindruck – in den letzten Jahren zunehmend, wenn auch ganz gewiß nicht vorsätzlich, zu einer blinden *Computer- und Apparategläubigkeit* (Duvenhorst) erzogen.

«Außerdem führt uns die zunehmende Technologie in der Medizin zu den Fragen der Effizienz und Effektivität unserer Maßnahmen. Die Zunahme diagnostisch-technologischer Untersuchungen ist erschreckend. Trotz immer wiederholter Bekenntnisse zu den Basisuntersuchungen Anamnese und Befund werden Laborbefunde und bildgebende Verfahren häufig als allein ausschlaggebend für die Diagnose von Krankheitsbildern bewertet» (F. Anschütz).

Viele der Gründe dafür mögen durchaus verständlich erscheinen; zu verzeihen sind sie aber nicht, denn zwangsläufig verschwindet dabei der kranke Mensch hinter der Maschine und vor ihr verkümmern die Sinne des Arztes.

Die Folgen einer solchen Entwicklung sind vielfältig und in ihrem ganzen Ausmaß noch kaum abzuschätzen: Eine zunehmende Nivellierung, Standardisierung und Ausrichtung des Menschen auf einen vom Computer vorgegebenen Norm- oder Mittelwert in fast allen Bereichen wird sich schwerlich umgehen lassen; jedenfalls wird sich dann das Wort erfüllen, das Rainer Maria Rilke bereits im ersten Dezennium unseres Jahrhunderts ganz klar formuliert hat: «...der Wunsch, einen eigenen Tod zu haben, wird immer seltener. Eine Weile noch, und er wird ebenso selten sein wie ein eigenes Leben» (Die Aufzeichnungen des Malte Laurids Brigge). Die *Norma normans* des Computers wird immer weniger Spielraum für Individualitäten lassen. Dennoch ist das Recht des Menschen auf seinen Tod ein Teil seiner Bestimmung (H. Thielicke).

Die Allgemeinmedizin möchte alles andere als dem technischen Fortschritt im Wege stehen: Überall dort, wo ein technisches Gerät die Diagnose einer Krankheit erst ermöglicht oder auch nur erleichtert, sei es willkommen – zumal wenn daraus dann therapeutische Konsequenzen erwachsen; überall dort, wo ein Apparat einem Kranken Heilung verspricht oder ein lebenswertes Leben ermöglicht oder auch nur sein Los erleichtert, sei er willkommen.

Doch in all den vielen anderen Fällen, wo dieser Zweck von vornherein nicht zu erwarten ist, wo lediglich in einem Rausch der Technik ein Diagnostik-Schema nach dem Axiom: «Man könnte auch noch...» abläuft oder vom Computer vorgegeben wird, ohne daß dem Patienten daraus der geringste Nutzen erwächst, oder wo gar der ursprüngliche Sinn des Helfens in sein Gegenteil verkehrt wird und aus dem Kampf gegen den Tod «die bloße Verlängerung der Qual oder des dumpfen Vegetierens» (H. Thielicke) wird, sollte man sich ernsthaft fragen, *ob die direkte Untersuchung nicht überhaupt* (oder doch wenigstens in der Hauptsache) *ausreicht und, falls nein, was an weiteren Aufschlüssen von den vorgesehenen technischen Untersuchungen zu erwarten ist und ob diese ggf. auch wirklich therapeutische Konsequenzen hätten.*

«Die Liebe und Aufmerksamkeit, die sie ihrem Patienten zukommen ließen, trugen viel mehr dazu bei, seine Agonie zu lindern, als die armseligen Mittel, die die medizinische Wissenschaft anzubieten hatte» (E. Pawel: Das Leben Franz Kafkas. München, Wien: C. Hanser 1986, S. 496 f.).

«...der Allgemeinarzt sieht nicht nur die Krankheit ..., sondern den Menschen in seinem Kranksein, in seinem Haus» (Zeitler).

«Trotz weiterer Entwicklung hochdifferenzierter technischer Methoden bei Diagnostik und Therapie wird in den letzten Jahren deutlich, daß nicht ‹mehr Gesundheit› erzielt wird» (Jork).

«Man vergesse nie, daß auch alle Hilfsmethoden ... abgesehen von stets möglichen groben Irrtümern, Verwechslungen usw. technischen Fehlerquellen unterliegen (die um so größer sind, je subtiler die Methodik ist) ... Der Arzt, der nicht souverän über seinen Befunden steht und sie in ihrer Dignität, bei Bewußtsein aller Irrtumsmöglichkeiten, im Einzelfall kritisch zu werten und einzuordnen weiß, wird bestenfalls ein Techniker, nie ein Meister seiner Kunst sein» (K. Fellinger).

Und so sondert der Kundige oft schon ganz unbewußt die Apparatemediziner von den Ärzten (F. Puhr), obgleich das eine das andere nicht unbedingt ausschließen müßte.

Mit anderen Worten: Es sollte – von akut bedrohlichen Notfällen abgesehen – wieder allgemeiner Standard werden, apparative und Laboruntersuchungen grundsätzlich erst *nach* einer lückenlosen Anamnese und *nach* einer eingehenden direkten Untersuchung zu veranlassen. (Und auch bei Notfällen führen eine kurze Situationsanamnese und eine gezielte körperliche Untersuchung meist schneller zur Diagnose als wahllos veranlaßte technische Untersuchungen; jedenfalls schaden einige Minuten planvollen Untersuchens und Nachdenkens weniger als eine kopflose Hektik [M. Beck]. – «Die Schnelligkeit der Technik zwingt uns scheinbar zu schnellerem Denken. Da aber die Qualität unserer Entscheidungen nicht von der Technik, sondern von der Physiologie bestimmt wird, sollten wir uns auch auf die Physiologie verlassen» [Pillau].)

Dazu muß allerdings die direkte Krankenuntersuchung im Räderwerk der Diagnostik erst wieder den Stellenwert erhalten, der ihr gebührt. Und das wird erst dann gelingen, wenn an Universitätskliniken und Lehrkrankenhäusern spezielle Kapazitäten für die Ausbildung in den direkten Untersuchungsverfahren zur Verfügung stehen und wenn für

Anamnese und direkte Krankenuntersuchungen kostendeckende Gebührenziffern bedarfsgerecht eingeführt werden. Untersuchungen, die nicht mehr honoriert werden – so lehrt jedenfalls die Erfahrung –, werden auch nach kurzer Zeit kaum noch durchgeführt.

Formulierungen in Arztbriefen, wie z.B. «Milz kaum tastbar, Leber vielleicht 3 QF vergrößert, Babinsky grobneurologisch inkonstant, Herzgeräusche kaum darstellbar, Pupillenreaktionen bei tiefer Bewußtlosigkeit auf Licht und Konvergenz prompt und ausgiebig, RR hochfrequent um 160/90, Gebiß bei orientierender Untersuchung lückenhaft saniert», die wir fast täglich aus den Fachabteilungen der Krankenhäuser erhalten, dürften eigentlich nicht durchgehen und zeigen die *Unsicherheit* der jungen Kollegen im Umgang mit den direkten Untersuchungsverfahren, die offenbar nie richtig erlernt wurden, ja vielleicht auch eine *Befangenheit* im Umgang mit dem Patientenkörper überhaupt, die wohl aus dem Umstand resultiert, daß sie während des Studiums zu wenig mit ihm konfrontiert waren und während der Famulatur EKGs ausgemessen haben, statt die Perkussion am Patienten zu üben. Ein junger Internist, der ohne sein Sonographie-Gerät nicht mehr in der Lage ist, die Lebergröße zweifelsfrei zu bestimmen, ist eigentlich – so hart das klingen mag – das Zerrbild eines Diagnostikers.

Ein Wandel ist hier mit Vorführungen allein wohl kaum zu bewirken; er wird vielmehr nicht ohne zeitaufwendige eigene Übungen unter Anleitung und Kontrolle erfahrener Kollegen herbeizuführen sein: «Grau, teurer Freund, ist alle Theorie, Und grün des Lebens goldner Baum» (J. W. v. Goethe).

Häußler sagte schon 1984: «Der Student ist keine Ratte im Lernkäfig.» – «Die Grundlagen müssen einmal richtig vermittelt werden; alles weitere ist eine Frage der Übung und Erfahrung. Wie immer, bedeutet praktische Erfahrung ohne solide Grundlagen mindestens einen Umweg» (R. Gross). – «Alles Reden über die richtige Injektionstechnik ersetzt nicht das Erlernen der Injektion selbst» (Härter)!

Ob die Grundlagen sach-, fall-, system-, praxis- oder problemorientiert in der vielgeschmähten Frontalvorlesung oder in kleinen Gruppen vermittelt werden, scheint von geringerer Bedeutung als allgemein angenommen: So gibt es Frontalvorlesungen, wo *«Chemie in Kopf geht wie mit Schaufel»* (W. Ostwald zit. n. L. Reiners) und die hinsichtlich ihrer Hörerzahl jedes Auditorium sprengen (H. Küng); und andererseits sieht man in den vielgerühmten Kleingruppenveranstaltungen problemorientierten Lernens (POL) gar nicht so selten Teilnehmer gähnen oder gelangweilt auf die Uhr schauen. Nicht jedes didaktische Verfahren eignet sich für jede Lehrveranstaltung; und noch entscheidender als das didaktische Verfahren scheint zu sein, *wer* die Veranstaltung abhält und *wie* er sich in die Studenten hineinversetzen kann. Dabei ist es nicht immer förderlich, nur das zu tun, was die Studenten wünschen und was ihnen gefällt, und sie ängstlich vor jedem Rückschlag und jeder Frustration zu bewahren. «Die Mißerfolge bildeten stets die größte Herausforderung» (H. Thomä); zumindest sollten sich Lob und Tadel im Lernprozeß annähernd die Waage halten. «Um es jedoch besser zu machen, muß der angehende Arzt zunächst in die theoretischen Grundlagen und dann in die Praxis der Allgemeinmedizin eingeführt werden» (F. H. Mader und H. Weißgerber).

Bei allen Reformen der Ausbildung sollten wir über den Bestrebungen, das Studium immer praxisnäher zu gestalten, nicht vergessen, daß es ohne ein Minimum an theoretischem Grundwissen in Physik, Chemie, Botanik und Zoologie wie auch erst recht in Anatomie, Physiologie und Biochemie einfach nicht geht, nicht gehen kann.

Es hat den Anschein, als schwinde dieses Wissen im Zuge der immer praxisnäheren Studiengestaltung immer mehr – wie auch die tradierte *Sprache* der Medizin mit einem Terminologie-Kurs allein nicht aufrechterhalten werden kann, sondern immer weiter zu verkümmern droht, seit man wider besseres Wissen aus rein opportunistischen Gründen nicht einmal mehr das sog. kleine Latinum als Studienvoraussetzung fordert. Auch von anderen Seiten werden alle Anstrengungen unternommen, die medizinische Fachsprache in die Sprache einer Populärwissenschaft zu verflachen. *Mit der Sprache verarmen leider auch die Gedanken,* und man ist immer wieder erschrocken, wenn man solche Arztbriefe liest, in denen gängige anatomische Begriffe nicht einmal mehr mit ihrem richtigen Genus belegt werden.

Wenn nun gar Bestrebungen im Gange sind, die Ärzteausbildung von den Universitäten an Fachhochschulen zu verlagern und sie der Nachbarschaft der Geisteswissenschaften auch räumlich immer mehr zu entziehen, dann wird es höchste Zeit, gemeinsam einer solchen Entwicklung kompromißlos die Zustimmung zu versagen.

Es ist ein Glück, daß sich die Hochschullehrer und Lehrbeauftragten für Allgemeinmedizin regelmäßig mehrmals im Jahr treffen (W. Kruse) und «durch Diskussion und Miteinanderreden» nicht nur versuchen, «die Standpunkte des Anderen besser zu verstehen und zu achten» (R. Rüdel), sondern auch zu einer gemeinsamen Haltung zu kommen und diese nach außen hin zu vertreten.

So sind auch die *Evaluationen* nicht unbedingt ein objektiver Parameter für den Erfolg einer Lehrveranstaltung: Es gab als hervorragend evaluierte Veranstaltungen, die schließlich wegen Hörermangels aufgegeben werden mußten (Kochen). Objektives Erfolgskriterium kann also nicht die Evaluation sein, sondern nur das, was der Student wirklich dazu gelernt hat und nun de facto beherrscht (Härter); und dieses Kriterium müssen wir auch für jedes neue didaktische Verfahren anwenden, wollen wir uns nicht selbst betrügen. Es kommt nämlich nicht so sehr darauf an, dem Studenten sein Studium im Sinne einer Show immer einfacher, bequemer, kürzer und angenehmer zu machen, sondern viel eher, es möglichst effektiv für ihn selbst und möglichst hilfreich für seine spätere Tätigkeit im Beruf zu gestalten.

«In der bisherigen Ausbildung ist eine systematische Herausbildung der Arztpersönlichkeit nur allenfalls in kleinen Ansätzen, nicht aber als regelhaftes Programm verwirklicht» (G. C. Fischer).

«Große Bedeutung kann ... dem exemplarischen ... Lernen am Vorbild des Lehrers zukommen. Insofern ist es für den Medizinstudenten besonders wichtig, gerade auch ... die anerkannten ... Vorbilder tatsächlich im Unterricht zu erleben. ... Der für den angehenden Arzt zentrale Bereich des Lernens am Vorbild relativiert den Einsatz des Tutoren bzw. Peer Modells als didaktisches Mittel» (G. C. Fischer).

Wo der Computer reinen Wissensstoff didaktisch und mnemotechnisch geschickt vermittelt und dadurch dem Studenten hilft, sein Lernziel leichter zu erreichen, sei er willkommen; aber dort, wo er das eben nicht vermag, weil eine unmittelbare Weitergabe der Information vom Lehrer an den Schüler unumgänglich ist, möge er auch nicht krampfhaft als Selbstzweck gebraucht werden – nur weil das gerade modern und er nun schon einmal da ist.

Da die Klinik offenbar noch Zeit braucht, das Problem zu erkennen, oder keine Möglichkeit sieht, es zu lösen, ist es eine der vordringlichsten Aufgaben der Allgemeinmedizin in der Lehre geworden, die Studenten in den klinischen Semestern wie auch die jungen Kollegen, die in die Praxis kommen, wieder *Vertrauen in die eigenen Sinne* (Dalicho) fassen zu lassen. Jeder Computer-Ausdruck – und sei er noch so falsch – erscheint ihnen nämlich verbindlicher als die eigene Beobachtung. Oft genug haben wir bei Patienten mit Pulsdefizit die Probe aufs Exempel machen können: Während die Maschine die zentrale Herzfrequenz digital anzeigte, hatte kaum ein Student den Mut, die von ihm peripher ermittelte, wesentlich niedrigere Pulsfrequenz zu benennen; fast alle Probanden glaubten der Computer-Zählung mehr als ihrer eigenen Beobachtung.

«Der Computer ist kein Doktor Allwissend. Ohne wissenschaftliches und technisches Wissen taugt er nichts. Und ohne Kopf und Hand eines erfahrenen Arztes leistet er keine Dienste ... Das Wissen und die Erfahrung des Arztes kann er nicht ersetzen. ... In Notfällen, wie sie durch Naturkatastrophen, Krieg, Unruhen, mechanischen Verkehr und die mit alldem verbundenen Zerstörungen und Verletzungen hervorgerufen werden, kann der Arzt nicht erst zum Computer laufen und ihn um Rat fragen. Bricht die reguläre Energieversorgung zusammen, fällt der Automat aus» (F. G. Jünger).

«Der Arzt ist für alle da» (Braunsteiner und Weissel in R. Gross et al.); doch kann der Arzt niemanden zwingen, zum Arzt zu gehen. Auf die Symptomwahrnehmung und -wertung des Patienten hat der Arzt nur einen begrenzten, mittelbaren Einfluß; er kann den Patienten mit persönlichen Hinweisen aufklären oder durch Plakate, Audios, Videos und Druckschriften für bestimmte Krankheitszeichen sensibilisieren, doch sind die zeitlichen und technischen Möglichkeiten einer vorbeugenden Krankheitsaufklärung im Vergleich zu dem, was die Medien vermögen, begrenzter, als allgemein angenommen wird.

«Die Ignoranz von Patienten gegenüber ihren Krankheitssymptomen kann genauso überraschen wie ihre ängstliche Überinterpretation jeglicher körperlicher wie psychischer Veränderungen als Krankheitssymptom. Oft genug sind beide Verhaltensweisen von Patienten Anlaß für verspätete oder ineffektive Arztkonsultationen. ... Viele Krankheiten entstehen allmählich, zunächst für den Patienten kaum merklich. Viele allmählich sich entwickelnde Symptome verschwinden nach geraumer Zeit wieder, der Patient erlebt also vielerlei Symptome als letztlich harmlos.» (Haisch, J., H.-P. Zeitler, K. Besel).

In anderen Fällen dürften es nicht Ignoranz und fehlendes Krankheitsbewußtsein, sondern eine unbestimmte Lebens- oder Zukunftsangst mit der *Furcht vor der Diagnose* einer vielleicht längst schon vermuteten, aber immer wieder verdrängten lebensbedrohenden oder zu dauerndem Siechtum führenden Krankheit sein, die den Gang zum Arzt verhindert.

Manchmal dürfte es auch «die Ordnungsmacht mit ihrem Ethos, ihrer Ratio» sein, die der Patient fürchtet: «In dieser Hinsicht ist Feindschaft mehr oder minder in jeder Begegnung von Krankem und Arzt verborgen...» (E. Jünger).

Entscheidend für das Krankheitsbewußtsein und die daraus möglicherweise resultierende Arztkonsultation sind nach D. Mechanic die *Sichtbarkeit* des Symptoms, der *Schweregrad* des Symptoms, die *Beeinträchtigung des Alltagslebens* durch das Symptom und die *Persistenz* des Symptoms; erheblichen Einfluß auf die Entscheidung, zum Arzt zu gehen oder nicht, hat aber auch der *Rat anderer* (Timko).

Andererseits muß es nicht immer das gewiß häufige Rentenbegehren sein, das die Arztkonsultation verursacht; zum Tragen kommen kann auch ein erstrebter «‹Krankheitsgewinn›, wonach sich Vorteile aus der Krankheit hinsichtlich der Zufriedenheit mit dem Leben, dem Lebensgefühl, der Leistungsfähigkeit u.ä. ergeben» (Besel).

Schließlich können umweltmedizinische Fragen und *Umweltängste*, die vor allem Luft, Wasser und Nahrung betreffen und häufig von den Medien induziert werden, Grund für das Aufsuchen der Arztpraxis sein (H. J. Seidel und Mitarbeiter).

«Die Krankheitsempfindung wird durch psychische Einflüsse sehr weitgehend verändert ... Vielfach sind die Krankheitsbeobachtungen überdeckt durch Begriffe, die er [der Patient] sich von seiner Krankheit gebildet hat» (Braunsteiner und Weissel in R. Gross et al.).

Alle diese Umstände im Vorfeld der Arzt-Patienten-Begegnung, die noch der weiteren allgemeinmedizinischen und psychologischen Erforschung bedürfen, sollte der Allgemeinarzt kennen und bei seinem Verhalten berücksichtigen, wenn er die Mithilfe des Patienten beim Erheben von Anamnese und körperlichem wie psychischem Befund nicht aufs Spiel setzen möchte.

Die Sätze «Jeder hat den Arzt, den er verdient» (F. Eggeling) und «Jeder Arzt hat die Patienten, die er verdient» (M. E. Striegl) gelten nur cum grano salis und gewiß nicht immer ohne Einschränkungen und Ausnahmen, doch scheinen sie einen wahren Kern zu treffen. Ob dies nur der Ausdruck eines Vorganges ist, den der Volksmund «Gleich und gleich gesellt sich gern» nennt, oder was sonst noch, ist kaum erforscht.

Wie der Arzt nur wenig Einfluß darauf hat, *daß* der Patient zum Arzt geht, so hat der Arzt auch nur sehr begrenzten Einfluß darauf, *zu welchem* Arzt der Patient geht. Das gilt für die direkte Arztwahl einerseits wie für die Überweisungspraxis andererseits. Immer wieder gehen Patienten, die aus genau benannten Ursachen einem ganz bestimmten Kollegen überwiesen wurden, dann aus den unterschiedlichsten und oft nur schwer nachvollziehbaren Gründen doch woandershin ... Was nun letztlich den Ausschlag gibt, gerade diesen unbekannten Arzt zu wählen und nicht jenen unbekannten, liegt weitgehend im Dunkel; oft scheinen Empfehlungen von Freunden oder Bekannten dabei eine ausschlaggebende Rolle zu spielen.

Besser informiert sind wir über die *Reihenfolge der Wichtigkeitseinschätzungen von Arzteigenschaften* (Haisch): An erster Stelle liegen Kompetenz, an zweiter Aufmerksamkeit; dann folgen bei Männern Sprache, ausführliche Untersuchungen, Interesse, Wärme, Sympathie, Fürsorge und sicheres Auftreten, bei Frauen ausführliche Untersuchungen, Interesse, Sprache, Wärme, Sympathie, sicheres Auftreten und Fürsorge. Nach welchen Kriterien Patienten diese Arzteigenschaften bewerten und woran sie sie erkennen, wäre von Bedeutung zu wissen.

Arzt und Patient haben ganz bestimmte *Erwartungen* an die Begegnung – auch schon, wenn sie sich noch nicht persönlich kennen. Der Patient dürfte meist Heilung erwarten oder wenigstens Hilfe, Verständnis und Rat; manchmal vielleicht auch nur eine – Krankmeldung. Der Arzt dürfte Offenheit und Ehrlichkeit erwarten und die Eigenschaft, sich kurz zu fassen und ohne Umschweife das Wichtigste vollständig zu erzählen, sich schnell und ohne Umstände freizumachen, während der Untersuchung möglichst keine Fragen zu stellen und nicht nach der Untersuchung noch weitere Symptome nachzuschieben.

Der Arzt wird bewußt oder unbewußt versuchen, den Patienten nach seinem Bild zu formen. – Der Patient wird sich nach der Begegnung zumindest im stillen Rechenschaft geben, welche seiner Erwartungen erfüllt wurden. Immer sollte der Arzt oknophilen Wünschen, das sind Geborgenheitswünsche, Rechnung tragen (B. Luban-Plozza).

«Honera medicum propter necessitatem, etenim illum creavit Altissimus..., et a rege accipiet dationem; disciplina medici exaltabit caput illius, et in conspectu magnatorum conlaudabitur», heißt es im Buche Sirach 38, 1-3, doch kann der Arzt heute bei seinen Patienten nur ausnahmsweise damit rechnen, daß dieses Wort beherzigt wird; häufig genug ist sogar das genaue Gegenteil der Fall, und der erfahrene Kollege spürt dann meist schon das Mißtrauen, das ihm entgegenschlägt und förmlich nach Indizien und Materialien für einen Kunstfehler- oder Schadensersatzprozeß zu suchen scheint. Junge Kollegen aber trifft ein solcher Kunstfehler-Vorwurf – und deshalb sei dies hier erwähnt – meist doppelt schwer, weil sie ja nur helfen wollten und überhaupt nicht damit rechnen.

«Ehre den Arzt mit gebührender Verehrung, daß du ihn habest zur Not; denn der Herr hat ihn geschaffen..., und Könige ehren ihn. Die Kunst des Arztes erhöht ihn und macht ihn groß bei Fürsten und Herren.» (Übersetzung D. M. Luthers in der revidierten Fassung von 1912)

«Schätze den Arzt, weil man ihn braucht; denn auch ihn hat Gott erschaffen..., vom König empfängt er Geschenke. Das Wissen des Arztes erhöht sein Haupt, bei Fürsten hat er Zutritt.» (Einheitsübersetzung von 1985)

Abgesehen von dem Umstand, daß die Gemeinschaftsübersetzung – ein Kompromißprodukt von fast sechzig Übersetzern, Mitarbeitern und Revisoren – mit keiner Stelle an den souveränen Sprachduktus des großen Bibelübersetzers heranzureichen vermag, spiegelt sie getreulich den Wandel wider, den das Ansehen – oder sagen wir treffender: das Image – des Arztes in den letzten Dezennien erfahren hat. Aus *«ehre mit gebührender Verehrung»* wird *«schätze»*: *Verehren* kann man nur Personen, die man liebt oder bewundert; *schätzen* auch Gegenstände, für die man bezahlt. Aus dem vornehm-finalen *«damit du ihn habest zur Not»* wird das pragmatisch-kausale *«...weil man ihn braucht»*. Aus *«Kunst»* wird *«Wissen»*, aus der Kunst, die den Arzt erhöht und ihn bei Fürsten und Herren groß macht, wird das Wissen, das das Haupt des Arztes erhöht und ihm bei Fürsten Zutritt verschafft. Kurz: Aus einem Künstler, den man verehrt hat, ist ein Sachverständiger geworden, den man braucht.

Ganz besonders verräterisch, ja fast schon despektierlich, ist das *«auch»* in dem Beisatz *«...denn auch ihn hat Gott erschaffen»*, weil es die Vorstellung impliziert: ‹Eigentlich könnte man ja denken, im Grunde müßte man ja annehmen, daß ihn nicht Gott erschaffen hat...›

«Worte sind Pflanzen, die von dem Erdreich, in dem sie wurzeln, immer ein wenig mit sich tragen» (L. Reiners).

Die Gründe, die zu diesem Image-Wandel geführt haben, sind mehrschichtig und können hier nur zu dem Teil aufgezeigt werden, der für unser Vorgehen von Bedeutung ist.

Von einer mißgünstigen, sensationslüsternen Presse, die auch jeden nur vermeintlichen Kunstfehler eines Arztes wie bei keinem anderen Berufsstand für ihre Zwecke aufbauscht und in verantwortungsloser Weise hochspielt, systematisch sensibilisiert und oft geradezu «aufgeheizt» haben viele Patienten ihr *Vertrauen* zum Arzt *gegen* eine schwer beeinflußbare Erwartungsangst und ein tief verwurzeltes *Mißtrauen eingetauscht*, das dem Heilungsprozeß alles andere als förderlich ist.[2]

2 Nach ausländischen Untersuchungen läßt sich die *Versagerquote* bei ärztlichen Eingriffen von ca. 4 Prozent trotz intensivster Bemühungen nicht weiter als auf 3 Prozent absenken (ORF). Man wird daran also wenigstens vorerst kaum etwas ändern können, so tragisch es für die Betroffenen und deren Angehörige auch ist; allerdings sollte man von Staats wegen dringlich nach Möglichkeiten suchen, den Betroffenen effektiv und unbürokratisch zu helfen.

Das Arzt-Patienten-Verhältnis belasten zudem mehr und mehr die vom Bundesgesundheitsamt (BGA) oder seinen Nachfolgebehörden vorgeschriebenen *Arzneimittelbeipackzettel*, die den mündigen Bürger aufklären sollen, ihn aber in aller Regel nur weiter verunsichern und die dazu führen, daß 85 Prozent der im Müll gelandeten Arzneien noch nicht einmal angebrochen sind (Ärzte-Zeitung 11 [1992], Nr. 161, S. 1); trotz ihrer «fremdwörterfreien, patientengemäßen Sprache» werden sie vom Patienten nicht oder falsch verstanden, weil ein solcher Zettel eben doch kein Medizinstudium ersetzen kann. Auch wenn das BGA dies offenbar nicht einsehen will, bedarf es umfassender medizinischer Vorkenntnisse und ärztlicher Erfahrung, um Nutzen und Schaden im jeweils speziellen Falle sachlich gegeneinander abwägen zu können. Der Laie ist damit fast regelmäßig überfordert – mit wie ohne Zettel.

Zudem ist der Effekt einer jeden Aufklärung immer in beträchtlichem Maße vom allgemeinen Bildungs- und Wissenstand, vom Intelligenzgrad wie auch von der Einsicht und Unvoreingenommenheit des Patienten und von noch anderen Faktoren abhängig, die ein solcher Zettel nur unzureichend voraussehen und berücksichtigen kann. Sein an sich gut gemeinter Zweck, den Patienten für das rechtzeitige Wahrnehmen gefährlicher Nebenwirkungen zu sensibilisieren, schlägt ohne die Hilfe der Psychologie ins Gegenteil um und verunsichert ihn gleich so, daß er häufig genug eine viel größere Furcht vor den vergleichsweise harmlosen Nebenwirkungen der Arznei als vor der lebensbedrohenden Krankheit selber hat. Dies kann unmöglich der Sinn einer Aufklärung sein und bedarf dringlich der Revision.

Wen wundert es da noch, wenn immer mehr Patienten nach alternativen Behandlungsmethoden rufen und die Zahl der verordneten homöopathischen Arzneien, die meist keinen Beipackzettel haben, ständig steigt (Wiesenauer)? Man darf sich aber auch nicht wundern, wenn verängstigte Patienten, die nicht immer zwischen anerkannten alternativen Behandlungsmethoden, Gesundbetern und Wunderheilern zweifelsfrei zu unterscheiden wissen, Scharlatanen förmlich in die Arme getrieben werden!

Auch die vom BGA propagierte *Eindeutschung pharmazeutischer Namen*, die von vielen Pharmafirmen kritiklos und willfährig übernommen wird, schafft statt Klarheit nur Verwirrung und Verunsicherung: Extractum Belladonnae war ein beliebtes, hochwirksames Spasmolytikum aus der Gruppe der Phytopharmaka, das in der Regel anstandslos vertragen wurde; wenn aber nun der Name «Tollkirschenextrakt» gefordert wird, sind trotz aller Aufklärungs- und Beschwichtigungsversuche nur noch sehr wenige Patienten bereit, es einzunehmen. (Problematisch ist zudem im Zeitalter des Massentourismus, daß bereits im fremdsprachigen europäischen Ausland kaum ein Apotheker in der Lage ist, anhand der vorgezeigten Packung problemlos herauszufinden, was «Tollkirschenextrakt», das fast in der ganzen Welt nun mal als Extractum Belladonnae bezeichnet wird, denn sein soll.) Der Patient weiß über die Pharmakologie von Tollkirschenextrakt sicherlich kaum mehr als über die von Extractum Belladonnae, aber er hat gehört, daß Tollkirschen sehr giftig sind, und möchte deshalb ihr Extrakt unter gar keinen Umständen einnehmen...

Und so führen alle diese am grünen Tisch ohne Konsultation der Allgemeinmedizin erdachten, völlig praxisfremden und unpsychologischen Maßnahmen nicht nur dazu, daß Patienten länger leiden, länger krank sind und ihren Arbeitgeber wie die Kasse länger Geld kosten, sondern sie belasten das ohnehin getrübte Arzt-Patienten-Verhältnis auch noch zusätzlich.

Jedes Arzt-Patienten-Verhältnis hält nur einer mehr oder weniger großen Belastung stand: Früher oder später kommt der Punkt, an dem der Patient sein Heil woanders sucht; und dort beginnt in aller Regel die kostenintensive Apparate- und Labordiagnostik von neuem, die bereits vom Vorgänger durchgeführt wurde, die der Patient seinem neuen Arzt aber fast immer verschweigt, weil ja nichts herausgekommen ist. Und auch die Kassen, die sich immer über zu hohe Kosten beklagen, leisten dem durch Einführen der *Versicherten- oder Chip-Karte* noch Vorschub, weil ihr der Arzt nicht ansehen kann, daß der Patient deswegen bereits woanders in Behandlung war oder noch ist. Gar nicht so selten lassen sich nämlich Patienten, die diesen

Schwachpunkt des Systems durchschaut haben, gleichzeitig von zwei oder mehr Allgemeinärzten behandeln, ohne daß der eine vom anderen weiß, und vergleichen anhand der Beipackzettel der verordneten Arzneien die Diagnosen des einen mit denen des anderen und nehmen dann die ihnen geeigneter erscheinende Arznei, auch beide Arzneien gleichzeitig, oder sie werfen beide ungeöffnet in den Müll, um dem Arzt bei der nächsten Konsultation zu melden, sie hätten das Mittel «wegen der Nebenwirkungen» nicht vertragen.

Ein weiteres, nicht weniger gravierendes Problem ist die immer mehr erlahmende *interkollegiale Kommunikation,* weil der Patient mit seiner Chipkarte auch ohne Überweisungsschein Gebietsärzte direkt in Anspruch nehmen kann und diese sich dann freuen, keine (schlecht honorierten) Arztbriefe an den Hausarzt schreiben zu müssen. Die dadurch heraufbeschworenen Gefahren liegen auf der Hand, doch wurden sie von den Verantwortlichen bisher immer in den Wind geschlagen. Der Allgemeinarzt kann aber die gebietsärztlichen Therapien nur dann koordinieren, aufeinander abstimmen und mit verantworten, wenn er rechtzeitig hinreichend informiert wird. Hier wäre wirksame Abhilfe am einfachsten möglich durch eine von den Kassen zu erhebende Schutzgebühr für die Inanspruchnahme eines Gebietsarztes ohne Überweisungsschein. Damit ließen sich erhebliche Kosten einsparen.

Als die weithin bekannte oberschwäbische Landärztin Dr. med. Margarete Blersch (1908-1997) aus Riedlingen eines Tages gefragt wurde, ob sie denn nicht auch im Zuge der Übergangsregelung den Titel einer (Fach-)Ärztin für Allgemeinmedizin annehmen wolle, lehnte sie dankend ab: nein, «Ärztin» reiche ihr. Diese Ablehnung richtete sich ganz gewiß nicht gegen das sich gerade strukturierende Fach «Allgemeinmedizin», denn Margarete Blersch hatte fast fünfzig Jahre nichts anderes gemacht als Allgemeinmedizin, sondern ausschließlich gegen die überall platzgreifende Titelsucht mit immer neuen Subspezialisierungen und Zusatzbezeichnungen, die ihr geeignet schienen, den Begriff «Arzt» immer mehr zu verwässern und abzuwerten.

Wie recht sie gehabt hatte, erschloß sich uns erst später, als wir nach dem Sportarzt, bei dem sich jeder nun viel lieber sein Sportgel verschreiben läßt (M. Beck), und dem Flugmediziner, bei dem man sich vor der Urlaubsreise viel lieber den Blutdruck messen läßt als bei seinem einfachen Allgemeinarzt («Man geht ja heute schließlich auch nicht mehr mit seinem Mercedes zum Dorfschmied!»), nun auch noch den Umweltmediziner, den Sozialmediziner und den Diabetes-Berater bekamen. Bis zum Verhütungsmediziner und Orgasmusberater dürfte es jetzt wohl nicht mehr weit sein. Und wenn dann gar die Erlaubnis, bestimmte Gebührenziffern abrechnen zu dürfen und dafür ein Sonderbudget zu erhalten, vom Besitz solcher Zusatzbezeichnungen abhängig gemacht wird, ist das nichts anderes als ein Schlag ins Gesicht der Allgemeinmedizin! Margarete Blersch muß so etwas geahnt haben. Zu ihrer Zeit machte der praktische Arzt alles, was er konnte und beherrschte, und er erhielt dafür auch sein Honorar. Wenn er etwas nicht selber konnte, wußte er, wer es konnte, und schickte ohne Umschweife dorthin. – Heute geht der mündige Bürger mit Nackenschmerzen von sich aus direkt mit seiner Chip-Karte zum Halsarzt, ohne zu ahnen, daß dafür eigentlich der «Fußarzt» zuständig ist...

Nicht nur aus Kostengründen sollten wir dieser Entwicklung wehren! Die Ausbildung zum Allgemeinarzt sollte wieder so gestaltet werden, daß jeder Allgemeinarzt von Hause aus alles das beherrscht, was diese Zusatzbezeichnungen beinhalten, und daß er ihrer deshalb gar nicht bedarf: «Ohne Omnipotenzanspruch prüft der Allgemeinarzt bei jedem Patientenkontakt nicht eine Gebietszuständigkeit, sondern seine persönliche Kompetenz. So wird idealtypisch jeder Patient bei allen Anliegen vom Hausarzt optimal betreut, bei Erreichen der Kompetenzgrenze zur rechten Zeit beim rechten Experten mit gezielter Fragestellung vorgestellt» (Helmich).

«Unabhängig davon, oder gerade wegen der zunehmenden sektoriellen Betrachtungsweise und Spezialisierung, blieb der Wunsch unbeeinflußt, einen Hausarzt, also einen Arzt zu haben, der die verschiedenen Spezialgebiete wieder zusammensieht und zusammenfaßt ... nicht nur als Antwort auf die immer weiter um sich greifende Spezialisierung und Superspezialisierung moderner, technisch orientierter Medizin, nicht nur aus der Erkenntnis, daß neue, z. B. präventive, psychosomatische, psychosoziale Erkenntnisse außer durch die klinische Medizin durch einen eigens dafür prädestinierten Arzt weiten Teilen der Bevölkerung zugänglich gemacht werden müssen, auch aus dem Wissen um die Tatsache, daß ohne Allgemeinarzt, ohne Hausarzt, eine ärztliche Versorgung weiter Bevölkerungskreise nicht gesichert werden kann» (Klimm).

Leider wird es dem Allgemeinarzt immer schwerer gemacht, seinen vielfältigen Aufgaben kostendeckend gerecht zu werden:

«Unter dem Diktat der Kostenoptimierung um jeden Preis und unter rein ökonomischen Gesichtspunkten (EBM, HMV, Praxis- und Arzneimittelbudget, Überlegungen zu ‹Managed Care› etc.) gehen uns Autonomie und Therapiefreiheit mehr und mehr verloren» (A. Rudolf). – «Im Grunde genommen sind wir Angestellte des Staates, nur auf eigenes Risiko und ohne die Vorzüge des Beamtentums. Der einzige Vorteil, den wir den Beamten gegenüber haben, ist das Recht zu streiken und dieses Recht sollten wir ausnutzen..., bevor die ärztlichen Leistungen von den Krankenkassen für ein Butterbrot gekauft werden» (J. Chan-Ordoñez).

«‹Wer würde Arzt werden, wenn er alle Unbilden voraussähe, die seiner warten?› Diese Frage des alten Goethe hat gewiß noch keinen vom Studium der Heilkunde abgehalten, so berechtigt sie sein mag. Was die Unbilden angeht, so verteilen sie sich meistens auf weite Strecken des Lebens und nehmen doch nur selten bösartige Formen an» (H. Carossa).

Mindestens die geschilderten Umstände und Verhältnisse, Schwierigkeiten und Hindernisse sollte der Arzt kennen und sich womöglich schon gegen sie wappnen, bevor er sich auf eine allgemeinärztliche, d. h. auf eine gebietsübergreifende, ganzheitliche Patientenbegegnung einläßt und als «‹ιατρος χαριτης›, als der gütige, verständnisvolle Wegbegleiter ... von der Wiege bis zur Bahre» (Zeitler) seinen allgemeinmedizinischen Aufgaben nachkommt.

Sie werden definiert als:
- primärärztliche Funktion
- haus- und familienärztliche Funktion
- soziale Integrationsfunktion
- Gesundheitsbildungsfunktion
- Koordinationsfunktion.

Hinzugekommen sind inzwischen noch

- Lehre und
- Forschung.

In all diesen Funktionen und vielfältigen Aufgaben sind im Grunde schon Verpflichtung und Legitimation enthalten, eine lückenlose Anamnese und einen umfassenden gebietsübergreifenden Status zu erheben, denn wer anders als der Allgemeinarzt sollte das sonst tun?

Erster Teil
Anamnese

Die Anamnese (anamnesis von αναμνησις = Erinnerung, Bekenntnis) ist die Vorgeschichte des Kranken, genauer gesagt: das Wissen *des Kranken* von seiner Krankheit und ihrer Entstehung (G. Grund); sie gehört an den Anfang aller ärztlichen Maßnahmen (W. Scheid). Stümperhaft handelt, wer sie erst nach den Röntgenaufnahmen oder Laboruntersuchungen erhebt; unärztlich und verantwortungslos, wer sie dem Hilfspersonal überläßt, denn er beraubt sich damit einer der wichtigsten Stützen der Diagnostik.

«Die gute Anamnese liefert wichtige und häufig unersetzliche Bausteine für die Diagnose und ist zugleich *einer der Zügel, die den Untersucher in eine sinnvolle Richtung lenken.* Dadurch bewahrt sie vor leerer und geistloser Polypragmasie. ... Die Fähigkeit, eine umfassende Vorgeschichte zu erheben, wird nur mühsam bis zu diesem oder jenem Grad der Vollkommenheit erworben. ... Niemals darf es dazu kommen, daß dem Arzt – berechtigt oder irrtümlich – Neugierde unterschoben wird. ... Auch beim Erheben der Anamnese sollte der Arzt *mit dem Wort kargen.* Je weniger er spricht, um so geringer sind die Aussichten, mißverstanden zu werden. ... *Lebensnahe und den besonderen Fall treffende Schilderungen – nicht farblose Schablonen – kennzeichnen die gute Anamnese*» (W. Scheid).

Auch wenn man mit dem Worte geizt, kann man seinem Gegenüber unbewußt durch Gestik, Mimik und Körperhaltung manches von seinen wahren Gefühlen vermitteln. Man sollte deshalb vermehrt auf seine eigene Körpersprache achten und die folgenden bewährten sieben Regeln beherzigen:

1. Wenden Sie Ihren Körper dem Patienten zu und sitzen Sie aufrecht und leicht vorgebeugt.
2. Nehmen Sie beim Zuhören eine offene Haltung ein, legen Sie die Arme vor sich auf den Tisch oder in den Schoß; die Hände sollen sich dabei leicht berühren.
3. Schauen Sie dem Patienten ab und zu in die Augen, aber vermeiden Sie es, ihn anzustarren oder zu fixieren wie die Schlange ihr Opfer.
4. Gähnen Sie nicht und schließen Sie nie längere Zeit die Augen.
5. Schauen Sie nie auf die Uhr.
6. Seien Sie vorsichtig mit Lachen, Lächeln und sonstiger Mimik. Nur zu leicht gewinnt der Patient den Eindruck, man lache ihn aus oder mache sich lustig über ihn. (Ein aufmunterndes Lächeln zur Begrüßung schadet allerdings selten.)
7. Wenn Sie etwas sprechen, so gebrauchen Sie offene Gesten: Ballen Sie niemals die Hände zur Faust, sondern öffnen Sie sie und wenden Sie die Handflächen nach oben.

Um eine gute, aussagekräftige Anamnese erheben zu können, bedarf der Untersucher u.a. außerdem

- der Fähigkeit, in Ruhe zuhören zu können
- der Bereitschaft, sich in sein Gegenüber hineindenken zu wollen, und
- einer möglichst umfassenden Allgemeinbildung.

Die Anamnese soll

1. mit den Worten des Patienten,
2. in der indirekten Rede und
3. in chronologischer Reihenfolge

niedergelegt werden, d.h.:

1. Wenn der Patient sagt: «Blinddarmoperation», soll man nicht schreiben ‹Appendektomie›; wenn er sagt «Darmschluß», dann darf man nicht schreiben ‹Darmverschluß›, denn das wäre schon eine Diagnose, die die Mitteilung des Patienten in unzulässiger Weise ausdeutet; daher müßte man im er-

sten Fall schreiben ‹Blinddarmoperation›, im zweiten «Darmschluß» [in Anführungszeichen, damit der Leser nicht glaubt, es handele sich um einen Schreibfehler]. Die schriftliche Anamnese soll einem Kollegen oder Gutachter das vermitteln, was der *Patient* gesagt hat, und nicht etwa die Deutung des die Vorgeschichte aufnehmenden Kollegen. (Für Deutungen ist an anderer Stelle der Krankenakte Raum: Epikrise oder Diskussion.)

2. ‹Der Patient gab an, im August 1984 habe er sich einer Blinddarmoperation unterziehen müssen, am 5. Tag nach der Operation sei ein «Darmschluß» aufgetreten, der auf einen Einlauf hin hätte beseitigt werden können...› Die Wiedergabe in der indirekten Rede soll keineswegs die Angaben des Patienten in Zweifel ziehen, sondern lediglich zweifelsfrei deutlich machen, daß es sich bei den Mitteilungen nicht um eine Deutung des Arztes, sondern um die *wirklichen Aussagen des Patienten* handelt.
3. Ein Patient mit heftigsten Bauchschmerzen, den Sie zuerst nach den Krankheiten und Todesursachen seiner Großeltern befragen, wird kaum den Eindruck gewinnen, daß Sie seinen Zustand in angemessener Weise würdigen; deshalb muß der Patient immer Gelegenheit bekommen, über seinen augenblicklichen Beschwerdekomplex *zuerst* zu sprechen; danach kann man dann die üblichen Standardfragen an ihn richten und schließlich zu den Vorerkrankungen überleiten, von dort zur Familienvorgeschichte.

Dabei sollte man den Patienten nur unterbrechen, wenn er abschweift oder den Faden zu verlieren droht.

Bei manchen wortkargen Patienten kann es nötig werden, nach wichtigen Erkrankungen (Gelbsucht, Operationen, Nierenerkrankungen, Anfälle u.ä.) direkt zu fragen oder eine Fremdanamnese zu erheben. Letzteres wird immer dann notwendig sein und darf nie vergessen werden, wenn der Patient stärker benommen oder gar bewußtlos ist und wenn ein psychiatrisches Krankheitsbild in die differentialdiagnostischen Überlegungen einbezogen werden muß.

Es ist die Kunst des erfahrenen Untersuchers, einen allzu heftig sprudelnden oder abschweifenden Redefluß in geordnete Bahnen zu lenken, ohne die Mitteilung wichtiger Daten zu behindern, und andererseits aus einem verschlossenen Patienten wenigstens etwas herauszulocken, so daß der Ausgangspunkt zu einer Verdachtsdiagnose gefunden werden kann. Häufig fällt dem Patienten hinterher noch etwas ein, das ihm vorher entfallen war. Manchmal muß der Untersucher am Schluß noch einige klärende Fragen stellen, beispielsweise, um die Zusammenhänge zu früheren Erkrankungen herzustellen oder zu verdeutlichen: Dies alles kann man so ungeordnet nicht stehenlassen.

Der besseren Übersicht wegen hat es sich eingebürgert, die Anamnese in der folgenden Reihenfolge niederzuschreiben:

1. Familienanamnese
2. Eigene Anamnese
   a) Kinderkrankheiten
   b) frühere Krankheiten
   c) jetzige Beschwerden
   d) vegetative Anamnese und Standardfragen.

Standardfragen:

1. Durst
2. Wasserlassen (Nykturie?)
3. Appetit und Gewichtsveränderungen
4. Stuhlgang
5. Schlaf
6. Husten, Auswurf, Atemnot
7. Nachtschweiß
8. Geschlechtskrankheiten
9. Bei Frauen Regelanamnese (Menarche, Menopause, Schwangerschaften, Geburten, Fehlgeburten, Regelschema, L. R., Ovulationshemmer)
10. Genußmittel und Drogen
11. Medikamente mit Dosierung
12. Allergien.

Manchmal kann es sinnvoll sein, diese Fragen, die der Patient möglicherweise als peinlich empfindet, erst ganz am Schluß der Anamnese zu stellen oder die Frage nach den Geschlechtskrankheiten ganz zu unterlassen. Dies muß der Untersucher von Fall zu Fall entscheiden. In jedem Falle aber muß aus der Niederschrift zweifelsfrei zu ersehen sein, ob die Frage nicht gestellt oder ob sie verneint wurde; Striche oder ähnliche mißverständliche Zeichen dürfen nicht benutzt werden.

Oft ist auch eine *Berufs-, Arbeits- und Arbeitsplatzanamnese* zum Aufdecken arbeitsbedingter Fehl- oder Überbelastungen unerläßlich, weil sie Ausgangspunkt und Ursache von Erkrankungen sein können.

Soziale und soziologische Anamnese lassen Rückschlüsse auf die Umweltsituation und auf die Einordnung in die Gesellschaft zu (Hamm, vgl. Kasten).

Die *biographische Anamnese* kann relevante Probleme aufdecken; allerdings ist ein behutsames Vorgehen dabei angezeigt, weil der Patient dem Arzt sonst leicht ein ungehöriges Eindringen in seine Privatsphäre und persönliche Neugierde unterstellt.

Bedenken Sie, daß hoher Blutdruck und «Zucker» von den Patienten häufig verschwiegen werden, weil sie der Meinung sind, daß das keine Krankheiten seien.

Wie jedes andere Schriftstück auch sollte die Anamnese mit Ort und Datum sowie dem Namen des Untersuchers versehen sein, so daß auch bei umfangreichen Krankenakten in Gemeinschaftspraxen eine zeitliche Zuordnung später noch möglich ist.

Anamneseformen nach Hamm: Anamnese in der Allgemeinmedizin, Handlungsleitweg

1. Persönlichkeitsanamnese (Voranamnese)
   1.1 Biographische Anamnese (life events)
   1.2 Soziale und soziologische Anamnese
2. Medizinische Anamnese
   2.1 Familien- und familienmedizinische Anamnese
   2.2 Eigene Anamnese
   2.3 Aktuelle Anamnese
3. Gezielte Anamnese
   3.1 Situationsanamnese
   3.2 Anamneseraster (-screening)
   3.3 Organbezogene Anamnese

Die Anamnese sollte auch in der Allgemeinpraxis möglichst gleich bei der ersten Begegnung vollständig erhoben werden; dann kann man nicht nur selbst zu jeder Zeit darauf zurückgreifen, sondern ggf. auch ein in der Praxis tätiger Mitarbeiter oder Vertreter. Der Zeitaufwand lohnt sich bald, denn man braucht später immer nur eine *Zwischen- oder Situationsanamnese* zu erheben.

Mit voller Absicht werden hier keine Anamnese-Bögen wiedergegeben, weil sie nach unseren Erfahrungen auch im Lernprozeß eher ein Hindernis als eine Erleichterung darstellen: Jedes vorgefertigte Fragebogenschema kann der Wirklichkeit nur bis zu diesem oder jenem Prozentsatz gerecht werden; es suggeriert aber immer die Vorstellung, alles sei hinlänglich erfaßt, wenn alle Fragen abgehakt sind.

Dennoch möchten wir dem Einsteiger für erste Versuche in der hohen Kunst der Anamnese-Erhebung einige inhaltliche Hilfen als *Denkanstoß* geben, die er nach Gutdünken und jeweiliger Situation abwandeln und mit seinen eigenen Worten erfragen möge:

1. *Wann* und *wie* (plötzlich, allmählich) hat die jetzige Erkrankung begonnen und mit welchen Erscheinungen?
2. Wie war der weitere *Verlauf* der Erkrankung bis heute?
3. Welche *Erscheinungen* traten dann auf und *in welcher Reihenfolge* (gleichzeitig oder nacheinander)?
4. Welche weiteren Erscheinungen traten noch auf?
5. Welche *Erklärungen* oder Entstehungsmöglichkeiten bieten sich an?
6. Welche *Lebensgewohnheiten oder -umstände* könnten die Erkrankung verstärkt oder provoziert haben?
7. Wie war und ist der *Gesundheitszustand der Angehörigen*? Sind gleichartige Krankheitszustände in der Familie beobachtet worden?
8. Welche schweren Krankheitszustände (bzw. Todesursachen) der Eltern, Geschwister und leiblichen Kinder sind sonst noch aufgetreten?

Bewährt hat sich in vielen Fällen die sog. *Trichterstruktur* des Vorgehens (Weihe/Rönsberg): Nachdem man den Patienten nach der Ursache der Konsultation gefragt hat und er erzählt, kommt schließlich der Punkt, an dem er entweder schweigt oder abzuirren droht; hier wird man zunächst mit sog. *offenen Fragen* – darunter versteht man Fragen, die nicht mit Ja oder Nein beantwortet werden können – dem Patienten helfen, seine Befindlichkeit darzustellen.

Erst dann wird man mit sog. *Konkretisierungsfragen* zur Präzisierung auffordern, um schließlich evtl. in einer Zusammenfassung den Gesprächsinhalt «auf den Punkt» zu bringen. (Dabei muß man sich allerdings hüten, etwas in die Mitteilungen des Patienten «hineinzuinterpretieren», das er gar nicht gesagt hat.)

Abweichungen von der gerade skizzierten Trichterstruktur pflegen sich in aller Regel zu rächen: *Vorzeitiges Zielen führt zu einem Informationsdefizit* (Wichtiges wird vergessen oder übergangen.); *verspätetes (also schließlich noch nachgeholtes) Öffnen kostet unnötige Mehr-Zeit.* (Vieles muß dann nämlich wiederholt werden, um den Bezug zu dem vorher Übergangenen herzustellen.)

Die ersten vier Minuten der Begegnung sind die entscheidenden! In ihnen bewertet der Patient den Arzt und stützt sich dabei in hohem Maße auf körpersprachliche Hinweise, z. B. auf Signale des Gewährens oder der Ungeduld (Weihe/Rönsberg). In diesen ersten vier Minuten der ersten Arzt-Patienten-Begegnung, die die entscheidenden sind, sollte der Arzt ganz besonders geduldig und interessiert zuhören können und den Patienten nach Möglichkeit nicht mit Fragen unterbrechen – es sei denn, dieser verstumme oder verlöre den Faden. Ganz besonders nachdrücklich sollte der Arzt dafür sorgen, daß diese ersten vier Minuten auf gar keinen Fall durch Telefon, Sprechanlage, Schwester oder Helferin gestört werden, weil solche Störungen dem Patienten zwangsläufig suggerieren, daß es offenbar Wichtigeres gibt als ihn.

Von großer Bedeutung ist dabei auch das äußere *Erscheinungsbild* des Arztes. Kaum jemand – auch wenn er sich selbst noch so sehr vernachlässigt – ist bereit, dem Arzt hinsichtlich Sauberkeit und Körperpflege die geringsten Zugeständnisse zu machen.

Die *Kleidung* des Arztes sollte seiner Tätigkeit angemessen sein, der Kittel nicht zu kurz und immer peinlich sauber. (Wird der Kittel abgelehnt, ist keinesfalls ausrangierte Freizeitkleidung der geeignete Praxisanzug.) Feste Regeln lassen sich schwer aufstellen; man sollte sich an seiner Klientel orientieren und im Zweifelsfalle lieber eine Spur konservativer sein. Auf Hausbesuchen ist ein Straßenanzug nie verkehrt; auf dem Lande sind auch sportlichere Kleidungsstücke durchaus üblich.

Als der Leibarzt Kaiser Franz Josephs eines Nachts notfallmäßig wegen eines bedrohlichen Asthma-Anfalls zu seinem Monarchen gerufen wurde, stammelte der Kaiser – nach Luft ringend – mit erstickender Stimme: «Frack! Frack!», weil der Leibarzt im Schlafrock erschienen war... Uns erscheint das heute kaum nachvollziehbar, doch empfand der Kaiser den qualifizierten Verstoß gegen das am Hofe herrschende spanische Hofzeremoniell, mit dem er groß geworden war, weitaus gravierender als seine bedrohliche Erkrankung, ja vielleicht schlimmer sogar als den eigenen Tod.

Die *Sprache* des Arztes sollte seiner Aufgabe und den jeweiligen Umständen angemessen sein. Der Arzt sollte ein korrektes Schriftdeutsch sprechen, doch darf man ruhig merken, woher er kommt. Unter Einheimischen auf dem Lande braucht er seinen Dialekt nicht abzulegen, solange er von *allen* verstanden wird.

Regeln lassen sich auch hier schwer aufstellen, doch dürfte der preußische Casinoton («Nehm' Se mal den Hut ab, wenn Se mit mir sprechen!») genauso selten passen wie ein jovial-burschikoses Kumpanen-Idiom («Oma, laß die Hosen runter!»), das nur zu leicht vollends abgleitet («Gell, neigange isch's leichter als naus», zu einer Kreißenden mit Preßwehen.).

In jedem Fall sollte der Arzt die Umgangsformen zwischenmenschlicher Höflichkeit souverän beherrschen und beherzigen. Nie sollte er einen alten Menschen mit «Opa» oder «Oma» anreden, noch sollte er ihn duzen: Derartig plumpe Vertraulichkeiten sind eines Arztes unwürdig. Menschenliebe bekundet sich weder in Geschwätzigkeit (W. Scheid) noch in Verbrüderungsritualen («Du bist wirklich ein armer Teufel.»).

Schließlich sollte der Arzt das für die Untersuchung erforderliche *Instrumentar vollzählig* mit sich führen und nicht den Patienten um Metermaß, Schreibzeug o.ä. bitten müssen.

Wörtliche *Nachschriften der Patientenangaben* sind zeitraubend und können den flüssigen Fortgang der Anamneseerhebung behindern; manche Patienten fühlen sich dadurch sogar befangen, besonders dann, wenn ihr Redefluß vom Arzt immer wieder durch «Moment mal! Langsam! Nicht so schnell!» aufgehalten wird, weil dieser mit dem Schreiben nicht nachkommt.

Falls die Reinschrift der Anamnese später ohnehin noch diktiert wird – was zu empfehlen ist –, reicht es meist vollkommen aus, wenn die Angaben des Patienten nur *stichwortartig* als persönliche Gedankenstütze, am besten nach Art des *«Mind Mapping»* (M. Kirckhoff), aufgeschrieben werden; diese Form der Aufzeichnung hat den Vorteil, daß sie anschaulich und sehr flexibel ist: An jeder beliebigen Stelle läßt sich etwas nachtragen oder einfügen, ohne daß die Übersicht leidet. Zusammenhänge können durch andersfarbige Verbindungslinien verdeutlicht werden, die Reihenfolge durch entsprechende Bezifferung (siehe **Skizze**). (Das Verfahren eignet sich in gleicher Weise zum Festhalten der Pathologica des Befundes.)

Allerdings muß man sich klar sein, daß diese «Mind Maps» nichts anderes als eine persönliche Gedächtnisstütze des Untersuchers für das Diktat (oder die endgültige Niederschrift) sein dürfen; den eigentlichen Anamnese-Wortlaut sollen und können sie nicht ersetzen.

«Die Niederschrift oder das Diktat der Wahrnehmungen sollte unmittelbar nach der Untersuchung – in der Sprechstunde am besten, während der Kranke sich wieder ankleidet – erfolgen» (R. Gross).

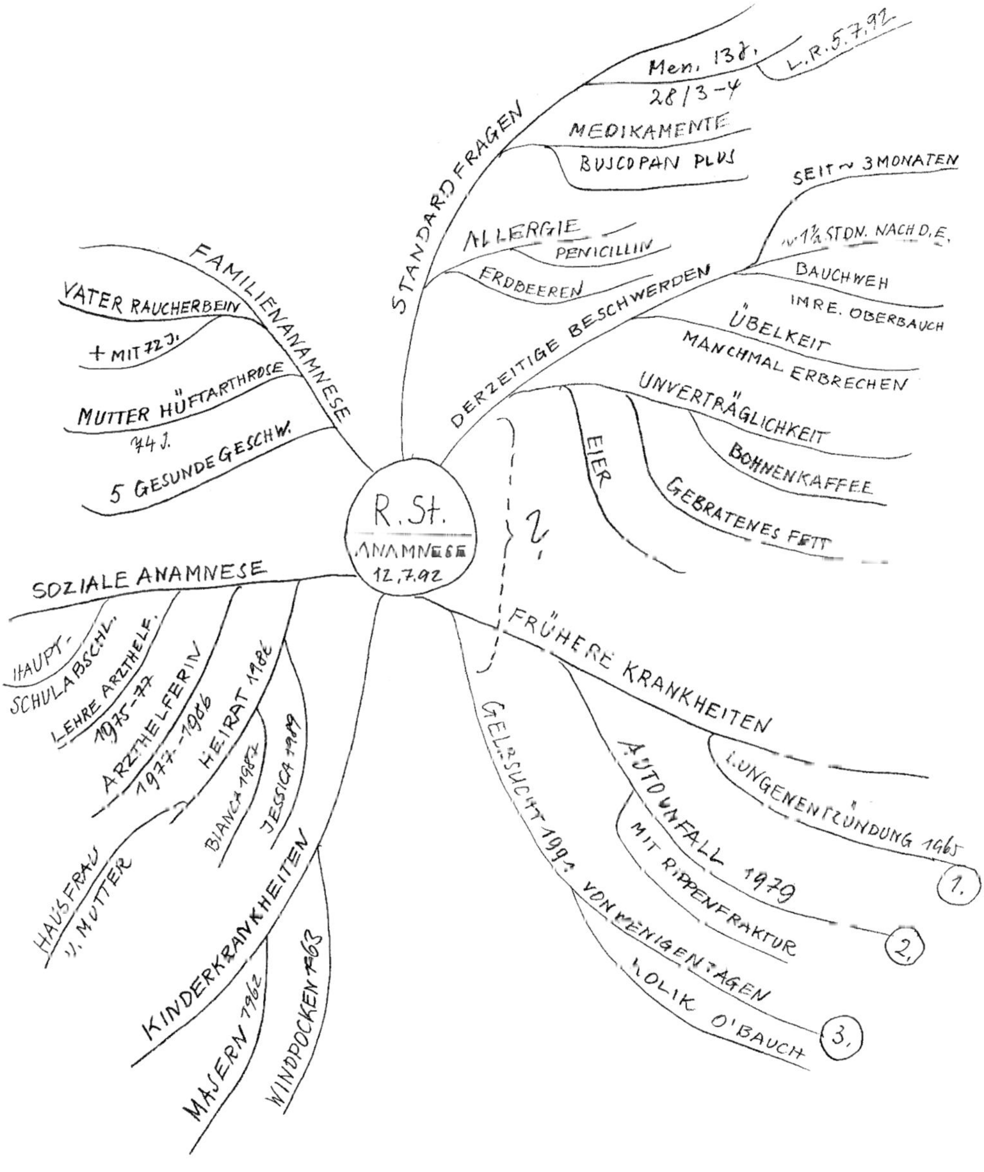

Zweiter Teil
Befund *(Status praesens)*: Allgemeiner Teil

1. Hilfsmittel zur direkten physikalischen Untersuchung

In Notsituationen wird der Arzt oft genug in die Lage kommen, ohne alle Hilfsmittel und Werkzeuge untersuchen zu müssen, und gerade der Allgemeinarzt sollte auch dann fähig sein, brauchbare Befunde zu erheben, mit denen er zu einer Diagnose finden kann.

Nicht selten lassen sich in solchen Fällen einfache Hilfsmittel beschaffen oder improvisieren, und wir raten immer wieder eindringlich, sich auf diese Situationen vorzubereiten und die Untersuchungen mit den einfachsten Hilfsmitteln zu erlernen.

Trotzdem erleichtern optimale Hilfsmittel und griffbereite Instrumente die direkten Untersuchungen nicht nur ganz ungemein, sie erhöhen auch die Aussagekraft und Treffsicherheit der Befunde, indem sie bessere Einblicke gewähren und alles das messen lassen, was sonst nur geschätzt werden kann.

Man sollte es sich deshalb zur Regel machen, alles zu messen, was sich messen läßt, denn es bleiben noch genug Imponderabilien, die sich der Messung entziehen. Alle Messungen rechtfertigen den mit ihnen verbundenen Zeitaufwand aber nur, wenn sie reproduzierbar sind, d.h. sie müssen von verschiedenen Untersuchern in immer gleicher (standardisierter) Weise gewonnen werden. Nur dann ist gewährleistet, daß bei Verlaufskontrollen zu verschiedenen Zeiten (und vielleicht an verschiedenen Orten) gewonnene Messungen vergleichbar bleiben.

Von den im folgenden gezeigten Hilfsmitteln und Untersuchungsinstrumenten, die man neben der Untersuchungsliege bzw. dem Untersuchungsstuhl griffbereit geordnet zur Verfügung haben sollte, wird man auf Hausbesuchen routinemäßig aus Platzgründen nur eine sehr kleine Auswahl mitführen können (W. Sohn). Von Fall zu Fall muß das Routineinstrumentar bedarfsgerecht ergänzt werden.

Bei Hausbesuchen wird man nie ganz auf batteriebetriebene Geräte verzichten können; ihre Funktionstüchtigkeit muß – insbesondere während der kalten Jahreszeit – regelmäßig, am besten wöchentlich, von einer Helferin überprüft werden.

Da *Akkumulatoren* dazu neigen, ihre unter normalen Raumtemperaturen noch brauchbare Leistung nach Kälteexposition von nur wenigen Stunden drastisch zu reduzieren, und in der Regel an Ort und Stelle kein Ersatz beschafft werden kann, raten wir von ihrer Verwendung im Hausbesuchs- und Visitenbetrieb grundsätzlich ab.

1.1 Meßinstrumente

Stoffbandmaß (Abb. A 1.d und 1.e) Es sind Ausführungen von Stoffbandmaßen *mit und ohne* Öse im Handel; für alle Umfangsmessungen sind die mit Öse praktischer.

Schieblehre (Abb. A 1.f) Um die Ausdehnung kleiner Wunden, Effloreszensen oder Tumoren bzw. die Dicke kleiner Gelenke oder auch das Lumen von Gängen oder Körperöffnungen exakt bestimmen zu können, ist eine leicht gängige Schieblehre, am besten aus weißem Kunststoff, sehr hilfreich.

Metallmaßstab (Abb. A 1.b) Ein fester Metallmaßstab mit Millimeterteilung von etwa 30 cm Länge dient zum Ausmessen von kürzeren geraden Strecken.

Zollstock oder Klappmeter (Abb. A 1.c) Der Zollstock oder Klappmeter mißt größere Strecken

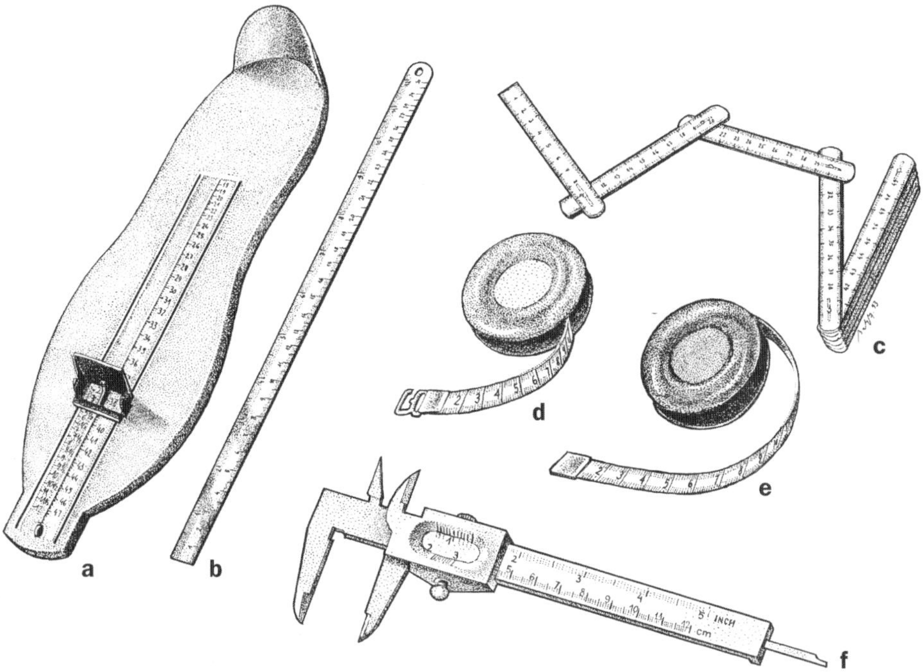

Abbildung A 1: **Meßinstrumente I:** a) Schuhmachermaßstab, b) halbstarrer Metallmaßstab, c) kleiner starrer Zollstock oder Klappmeter, d) Stoffmaßband mit Öse zur Umfangsmessung, e) Stoffmaßband ohne Öse zur Längenmessung, f) Schieblehre.

und wird überall dort eingesetzt, wo ein flexibles Bandmaß ungeeignet ist, so z. B. zum Messen des Finger-Boden-Abstandes (FBA).

Schuhmachermaßstab (Abb. A 1.a) Der Schuhmachermaßstab ermittelt die Länge des *belasteten* Fußes und meist auch gleichzeitig die Schuhgröße.

Meßzirkel (Abb. A 2.c) Der Meßzirkel ist manchmal hilfreich beim Ermitteln kleinerer Strecken und vor allem von Durchmessern kleiner Gelenke, für die die Umfangsmessung zu ungenau und der Beckenzirkel zu unhandlich sind.

Beckenzirkel (Abb. A 2.a) Der Beckenzirkel vermittelt die Beckenmaße; darüber hinaus aber auch Längs- und Querdurchmesser von Schädel, Brustkorb und großen Gelenken.

Winkelmesser nach Moeltgen (Abb. A 2.b) Der Winkelmesser nach Moeltgen läßt eine auf 5° genaue Messung der Bewegungsumfänge von Gelenken zu; er kann zusammengeklappt und dann bequem in der Kitteltasche wie auch im Hausbesuchskoffer mitgeführt werden. (Es sind auch wohlfeilere Modelle aus Plexiglas oder Kunststoff im Umlauf, die ihren Zweck ebenfalls erfüllen.)

Fieberthermometer (Abb. A 3.d) Es sind verschiedene Modelle im Handel, darunter elektronische, die die Meßzeiten verkürzen, aber nicht selten durch den Umstand frustrieren, daß der Patient trotz aller Warnungen doch auf den Löschknopf gedrückt hat, bevor das Ergebnis abgelesen werden konnte, oder daß gerade dann die Batterie einen Spannungsabfall meldet, wenn auf einem Hausbesuch kein Ersatz beschafft werden kann. Wir empfehlen deshalb, insbesondere für Hausbesuche, herkömmliche Quecksilber-Fieberthermometer in einer Metallhülse. Sie müssen geeicht sein.

Am zuverlässigsten ist die rektale Messung; danach muß das Thermometer unverzüglich gereinigt und mit einem geeigneten Schnelldesinfektionsmittel desinfiziert werden, bevor es anderswo zur Anwendung kommt. Vor Ge-

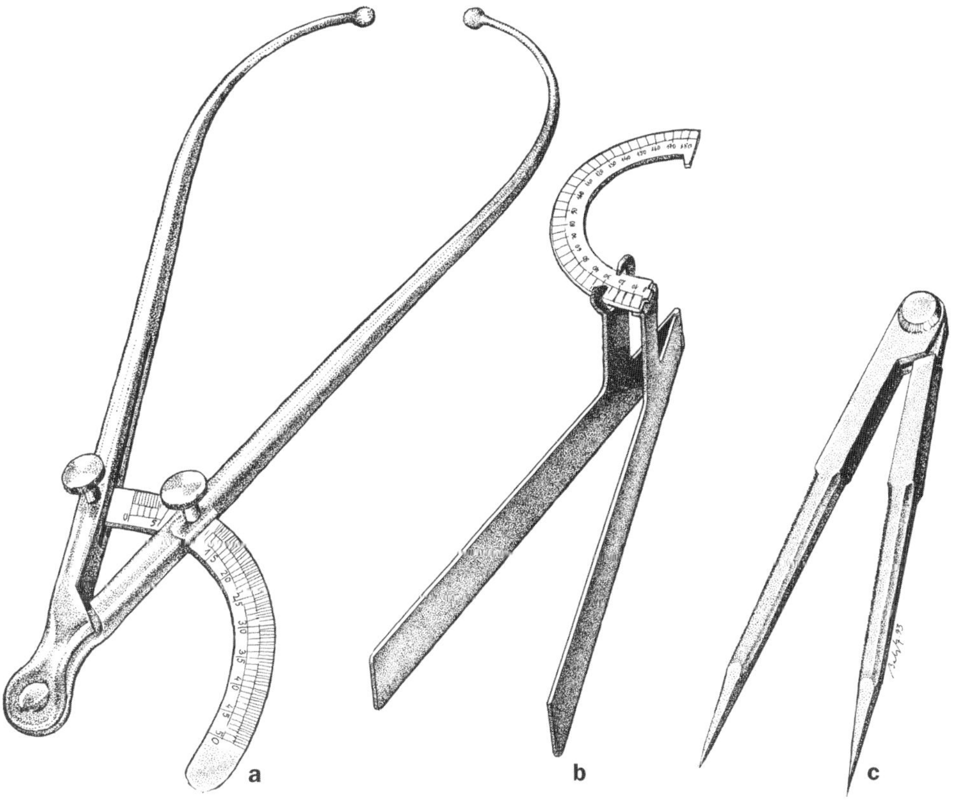

Abbildung A 2: Meßinstrumente II: a) Beckenzirkel nach Martin, b) Winkelmesser nach Moeltgen, c) Meßzirkel.

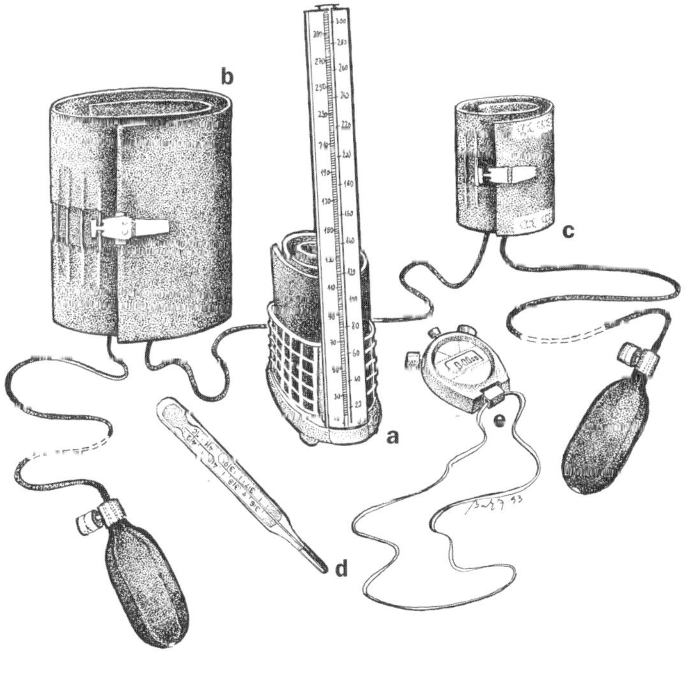

Abbildung A 3: Meßinstrumente III: a) Blutdruckmesser (amtlich geeichtes Quecksilbergerät mit Oberarmhakenmanschette), b) Oberschenkelmanschette dazu, c) Kindermanschette dazu, d) Fieberthermometer (amtlich geeichtes Quecksilbermodell mit Analoganzeige), e) Stoppuhr (mit Digitalanzeige).

brauch muß es heruntergeschüttelt und leicht eingefettet werden.

Bei axillären Messungen müssen 0,5° C (= 5 Teilstriche) zum abgelesenen Meßwert hinzugezählt werden.

Stoppuhr oder Uhr mit Sekundenzeiger (Abb. A 3.e) Nicht nur zum Zählen der Pulsfrequenz und der Atmung bedarf es einer Uhr mit Sekundenzeiger, auch für manche Bestimmungen (Blutungs- und Gerinnungszeit) und Versuche (Schellong, Romberg, Unterberger) ist eine genaue Stoppuhr hilfreich. Für den Versuch nach Unterberger sind laut tickende Uhren ungeeignet, weil die Probanden sich womöglich an der Richtung, aus der das Geräusch kommt, orientieren und falsch normale Ergebnisse produzieren können.

Blutdruckmesser (Abb. A 3.a) Eine große Reihe verschiedener Modelle ist im Handel. Zwei große Gruppen lassen sich unterscheiden:

- Quecksilbergeräte und
- Manometergeräte.

Von beiden Gruppen gibt es wiederum Taschen-, Tisch-, Wand- und Standgeräte; die Standmodelle sind meist fahrbar, die Wandmodelle fest installiert.

Bei den Quecksilbergeräten werden Modelle für Handbetrieb und solche mit motorisch betriebener Pumpe angeboten.

Bei den Manometergeräten existieren neben Modellen für den Handbetrieb Halb- und Vollautomaten. Halb- und Vollautomaten sind besonders bei Laien beliebt, die die Blutdruckmessung nicht erlernt haben; mit manchen dieser Geräte lassen sich bei unsachgemäßer Anwendung auch falsche Werte ermitteln.

Grundsätzlich sind Quecksilbergeräte wesentlich seltener dejustiert als Manometergeräte; wir empfehlen deshalb für den Praxisbetrieb grundsätzlich Quecksilbergeräte, am besten als Stand- oder Wandmodelle, ggf. mit Motorantrieb.

Für Hausbesuche sind die Quecksilbergeräte recht sperrig; allerdings gibt es nicht wenige Kollegen, die sich auch dort nicht auf Manometergeräte verlassen möchten, die wesentlich raumsparender mitgeführt werden können. Benutzt man Manometergeräte, sollte man es sich zur Regel machen, die Geräte nach jedem Sturz oder jeder groben Erschütterung der Hausbesuchstasche nacheichen zu lassen. Ein Manometergerät kann durch unsachgemäße Behandlung bereits am Tage nach der Eichung dejustiert werden – und sollte es nicht bis zum nächsten Nacheichtermin in zwei Jahren bleiben!

Alle vom Arzt betriebenen Blutdruckmeßgeräte unterliegen der Eichpflicht und müssen in regelmäßigen Zeitabständen nachgeeicht werden.

Exophthalmometer (Abb. A 4) Das Exophthalmometer dient nicht nur zur Exophthalmus-Graduierung, sondern auch zu seiner Verlaufs- und Therapiekontrolle.

In den Städten wird man die Messungen dem Ophthalmologen überlassen können; auf dem Lande, wo schon aus Zeit- und Kostengründen nicht wegen jeder Messung eine Reise zum Augenarzt verlangt werden kann, ist das Gerät für den Allgemeinarzt sehr hilfreich und nach kurzer Übung einfach und rasch zu bedienen.

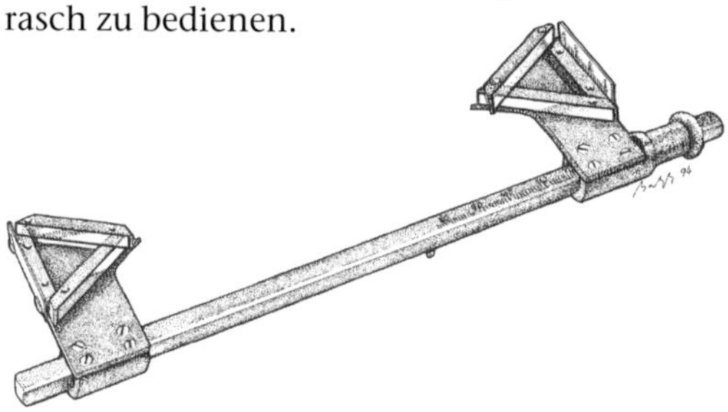

Abbildung A 4: Meßinstrumente IV: Exophthalmometer.

Tonometer (Abb. A 5.b) Es sind quantitative und halbquantitative (**Abb. A 5.b**) Geräte im Handel. Für den Allgemeinarzt reichen im allgemeinen die halbquantitativen Geräte aus, die mit Einmalgebrauchsaufsätzen recht einfach zu bedienen sind und nicht sterilisiert zu werden brauchen.

Skiaskopierleisten mit Planspiegel oder Skiaskop (Abb. A 6) Skiaskopierleisten dienen der objektiven Refraktionsbestimmung – entweder mit einem durchbohrten Planspiegel und Gegenspiegelleuchte – oder mit einem elektrischen Skiaskop. Zwei Leisten sind erforderlich: eine mit Konvex (+)-Gläsern und eine mit Konkav (–)-Gläsern.

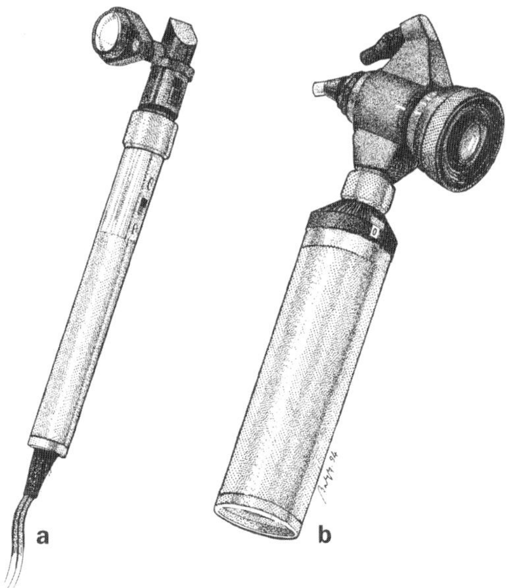

Abbildung A 5: Meßinstrumente V: a) fokussierbare Leuchte mit Lupenaufsatz (Trafomodell), b) Tonometer (Batteriemodell mit Einmalaufsätzen).

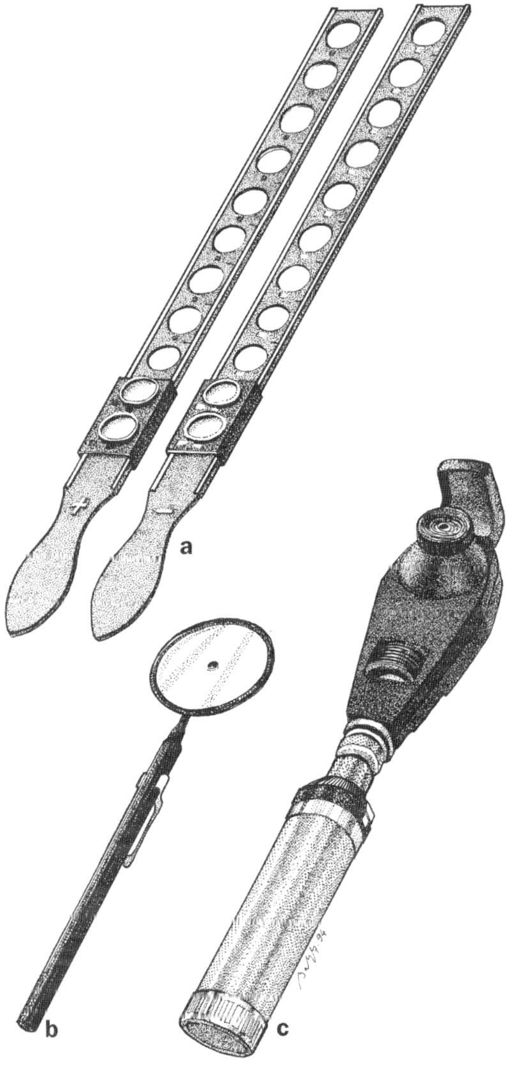

Abbildung A 6: Meßinstrumente VI: a) Skiaskopierleisten, b) planer Augenspiegel, c) elektrisches Skiaskop (Batteriemodell) zur objektiven Refraktionsbestimmung.

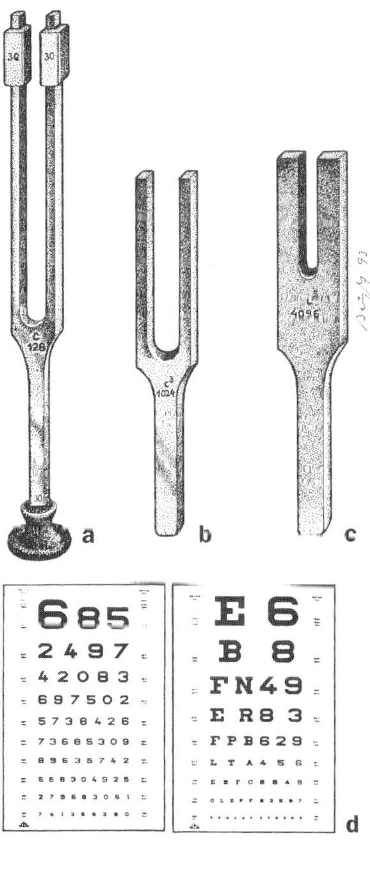

Abbildung A 7: Meßinstrumente VII: a) Stimmgabel c_{128} mit zwei Dämpfern, b) Stimmgabel c^3, c) Stimmgabel c^5, d) Sehprobentafeln.

Sehprobentafeln (Abb. A 7.d) Man benötigt Sehprobentafeln

- für die Ferne (**Abb. A 7.d**)
- für die Nähe und
- zur Prüfung des Farbsinns.

Bei den Sehprobentafeln für die Ferne gibt es solche für die Prüfung aus 5 m und solche für die Prüfung aus 6 m Entfernung, und zwar jeweils in normaler und in Spiegelschrift. Ist nämlich das Untersuchungszimmer kleiner als die erforderlichen 5 oder 6 m, gewinnt man diese Prüfentfernungen, indem man den Patienten die Proben in einem Spiegel lesen läßt: Die Entfernungen vom Patientenauge zum Spiegel und vom Spiegel zur (spiegelverkehrten) Sehprobentafel addieren sich.

Stimmgabeln (Abb. A 7.a-c) Auch bei Vorhandensein eines Audiometers empfiehlt sich die Anschaffung der Stimmgabeln

- c^1 für den Rinneschen Versuch
- c^3 für den Weberschen Versuch und
- c^5 zum orientierenden Nachweis einer Lärmschwerhörigkeit.

Waage (Abb. A 8.a) Auch bei den Personenwaagen gibt es verschiedene Modelle, die sich im wesentlichen durch den Bedienungskomfort und den daraus resultierenden Preis unterscheiden. Jedenfalls kommt nur ein eichfähiges Modell in Betracht; nicht eichfähige Haushalt-Personenwaagen sind in der Arztpraxis unzulässig.

Meßstab (Abb. 8.b) Es gibt Meßstäbe zur Größenbestimmung in freistehender Ausführung, als Waagenaufsatz und als Wandmodell.

Obwohl die Meßstäbe (in Deutschland) nicht der Eichpflicht unterliegen, ist die exakte Körperlänge unabdingbare Voraussetzung zur Berechnung verschiedener wichtiger Normwerte; man sollte sich deshalb persönlich von der korrekten Anbringung überzeugen.

Säuglingswaage (Abb. A 8.e) Für Säuglingswaagen gilt das bei den Personenwaagen Gesagte analog. Auch Säuglingswaagen müssen, werden sie in Arztpraxen verwendet, eichfähig und geeicht sein. Wer in Arztpraxen ungeeichte Säuglingswaagen bereithält, macht sich strafbar.

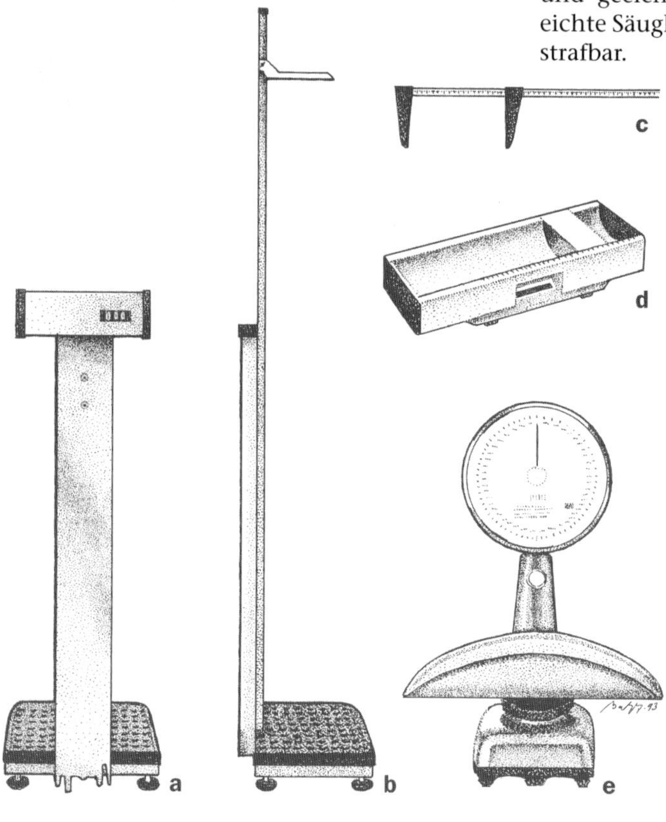

Abbildung A 8: Meßinstrumente VIII: a) Personenwaage (geeichtes Modell), b) Meßstab für Erwachsene (freistehendes Modell), c) Meßstab für Säuglinge, d) Meßwanne für Säuglinge, e) Säuglingswaage (geeichtes Modell).

Meßstab oder Meßwanne für Säuglinge (Abb A 8.c oder A 8.d) Die Meßwanne ist praktischer als der Meßstab, aber auch teurer; außerdem beansprucht sie mehr Platz.

Eine Eichpflicht besteht bisher nicht, obgleich Fehlmessungen von nur einem Zentimeter von größerer Bedeutung sind als von 100 Gramm. Es gehört zu den schwer verständlichen Ungereimtheiten des Gesetzgebers, warum er ausgerechnet Längenmeßstäbe und Maßbänder im medizinischen Bereich von der Eichpflicht ausnimmt.

Lot oder Senkblei (Abb. A 9.c) Zur Untersuchung der Wirbelsäule sollte man sich grundsätzlich eines Lots bedienen, weil diskrete Skoliosen sonst regelmäßig übersehen werden. Das leichtere längliche Fliesenlegerlot ist für unsere Zwecke geeigneter als das schwere kegelförmige Maurerlot.

Wasserwaage (Abb. A 9.b) Eine mittelgroße Wasserwaage wird benötigt, um einen Beckengeradstand und einen Schultergeradstand nachzuweisen.

Es ist sinnvoll, auf den käuflichen Wasserwaagen einen Mittelstrich und an beiden Seiten eine vertikale Zentimeterteilung anzubringen. Dann läßt sich mit einer für klinische Belange vollkommen ausreichenden Genauigkeit abschätzen, um wieviel Zentimeter das Becken oder die Schulter ggf. auf der betroffenen Seite tiefer steht.

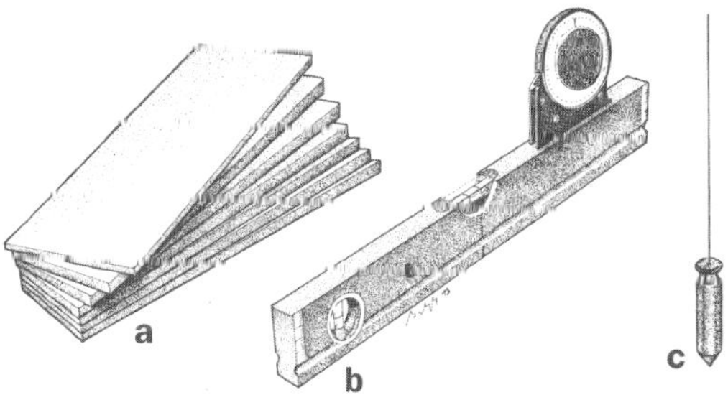

Abbildung A 9: Meßinstrumente IX: a) Brettchensatz (6 x 1 cm, 1 x 0,5 cm), b) Wasserwaage mit abnehmbarem Winkelmeßaufsatz und seitlicher Graduierung (eigene Konstruktion), c) Fliesenlegerlot oder Senkblei.

Brettchensatz (Abb. A 9.a) Ein Brettchensatz von fünf bis zehn 1 cm dicken und einem 0,5 cm dicken Brettchen dient dazu, einen ermittelten Beckentiefstand auszugleichen. Damit lassen sich auch Anhaltspunkte für das Ausmaß eines allfälligen orthopädischen Größenausgleichs gewinnen. Am besten läßt man sich einen solchen Brettchensatz von einem Schreiner in einer Größe anfertigen, die es auch einem Menschen mit Schuhgröße 48 erlaubt, bequem darauf zu stehen.

Handkraftmesser Dynatest (Abb. A 10) Nicht nur bei Patienten mit Schlaganfällen, sondern generell bei allen Schwachen und Alten, ist ein Handkraftmesser ein objektiver Parameter für Verlauf und Erfolgskontrolle einer Therapie und sollte deshalb weit häufiger eingesetzt werden, als das bisher geschieht.

Diese Geräte unterliegen bis jetzt ebenfalls nicht der Eichpflicht, obwohl dies gewiß wünschenswert und sinnvoll wäre.

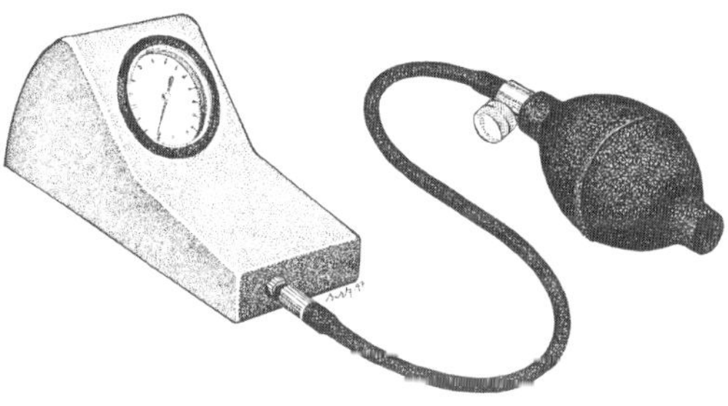

Abbildung A 10: Meßinstrumente X: Handkraftmesser Dynatest.

Orchidometer nach Prader (Abb. A 23.d, S. 44) Die Hodengröße wie auch diejenige von Tumoren zu beschreiben war ein nicht einfaches Unterfangen, bis Prater eine Auswahl verschieden großer Testikel-Modelle der Größe nach auf einer Schnur aufgereiht in den Handel brachte. Nun kann der Untersucher mit dem entsprechenden definierten Modell in der anderen Hand wesentlich exaktere Tastbefunde erheben.

1.2 Hilfsmittel zur Inspektion

Fokussierbare Untersuchungsleuchte (Abb. A 11.a) Eine fokussierbare Untersuchungsleuchte, am besten an einem Wandarm, ist unverzichtbar, insbesondere wenn man auch chirurgische Eingriffe vornehmen möchte.

Elektrische Handlampe (Abb. A 12.b und d) Eine elektrische Handlampe wird zur Prüfung der Pupillenreaktionen und zur lokalen Inspektion ebenfalls gebraucht; sie kann nicht durch eine Taschenlampe[3] ersetzt werden.

3 Nach Redaktionsschluß wurde noch die *αspherilux midi 125 med* der Firma DOCTER bekannt, eine Taschenlampe, die trotz ihrer Kleinheit mit Hilfe eines sinnreichen Linsensystems ein homogenes, helles Licht auch über größere Entfernungen abstrahlt und deshalb für Hausbesuche sehr geeignet ist, weil sie sich außer zur Untersuchung auch zur Hausnummernsuche während der Nacht einsetzen läßt.

Gegenspiegelleuchte (Abb. A 11.b-f) Gegenspiegelleuchten sind für alle Spiegeluntersuchungen erforderlich. Man braucht für die Praxis ein Stativ-(oder Wand-)Modell (**Abb. A 11.b-d**), für Hausbesuche ein Taschenmodell, das sich anklemmen oder anhängen läßt (**Abb. A 11.e und f**).

Woodsche Lampe (Abb. A 12.a) Da manche Hautpilze von ultraviolettem Licht zur Fluoreszenz angeregt werden, ist eine Woodsche Lampe für dermatologische Untersuchungen hilfreich. Es gibt batteriebetriebene Taschenmodelle für Hausbesuche (**Abb. A 12.h**) und stärkere netzabhängige Geräte, die eine Betrachtung unter Lupenvergrößerung auch mit normalem Kunstlicht gestatten (**Abb. A 12.a**).

Diaphanoskop (Abb. A 12.c) Auch zum Diaphanoskopieren gibt es batteriebetriebene Taschenmodelle (**Abb. A 12.e**) und lichtstärkere trafoabhängige Modelle (**Abb. A 12.c**). Mit letzteren sind eindeutigere Erkenntnisse zu ge-

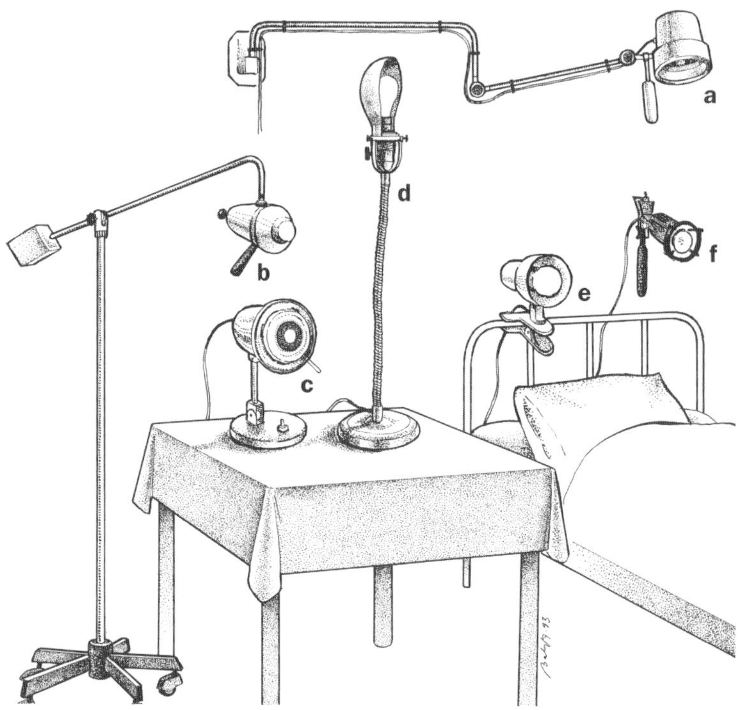

Abbildung A 11: Untersuchungs- und Gegenspiegelleuchten: a) Untersuchungsleuchte an Wandarm (Hanau); b) Gegenspiegelleuchte (fahrbares Stativmodell der Firma Storz), c) Gegenspiegelleuchte (Tischmodell mit Irisblende), d) Gegenspiegelleuchte (Tischmodell mit Schwanenhals und Reflektor), e) Gegenspiegelleuchte (Klemmodell für Hausbesuchs- und Visitenbetrieb), f) Gegenspiegelleuchte (Versuchsmodell mit Klemme, Öse und Handgriff für Hausbesuchsbetrieb).

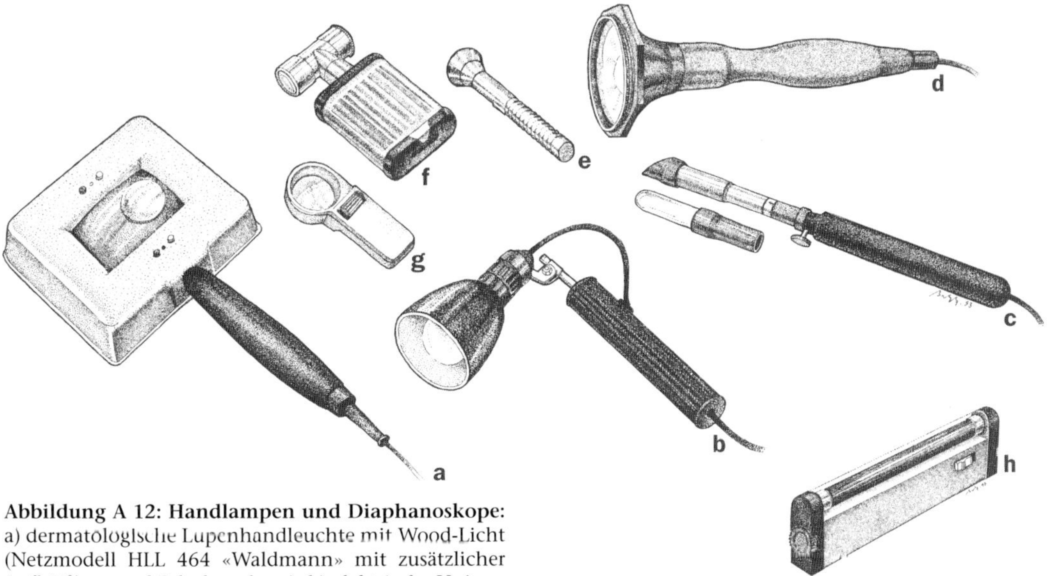

Abbildung A 12: Handlampen und Diaphanoskope: a) dermatologische Lupenhandleuchte mit Wood-Licht (Netzmodell HLL 464 «Waldmann» mit zusätzlicher Aufkittlinse und Schukoerdung), b) elektrische Universalhandlampe (Netzmodell «Effner & Spreine» mit Schukoerdung), c) Diaphanoskop mit verschiedenen Aufsätzen (Trafomodell «Storz»), d) neurologische Handlampe (Netzmodell mit Sicherheitsglas, Klingeltaster und Schukoerdung), e) Diaphanoskopleuchte (Taschen-Batteriemodell), f) fokussierbare Handlampe nach Groß (Batteriemodell «Oculus»), g) Taschenleuchtlupe 10 x (Batteriemodell «Eschenbach»), h) Taschen-UV-Leuchte (Batteriemodell).

winnen. In jedem Fall sollte man im Dunkelzimmer untersuchen. Ist das nicht möglich, hilft ein umgekehrt aufgesetztes und als Sehrohr benutztes Holzstethoskop (**Abb. A 29.a**), Raum- und Streulicht fernzuhalten:

Leseglas (Abb. A 13.a) Um größere Hautareale zusammenhängend betrachten zu können, sollte das Leseglas einen Durchmesser von wenigstens zehn Zentimetern haben; die Vergrößerung ist dann allerdings entsprechend gering.

Leselupe (Abb. A 13.c) Eine stärkere Vergrößerung von etwa sechsfach erreicht man mit einer Leselupe; ihr Durchmesser liegt bei etwa fünf Zentimetern, so daß immer nur ein sehr umschriebenes Areal betrachtet werden kann.

Lupe +13 dptr bikonvex (Abb. A 13.b) Zum Augen- und Ohrenspiegeln bedarf es einer bikonvexen Lupe von +13 dptr. Sie vergrößert etwa

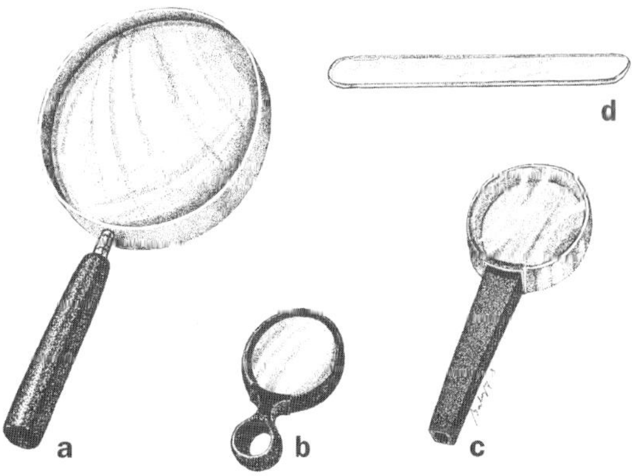

Abbildung A 13: Sehhilfen: a) Leseglas, b) Taschenlupe + 13 dptr bikonvex mit Handgriff (auch zum Augen- und Ohrenspiegeln), c) Leselupe, d) Plexiglasspatel.

$2^1/_2$fach und kann auch zur bloßen Betrachtung gut auf Hausbesuche mitgenommen werden. Es sind Modelle mit und ohne Griff im Handel; die mit Griff lassen sich besser halten und leichter dirigieren.

Plexiglasspatel (Abb. A 13.d) Zur Prüfung der Wegdrückbarkeit von Hautveränderungen ist ein Plexiglasspatel unerläßlich. (Man sollte die Helferinnen über den Verwendungszweck aufklären, weil sie sonst – in der Annahme, es handle sich um einen Einmalspatel zum In-den-Mund-Schauen – ihn nicht selten wegwerfen.)

Desmarresscher Lidhalter (Abb. A 14.a) Auf den Gebrauch dieses Instruments wird in **Kapitel 8.1, S. 72** eingegangen.

Glasstab (Abb. A 14.b) Auf den Gebrauch dieses Instruments wird in Kapitel 8.1, S. 72 eingegangen.

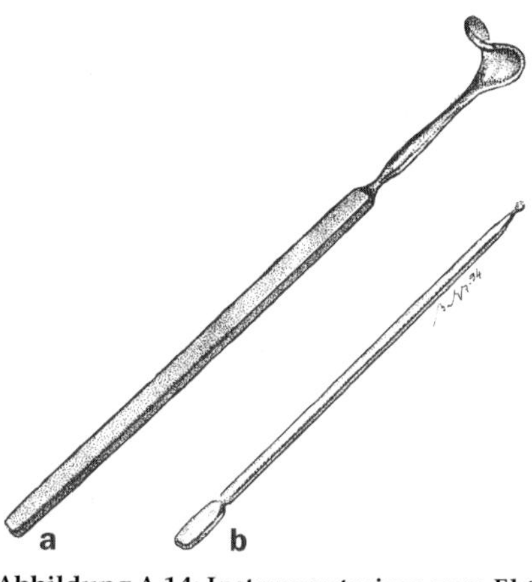

Abbildung A 14: Instrumentarium zum Ektropionieren: a) Desmarresscher Lidhalter (zum doppelten Ektropionieren), b) Glasstab (zum einfachen Ektropionieren).

Augenspiegel (Abb. A 15.a und A 16.a und c) Ein Augenspiegel – ob nun ein einfacher oder ein elektrischer – gehört heute zusammen mit einer Lupe von +13 dptr in jede Allgemeinarztpraxis. Das Modell in **Abbildung A 16.a** (Zeiss Jena) läßt praktisch keine Wünsche mehr offen, ist aber trafoabhängig; das Modell in **Abbildung A 16.c** (Heine) für Batteriebetrieb hat sich ebenfalls sehr bewährt.

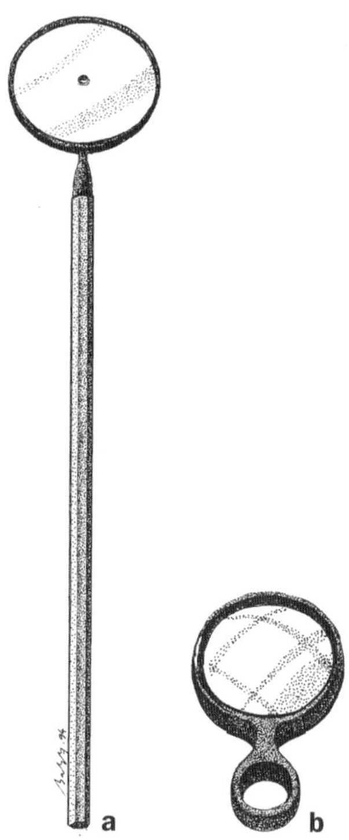

Abbildung A 15: Augenspiegel I: a) konkaver Augenspiegel, b) bikonvexe Lupe + 13 dptr (zur indirekten Ophthalmoskopie).

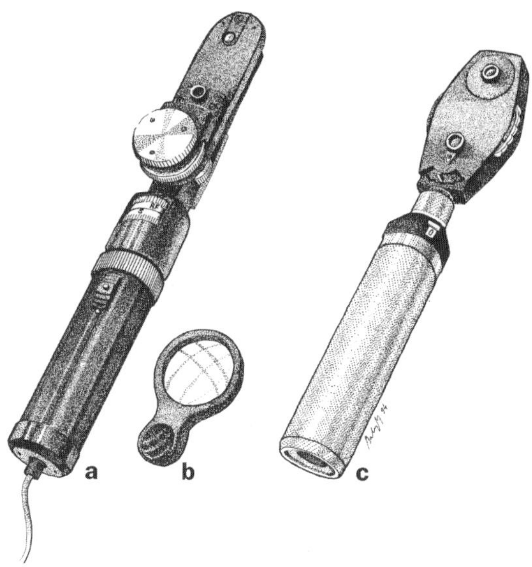

Abbildung A 16: Augenspiegel II: a) elektrischer Augenspiegel (Trafomodell der Firma Zeiss Jena, das kaum noch Wünsche offen läßt), b) Lupe dazu, c) elektrischer Augenspiegel (Batteriemodell nach Heine-May).

Diaskleralleuchte (Abb. A 17) Es handelt sich um eine starke punktförmige Lichtquelle, die nach Lokalanästhesie an verschiedenen Stellen der Sklera aufgesetzt wird und das Auge diaphanoskopiert: normalerweise leuchtet die Pupille rot auf; befindet sich aber ein Tumor oder Blut unter der Leuchte, bleibt die Pupille dunkel.

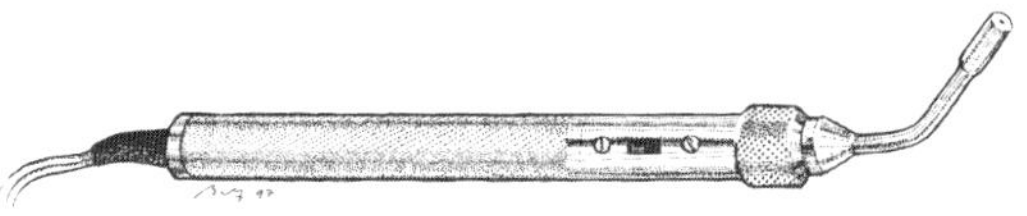

Abbildung A 17: **Diaskleralleuchte** (Trafomodell).

Stirnreflektor (Abb. A 18.a und b) Außer einfachen sind auch gummiarmierte Reflektoren im Handel, die weniger gegen Bruch anfällig sind.

Starre Gurtbänder nach Ziegler (**Abb. A 18.a**) eignen sich mehr für den Praxisbetrieb, flexible nach Zarnico (**Abb. A 18.b**) sind für Hausbesuche oder Visiten geeigneter, weil sie sich raumsparender transportieren lassen und – einmal auf die Kopfgröße des Untersuchers eingestellt – nur noch übergestreift zu werden brauchen. Den Reflektor sollte man immer in einem Lederetui vor Verschmutzung und Beschädigung geschützt transportieren (**Abb. A 18.c**).

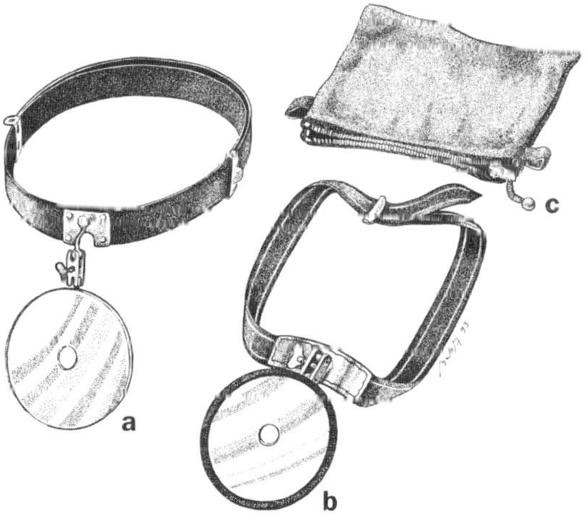

Abbildung A 18: **Stirnreflektoren:** a) mit starrem Stirnreif (nach Ziegler), b) mit Metallstirnplatte, flexiblem Stoffband und gummiarmiertem Reflektor (nach Zarnico), c) Lederetui zu b.

Instrumentar für die otorhinolaryngologischen Untersuchungen (Abb. A 19) Das unbedingt erforderliche Instrumentar für die otorhinolaryngologischen Untersuchungen ist auf **Abbildung A 19** zusammengestellt; auf seinen Gebrauch wird später bei den Spiegeluntersuchungen eingegangen:

- Ohrtrichter nach Hartmann (**Abb. A 19.a**) in verschiedenen Größen
- Spatel nach Brünings (**Abb. A 19.b**)
- Nasenspekulum nach Hartmann (**Abb. A 19.c**)
- Zungenläppchen aus Kreppapier (**Abb. A 19.d**)
- Spiritusbrenner (**Abb. A 19.f**) mit Streichhölzern (**Abb. A 19.e**)
- Nasenrachenspiegel (**Abb. A 19.i**) mit Handgriff (**Abb. A 19.h**)
- Kehlkopfspiegel (**Abb. A 19.j**).

Zusatzinstrumentar für die otorhinolaryngologischen Untersuchungen (Abb. A 20) Das zu den otorhinolaryngologischen Spiegeluntersuchungen nicht unbedingt erforderliche, aber sehr hilfreiche Zusatzinstrumentar findet sich in **Abbildung A 20**:

- Winkelspatel nach Hartmann (**Abb. A 20.a**)
- Spatel nach Riecker (**Abb. A 20.b**)
- Watteträger (**Abb. A 20.c**)
- Ohrkürette (**Abb. A 20.d**)
- Ohrhäkchen (**Abb. A 20.e**)
- vergrößernder Kehlkopfspiegel (**Abb. A 20.f**)
- Handgriff dazu (**Abb. A 20.g**)
- Trichter zur pneumatischen Ohrlupe in verschiedenen Größen (**Abb. A 20.h**)
- Pneumatische Ohrlupe nach Siegle-Brünings (**Abb. A 20.j**)
- Bajonettpinzette nach Lucae (**Abb. A 20.i**)

Die *Ohrkürette* (**Abb. A 20.d**) dient zum Entfernen von Zerumenresten. Das *Ohrhäkchen* (**Abb. A 20.e**) wird gebraucht zur Entfernung größerer Fremdkörper aus dem Gehörgang. Die *pneumatische Ohrlupe* (**Abb. A 20.j**) dient zur Überprüfung der Trommelfellbeweglichkeit unter Lupenvergrößerung. Die *Bajonettpinzette* (**Abb. A 20.i**) dient u. a. zur Entfernung von Watte aus dem Gehörgang. Für feste Fremdkörper darf sie nicht benutzt werden, weil man den Fremdkörper doch nicht fassen kann und nur weiter nach innen schieben würde.

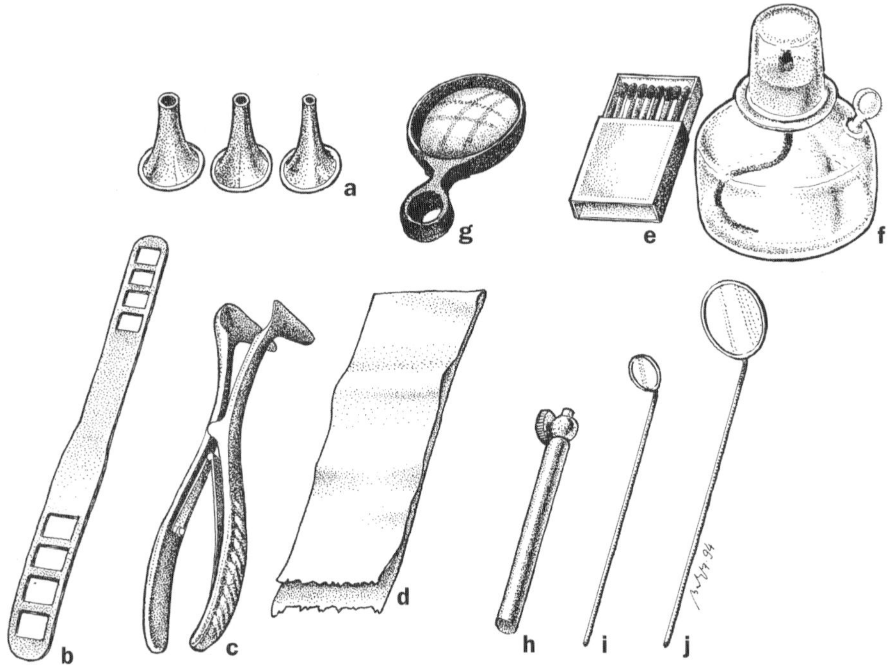

▲

Abbildung A 19: Instrumentar für die otorhinolaryngologischen Spiegeluntersuchungen I: a) Ohrtrichter nach Hartmann in verschiedenen Größen, b) Spatel nach Brünings, c) Nasenspekulum nach Hartmann, d) Zungenläppchen (aus Krepp), e) Streichhölzer, f) Spiritusbrenner, g) Lupe + 13 dptr. bikonvex, h) Handgriff mit Arretierungsschraube für Kehlkopf- und Nasenrachenspiegel, i) Nasenrachenspiegel, j) Kehlkopfspiegel.

Abbildung A 20: Instrumentar für die otorhinolaryngologischen Spiegeluntersuchungen II: a) Winkelspatel nach Hartmann, b) Spatel nach Riecker, c) Watteträger, d) Ohrkürette, e) Ohrhäkchen, f) vergrößernder Kehlkopfspiegel, g) Handgriff dazu, h) Ohrtrichter zur pneumatischen Ohrlupe (in verschiedenen Größen), i) Bajonettpinzette nach Lucae, j) pneumatische Ohrlupe nach Siegle-Brünings.

▼

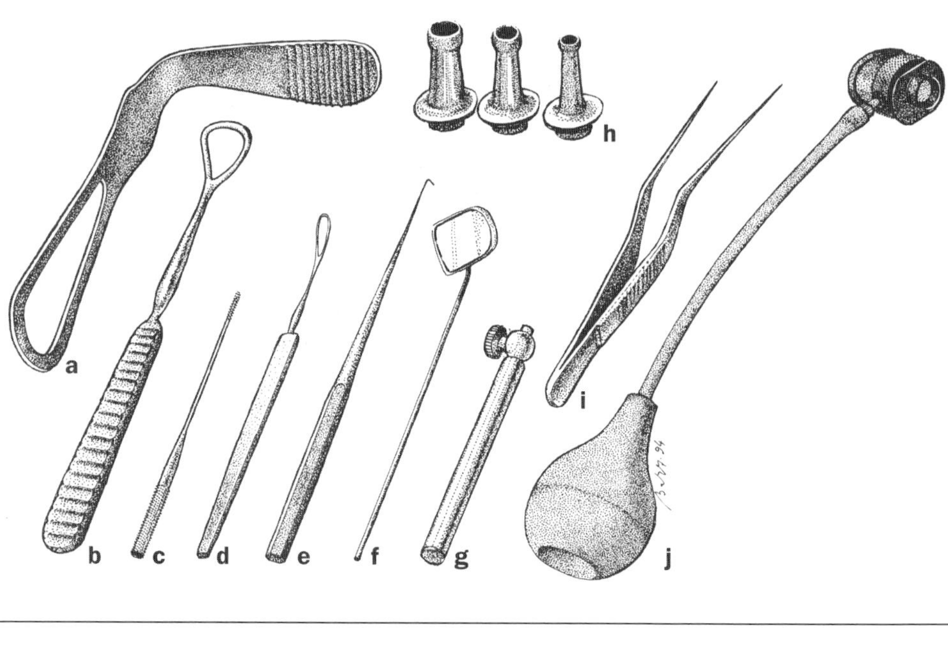

Elektrische Otoskope (Abb. A 21)
Elektrische Otoskope gibt es für Batteriebetrieb (**Abb. A 21.a**) und für Trafoanschluß (**Abb. A 21.c**). Es sind Modelle für Einmaltrichter mit Kaltlicht (**Abb. A 21.d**) und solche mit Warmlicht für wiederverwendbare Metalltrichter im Handel; bei letzteren lassen sich noch Spreizspekula (**Abb. A 21.b**) ansetzen, die auch außerhalb des otorhinolaryngologischen Bereichs hilfreich sein können.

Zahnärztliche Instrumente Die für die Untersuchung der Mundhöhle und der Zähne benötigten zahnärztlichen Instrumente zeigt die **Abbildung A 22**; auf ihren Gebrauch wird im speziellen Teil eingegangen (**Teil III, Kapitel 2.2, S. 134**):

- Fingerschützer nach Langenbeck (**Abb. A 22.a**)
- zahnärztliche Sonde (**Abb. 22.b**)
- College-Pinzette (**Abb. 22.c**)
- feine Knopfsonde (**Abb. A 22.d**)
- zahnärztlicher Spiegel (**Abb. A 22.e**)

Hinzu kommt noch ein Kältespray zur Vitalitätsprüfung, der nicht abgebildet ist.

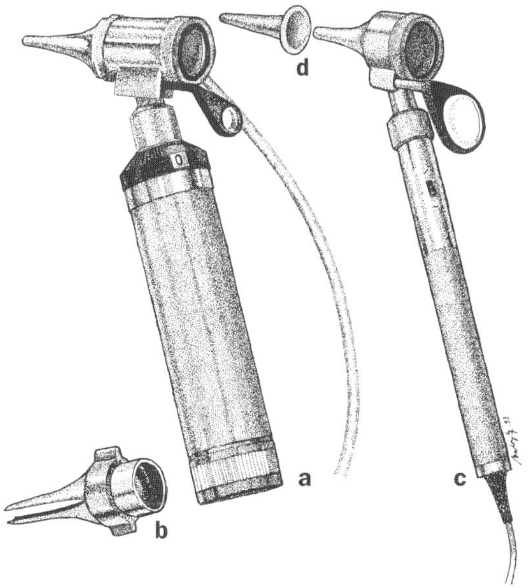

Abbildung A 21: Elektrische Otoskope: a) Batteriemodell mit Warmlichtbeleuchtung, auswechselbarem Metalltrichter und Schlauch zur Prüfung der Trommelfellbeweglichkeit, b) spreizbarer Universalspekulumaufsatz dazu, der anstelle des Trichters angesetzt werden kann, c) stationäres Trafomodell mit Kaltlichtbeleuchtung, d) Einmaltricher dazu.

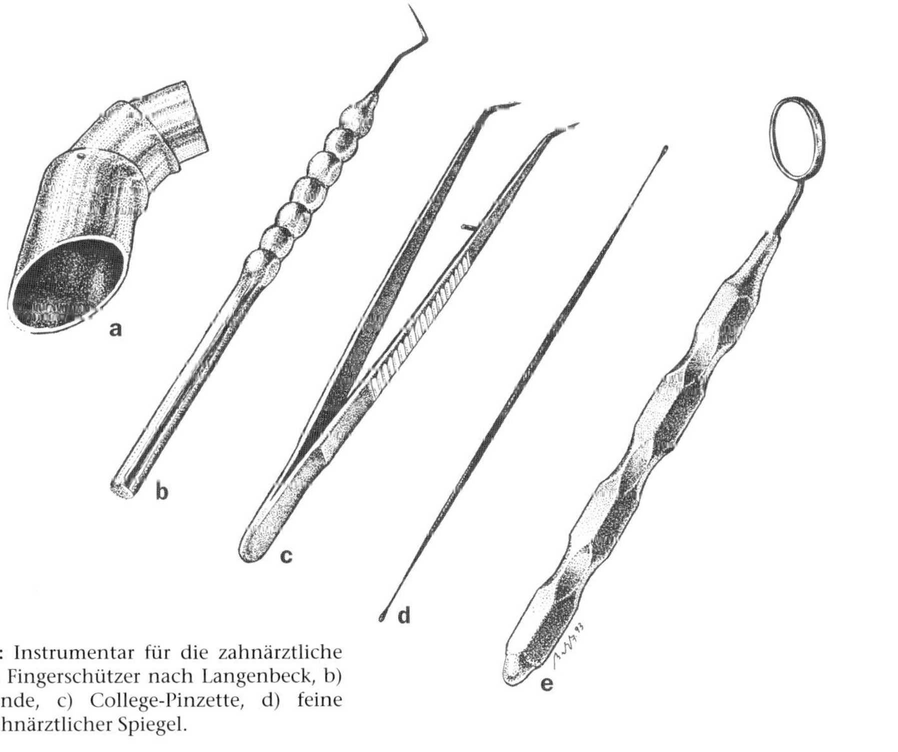

Abbildung A 22: Instrumentar für die zahnärztliche Untersuchung: a) Fingerschützer nach Langenbeck, b) zahnärztliche Sonde, c) College-Pinzette, d) feine Knopfsonde, e) zahnärztlicher Spiegel.

Proktoskop (Abb. A 23.b) Von den Proktoskopen sind im wesentlichen zwei verschiedene Ausführungen im Handel: die eine (Storz) ist im Routinebetrieb bequemer zu handhaben, die andere (Wolf) erlaubt durch Ansatz einer Führung auch photographische Dokumentationen. (Beide Ausführungen sind mit Ansätzen für Kaltlichtbeleuchtung erhältlich.)

Vaginalspekula (Abb. A 23.a und c) Das Spekulum nach Kristeller hat zwei getrennte Blätter: ein gewölbtes dorsales und ein gerades ventrales; es gestattet eine bessere Übersicht, aber bei Manipulationen ist eine Hilfsperson notwendig.

Das Spekulum nach Cusco ist selbsthaltend, aber die Übersicht auf die tieferen Vaginalabschnitte ist meist eingeschränkt; dafür hat man beide Hände frei.

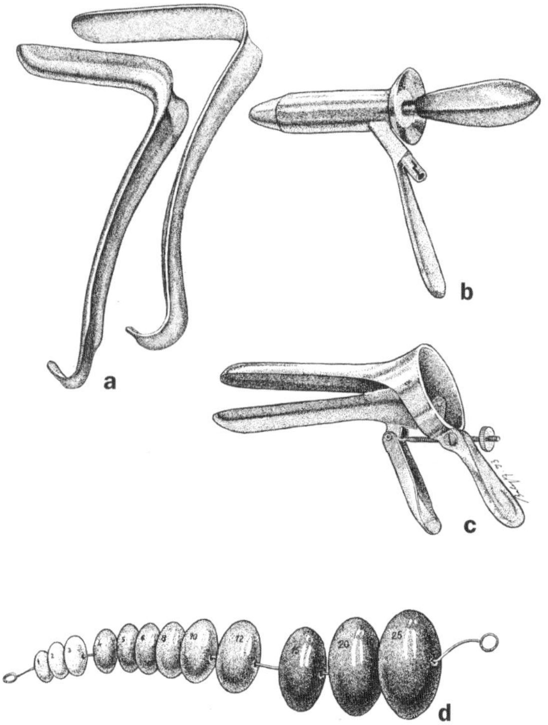

Abbildung A 23: Proktoskop und Vaginalspekula: a) Vaginalspekulum nach Kristeller (mit gewölbtem dorsalen und geradem ventralen Blatt), b) Proktoskop mit Kaltlichtansatz (Storz), c) selbsthaltendes Vaginalspekulum nach Cusco; d) Orchidometer nach Prader zur Ermittlung des Hodenvolumens (wie auch von palpablen Tumoren) durch vergleichende Palpation (Fa. Papillon, Freiburg i. Brsg.).

Flexibler Warmlichtträger (Abb. A 24) Dieser batteriebetriebene flexible Warmlichtträger läßt sich an Proktoskope und Vaginalspekula anklemmen und kann auf Hausbesuchen als Notbehelf dienen, wenn man aus diesem oder jenem Grunde nicht mit dem Stirnreflektor arbeiten möchte oder kann.

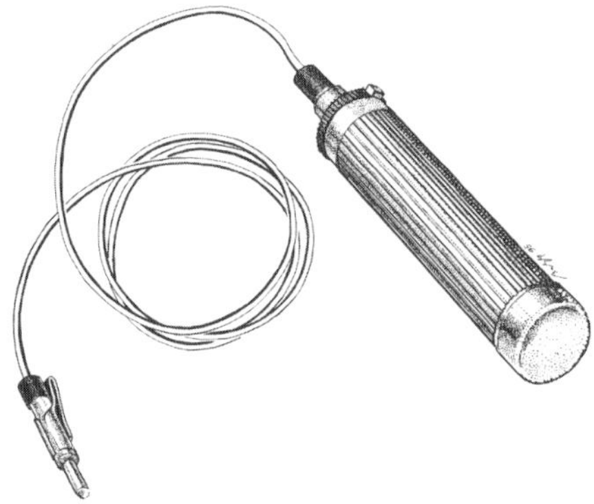

Abbildung A 24: Flexibler (Warmlicht-)Lampenträger mit Clip zum Anschluß an Batteriegriff.

Trafo (Abb. A 25) Ein Trafo sollte sich kontinuierlich regeln und Spannungen bis mindestens 15 Volt abgreifen lassen; die Höhe der entnommenen Spannung sollte ersichtlich sein, weil ein längerer Überspannungsbetrieb die Lebensdauer der Birnchen mindert. (Kurzfristige Überspannungen bis 10 Prozent schaden in der Regel nicht.)

Ein Trafo ist erforderlich für alle mit Niederspannung betriebenen Leuchten, so daß meist einer an der Untersuchungsliege und ein zweiter am Untersuchungsstuhl für die Spiegeluntersuchungen erforderlich ist.

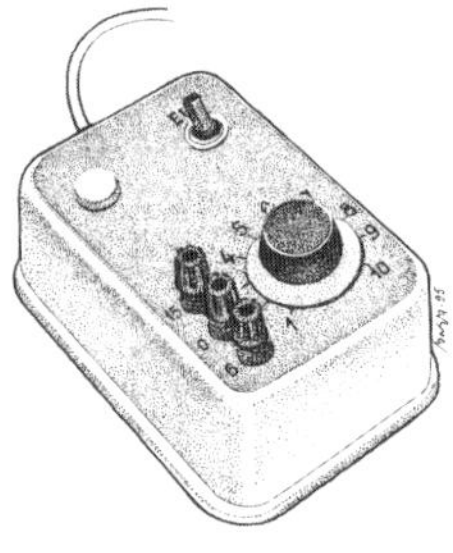

Abbildung A 25: Netztransformator, mit dem Spannungen bis 6 V oder bis 15 V stufenlos in jeweils 10 Schritten abgegriffen werden können.

1.3 Hilfsmittel zur Palpation

Palpiert wird mit bloßen Händen; lediglich zur vaginalen, rektalen und oralen Tastuntersuchung sind Handschuhe erforderlich; zur rektalen außerdem Fingerlinge und eine indifferente Salbe als Gleitmittel. Die Fingernägel des Untersuchers sollten kurz zurückgefeilt sein.

- Untersuchungshandschuhe (Folienhandschuhe sind ungeeignet, weil sie einerseits häufig reißen und andererseits die Tastempfindung behindern!) (**Abb. A 26.b**)
- Gummifingerlinge (**Abb. A 26.c**)
- indifferente Salbe (Borsalbe oder weißes Vaselin) (**Abb. A 26.a**).

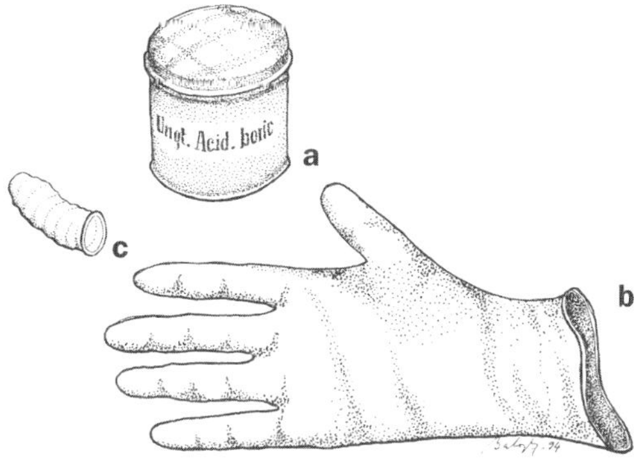

Abbildung A 26: Hilfsmittel zur Palpation: a) indifferente Salbe (als Gleitmittel), b) Gummiuntersuchungshandschuh, c) Gummifingerling.

1.4 Hilfsmittel zur Perkussion

Die Perkussion erfolgt heute meist mit bloßen Händen. Das ist manchmal ermüdend und führt – wenn der Untersucher sehr zarte Hände hat – nicht immer zum Erfolg; man scheue sich in solchen Fällen nicht, die folgenden Hilfsmittel zu gebrauchen:

- Plessimeter (**Abb. A 27**)
- Perkussionshammer (**Abb. A 27**) oder notfalls
- Reflexhammer nach Trömner (schmales Ende) (**Abb. A 32.i, S. 49**)
- Dermatograph (Fettstift) (**Abb. A 28.a**) oder Hautmarker (**Abb. A 28.b und c**) zum Anzeichnen der erhobenen Befunde auf der Haut. (Kugelschreiber sind ungeeignet, weil sie sich nur schwer entfernen lassen und die Patienten verärgern!)

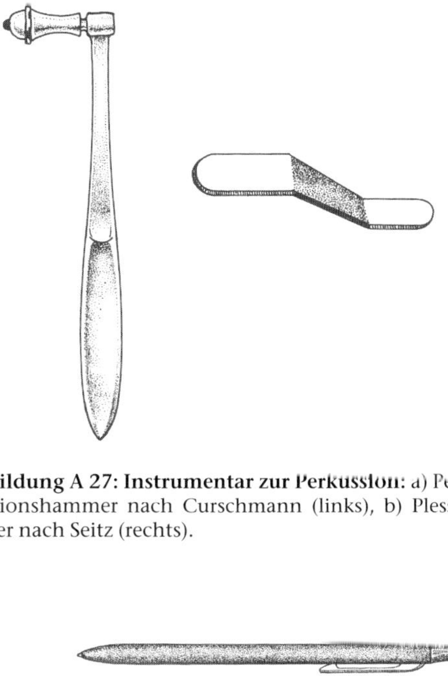

Abbildung A 27: Instrumentar zur Perkussion: a) Perkussionshammer nach Curschmann (links), b) Plessimeter nach Seitz (rechts).

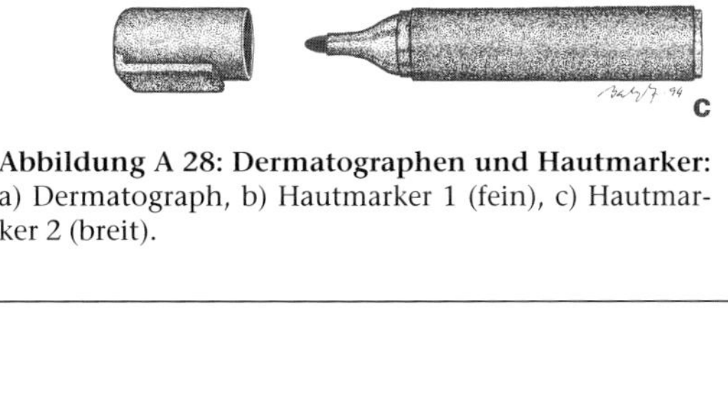

Abbildung A 28: Dermatographen und Hautmarker: a) Dermatograph, b) Hautmarker 1 (fein), c) Hautmarker 2 (breit).

1.5 Hilfsmittel zur Auskultation

In der Not kann man auch mit unbewaffnetem Ohr auskultieren; allerdings muß man es dann auf der Haut auflegen. (In französischen Krankenhäusern wurden früher auf Visiten aus hygienischen Gründen zu diesem Zweck Seidentücher gereicht.)

Das früher fast ausschließlich benutzte *Holzstethoskop* mit schmalem Trichter (**Abb. A 29.a**) übertrifft unsere heutigen Schlauchstethoskope hinsichtlich der Wiedergabetreue ganz erheblich und hat unbestritten die besten akustischen Eigenschaften. Es wäre ein ideales Untersuchungsinstrument, wenn das monaurale (einohrige) Hören leichter und ohne Übung zu erlernen wäre und wenn man immer einen ruhigen Untersuchungsraum zur Verfügung hätte.

Trotzdem sei der Gebrauch für alle die Fälle, in denen die Beurteilung eines Geräusches Schwierigkeiten macht, nachdrücklich empfohlen; allerdings sollte man mit der Übung nicht gerade dort beginnen, wo man mit dem Schlauchstethoskop nichts gehört hat, denn die Schalleindrücke erscheinen bei monauralem Hören *anfangs* wesentlich leiser.

Für die Untersuchung mit dem Holzstethoskop gibt es folgende Regeln:

1. Bevor man nicht gelernt hat, die Schallempfindungen des freien Ohrs zu unterdrücken, ist es unbedingt notwendig, alle Fenster und Türen des Untersuchungsraumes zu schließen und sämtliche Geräuschquellen im Raume zu beseitigen.
2. Schon vor der Untersuchung soll man sich auf eine sehr leise Schallwahrnehmung einstellen.
3. Das Bruststück (schmales Ende) des Stethoskops muß allseits bündig aufsitzen und darf während der Untersuchung nicht abgekippt werden, denn dadurch würde die Schalleitung unterbrochen.
4. Das Ohr des Untersuchers soll möglichst dicht dem breiten Teil des Stethoskops aufliegen, darf aber auf keinen Fall zusammengedrückt werden. (Besonders peinlich ist es, wenn – was man in Spielfilmen oft beobachten kann – der Arzt das Stethoskop falsch herum ansetzt.)
5. Während der Untersuchung soll man das Stethoskop möglichst loslassen, damit keine Nebengeräusche durch die haltende Hand entstehen.

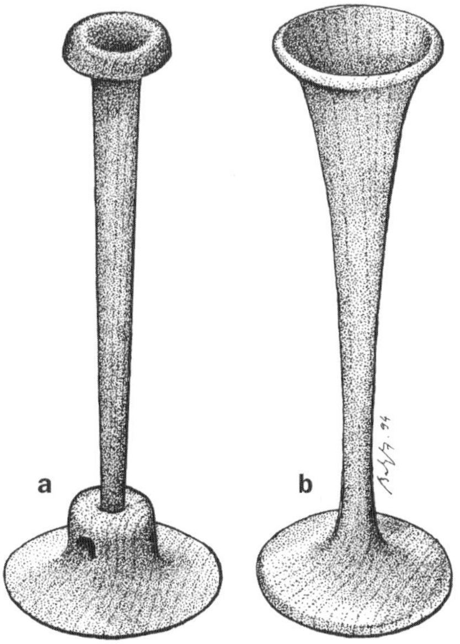

Abbildung A 29: Holzstethoskope: a) internistisches Holzstethoskop (zum Umstecken bei Nichtgebrauch), b) geburtshilfliches Holzstethoskop.

Zur Beurteilung der kindlichen Herztöne bei Schwangeren ist ein besonderes *geburtshilfliches Stethoskop* (**Abb. A 29.b**) erforderlich, das einen breiteren Trichter als das übliche Holzstethoskop hat und Schallphänomene hörbar macht, die wegen ihrer geringen Intensität mit Schlauchstethoskopen nicht mehr nachgewiesen werden können.

Die heute üblichen *Schlauchstethoskope* (**Abb. A 30**) werden eher mit den Augen als mit den Ohren gekauft, und nicht immer hört man mit dem teuersten Modell am besten. Andererseits sollte man den etwas höheren Preis eines *wirklich* besseren Stethoskopes nicht scheuen und sich *rechtzeitig* ein solches anschaffen, denn jeder Untersucher sollte die akustischen Phänomene durch sein *eigenes Stethoskop* hören und beurteilen, weil jedes Schlauchstethoskop die Schallereignisse in anderer Weise verändert und einen ganz eige-

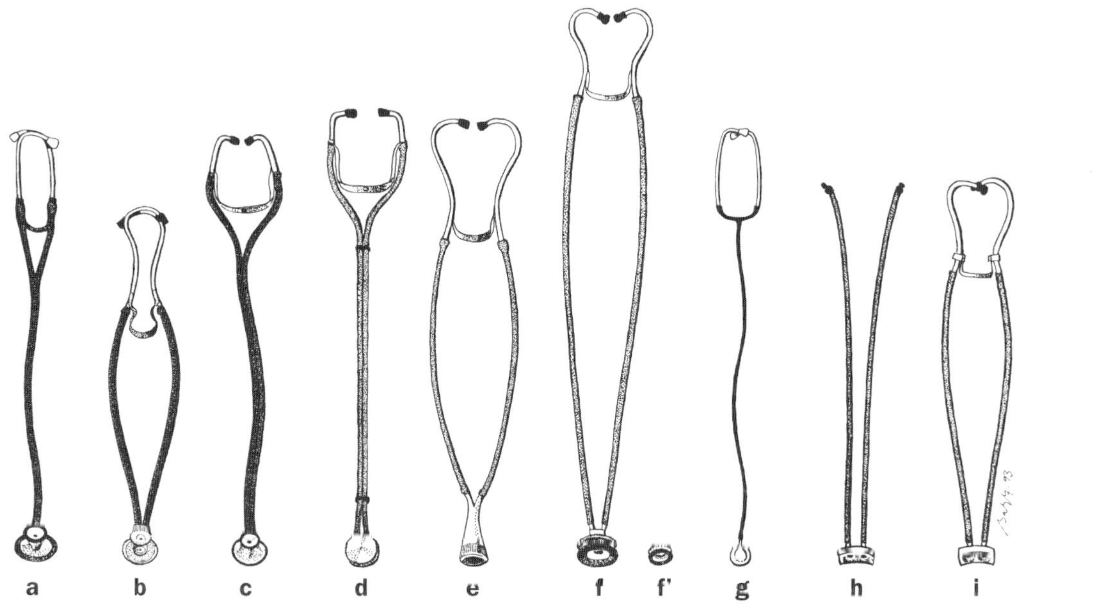

Abbildung A 30: Schlauchstethoskope: a–c: umschaltbare Kombinationsstethoskope, d und g: Membranstethoskope, e: Trichterstethoskop, f, h und i: Glockenstethoskope. a) Littmann Cardiology II (USA), b) Hewlett Packard Rappaport Sprague (USA), 50 cm lang, c) Haselmeier Supraphon S (BRD), d) Haselmeier Supraphon mit flachem Bruststück, seitlichen Schlauchansätzen und abnehmbarer Membran (BRD), e) membranloses Trichterstethoskop nach Ford (Aesculap, BRD), f) membranloses Glockenstethoskop «Stethophon» der Fa. Feiks (BRD) mit auswechselbarem Bruststück, 82 cm lang, f') Bruststück dazu für Säuglinge und Kinder, g) Membranstethoskop Planiscop® für Kleinkinder und Säuglinge (S & K, BRD), h) Stethophon nach Hartert mit Spezialoliven, die ohne Bügel in den Gehörgängen halten (BRD), i) Stethophon nach Hartert mit Zwischensteg (Stereoausführung) und Ohrbügeln (Fa. Martin, BRD).

nen Klang, eine eigene Klangfarbe hat, an die man sich erst gewöhnen muß. (Sie können das auf einfache Weise testen, indem Sie sich die Stimme einer Ihnen gut bekannten Person durch Ihr Stethoskop anhören und dabei die Augen schließen.)

Deshalb ist das Stethoskop das beste, mit dem man schon immer gehört hat, und deshalb sollte man sich von vornherein keines kaufen, das bestimmte Frequenzen unterdrückt, sondern eines, das möglichst den ganzen Frequenzgang unverzerrt wiedergibt.

Bedenken Sie beim Kauf, daß jede Membran die Schallereignisse mehr oder weniger stark abschwächt, daß viele Membranen den Frequenzgang in ganz erheblichem Maß einengen und daß alle Membranen Nebengeräusche hervorrufen, die nicht selten Anlaß zu Fehldiagnosen sein können. Wenn Sie trotzdem glauben, auf eine Membran nicht verzichten zu können, dann sollten Sie wenigstens ein Modell wählen, bei dem sie abnehmbar ist oder das die Umschaltung auf eine membranfreie Glocke gestattet. (Bei den umschaltbaren Modellen achte man auf saubere [bündige] Verarbeitung des Bruststückes, weil jede Schaltstelle zu einem Intensitätsverlust führt, dessen Ausmaß etwa umgekehrt proportional zur Güte der Konstruktion ist.)

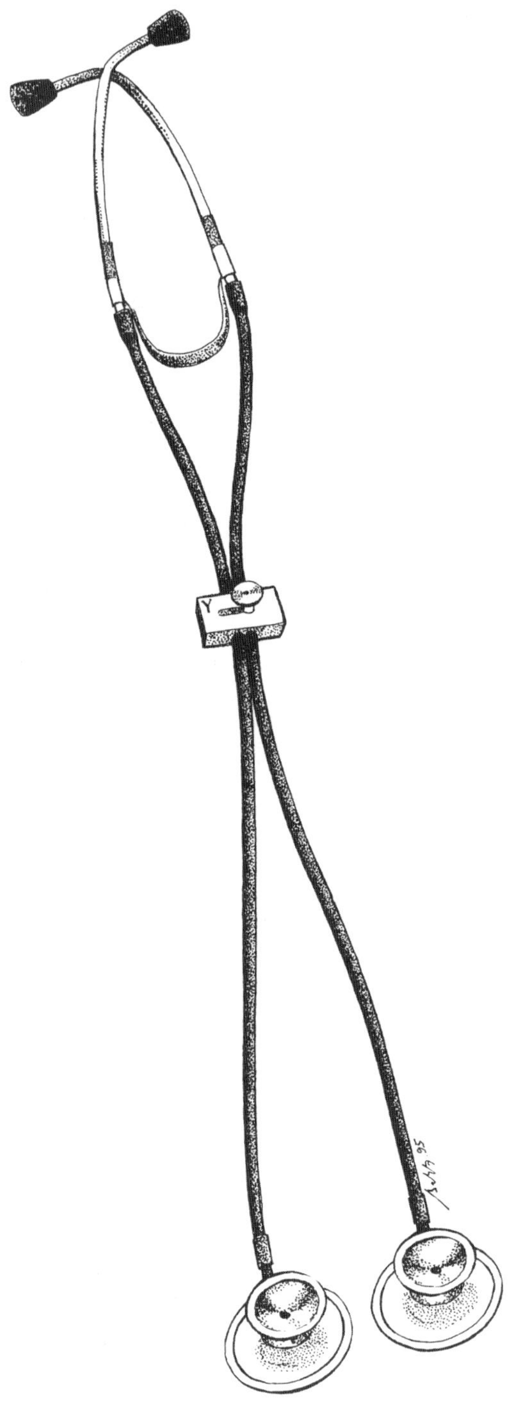

Abbildung A 31: Umschaltbares **Doppelstethoskop** zur gleichzeitigen vergleichenden Auskultation verschiedener Körperstellen und zur stereophonen Auskultation von Schallphänomenen.

Lange Schläuche sind auf Infektionsstationen günstig, zu lange Schläuche beeinträchtigen die Wahrnehmung und schneiden die hohen Frequenzen ab; zu kurze Schläuche sind eine Zumutung, weil sie den Arzt zwingen, bettlägerige Patienten in ihren tiefen Betten auf dem Fußboden kniend zu untersuchen. Manche Plastikschläuche sind kälteempfindlich und bekommen nachts im kalten Auto einen Knick, der das Lumen verschließt und sich nicht mehr beseitigen läßt: Sie sind dann vollkommen unbrauchbar. (Das gilt natürlich auch für alle Risse und sonstigen Defekte im Schlauchsystem.)[4]

Ganz besondere Aufmerksamkeit ist den Ohroliven zu widmen: Sie sollen den Gehörgang ohne zu schmerzen dicht gegenüber der Außenwelt abschließen und eine unbehinderte Weiterleitung der Schallphänomene zum Trommelfell ermöglichen, indem sie sich der individuellen Weite und Richtung des Gehörganges möglichst optimal anpassen (vgl. dazu auch die Vorbemerkungen zum **Kapitel 13 «Die Auskultation», S. 100**).

Erinnert sei hier an das Stethophon nach Hartert (**Abb. A 30.h und i**), das in zwei Ausführungen im Handel ist und dessen akustische Eigenschaften die des Holzstethoskops nahezu erreichen, sofern die Gesamtlänge des Stethoskops nicht über 80 cm beträgt.

Mehr zur vergleichenden Simultanauskultation als zur stereophonen Wiedergabe ist das in **Abbildung A 31** abgebildete *Doppelstethoskop* gedacht. Mit ihm lassen sich Seitendifferenzen oft eindrucksvoll demonstrieren; zum Dauergebrauch ist es wegen der etwas umständlichen Handhabung und der sich in der Kitteltasche immer wieder verheddernden Schläuche weniger geeignet.

4 Chirurgen benutzen gerne Stethoskope mit flachem Bruststück und seitlichem Schlauchansatz, weil sie sich leichter unter Verbände schieben lassen.

1.6 Hilfsmittel zur neurologischen Untersuchung (Abb. A 32)

Geruchsproben (Abb. A 32.a) Zwei bis drei allgemein bekannte Geruchsproben, z. B. Kölnischwasser, Zimt o.ä. reichen aus; hinzu nehmen sollte man einen Trigeminus-Reizstoff, z. B. Essigsäure, um Simulanten wirksam begegnen zu können.

Geschmacksproben (in Lederetui mit Q-Tips, Abb. A 32.b) Es werden die Qualitäten süß, sauer, salzig und bitter mit einer gesättigten Zuckerlösung, mit Essig, mit einer gesättigten Kochsalzlösung und mit Tinctura amara DAB geprüft.

Holzspatel (Abb. A 32.c) Ein Holzspatel dient zur Prüfung des N. glossopharyngeus und des N. vagus.

Zusammengedrehter Wattebausch (Abb. A 32.d) Ein zusammengedrehter Wattebausch dient zur Prüfung der Kornealreflexe. Auch zur Prüfung der Berührungssensibilität der Haut eignet sich ein Wattebausch oder -pad (F. Bischof).

Sicherheitsnadel (Abb. A 32.e) Eine Sicherheitsnadel ist zur Prüfung der Schmerzempfindung unerläßlich. In geschlossenem Zustand läßt sie sich im Unterschied zur Stecknadel gefahrlos am Kittel transportieren. Nach Gebrauch sollte sie vorsichtshalber sterilisiert werden.

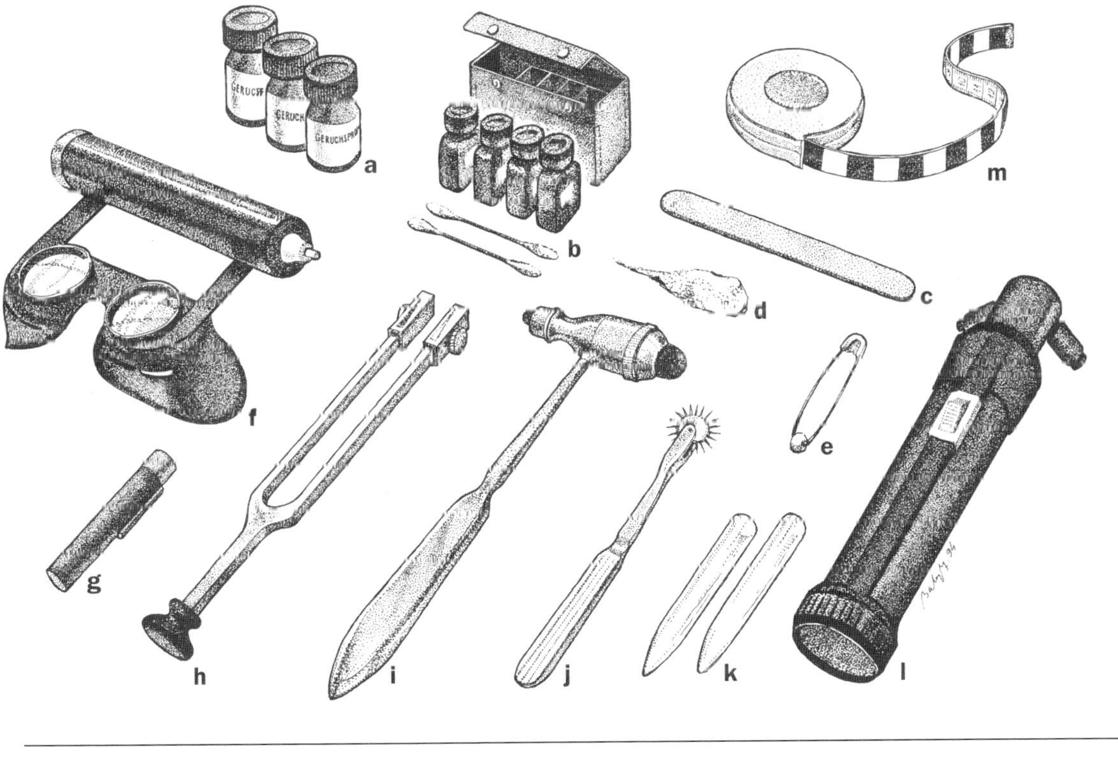

Abbildung A 32: Instrumentarium zur neurologischen Untersuchung: a) Geruchsproben A, B, C (A = Kölnischwasser, B = Zimt, C = 10%ige Essigsäure), b) Geschmacksproben a, b, c, d (a = gesättigte Zuckerlösung, b = gesättigte Salzlösung, c = Essig, d = Tinctura amara DAB), c) Holzspatel, d) zusammengedrehter Wattebausch, e) Sicherheitsnadel, f) Frenzelbrille, g) Tip-Tel, h) Stimmgabel nach Rydel-Seiffer (mit zwei graduierten Dämpfern), i) Reflexhammer nach Trömner (schwere Ausführung), j) Nervrädchen nach Wartenberg, k) zwei Reagenzgläser, l) elektrischer Temperatursinnprüfer nach Thissen, m) neurologisches Spezialbandmaß zur Nystagmusprovokation (Schwabe).

Frenzelbrille (Abb. A 32.f) Eine Frenzelbrille ist zum Nystagmus-Nachweis ungemein hilfreich, weil sie beim Probanden die Akkommodation ausschaltet und die Prüfung unter Lupenvergrößerung gestattet.

Es sind Trafogeräte für den stationären Bereich und batteriegespeiste Modelle für Hausbesuchs- und Visitenbetrieb im Handel.

Tip-Tel (Abb. A 32.g) Tip-Tel ist eine recht praktische Erfindung zur Prüfung des Wärme-Kälte-Empfindens (Thermästhesie), die ohne Batterie funktioniert und deshalb sehr bequem auf Hausbesuchen einzusetzen ist. Das eine Ende des Tip-Tel fühlt sich warm an, das andere (metallische) kalt. Für orientierende Untersuchungen reicht die Genauigkeit vollkommen aus.

Stimmgabel nach Rydel-Seiffer (Abb. A 32.h) Die Stimmgabel nach Rydel-Seiffer besitzt zwei graduierte Dämpfer mit Skalen von 1 bis 8 und ist damit allen anderen Stimmgabeln zur Prüfung des Vibrationsempfindens (Pallästhesie) überlegen.

Der Gesunde sollte den Vibrationsreiz noch bei Stufe 7 wahrnehmen.

Reflexhammer nach Trömner (schwere Ausführung, Abb. A 32.i) Von allen Reflexhammer-Modellen genügt das nach Trömner (in seiner schweren Ausführung) allen Ansprüchen.

Leichte und kleine Modelle bereiten häufig auch erfahrenen Untersuchern Schwierigkeiten, Reflexe auszulösen, die sich mit dem empfohlenen Modell problemlos auslösen lassen. Man sollte sich deshalb von vornherein auf keine Kompromisse einlassen, denn ein Reflexhammer muß eine bestimmte Eigenschwere aufweisen, um seiner Aufgabe gerecht werden zu können.

Nervrädchen nach Wartenberg (Abb. A 32.j) Dieses an sich recht praktische Werkzeug zur Prüfung des Schmerzempfindens ist – wenn man eine Sicherheitsnadel hat – nicht unbedingt erforderlich, kann aber die Arbeit mit der Nadel rationalisieren und verkürzen.[5]

Zwei Reagenzgläser (Abb. A 32.k) Wenn Tip-Tel oder elektrischer Temperatursinnprüfer nicht zur Verfügung stehen, benötigt man zwei gewöhnliche Reagenzgläser zur Prüfung des Wärme- und Kälteempfindens (Thermästhesie): Eines wird mit kaltem, das andere mit heißem Wasser gefüllt.

Elektrischer Temperatursinnprüfer nach Thissen (Abb. A 32.l) Wer häufig Temperatursinnprüfungen ausführt, sollte die Ausgabe nicht scheuen und sich einen akku- oder batteriebetriebenen Temperatursinnprüfer nach Thissen anschaffen.

Spezialbandmaß zur Nystagmusprovokation (Abb. A 32.m) Seit einiger Zeit ist ein neurologisches Spezialbandmaß (Schwabe) im Umlauf, das auf seiner Rückseite schwarz/weiß gefeldert ist.

Mit Hilfe dieses Bandes kann ein *optokinetischer Nystagmus* provoziert werden, der dem sog. Eisenbahn-Nystagmus entspricht.

Augenspiegel (Abb. A 16) Ein Augenspiegel gehört heute nicht nur in jede neurologische und internistische Praxis wie in jede traumatologische Ambulanz, sondern auch in jede Allgemeinpraxis.

Das Fahnden nach einer Stauungspapille, nach einer intraokulären Blutung oder Durchblutungsstörung ist zunächst einmal weitaus wichtiger als die Überweisung zum Kernspin.

Elektrische Handlampe (Abb. A 12.d) Eine netzbetriebene elektrische Handlampe zur Prüfung der Pupillenreaktionen sollte heute ebenfalls zum Standard jeder Allgemeinpraxis gehören.

Batteriebetriebene Taschenfunzeln, Pencil-lights oder dergleichen mögen als Notbehelf auf Hausbesuchen gerade noch durchgehen, im Praxisbetrieb müssen sie inzwischen fast schon als Kunstfehler gelten.

Gummihandschuhe (Abb. A 26.b) Gummihandschuhe sind erforderlich bei der Prüfung des vegetativen Nervensystems zur Beurteilung des Sphincter-ani-Tonus'.

5 Der Umstand, daß die Patienten später oft sagen, sie seien schon «abgeradelt» worden, hat das Instrument leider zu Unrecht etwas in Mißkredit gebracht.

Nomenklatur einiger wichtiger Untersuchungsinstrumente [; = oder/aut]

Augenspiegel	Ophthalmoscopium (-i *n.*)
Bandmaß	Funiculus metricus (-i *m.*)
Blutdruckmesser	Sphygmometrum (-i *n.*);
	Tonometrum (-i *n.*)
Diaphanoskop	Diaphanoscopium (-i *n.*)
elektr. Handlampe	Lampas electrica manualis (lampadis *f.*)
Fieberthermometer	Thermometrum medicinale (-i *n.*)
Gummihandschuh	Digitabulum cummeum (-i *n.*)
Hammer	Malleus (-i *n.*)
Lot	Perpendiculum (-i *n.*)
Lupe	Megaloscopium (-i *n.*)
Meßstab	Virga mensoria (-ae *f.*)
Proktoskop	Proctoscopium (-i *n.*)
Reagenzglas	Tubus exploratorius (-i *m.*)
Sicherheitsnadel	Acus tecta (-us *f.*);
	Acus tuta (-us *f.*)
Sonde	Specillum (-i *n.*)
Spatel	Spathula (-ae *f.*)
Spiegel; Spekulum	Speculum (-i *n.*)
Spiritusbrenner	Foculus aethanolicus (-i *m.*)
Staubinde	Torcular (-aris *n.*);
	Turnicetum (-i *n.*)
Stethoskop	Stethoscopium (-i *n.*);
	Tubus acusticus (-i *m.*)
Stimmgabel	Sonometrum (-i *n.*)
Stirnreflektor	Solifera specula [frontis] (-ae *f.*)
Stoppuhr	Chronoscopium (-i *n.*)
Waage	Libra (-ae *f.*)
Wasserwaage	Libra aquaria (-ae *f.*)
Zündholz	Sulphuratum (-i *n.*)

2. Die Einrichtung eines Untersuchungszimmers

Die vollständige allgemeinärztliche Untersuchung läßt sich nur dann mit einem vertretbaren Zeitaufwand effektiv durchführen, wenn der Patient von allen Seiten zugänglich ist und wenn das benötigte Instrumentar griffbereit liegt. Bewährt haben sich *Schubladenschränke* aus Metall (**Abb. A 33**). Eine elektrisch höhenverstellbare Untersuchungsliege erlaubt gebrechlichen Personen ein gefahrloses Auf- und Absteigen, kleinere Kinder können in einer arztgerechten Position untersucht werden.

Praktisch und zeitsparend ist die Installation von Schaltern, Sprechanlage, Telefon und Türdrückern in unmittelbarer Nähe des Untersuchers; allerdings sollte die Glocke des Telefons abgestellt sein und die Sprechanlage von außen her nur in wirklichen Notfällen benutzt werden dürfen, weil jede Störung dem Patienten signalisiert, daß es Wichtigeres gibt als ihn. Lichtzeichen an den Türen der Untersuchungszimmer, die den Eintritt verwehren, haben sich ebenfalls bewährt, weil sie Störungen auf ein unvermeidliches Mindestmaß beschränken.

Sehr sinnvoll ist eine zusätzliche *elektrische Klingel zur Anmeldung*, mit der sich die Arzthelferin herbeirufen läßt, ohne daß der Patient dies bemerkt. Eine ausreichende Anzahl von Steckdosen, eine davon für Kraftstrom, sollte eingeplant werden. Als Faustregel für die Anzahl kann gelten: wenigstens 50 Prozent mehr als ursprünglich angenommen. Sinnvoll ist auch ein spezieller *Erdanschluß* mit einem ausreichenden Querschnitt.

Für die ophthalmologischen und otorhinolaryngologischen Spiegeluntersuchungen ist ein dreh- und höhenverstellbarer *Patientenstuhl* mit hoher Rückenlehne und Armstützen sehr praktisch (**Abb. A 34**), weil er Untersuchung und Behandlung erheblich erleichtert. Modellen, die eine Kollapslagerung gestatten, ist der Vorzug zu geben, weil sie manche Notfallsituation rasch entschärfen helfen; allerdings muß der Platzbedarf von vornherein berücksichtigt werden. Ein *Wasseranschluß und -ablauf* im Untersuchungszimmer ist unumgänglich.

Die für die Spiegeluntersuchungen benutzten Instrumente sollten handgerecht geordnet aufbewahrt werden: Ohrentrichter, Nasenspekula, Spatel, Zungenläppchen, Lupen und zahnärztliche Spiegel links, also zur Rechten des Patienten; Augenspiegel, Kehlkopfspiegel, Nasenrachenspiegel, Watteträger, Pinzetten, Sonden etc. rechts, also zur Linken des Patienten.

Die *Gegenspiegelleuchte* steht für die otorhinolaryngologischen Spiegeluntersuchungen neben dem rechten Patientenohr, also zur Linken des Arztes, bei den ophthalmologischen für die indirekte Ophthalmoskopie und für die direkte Ophthalmoskopie des linken Auges, die heute nur noch selten mit dem einfachen Augenspiegel ausgeführt wird, neben dem linken Patientenohr, also zur Rechten des Arztes. Wer also mit dem einfachen Augenspiegel ophthalmoskopieren möchte, sollte sich für eine schwenkbare Gegenspiegelleuchte entscheiden oder von vornherein gleich zwei Gegenspiegelleuchten installieren.

Das Untersuchungszimmer sollte sich problemlos abdunkeln lassen, am besten mit einer elektrisch betriebenen *Verdunkelung*.

Für die gynäkologischen und proktologischen Spiegeluntersuchungen ist ein spezieller *gynäkologischer Untersuchungsstuhl* unerläßlich, der Untersuchungen in Rückenlage und auch in Knie-Ellenbogen-Lage zuläßt (**Abb. A 35**). Es sind verschiedene Modelle im Handel;

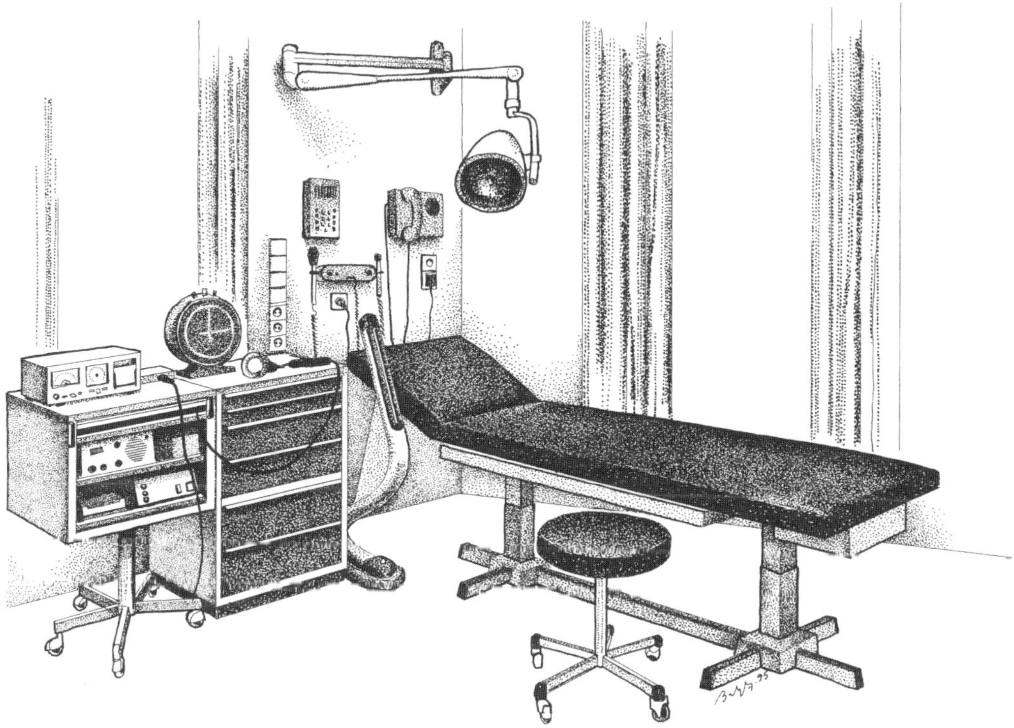

ungeeignet sind Kombinationsliegen, die für normale Untersuchungen ausgelegt sind und nach jeweiligem Umbau durch Anbringen von Beinhaltern und ähnlichem auch gynäkologische Untersuchungen zulassen. Da der Umbau zeitraubend und mühsam ist, kann ihre Anschaffung nur dann befürwortet werden, wenn gynäkologische und proktologische Untersuchungen nur ganz ausnahmsweise vorgenommmen werden und außerdem Platzmangel das Aufstellen einer speziellen Liege nicht gestattet.

Für die gynäkologischen und proktologischen Spiegeluntersuchungen benötigt man eine fahrbare *Stativ-Gegenspiegelleuchte*, es sei denn, man hätte die schwenkbare *Untersuchungsleuchte* so installiert, daß sie auch für diese Untersuchungen einsetzbar ist, oder man möchte diese Untersuchungen von vornherein mit Kaltlicht durchführen.

Auf Hausbesuchen wird man sich grundsätzlich des Stirnreflektors und einer tragbaren Gegenspiegelleuchte bedienen müssen; als Notbehelf kommt auch die in **Abbildung A 24** gezeigte Warmlichtquelle in Betracht, die sich am Spekulum- bzw. am Proktoskoprand anklemmen läßt.

Abbildung A 33: Untersuchungseinheit zur rationellen körperlichen Untersuchung mit elektrisch höhenverstellbarer Untersuchungsliege, fahrbarem Hocker für den Untersucher, fokussierbarer Untersuchungsleuchte an Wandarm, Quecksilber-Analog-Blutdruckmesser-Standmodell, Untersuchungsschrank mit dem vollständigen Untersuchungsinstrumentar, Stoppuhr, elektrischer Handlampe, Wood-Licht-Leuchte, Trafo und einem weiteren fahrbaren Schrank mit Kaltlichtquelle, Doppler, selbstschreibendem automatischem Blutdruckmesser sowie weiteren Geräten zur photographischen und akustischen Befunddokumentation.

Leider sind nur wenige, längst nicht für alle Zwecke optimale und zudem teure Gegenspiegelleuchten im Handel (**Abb. A 11.b-f**).

Transportable Modelle für Hausbesuche sollten sich anklemmen, aufhängen und aufstellen lassen. Ihr Reflektor sollte sich nicht so stark erwärmen, daß er Brandwunden verursachen kann. Die Leuchte sollte über einen Schalter verfügen, schutzgeerdet und möglichst gegen Überspannungen abgesichert sein. Die Fassung muß so ausgelegt sein, daß sie E 27-Glühbirnen bis wenigstens 100 W (Dauerbetrieb) aufnehmen kann; das Anschlußkabel sollte sich auf wenigstens 2,50 m ausziehen lassen. Wenn sich dann noch Gewicht und Größe der Leuchte in einem erträglichen Maß hielten, wäre es die ideale Gegenspiegelleuchte.

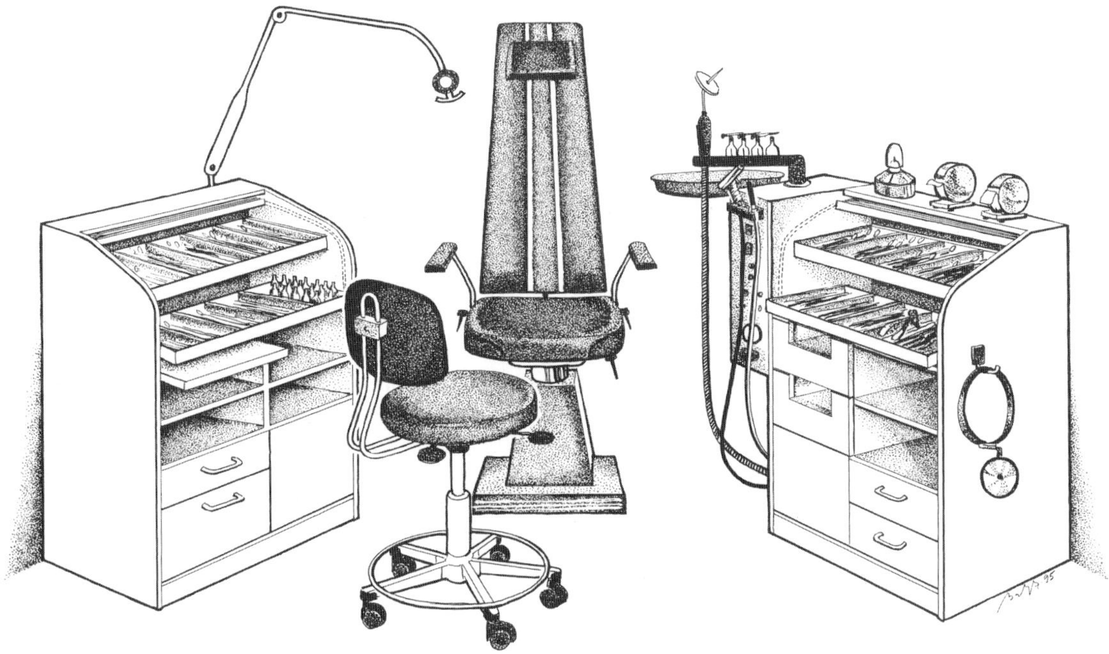

Abbildung A 34: Rationeller Untersuchungsplatz für die otorhinolaryngologischen und die ophthalmologischen Spiegeluntersuchungen: verstellbarer Patientenstuhl mit der Möglichkeit der Kollapslagerung, Arzthocker, Gegenspiegelleuchte, zwei Instrumentenschränken mit dem Instrumentar für die jeweils zutreffende Untersucherhand, der rechte mit Haken für Stirnreflektor, Spiritusbrenner, Watte- und Zungenläppchenspender sowie angebauter Therapieeinheit (Saug- und Druckluft, Warmwasserdruckspritze und Spülflüssigkeitssammler). In 5 oder 6 m Entfernung sollte ein Leuchtkasten mit Leseproben angebracht werden; ist der Raum kleiner, kann ein Leuchtkasten mit Leseproben in Spiegelschrift an der Wand hinter dem Patientenstuhl angebracht werden; der Patient liest die Tafeln in einem Spiegel: Die Entfernung Patient – Spiegel – Sehprobe muß 5 oder 6 m betragen.

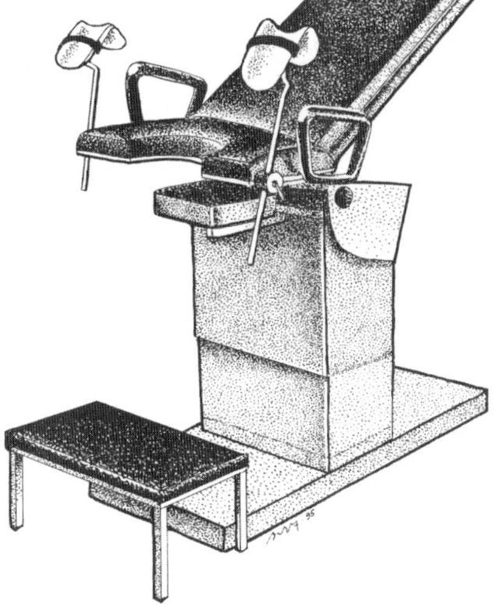

Abbildung A 35: Gynäkologischer Untersuchungsstuhl mit Beinhaltern, der auch zur proktologischen Untersuchung benutzt werden kann. Es sind Modelle mit pneumatischer und solche mit elektromotorischer Verstellung im Handel.

3. Der Gang der Untersuchung

«a capite ad calces» (vom Kopf zu den Füßen)!

Nach den Messungen *(Mensurationes)* geschieht die Untersuchung in dieser Reihenfolge:

1. Inspektion *(Inspectio)* mit osmologischer Untersuchung *(Odoratio)*: Die Inspektion kann mit bloßem Auge und auch unter Zuhilfenahme von Linsen, Spiegeln und anderen Vorrichtungen ausgeführt werden.

2. Palpation *(Palpatio)*: Die Palpation kann mono- und bimanuell erfolgen.

3. Perkussion *(Percussio)*: Man unterscheidet eine *direkte* und eine *indirekte* Perkussion. Bei der direkten wird der Körper direkt mit vier Fingerspitzen oder mit dem Perkussionshammer beklopft, bei der indirekten geschieht dies unter Zwischenschaltung eines Plessimeters oder Plessimeterfingers.

4. Auskultation *(Auscultatio)*: Die Auskultation kann mit unbewaffnetem Ohr oder mit dem Stethoskop vorgenommen werden. Notfalls läßt sich aus einem zu einer Röhre kegelförmig zusammengerollten Kartenblatt ein brauchbares Trichterstethoskop improvisieren.

Schon zu früheren Zeiten galt die Forderung:

«Man gewöhne sich bei der Untersuchung an eine bestimmte Ordnung und befolge diese pedantisch» (Zarnico).

4. Die Messungen *(Mensurationes)*

Die notwendigen Routine-Messungen, wie sie im Praxisalltag gebraucht oder häufig bei Versicherungsanfragen verlangt werden, führt man am besten durch, wenn der Patient zum ersten Mal kommt; dann sind sie ihm gegenüber motiviert, und man kann später jederzeit auf sie zurückgreifen und ggf. Veränderungen ermitteln.

Routinemäßig werden meist folgende Messungen durchgeführt:

1. Größe
2. Gewicht
3. Halsumfang
4. Brustumfang
5. Atembreite:
   a) Brustumfang bei maximaler Inspiration
   b) Brustumfang bei maximaler Exspiration
6. Bauchumfang.

Hinzu kommen:

7. Blutdruck
8. Pulsfrequenz und ggf.
9. Körpertemperatur.

Um vergleichbare Werte zu gewinnen, werden Halsumfang und Bauchumfang immer im Liegen gemessen, der Halsumfang an der dicksten Stelle, der Bauchumfang in Nabelhöhe. Brustumfang und Atembreite werden nur dann in Mamillenhöhe gemessen, wenn die Mamillen sich an der üblichen Stelle befinden; andernfalls ermittelt man den größten Thoraxumfang und gewinnt an dieser Stelle auch die Maße der Atembreite. Dabei wird die Atembreite nicht als Absolutwert angegeben, sondern die ermittelten beiden Werte durch einen Schrägstrich getrennt, z. B. AB 98/92 cm. (Bei einer Differenz von weniger als fünf Zentimetern schließen Versicherungen beim Erwachsenen auf eine restriktive Ventilationsstörung, z. B. Lungenemphysem.)

Bei Erstschwangeren sollten außerdem die *Beckenmaße* ermittelt werden (**Abb. A 36**), obgleich das bei Gynäkologen schon längst nicht mehr zur Routine gehört:

1. *Distantia spinarum*
2. *Distantia cristarum*
3. *Distantia trochanterica*
4. *Conjugata externa.*

Wie man den Beckenzirkel (**Abb. A 2.a**) hält, zeigt die **Abbildung A 37**.

Alle übrigen Messungen, über die die **Abbildung A 38** unterrichtet, werden nur im Bedarfsfalle durchgeführt, z. B. Kopfumfang bei der Kindervorsorge, Beinlängenmessung (**Abb. A 39**) bei Beckenschiefstand, Umfangsmessungen an Extremitäten bei Schwellungszuständen oder Atrophien grundsätzlich seitenvergleichend. Zur Dokumentation haben sich Bögen bewährt, in die sich die jeweiligen Meßwerte übersichtlich eintragen lassen: Nur dann ist eine rationelle Verlaufskontrolle möglich.

Verlangt wird oft auch noch der *Finger-Boden-Abstand* (FBA), den der Patient mit durchgedrückten Knien erreicht; ihn mißt man mit einem starren Zollstock oder Klappmeter (**Abb. A 1.b und c**).

Zur Verlaufs- und Therapiekontrolle von Erkrankungen mit Exophthalmus ist die *Exophthalmometrie* hilfreich; dazu ist ein Exophthalmometer (**Abb. A 4**) erforderlich. Um reproduzierbare Werte zu erhalten, wird das Exophthalmometer mit seinen beiden seitlichen (auf der Abbildung nicht sichtbaren) Vertiefungen auf die Jochbeine des Patienten aufgesetzt; dazu läßt sich der rechte Schenkel des Instruments auf der graduierten Schiene verschieben und der Kopfgröße anpassen: Der Abstand sollte für spätere Messungen notiert werden, um durch Abstandsveränderungen

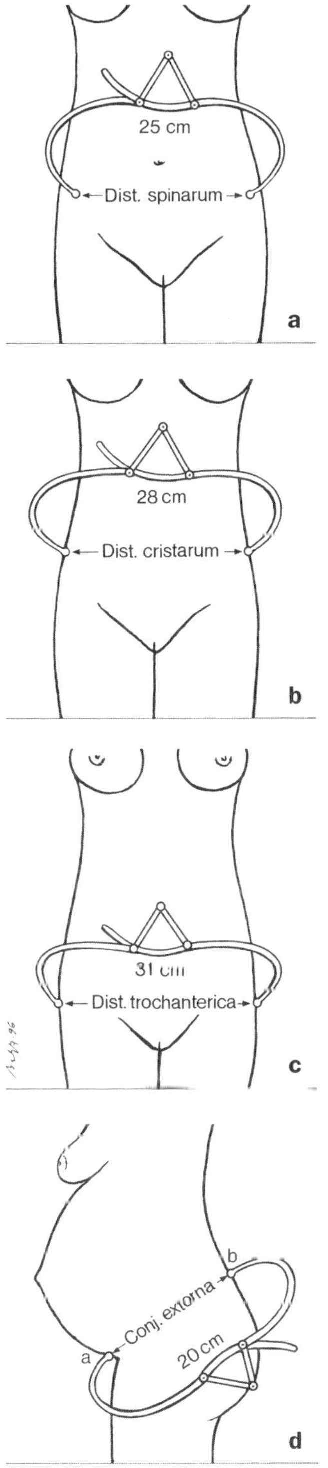

Abbildung A 36: Beckenmaße (nach Pschyrembel).

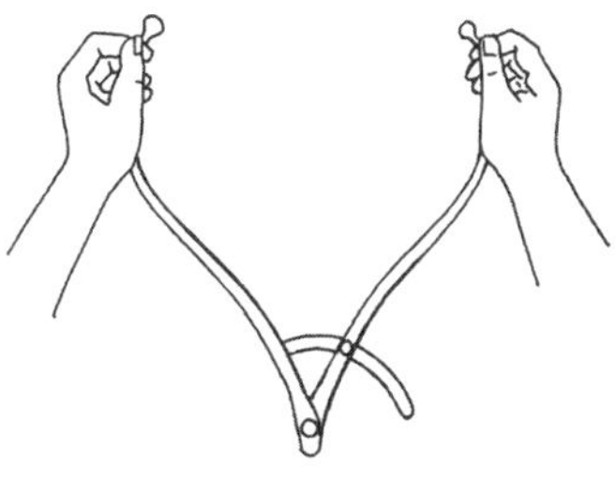

Abbildung A 37: Handhabung des Beckenzirkels nach E. Martin (nach Pschyrembel).

bedingte Abweichungen zu minimieren. Nun werden beide Augen in Seitenansicht von einem sinnreichen Spiegelsystem zusammen mit einer Graduierung abgebildet, so daß der Untersucher die gewünschten Werte in Höhe des Hornhautscheitels, für jedes Auge getrennt, direkt ablesen kann.

Funktionseinschränkungen der Augen können mit Hilfe von Sehprobentafeln für die Ferne und für die Nähe (**Abb. A 7.d**) quantifiziert werden. Beide Augen werden getrennt geprüft, zunächst ohne Glas *(Visus naturalis)*, dann ggf. mit Glas. Die Höhe der Funktionseinschränkung kann auf den Tafeln direkt abgelesen werden. *Farbsinnstörungen* können mit Hilfe von Farbtafeln nur qualifiziert werden.

Schwieriger ist die *Quantifizierung von Hörstörungen* ohne Audiometer: Zunächst wird – für jedes Ohr getrennt – ermittelt, aus welcher Entfernung verschiedene (mit Reserveluft nach tiefer Exspiration) geflüsterte Doppelzahlen («dreiunddreißig») noch erkannt werden. (Beim Gesunden sollte das aus 6 m Entfernung möglich sein.) Bei der Untersuchung darf der Proband den Mund des Untersuchers natürlich nicht sehen. Halbquantitative Schätzungen sind mit den (für den Weberschen und Rinneschen Versuch benötigten) Stimmgabeln c^1 und c^3 sowie c^5 (Lärmschaden) durch Vergleich mit dem Untersucherohr möglich (**Abb. A 7.a-c**).

Über die Durchführung weiterer Messungen wird ggf. an Ort und Stelle im speziellen Teil berichtet werden.

Die benötigten Geräte und Instrumente sind eingangs aufgeführt und abgebildet; sie unterliegen z. T. der *Eichpflicht,* und manche müssen in regelmäßigen Abständen nachgeeicht werden.

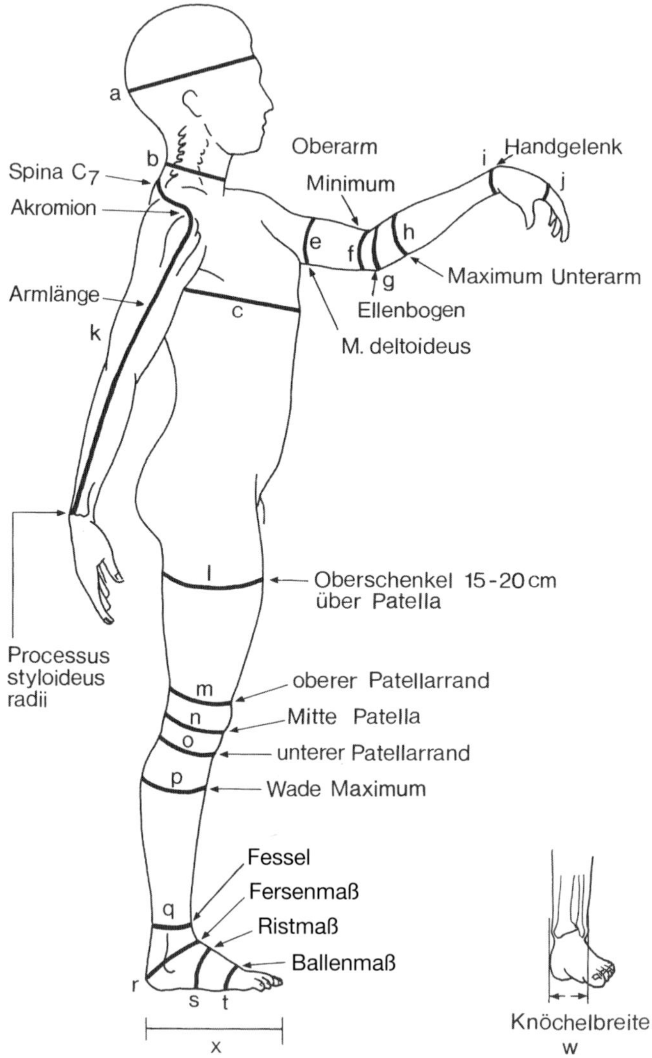

Abbildung A 38: Messungen I (nach Debrunner).

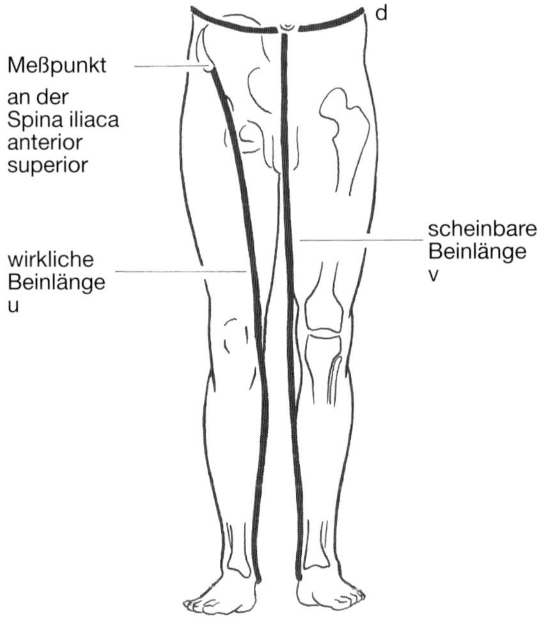

Abbildung A 39: Messungen II (nach Debrunner): wirkliche und scheinbare Beinlänge.

5. Die Inspektion *(Inspectio)*

Unter Inspektion versteht man die Betrachtung des Patienten (ohne und mit Hilfsmitteln) zur diagnostischen Nutzung.

Einen schlechten Untersucher erkennt der Kundige unschwer daran, daß er – ohne den Patienten anzuschauen – sogleich sein Stethoskop aufsetzt und sich die Untersuchung im wesentlichen auf diese «Kontaktnahme» beschränkt.

Doch auch ein guter Untersucher hat es nicht leicht, das zu sehen, was er sehen sollte, denn *das Wahrnehmungsbild ist von dem Netzhautbild in erstaunlichem Maße unabhängig*; was wir wahrnehmen, welche Formen wir gerade «sehen», wird von den psychologischen Regeln der Gesichtswahrnehmung ... bestimmt (W. A. Dalicho). Zur Illustration und als Sehschule die Figuren in den **Abbildungen 40 bis 51** (aus W. A. Dalicho). An den Figuren sollte deutlich werden:

1. *Nicht immer sieht man prima vista (auf Anhieb) alles, was man sehen sollte.* (Sollten Sie in der ersten Figur nichts gesehen haben, dann denken Sie sich oben und unten eine schwarze Leiste.)
2. *Manchmal nimmt man aber auch etwas wahr, das in Wirklichkeit gar nicht vorhanden ist, sondern nur vorgetäuscht wird.*
3. Wie man beim Mikroskopieren die Gonokokken erst dann immer wieder findet, wenn man sie einmal *selber* gefunden hat, so sieht man auch hier und bei der klinischen Untersuchung wie bei allen Spiegeluntersuchungen nur das zuverlässig, was man schon einmal *selber* gesehen hat.
4. Bis man dahin gelangt, muß man einen mehr oder weniger langen Frustrationsprozeß möglichst gelassen und vertrauensvoll hinnehmen; es kann ihn weder ein Apparat abnehmen noch ein Computer verkürzen.
5. Diesen Lernprozeß bei den Spiegeluntersuchungen nach Möglichkeit zu verkürzen, helfen nur unermüdliches, immer neues Versuchen und eine *fehlerfreie Technik.*

Wie für den Radiologen zur Beurteilung von Röntgenfilmen ein bequemer Sessel das wichtigste Hilfsmittel ist (M. Schweizer), so ist für den allgemeinärztlichen Untersucher ein Hocker neben der Untersuchungsliege ein unverzichtbares Requisit; eine großzügige Zeitplanung für Erstuntersuchungen sollte hinzukommen, denn nichts wirkt sich auf den Wahrnehmungsprozeß so schädlich aus wie Zeitnot. (Das gilt auch und gerade bei Notfällen: Unreflektierte Hektik und kopflose Aktivitäten stiften meist nur zusätzlichen Schaden. *Primum nil nocere!*)

Wenn manchmal ein versierter Untersucher dennoch unschlüssig ist, hilft oft eine Untersuchungspause von einigen Minuten: Der Patient wird zugedeckt, der Untersucher widmet sich anderen Aufgaben und kehrt nach zehn oder fünfzehn Minuten zurück, um erneut zu untersuchen. Sehr oft sieht (oder fühlt) der Untersucher dann das, was er vorher nicht deutlich genug ausmachen konnte – dies ist eine Erfahrung, die sich logisch nur schwer begründen läßt, aber immer wieder gemacht werden kann.

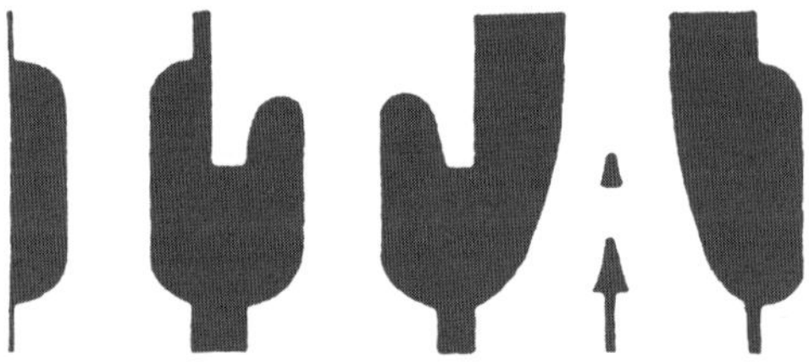

Abbildung A 40: ITA-Figur nach Hering (aus W. A. Dalicho).

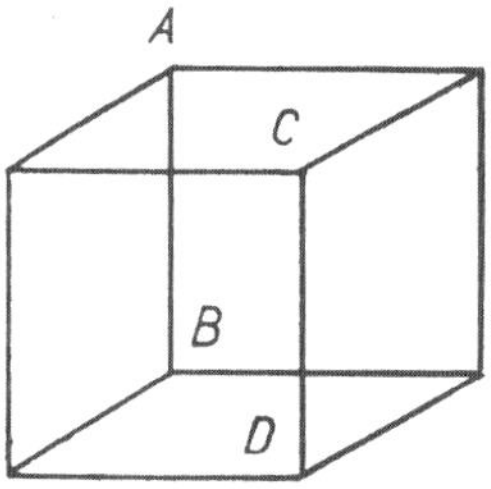

Abbildung A 41: Inversionsambivalenz eines Würfels (Kante AB oder Kante CD liegt abwechselnd vorne) (aus W. A. Dalicho).

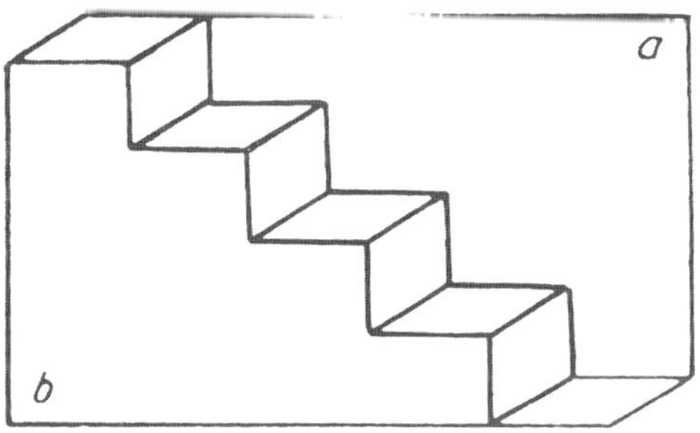

Abbildung A 42: Schrödersche Treppe (Fläche a oder b liegt vorn) (aus W. A. Dalicho).

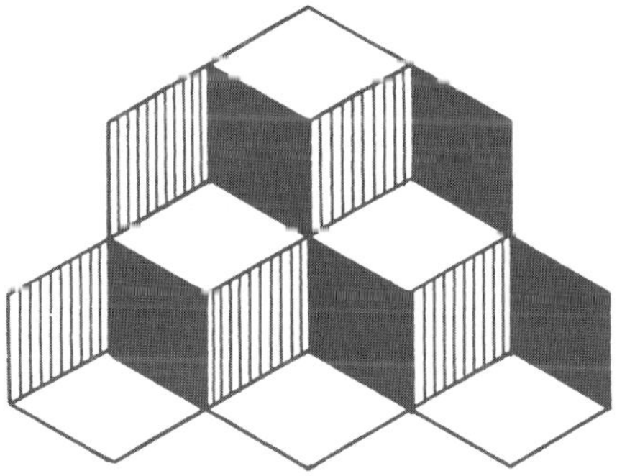

Abbildung A 43: Ambivalente Würfelzusammenstellung (gesehen werden 3 Würfel von oben oder 5 Würfel von schräg unten (aus W. A. Dalicho).

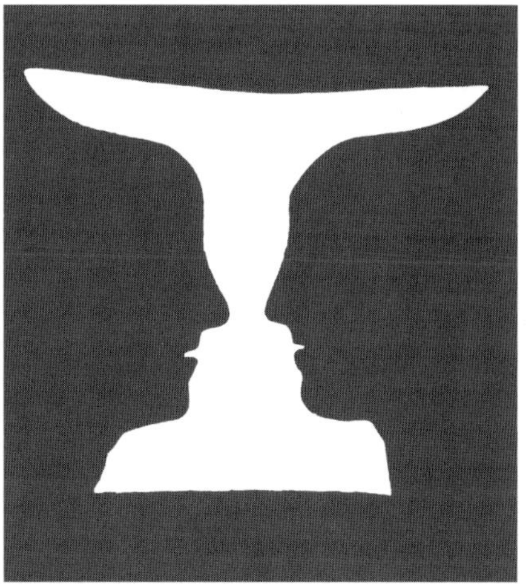

Abbildung A 44: Kylix-Kelch nach Rubin (Kelch der zwei sich ansehenden Gesichter) (aus W. A. Dalicho).

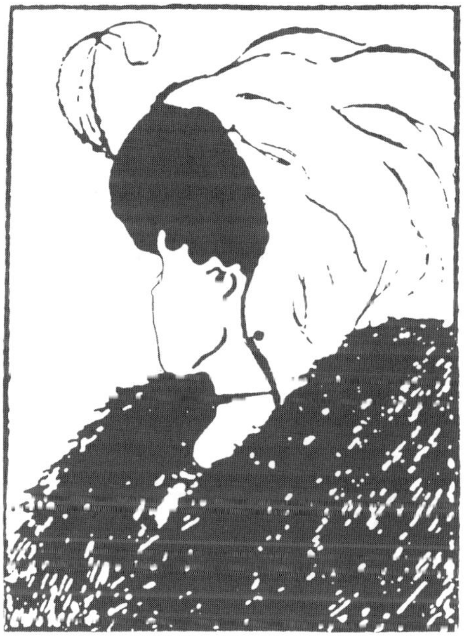

Abbildung A 45: «My wife and my mother-in-law» nach Hill (junge Frau von schräg hinten, alte von schräg vorn) (aus W. A. Dalicho).

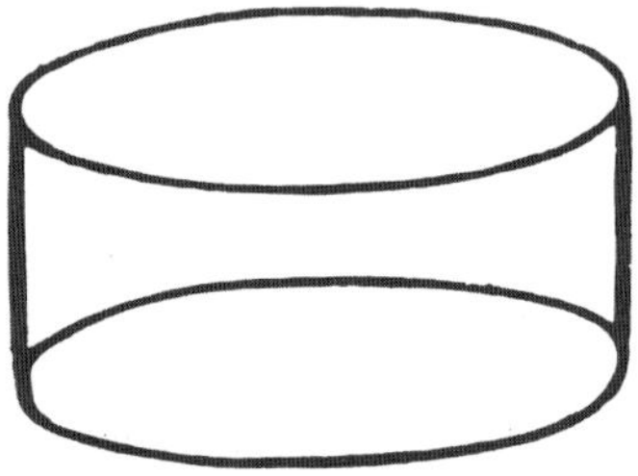

Abbildung A 46: Wundtscher Serviettenring (nach Wittmann sollen 60 verschiedene Auffassungen möglich sein) (aus W. A. Dalicho).

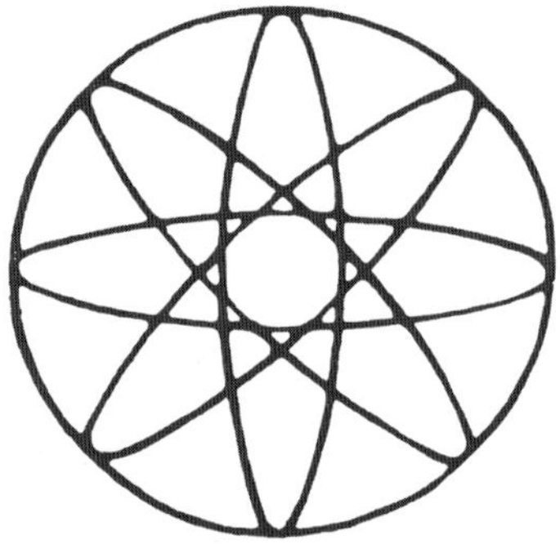

Abbildung A 47: Ringfigur Ehrensteins (aus W. A. Dalicho).

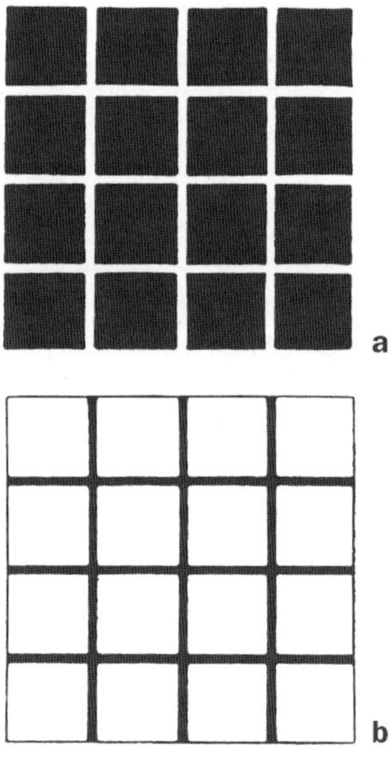

Abbildung A 48: Hermann-Heringsche Kontrastgitter (an den Kreuzungsstellen werden in a) graue, in b) helle Punkte gesehen; bei genauem Fixieren verschwinden sie) (aus W. A. Dalicho).

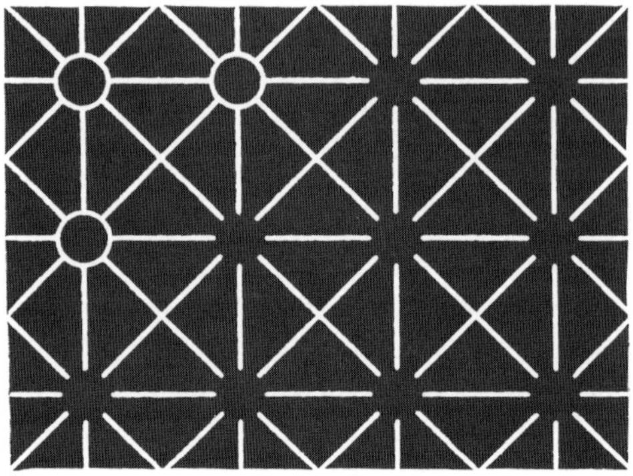

Abbildung A 49: Verdunklungswirkung weißer Striche nach Ehrenstein (die Flächen im Zentrum der Striche erscheinen dunkler als die Umgebung; bei Umrandung bleibt der Effekt aus) (aus W. A. Dalicho).

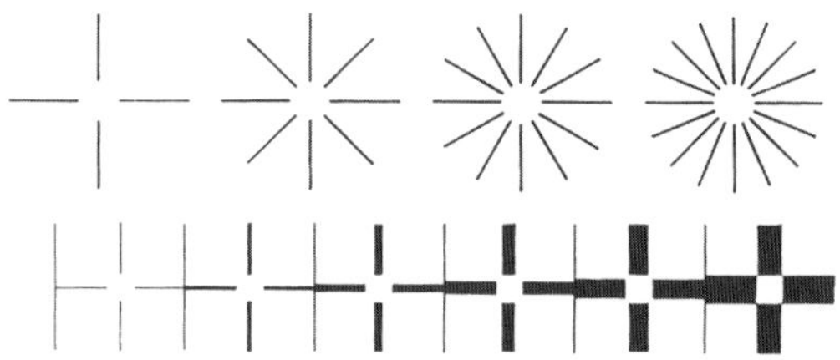

Abbildung A 50: Aufhellungswirkung durch schwarze Striche nach Ehrenstein (die Aufhellung der zentralen Flächen hängt von der Dicke und Zahl der Striche ab) (aus W. A. Dalicho).

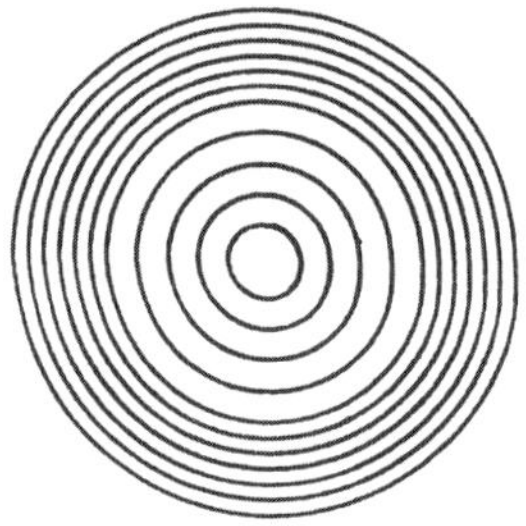

Abbildung A 51: Mikropsieeffekt (aus W. A. Dalicho).

Regeln für die Inspektion lassen sich nur schwer aufstellen:

1. Beachte die Reihenfolge der Untersuchung! (Zarnico)
2. Nimm dir viel Zeit für die Inspektion!
3. Betrachte bei gutem Licht immer von mehreren Seiten und unter verschiedenen Blickwinkeln! (G. Dotzauer)
4. Führe immer einen Seitenvergleich durch! (M. Schweizer)
5. Benutze, wo immer möglich, eine Untersuchungsleuchte oder eine elektrische Handlampe (W. Scheid) mit einer Opalglas-Glühbirne! (Im Gegensatz zur Taschenlampe immer homogenes Licht gleicher Stärke.)
6. Benutze bei der Beurteilung von großflächigen Hautveränderungen ein Leseglas, bei umschriebenen Hautveränderungen eine Leselupe! (Wenn häufig dermatologische Diagnostik betrieben wird, sollte man den verhältnismäßig hohen Anschaffungspreis für eine hinreichend starke Woodsche Lampe nicht scheuen, die auch die Betrachtung unter Lupenvergrößerung gestattet.)
7. Bedenke, daß ein Subikterus sich nur bei Tageslicht (Nordlicht) und bei Tageslicht-Leuchtstoffröhren-Beleuchtung diagnostizieren und differenzieren läßt, nicht aber bei anderem Kunstlicht oder bei Sonnenlicht in den Morgen- und Abendstunden.
8. Bedenke, daß viele Leuchtstoffröhren eine Zyanose vortäuschen und daher als Lichtquelle bei der ärztlichen Untersuchung ungeeignet sind!
9. Benutze außer Tageslicht entweder tageslichtähnliches Kunstlicht von etwa 5000–6000 ° Kelvin *oder* Lampenlicht von etwa 2800–3400 ° Kelvin, aber *nie Zwie- oder Mischlicht!* (Es kann durchaus sinnvoll sein, sich beide Lichtarten ins Untersuchungszimmer installieren zu lassen, weil Lampenlicht die weitaus angenehmere Lichtquelle darstellt, seiner hohen Gelbanteile wegen aber die Ikterus-Diagnostik erschwert oder gänzlich vereitelt; dann sollten sich beide Lichtarten aber nicht gleichzeitig, sondern nur wechselweise einschalten lassen.)
10. Das Untersuchungszimmer sollte (titan-)weiß oder in einem (lichten) *Neutralgrau* gestrichen sein; dann sind die Untersuchungsbedingungen für die Inspektion optimal. (Wenn für die Spiegeluntersuchungen ein kleiner Sonderraum zur Verfügung steht, sollte dieser mattschwarz gestrichen werden und vollständig verdunkelbar sein; das erleichtert die ophthalmologischen Spiegeluntersuchungen und die Prüfung der Pupillenreaktionen ganz ungemein [W. Scheid/K. Staenglen]. Ansonsten sollte sich eine Ecke des Untersuchungszimmers problemlos durch geeignete Jalousien oder Vorhänge wenigstens teilweise abdunkeln lassen.)

6. Die dermatologische Untersuchung

Zur Untersuchung der Haut (*Derma*) bedarf es in jedem Fall guter Beleuchtung; ideal ist Tageslicht (Nordlicht).

Zur Beurteilung großflächiger Hautveränderungen ist ein Leseglas hilfreich; umschriebene Veränderungen betrachtet man mit einer Leselupe (**Abb. A 13.a und c, S. 39**). Sehr praktisch sind *Leuchtlupen* in der Form elektrischer Handlampen, die wahlweise auch die Betrachtung unter Wood-Licht (UV-Licht) gestatten, weil manche Pilze von diesem Licht zur Fluoreszenz angeregt werden (**Abb. A 12.a**). Batteriebetriebene Modelle (**Abb. A 12.g und h**) für Hausbesuche sind im Handel.

Unverzichtbar ist ein *Plexiglasspatel* (**Abb. A 13.d**), mit dem die Wegdrückbarkeit der Effloreszenzen geprüft wird (Diaskopie, *Diascopia*).

Bei der Untersuchung macht man sich zunächst ein rein deskriptives Bild von:

1. Art (Oberfläche, Konsistenz, Farbe; primäre oder sekundäre Effloreszenz)
2. Größe (vgl. **Abb. A 74**)
3. Form (regelmäßig – unregelmäßig: rund, oval, anulär [ringförmig]; kokardenförmig [mehrere konzentrische anuläre Formen]; gyriert [girlandenförmig]; serpiginös [schlangenartig gewunden])
4. Begrenzung (scharf – unscharf)
5. Anordnung (disseminiert – gruppiert – konfluierend)
6. Ausdehnung (lokal – regionär – generalisiert)
7. Ort (Prädilektionsstellen mancher Erkrankungen!)[6] der Effloreszenzen («Hautblüten»), um anschließend über das Syndrom zur Diagnose zu finden. Multiple Effloreszenzen der Haut werden *Exanthem*, solche der Schleimhaut *Enanthem* genannt.

Bei den Hautveränderungen unterscheidet man zwischen primären und sekundären *Effloreszenzen*: die Primäreffloreszenzen entstehen auf gesunder Haut, die Sekundäreffloreszenzen in der Regel auf bereits erkrankter Haut aus Primäreffloreszenzen.

6 *Prädilektionsstellen* sind u.a. Gesicht, Kopfhaut; Stamm; Streck- und Beugeseiten; Axillen, Ellenbeugen, Kniekehlen; Handflächen und Fußsohlen; Hand- und Fußrücken; Genital- und Analregion.

Übersicht Hautveränderungen:

Primäre Effloreszenzen (Abb. A 52)

1. *Macula* (Fleck)
2. *Papula* (Knötchen)
   - *Tuberculum* (großer Knoten)
   - *Phyma* (Knolle)
3. *Vesicula* (Bläschen)
   - *Bulla* (Blase)
   - *Pustula* (Pustel)
   - *Cystis* (Zyste)
4. *Urtica* (Quaddel)

Sekundäre Effloreszenzen (Abb. A 53)

1. *Squama* (Schuppe)
2. *Crusta* (Kruste)
3. *Erosio* (Erosion)
4. *Excoriatio* (Abschürfung)
5. *Rhagas* (Schrunde)
6. *Ulcus* (Geschwür)
7. *Cicatrix* (Narbe)
8. *Tyloma* (Schwiele).

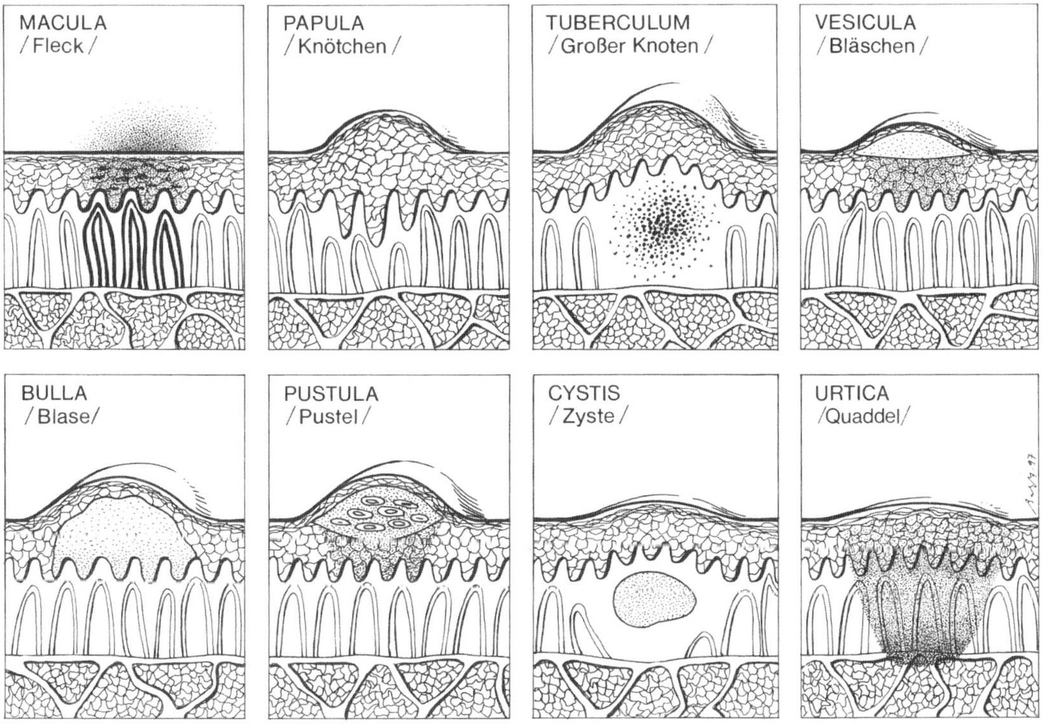

Abbildung A 52: Primäreffloreszenzen.

6.1 Primäre Effloreszenzen

Macula (Makel, Fleck) Als Fleck bezeichnet man jede Verfärbung (Farbänderung) der Haut ohne Niveau- oder Konsistenzänderung.

Eine flächenhaft ausgedehnte Rötung wird *Erythem* genannt; sie läßt sich im Unterschied zu Blutaustritten ins Gewebe (siehe Kapitel 6.4), Pigmentierungen und Tätowierungen mit einem Glasspatel wegdrücken.

Roseola (Roseolen) nennt man blaßrote linsgroße Makeln bei bestimmten Infektionskrankheiten (Typhus abdominalis, Lues).

Papula (Papel, Knötchen) Papeln sind das Hautniveau überragende, stecknadelkopf- bis linsgroße solide Erhabenheiten. Plaques nennt man flächenhafte erhabene Effloreszenzen.

Tuberculum aut Nodulus (Tuber, Knoten) Knoten heißen überlinsgroße bis unterhaselnußgroße, ins Corium hineinreichende Papeln.

Phyma (Knolle) Unter Knollen versteht man mindestens haselnußgroße, meist unregelmäßig geformte Knoten.

Vesicula (Vesikel, Bläschen) Bläschen sind im Hautniveau liegende oder meist erhabene, mit klarer Flüssigkeit gefüllte, intraepidermal oder subepidermal gelegene Hohlräume bis 0,5 cm Durchmesser, die auch gekammert sein können.

Bulla (Blase) Blasen nennt man meist erhabene, über 0,5 cm große, mit klarer Flüssigkeit gefüllte Hohlräume, die intra- oder subepidermal gelegen sein können.

Pustula (Pustel) Pusteln sind Bläschen, deren Inhalt durch Leukozyten eitrig getrübt ist; sie werden deshalb von manchen Autoren zu den Sekundäreffloreszenzen gerechnet (B. Rohde). Diese mit Eiter *(Pus)* gefüllten Bläschen oder Blasen können unter der Hornschicht, in der Epidermis oder subepidermal liegen.

Cystis (Zyste) Zysten nennt man flüssigkeitsgefüllte, tiefe, mit Epithel ausgekleidete, durch eine Kapsel abgeschlossene und meist Talg oder Zelldetritus enthaltende Hohlräume.

Urtica (Quaddel) Quaddeln sind sehr flüchtige, das Hautniveau überragende, durch Ödeme in der oberen Kutis entstehende Erhabenheiten von weißer oder roter Farbe, teilweise mit deutlichen «Pseudopodien».

6.2 Sekundäre Effloreszenzen

Squama (Schuppe) Schuppen sind oberflächliche, ablösbare plättchenförmige Hornlamellen.

Crusta (Kruste) Mit Krusten bezeichnet man Hautauflagerungen aus eingetrocknetem Blut, Sekret oder Eiter. Sie bilden sich aus dem Inhalt geplatzter Blasen oder aus Exsudaten durch Eintrocknung.

Erosio (Erosion) Unter Erosionen versteht man ganz oberflächliche, nur die oberen Epidermisschichten betreffende Defekte. Sie entstehen häufig beim Platzen von Bläschen.

Excoriatio (Abschürfung) Exkoriationen sind tiefere, bis an oder in die Kutis reichende Defekte, die traumatisch entstehen, z. B. durch Kratzen.

Rhagas aut Fissura (Schrunde oder Hautriß, Rhagade) Rhagaden sind oberflächliche, streifen- oder spaltförmige Kontinuitätstrennungen der Haut durch Dehnung oder Zerrung infolge von Elastizitätseinbußen. Sie finden sich vornehmlich an den Übergangsstellen von Haut und Schleimhaut (Nase, Lippen, Genitale, After).

Ulcus (Geschwür) Geschwüre nennt man tiefe, mindestens bis in die Kutis hineinreichende Gewebsdefekte der Haut in vorgeschädigtem Gewebe. Sie heilen immer narbig ab.

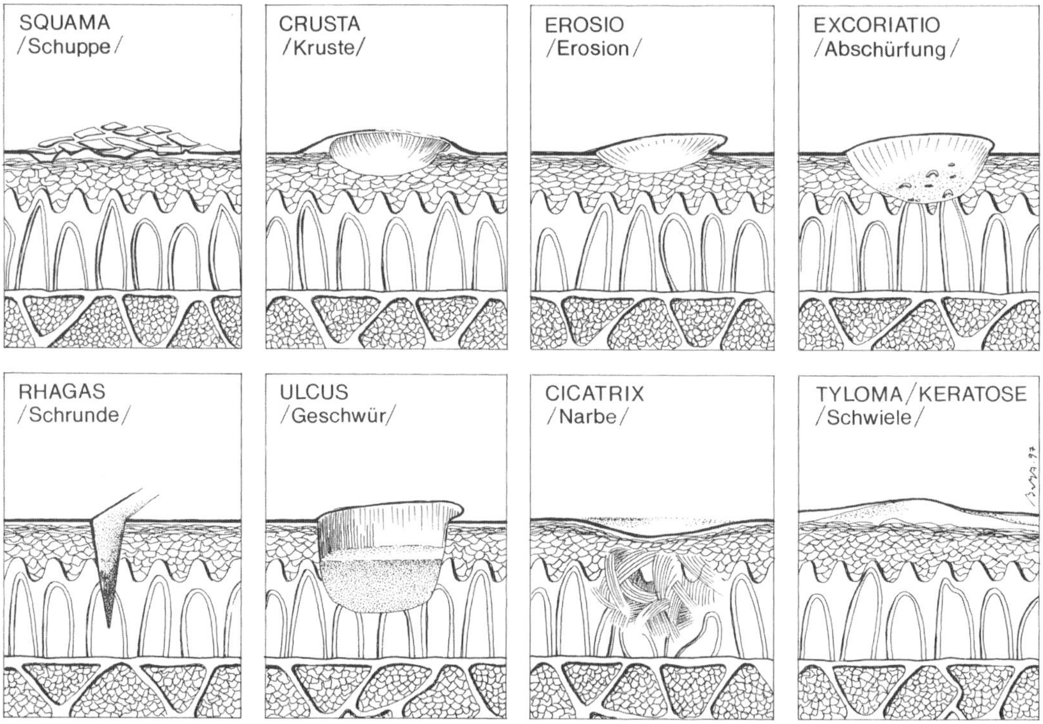

Abbildung A 53: Sekundäreffloreszenzen.

Cicatrix (Narbe) Narben sind bindegewebige Bildungen von harter Konsistenz und ohne Oberflächenzeichnung als (minderwertiger) Hautersatz; sie entstehen, wenn ein größerer Substanzdefekt der Haut vorgelegen hat.

Atrophie nennt man einen dauernden Gewebsschwund der Hautstrukturen durch Verdünnung aller Hautschichten.

Tyloma (Schwiele) Schwielen sind umschriebene, oberflächliche verhornte Hautverdickungen (Hyperkeratosen), die meist durch Reiben der Haut oder infolge permanenten Drucks entstehen. Manche Autoren rechnen sie zu den Primäreffloreszenzen (K. Mach).

Einzelne Effloreszenzen sollte man zur Dokumentation auf Transparentpapier durchpausen, auch wenn man sie noch mit einem daneben gelegten Maßstab (vgl. **Teil IV «Dokumentation»**) photographiert (G. K. Steigleder).

6.3 Verletzungen der Haut

Bei den Verletzungen der Haut unterscheidet man nach der Entstehung folgende Wunden *(Vulnera):*

- Schnittwunde *(Vulnus sectum sive incisum)*
- Stichwunde *(V. punctum)*
- Rißwunde *(V. scissum)* oder Kratzwunde *(V. rimosum)*
- Schürfwunde *(V. frictum sive fricatum)*
- Quetschwunde *(V. contusum)*
- Hiebwunde *(V. caesum)*
- Bißwunde *(V. morsum)*
- Rißquetschwunde *(V. lacero-contusum)*
- Schußwunde *(V. sclopetarium)*

Außerdem noch chemische Wunden (Verätzungen durch Säuren oder Laugen) und strahlenbedingte Wunden durch aktinische und ionisierende Strahlung; und schließlich Verbrennungen *(Combustiones)* und Erfrierungen *(Congelationes)*.

Die *Verbrennungen* werden unterteilt in die folgenden Schweregrade:

I. Rötung: *Combustio erythematosa*
II. Blasenbildung: *Combustio bullosa*
III. Verkohlung: *Combustio escarotica*

die *Erfrierungen* analog dazu in:

I. Rötung: *Congelatio erythematosa*
II. Blasenbildung: *Congelatio bullosa*
III. Gangrän: *Congelatio gangraenosa.*

6.4 Hautblutungen

Bei den Hautblutungen und Hautunterblutungen unterscheidet man:

- Petechien: kleinste punktförmige (flohstichartige) lokale Kapillarblutungen
- Purpura (Blutfleckenkrankheit): multiple kleine, exanthematische, meist symmetrisch angeordnete Hautblutungen
- Vibices: streifen- oder striemenförmig angeordnete Purpura
- Sugillationen *(Sugillationes):* flächenhafte, bis 3 cm große Hautblutungen
- Suffusionen (*Suffosiones* oder Ekchymosen): über 3 cm große flächenhafte Hautblutungen
- Hämatome (*Haematomata,* Blutergüsse): massive tiefgehende, oft die Haut vorwölbende Hautunterblutungen (Blutunterlaufungen).

Sie verblassen im Gegensatz zu einem Erythem unter Glasspateldruck nicht.

6.5 Hautanhangsgebilde

Wie der Hautbefund werden auch Befunde der Hautanhangsgebilde meist nur dann mitgeteilt, wenn Auffälligkeiten vorliegen. Dies kann beim Allgemeinbefund oder bei den entsprechenden Körperteilen geschehen: Auffälligkeiten des Kopfhaares werden meist beim Kopfbefund, Auffälligkeiten der Nägel bei den Extremitäten, ein generalisiertes Effluvium beim Allgemeinbefund beschrieben.

Kopfhaar und Kopfhaut untersucht man am leichtesten, wenn man hinter den sitzenden Patienten tritt. Gute Beleuchtung und eine Leselupe sind unverzichtbar. Man achte auf die Haargrenzen und die Haardichte, auf Schuppen, Parasiten und Auffälligkeiten des Haaransatzes; bei der Kopfhaut auf Schuppen, Krusten, Tumoren und Narben. Bei Haarausfall wird zu beschreiben sein, ob dieser lokalisiert *(Alopecia areata)* oder diffus *(Alopecia diffusa)* oder gar total *(Alopecia totalis)* auftritt.

Bei der *Körperbehaarung* sind außer Bart und Achselbehaarung besonders die Schambehaarung und die Behaarung der Bauchdecken von Bedeutung. Bei der Schambehaarung unterscheidet man einen weiblichen Typ, der nach kranial mit einer geraden Linie abschließt, und einen männlichen Typ, bei dem sich die Behaarung in der Medianen bis zum Nabel fortsetzt. Ein auffälliges Fehlen jeder Bauchbehaarung (sog. «Abdominalglatze») kann für bestimmte innere Erkrankungen pathognomonisch sein.

Die Untersuchung der *Finger- und Zehennägel* wird im speziellen Teil bei den Extremitäten (vgl. **Teil III, Kapitel 7.2, S. 189**) beschrieben.

7. Die Diaphanoskopie (*Diaphanoscopia, Transilluminatio*)

Unter Diaphanoskopie (Diaphanie, Transillumination) versteht man die Durchleuchtung (oder Erleuchtung) von bestimmten Körperteilen, Körperhöhlen, Organen oder Tumoren mittels einer starken elektrischen Lampe.

Einerseits lassen sich damit strahlendichte inkorporierte Fremdkörper *(Corpora aliena)* ausmachen oder schattengebende Flüssigkeitsansammlungen oder Schleimhautschwellungen in präformierten Körperhöhlen, z.B. den Nasennebenhöhlen, erkennen; andererseits können mit dieser Methode (flüssigkeitsgefüllte) zystische von soliden Tumoren unterschieden werden.

Diese recht hilfreiche, nicht invasive und den Patienten kaum belastende Untersuchungsmethode ist nur deshalb etwas in den Hintergrund getreten, weil bei den Stirnhöhlen, wo eine echte Durchleuchtung nicht möglich ist, die Treffsicherheit hinter Röntgen und Sonographie deutlich zurücksteht und wohl auch, weil – die Gebührenordnungen für Diaphanoskopie keine Abrechnungsziffer mehr aufführen, so daß die Untersuchung nicht mehr gesondert vergütet wird.

Voraussetzung ist eine möglichst helle, stabförmige Leuchte, die über eine umschriebene, möglichst punktförmige Lichtquelle und an der Aufsetzstelle über eine lichtabdichtende Manschette verfügen sollte. Bewährt haben sich leicht abgerundete Aufsätze aus Hartgummi, die sich der Körperoberfläche anpassen (**Abb. A 12.c**). Für die Durchleuchtung der Kieferhöhlen sollte der Aufsatz abnehmbar und durch einen durchsichtigen, möglichst flüssigkeitsdichten Aufsatz ersetzbar sein, weil der Patient das Ende des Gerätes zu diesem Zwecke in den Mund nehmen muß.

So praktisch Taschenmodelle (**Abb. A 12.e**) im Hausbesuchs- und Visitenbetrieb auch sein mögen, ihre Brauchbarkeit ist – wie die aller Taschenlampen – vom Ladezustand ihrer Batterien abhängig, und nicht selten werden trügerische Befunde vermittelt, die einen kritiklosen Untersucher in die Irre leiten können. Vorzuziehen sind deshalb Netzgeräte, die über eine definierte und immer gleichbleibende Leuchtstärke verfügen. Auch Trafo-Modelle mit regulierbarer Leuchtstärke sind brauchbar, wenn man am Regler eine bleibende Markierung für Vergleiche und Verlaufskontrollen anbringt. (Die Markierung dürfte bei der Spannung anzubringen sein, für die die Birne ausgelegt ist; kurzfristiger Überspannungsbetrieb von 10-15 Prozent schadet in der Regel nicht, verkürzt aber die Lebensdauer der Glühbirne: Ersatzbirnen sollten vorrätig gehalten werden.)

Diaphanoskopische Untersuchungen sollte man möglichst immer im Dunkelzimmer, wenigstens aber bei gedämpfter Raumbeleuchtung vornehmen. Bei der Diaphanoskopie von Tumoren, insbesondere von Skrotaltumoren, leistet, wenn sie bei normaler Raumhelligkeit vorgenommen werden muß, ein verkehrt aufgesetztes und als Sehrohr gebrauchtes internistisches Holzstethoskop hervorragende Dienste zur Abschirmung von Streulicht (**Abb. A 29.a und A 54.c**).

Im einzelnen werden meist folgende diaphanoskopische Untersuchungen vorgenommen.

1. Die *diasklerale Durchleuchtung* der Augen mit einer speziellen Diaskleralleuchte (**Abb. A 17**), die nach Anästhesie auf die Sklera aufgesetzt wird: Normalerweise leuchtet die Pupille rot auf; wird die Ausbreitung des Lichts aber durch intraokuläre Tumoren behindert, bleibt die Pupille dunkel.
2. Die *Diaphanoskopie des Säuglingsschädels* ergibt über Hohlräumen einen rötlichen

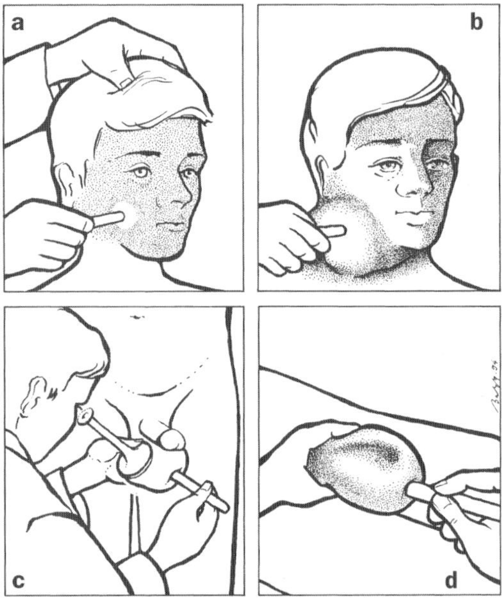

Abbildung A 54: Diaphanoskopie I: a) normale Hautdurchleuchtbarkeit (sollte immer bestimmt werden, wenn nicht jedesmal mit derselben elektrischen Lampe gearbeitet wird), b) ausgezeichnete Durchleuchtbarkeit bei zystischem Hygrom (nach H. Bailey), c) ein umgekehrt aufgesetztes internistisches Holzstethoskop, das als Sehrohr gebraucht wird, schirmt Streulicht hervorragend ab, d) gute Durchleuchtbarkeit einer frischen Hydrocele testis (der Schatten des Testis zeichnet sich deutlich ab) (nach H. Bailey).

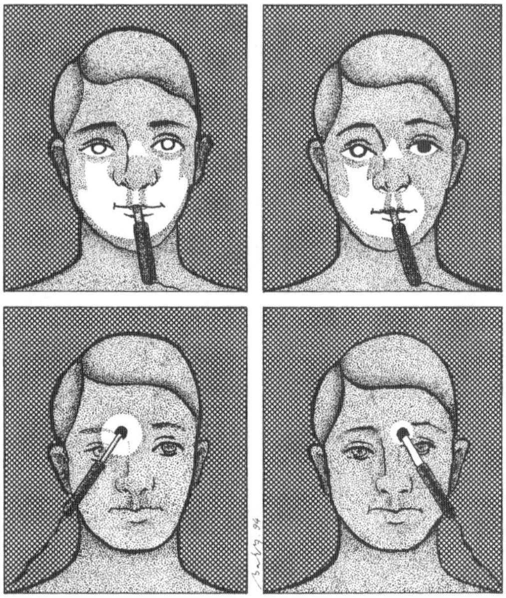

Abbildung A 55: Diaphanoskopie II: a) Diaphanoskopie der Kieferhöhlen: unauffällige Verhältnisse, b) Diaphanoskopie der Kieferhöhlen: linke Kieferhöhle verschattet; c) Erleuchtung der rechten Stirnhöhle: unauffällige Verhältnisse, d) Erleuchtung der linken Stirnhöhle: im Vergleich zur Gegenseite deutlich verkleinerte Leuchtfigur (Verdacht auf Verschattung der linken Stirnhöhle).

Schein (ist also positiv), über Hirngewebe bleibt sie negativ (dunkel).

3. Die *Diaphanoskopie der Nasennebenhöhlen:*
   - Der *Kieferhöhlen (Sinus maxillares):* Wird mit einem speziellen Diaphanoskopaufsatz vorgenommen, den der Patient in den Mund nimmt und der deshalb feuchtigkeitsabdichtend und allseits durchsichtig sein muß; es ergibt sich bei normalen Verhältnissen (Diaphanoskopie positiv) eine charakterische (annähernd) symmetrische Leuchtfigur, und beide Pupillen leuchten rot auf (**Abb. A 55.a und b**): Die Treffsicherheit der Methode steht anderen Verfahren (Röntgen, Sonographie) kaum nach, und sie sollte deshalb grundsätzlich vor diesen erfolgen; die Diaphanoskopie der Kieferhöhlen kann auch so vorgenommen werden, daß das Diaphanoskop mit Hartgummimanschette von außen auf die Kieferhöhle aufgesetzt wird und man durch den geöffneten Patientenmund beobachtet, ob sich die homolaterale Gaumenseite erleuchten läßt (**Abb. B 17.a**).
   - Der *Stirnhöhlen (Sinus frontales)*: Wird durchgeführt, indem man den Hartgummiansatz des Diaphanoskops an die mediokraniale Orbitawand des medialen Augenwinkels andrückt und die Ausdehnung der so auf beiden Seiten erhaltenen Leuchtfiguren miteinander vergleicht (**Abb. A 55.c und d**); zuvor sollte immer die normale Ausdehnung der Leuchtfigur an einer neutralen Stelle (z. B. der Wange) ermittelt werden (**Abb. A 54.a**). Da die Anlage der Stirnhöhlen einer großen physiologischen Schwankungsbreite unterliegt, Seitendifferenzen eher die Regel als die Ausnahme sind und keine echte *Durch*leuchtung, sondern bestenfalls eine *Er*leuchtung erreicht

werden kann, ist die Methode mit einer deutlichen Fehlerquote belastet, und die Befunde sollten deshalb lediglich als Hinweis gewertet werden.

4. Die *Diaphanoskopie geeigneter Akren zur Ermittlung strahlendichter Fremdkörper (Corpora aliena)* und ihrer Lage; dort, wo das zu durchleuchtende Gewebe keine zu große Masse hat, z. B. an den Fingerspitzen, kann ein geeignetes Diaphanoskop die gleichen Dienste leisten wie ein Bildwandler (Splitterentfernung).
5. Die *Diaphanoskopie von Tumoren,* insbesondere von Skrotaltumoren, dient ihrer Differenzierung in zystische und solide (**Abb. A 54.b und d**) und sollte deshalb vor allen anderen Verfahren durchgeführt werden.
6. Die *Diaphanoskopie der Mamma* kann einerseits charakteristische Verschattungen im Warzenhof auf Grund von eingedicktem Blut (**Abb. A 56.a**) nachweisen und andererseits Brustzysten anhand ihrer vermehrten Durchscheinbarkeit bestätigen (**Abb. A 56.b**). Allerdings entziehen sich sehr kleine Zysten manchmal diesem Nachweis.

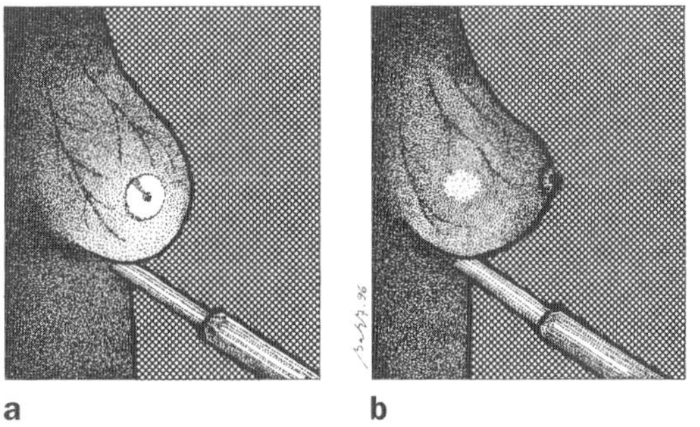

Abbildung A 56: Diaphanoskopie III: Diaphanoskopie der Mamma: a) Verschattung im Warzenvorhof auf Grund eingedickten Blutes (Duktuspapillom) (nach H. Bailey), b) Durchleuchtbarkeit einer Zyste mit klarflüssigem Inhalt (nach H. Bailey).

8. Die Spiegeluntersuchungen

Da die ärztliche Verantwortung sich nicht an Apparate delegieren läßt, die im Ernstfall versagen können, und der Allgemeinarzt häufig in Situationen kommt, in denen er mit einfachsten Hilfsmitteln (und oft unter schwierigsten Bedingungen) untersuchen *muß*, kann nicht eindringlich genug empfohlen werden, die ophthalmologischen und otorhinolaryngologischen Spiegeluntersuchungen mit dem *einfachen* Augenspiegel bzw. dem *Stirnreflektor* zu erlernen. Wenn man sie hinreichend beherrscht, bedeuten sie einen ganz erheblichen diagnostischen Gewinn. (Und man ist außerdem in der Lage, die entsprechenden elektrischen Geräte zu gebrauchen, weil das Prinzip verstanden wurde.)

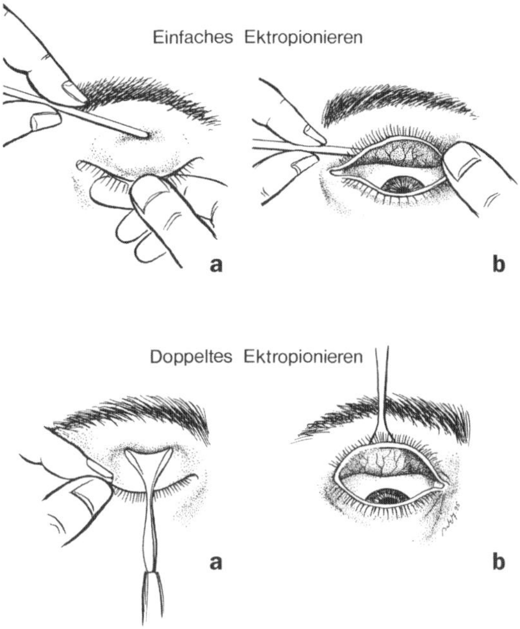

Abbildung A 57: Ektropionieren: einfaches Ektropionieren (oben): a) Aufsetzen des Glasstabes, b) Abziehen und Umstülpen des Lides; doppeltes Ektropionieren (unten): a) Ansetzen des Desmarresschen Lidhalters, b) Darstellen der oberen Übergangsfalte (nach Hollwich, modifiz.).

8.1 Ophthalmologische Untersuchungen

Inspektion in diffusem Licht Bei der Inspektion in diffusem Licht werden beide Augen sorgsam miteinander verglichen. Manchmal – wenn z.B. der Verdacht auf einen Fremdkörper *(Corpus alienum)* besteht – muß ektropioniert werden, damit man auch die Innenseite der Lider inspizieren kann.

Zum einfachen *Ektropionieren* bedarf es eines Glasstabes, wie man ihn zum Einstreichen von Augensalben benutzt (**Abb. A 14.b, S. 40**); auch ein Holzstäbchen kann verwendet werden. Zum sog. doppelten Ektropionieren, mit dem man auch die obere Umschlagfalte zwischen Conjunctiva tarsi et bulbi darstellen kann, ist ein Desmarresscher Lidhalter (**Abb. A 14.a**) erforderlich. Das Vorgehen beim Ektropionieren erklärt die **Abbildung A 57**.

Die folgenden Untersuchungen sollten im Dunkelzimmer vorgenommen werden; erforderlich ist eine Lichtquelle, möglichst mit Lochblende (Gegenspiegelleuchte mit einer matten Glühbirne von 60 bis 100 W, die möglichst nicht auf der Glasfläche beschriftet ist: **Abb. A 11.c, S. 38**), eine bikonvexe Lupe von +13 dptr (**Abb. A 15.b, S. 40**) und ein (konkaver) Augenspiegel (**Abb. A 15.a**).

Inspektion in fokaler Beleuchtung Bei der Inspektion in fokaler Beleuchtung zur Untersuchung des vorderen Augenabschnittes steht die Lichtquelle in etwa 50 cm Entfernung schräg vor dem zu untersuchenden Auge; die Lupe wird in etwa 8 cm Entfernung vor dem zu untersuchenden Auge so in den Strahlengang gebracht, daß das Licht auf der Hornhaut des Patienten größtmögliche Helligkeit und Konzentration erreicht[7] (**Abb. A 58**). (Wenn notwendig, kann man die vorderen Bulbusabschnitte noch durch eine zweite Lupe vergrößert betrachten und hat dann eine der Spaltlampe ähnliche Untersuchungsmöglichkeit, die es gestattet, Fremdkörper, Verletzungen, Trübungen u.ä. nachzuweisen.)

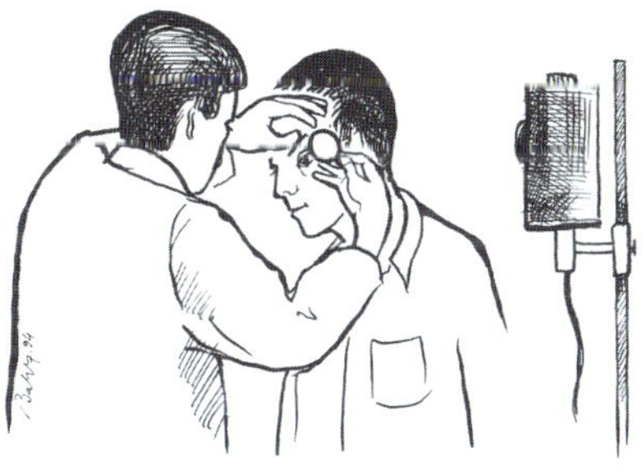

Abbildung A 58: Untersuchung des vorderen Augenabschnittes in fokaler Beleuchtung.

Inspektion im durchfallenden Licht des Augenspiegels («Durchleuchtung») Bei der Inspektion im durchfallenden Licht des Augenspiegels zum Nachweis und zur Lokalisation von Trübungen in Vorderkammer, Linse und Glaskörper steht die Lichtquelle neben dem linken Ohr des Patienten und strahlt in Richtung des Untersuchers (daher der Name «Gegenspiegelleuchte»), der im Abstand von 0,75 bis 1 m zum Patienten sitzt. Der Untersucher blickt durch einen (konkaven oder planen) Augenspiegel, der mit seinem langen Griff senkrecht vor das rechte Auge des Untersuchers gehalten und an dessen Orbitabogen abgestützt wird; dabei lehnt man den Oberarm leicht an den Körper an (**Abb. A 59**). Der Patient schaut geradeaus in den Spiegel. (Manchmal kann eine Pupillenerweiterung notwendig werden, die allerdings bei Glaukom oder Verdacht auf Subarachnoidalblutung kontraindiziert ist.)

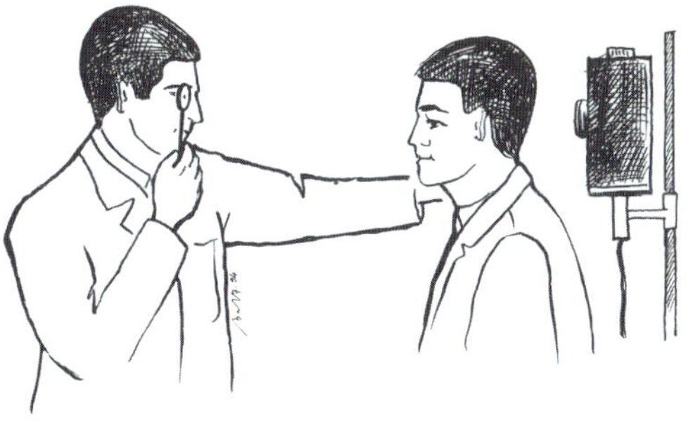

Abbildung A 59: Ophthalmologische Spiegeluntersuchungen I: Untersuchung im durchfallenden Licht des Augenspiegels.

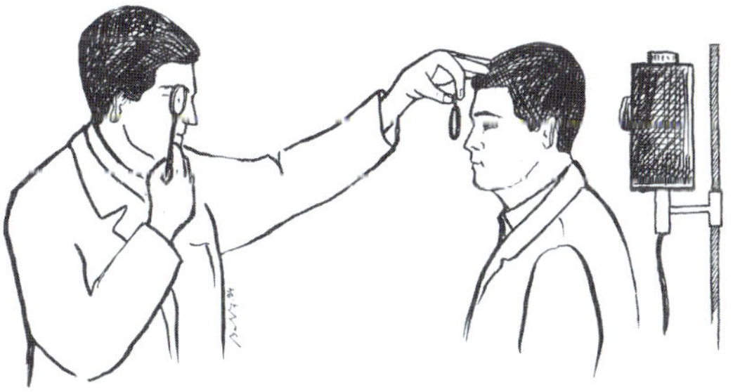

Abbildung A 60: Ophthalmologische Spiegeluntersuchungen II: *Ophthalmoscopia indirecta.*

Ophthalmoskopie im umgekehrten Bild (Ophthalmoscopia indirecta) Bei der Ophthalmoskopie im umgekehrten Bild zur Darstellung des Augenhintergrundes in 4- bis 5facher Vergrößerung wird ein umgekehrtes Bild erhalten, d.h. alle unterhalb der Papille liegenden Veränderungen erscheinen oberhalb, alle nasal gelegenen Veränderungen erscheinen temporal und umgekehrt! Der konkave Augenspiegel hat eine Brennweite von etwa 25 cm.

Sitzhaltung und Blickrichtung sind die gleichen wie bei der Inspektion im durchfallenden Licht des Augenspiegels, nur der Abstand zwischen Patient und Untersucher ist auf eine Armlänge (etwa 45-50 cm) verringert (**Abb. A 60**). Sobald die Pupille des Patienten im durchfallenden Licht des Augenspiegels rot aufleuchtet, wird die Lupe von +13 dptr in 7 bis 8 cm Entfernung vor das Patientenauge gehal-

7 Errechnen der Brennweite: 100/13 = 7,7 cm.

Abbildung A 61: Ophthalmologische Spiegeluntersuchungen III: a) Strahlengang bei der Ophthalmoscopia directa (nach Nover), b) Strahlengang bei der Ophthalmoscopia indirecta (nach Nover).

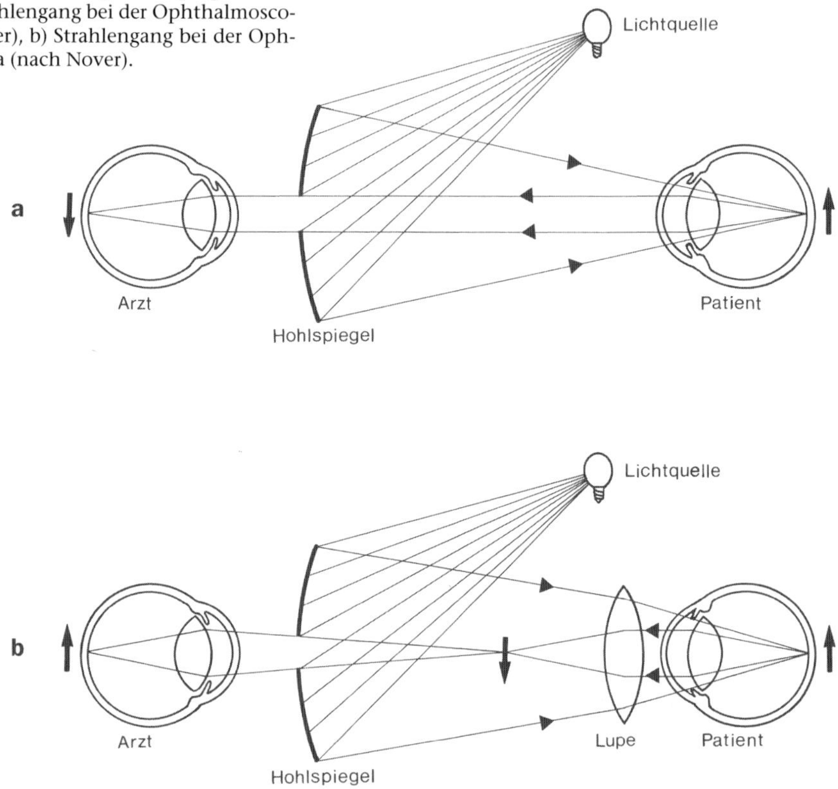

ten, indem man die linke Hand mit dem 4. oder 5. Finger auf der Stirn bzw. Schläfe des Patienten abstützt und die Lupe mit Daumen und Zeigefinger festhält. Man erhält in etwa 35 cm Entfernung vor dem Untersucher ein von der Lupe erzeugtes Bild der Netzhaut; das Bild also nicht im Patientenauge oder in der Lupenebene, sondern noch ein Stück *vor* der Lupe suchen (**Abb. A 61.b**)! Es muß also auf das *vor* der Lupe projizierte Bild akkommodiert werden; damit hat der Ungeübte anfangs Schwierigkeiten. (Sollten Reflexe auf der Lupe oder auf der Hornhaut stören, lassen sie sich durch leichtes Drehen oder Neigen der Lupe beseitigen oder randwärts verlagern. Um die Papille einzustellen, muß der Patient am gleichnamigen Ohr des Untersuchers vorbei in die Ferne blicken; weitere Korrekturen muß der Untersucher machen, indem er sich in die Richtung des noch fehlenden Papillenteils bewegt. Feinkorrekturen kann man dann noch durch Verschieben der Lupe vornehmen: Das Bild verschiebt sich gleichsinnig mit der Lupenbewegung.) Die Untersuchung wird mit dem elektrischen Spiegel (**Abb. A 16**) in der gleichen Weise ausgeführt, nur daß die Lichtquelle im Spiegel sitzt.

Ophthalmoskopie im aufrechten Bild (Ophthalmoscopia directa) Bei der Ophthalmoskopie im aufrechten Bild zur Untersuchung des Augenhintergrundes in 16facher Vergrößerung wird ein aufrechtes, seitenrichtiges Bild erhalten.

Patient und Arzt sitzen sich gegenüber wie bei der indirekten Ophthalmoskopie, nur steht die Lichtquelle hier jeweils auf der Seite des untersuchten Auges. Gespiegelt wird mit dem gleichnamigen Auge (rechtes Pat.-Auge mit rechtem Unters.-Auge; linkes Pat.-Auge mit linkem Unters.-Auge), damit man sich nicht gegenseitig anatmet (Infektionsgefahr!).

Wie bei der vorigen Untersuchung wird der konkave Augenspiegel angesetzt und Licht in die Pupille des Patienten geworfen. Sobald diese rot aufleuchtet, geht man möglichst dicht an den Patienten heran und betrachtet durch die Pupille hindurch «wie durch ein Schlüsselloch» dessen Augenhintergrund (**Abb. A 62**).

Ein scharfes Bild entsteht nur, wenn weder Arzt noch Patient akkommodieren (also in die Ferne schauen!) und beide emmetrop (normalsichtig) sind (**Abb. A 61.a**).

Deswegen wird die Spiegeluntersuchung im aufrechten Bild heute in der Praxis nur noch selten mit dem einfachen Augenspiegel, sondern meist mit dem elektrischen ausgeführt, der es gestattet, durch Vorsetzen korrigierender Plus-(Konvex-) und Minus-(Konkav-)Gläser auf einer Rekoss-Scheibe die sphärischen Refraktionsanomalien von Patient und Arzt auszugleichen.

Es ist nicht so, daß die direkte die indirekte Ophthalmoskopie ersetzen könnte oder umgekehrt; vielmehr ergänzen beide Untersuchungen einander. Sie haben eine gesonderte Indikation: Die eine gestattet Detailbeobachtungen in starker Vergrößerung, die andere erlaubt eine größere Übersicht und die Untersuchung der Fundusperipherie.

Skiaskopie (Sciascopia) Die Skiaskopie oder Schattenprobe ist eine Sonderform der Durchleuchtung mit dem Augenspiegel zur objektiven Refraktionsbestimmung. (Auch Brillengläser lassen sich mit dieser Methode auf ihre korrekte Stärke hin überprüfen.) Sie wird heute in Allgemeinpraxen meist nur noch an Orten routinemäßig durchgeführt, von denen der nächste Ophthalmologe schwer erreichbar ist.

Erforderlich sind sog. *Skiaskopierleisten* (**Abb. A 6.a**), auf denen Konkav- und Konvexgläser in ansteigender Stärke angeordnet sind, und ein durchbohrter Planspiegel oder ein elektrisches Skiaskop (**Abb. A 6.b und c, S. 35**).

Die Untersuchung wird im Dunkelzimmer durchgeführt, die Pupillen des Patienten müssen erweitert, die Akkommodation muß ausgeschaltet sein (Atropin 0,5-1,0 Prozent).

Der Untersucher wirft aus 50 cm Entfernung mit dem Planspiegel oder dem Skiaskop Licht in das Patientenauge, indem er zunächst den Spiegel oder das Skiaskop in waagerechter Richtung von links nach rechts und später in

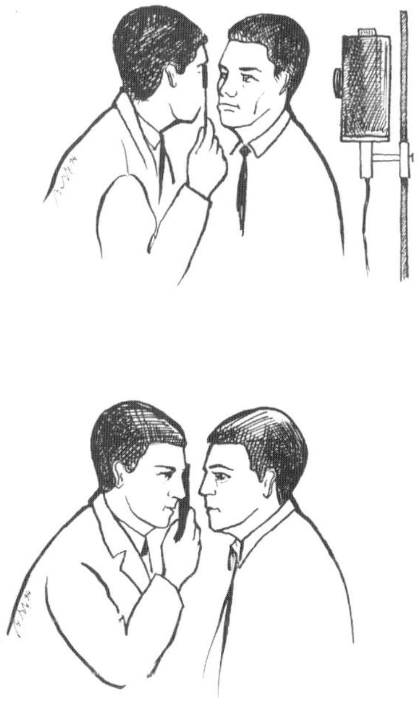

Abbildung A 62: Ophthalmologische Spiegeluntersuchungen IV: *Ophthalmoscopia directa* a) des rechten Auges mit dem einfachen Augenspiegel, b) des linken Auges mit dem elektrischen Augenspiegel.

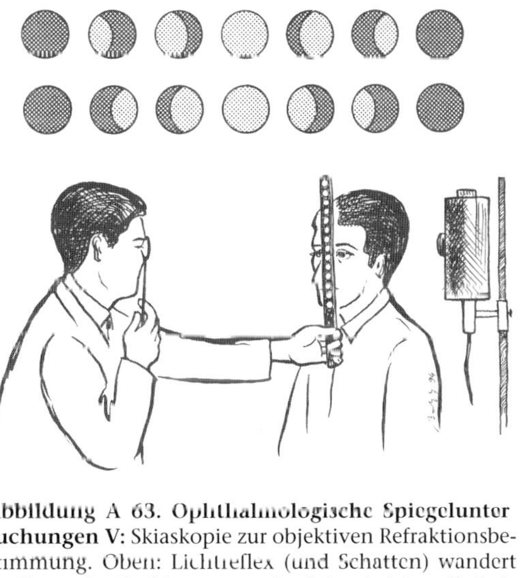

Abbildung A 63. Ophthalmologische Spiegeluntersuchungen V: Skiaskopie zur objektiven Refraktionsbestimmung. Oben: Lichtreflex (und Schatten) wandert im Sinne der Drehbewegung des Spiegels (obere Reihe): Hyperopie; Lichtreflex (und Schatten) wandert entgegen der Drehbewegung des Spiegels (untere Reihe): Myopie. Unten: Durchführung der Untersuchung mit Gegenspiegelleuchte, planem Augenspiegel und Skiaskopierleiste (nach Nover).

vertikaler Richtung von oben nach unten millimeterweise vor seinem rechten Auge dreht und dabei durch das Loch im Spiegel beobachtet, in welcher Richtung der Schatten, falls einer auftritt, wandert: ob mit der Drehung des Spiegels oder ihr entgegengesetzt (**Abb. A 63**).

Wandert der Schatten mit dem Licht, so besteht Hyperopie (Weitsichtigkeit), wandert er entgegengesetzt zum Licht, so besteht Myopie (Kurzsichtigkeit). Bei Emmetropie (Normalsichtigkeit) kommt es zu keiner Schattenwanderung: Die Pupille wird schlagartig hell und auch schlagartig wieder dunkel.

Um den Grad der Refraktionsanomalie zu bestimmen, hält man Linsen in steigender Stärke vor das zu untersuchende Auge und skiaskopiert durch sie hindurch, bis es zum Umschlagen der Schattenrichtung oder bis es – kurz vorher – nur zu einem plötzlichen Aufleuchten der Pupille (ohne Schattenwanderung) kommt.

Zu dem in dieser Weise gefundenen Wert müssen noch –2,0 dptr hinzugezählt werden, weil nicht von einem unendlichen Fernpunkt, sondern aus 50 cm Entfernung untersucht wurde (100/50 = 2). Beim normalsichtigen Auge würde der Umschlag also bei + 2,0 dptr erreicht.

Bei Astigmatismus (Stabsichtigkeit) ergeben sich für den Umschlag in der Waagrechten und in der Senkrechten verschiedene Werte; aus der Differenz ergibt sich die Stärke des Astigmatismus.

Über die anatomischen Bezeichnungen des äußeren Auges und des Augenhintergrundes *(Fundus)* unterrichtet die **Abbildung A 64**.

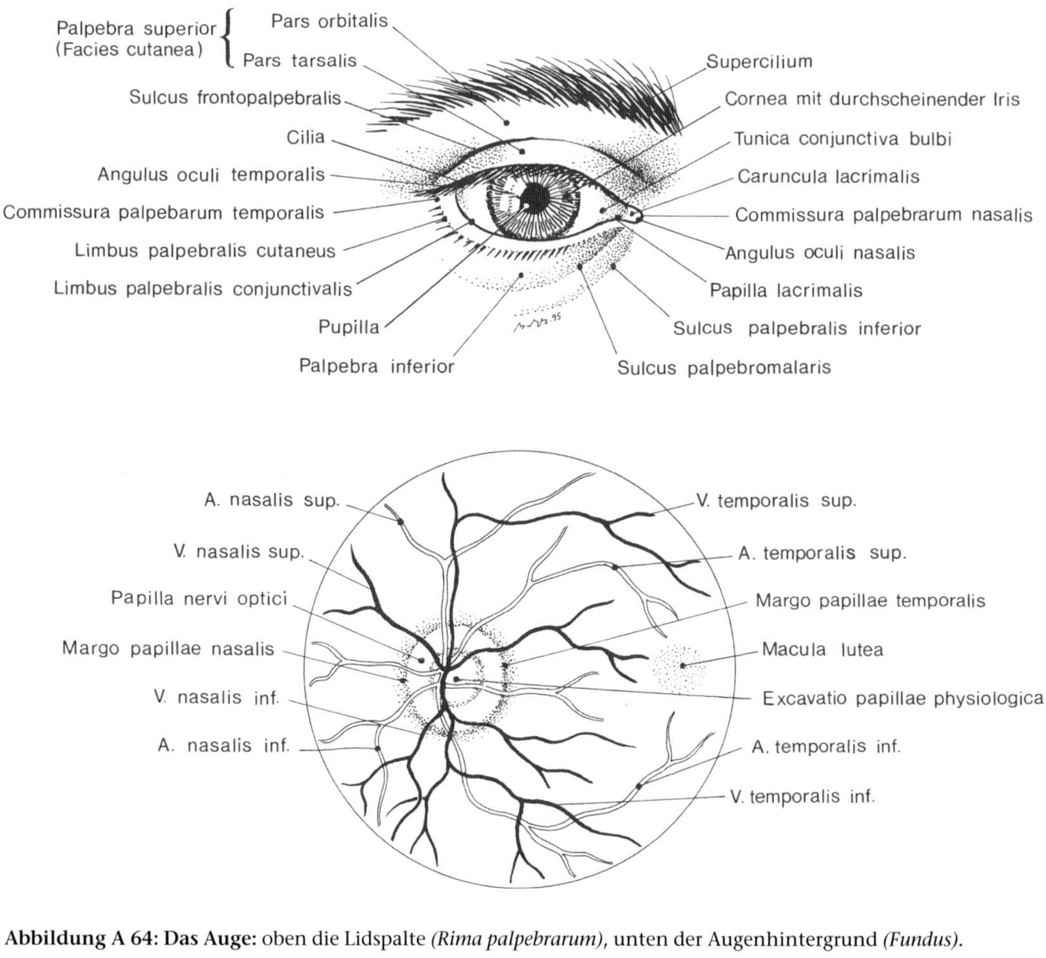

Abbildung A 64: Das Auge: oben die Lidspalte *(Rima palpebrarum)*, unten der Augenhintergrund *(Fundus)*.

8.2 Otorhinolaryngologische Spiegeluntersuchungen

Erforderlich sind (**Abb. A 19**):

1. Stirnreflektor (**Abb. A 18**)
2. Gegenspiegelleuchte (**Abb. A 11.b**), notfalls Tageslicht oder Kerze, niemals aber Sonnenlicht
3. Spatel, am besten nach Brünings
4. Nasenspekulum
5. Ohrtrichter nach Hartmann
6. Kehlkopfspiegel und Zungenläppchen
7. Nasenrachenspiegel
8. Lupe +13 dptr bikonvex
9. Spiritusbrenner und Streichhölzer, ersatzweise warmes Wasser.

Hilfreich sind zusätzlich (**Abb. A 20**):

1. Winkelspatel nach Hartmann
2. Spatel nach Riecker
3. Watteträger
4. Ohrkurette
5. Ohrhäkchen
6. Vergrößernder Kehlkopfspiegel
7. Pneumatische Ohrlupe nach Siegle-Brünings
8. Bajonettpinzette nach Lucae.

Bei den otorhinolaryngologischen Spiegeluntersuchungen steht die Gegenspiegelleuchte – anders als bei den ophthalmologischen – neben dem rechten Ohr des Patienten, also links vom Untersucher. Gespiegelt wird mit dem linken Untersucherauge. Der Stirnreflektor sollte sauber sein und sein Gurtband fest anliegen. Die Glühbirne der Gegenspiegelleuchte muß mattiert sein und darf möglichst keine Beschriftung auf dem Glaskolben aufweisen. Die Stärke der Lampe sollte zwischen 60 und 100 W liegen; ideal sind Opallampen von 75 W, wie sie in Vergrößerungsgeräten benutzt werden und im Fotohandel erhältlich sind. (Klare Birnen sind unbrauchbar, weil sie kein homogenes Lichtfeld geben, sondern den Wendel auf dem Objekt abbilden.) Zu bevorzugen sind gummiarmierte Stirnreflektoren. Bei den Stirnbändern unterscheidet man feste nach Ziegler und flexible nach Zarnico (**Abb. A 18**). Die festen eignen sich mehr für den Praxisbetrieb, die flexiblen eher für Hausbesuchs- und Visitentätigkeit, weil sie sich raumsparender transportieren lassen und – einmal auf die Kopfgröße des Untersuchers eingestellt – nicht nach jedem Transport immer neu seiner Kopfgröße angepaßt werden müssen.

Der Reflektor ist mit einem Doppelkugelgelenk am Stirnreif bzw. an der Metallplatte des flexiblen Gurtbandes befestigt; sein Ansatz muß nach abwärts weisen.

Nachdem der Stirnreif oder das Gurtband auf die Kopfgröße eingerichtet ist und mit dem Reflektor vor dem *linken* Untersucherauge fest sitzt, rückt der Untersucher so nahe an den Patienten heran, daß er seine rechte Hand bequem auf den Scheitel des Patienten auflegen kann. Dazu nimmt der Untersucher die Beine des Patienten zwischen seine Schenkel. Untersucherinnen, die einen Rock tragen, stellen ihre Oberschenkel parallel zu denen des Patienten; dabei darf die dazu notwendige Drehung aber nur in der Hüfte erfolgen: Patienten- und Untersucherschultern müssen parallel bleiben. Größenunterschiede sind zuvor durch Verstellen des Patientenstuhls oder des Untersucherhockers auszugleichen. Das Untersucherauge muß sich genau vor dem zu untersuchenden Objekt befinden (**Abb. A 65**).

Wenn all diese Bedingungen erfüllt sind, schließt der Untersucher sein rechtes Auge, blickt mit seinem linken durch die Öffnung

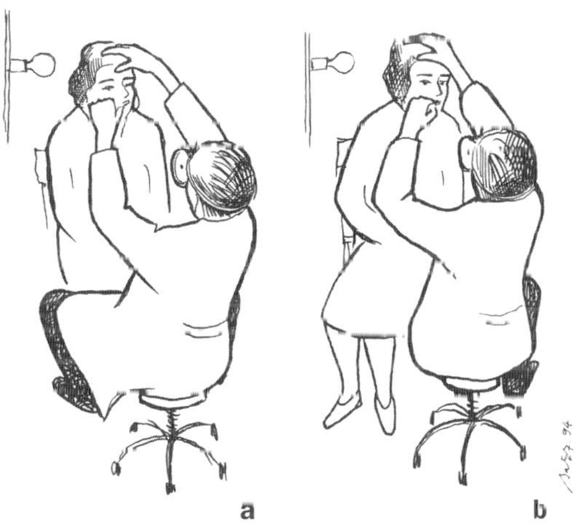

Abbildung A 65: Otorhinolaryngologische Spiegeluntersuchungen I: *Sitzhaltung:* a) frontale Sitzhaltung (der Untersucher nimmt die Patientenbeine zwischen seine Schenkel), b) verschränkte Sitzhaltung (bei geschlossenen Beinen des Untersuchers: zur Parallelstellung der Beine darf die Drehung nur in der Hüfte erfolgen).

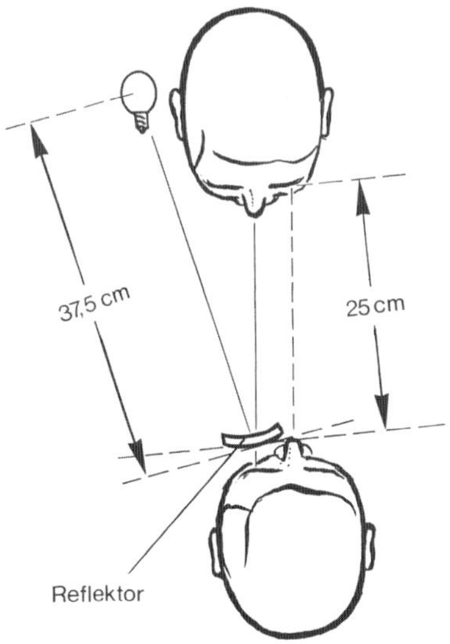

Abbildung A 66: Otorhinolaryngologische Spiegeluntersuchungen II: *Abstände* von Gegenspiegelleuchte und Patienten (modif. nach Birnmeyer). Das linke Untersucherauge befindet sich genau gegenüber dem zu untersuchenden Organ. (Die Brennweite des Stirnreflektors beträgt 15 cm, die Entfernung des Reflektors zum Objekt sollte etwa 25 cm, zur Gegenspiegelleuchte 37 bis maximal 40 cm betragen.)

im Reflektor und richtet diesen bei waagerecht gestelltem Doppelkugelgelenk so aus, daß der Lichtkegel das zu untersuchende Objekt hell ausleuchtet.

Wenn die Spiegeleinstellung korrekt ist, fallen Licht- und Sehachse zusammen, und das Licht wandert bei leichten Bewegungen des Untersucherkopfes in sagittaler Richtung nicht aus (**Abb. A 66**).

Bei den nun folgenden Untersuchungen darf immer nur der Kopf des Untersuchten, nie der Kopf des Untersuchers bewegt werden, d.h. der Untersucher muß die zu untersuchenden Objekte in den Lichtstrahl führen (**Abb. A 67**). Dies macht erfahrungsgemäß Anfängern die meisten Schwierigkeiten; diese können aber erfahrungsgemäß durch Übung meist rasch überwunden werden, und niemand muß sich deswegen in die Abhängigkeit von einer Stirn-

Abbildung A 67: Otorhinolaryngologische Spiegeluntersuchungen III: 1. Rhinoscopia anterior, 2 a) Otoscopia dextra, 2 b) Otoscopia sinistra, 3. Stomascopia, 4. Rhinoscopia posterior, 5. Laryngoscopia.

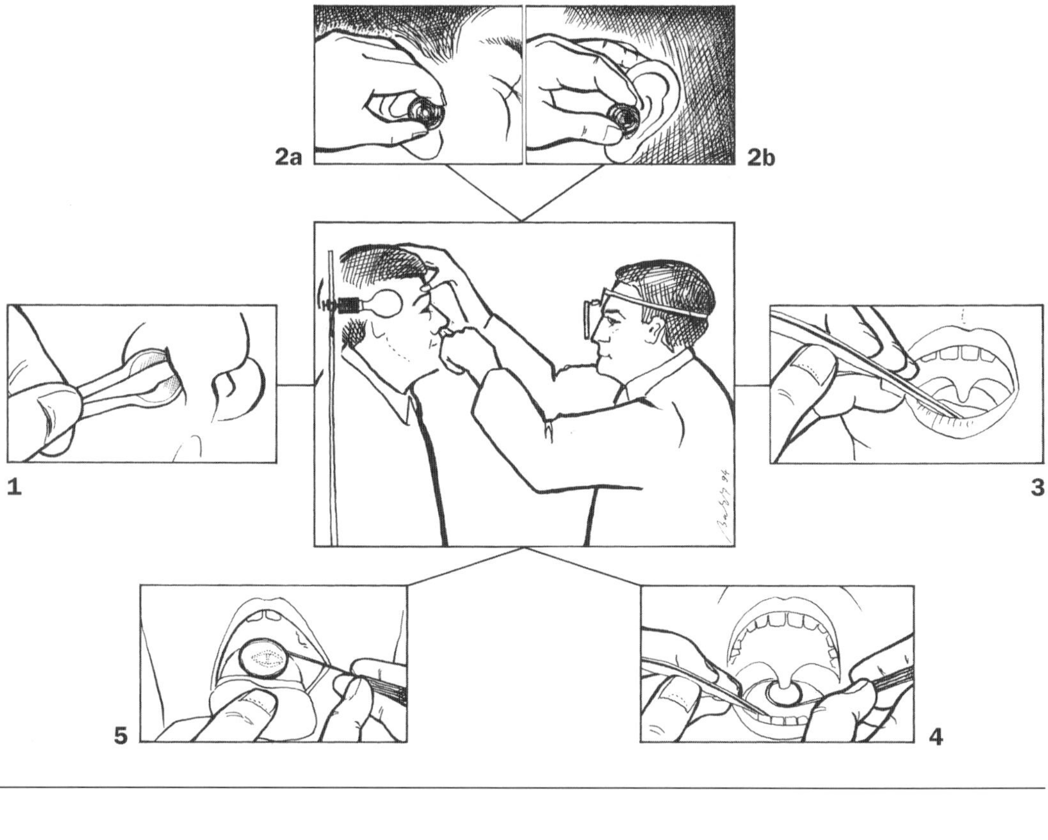

lampe begeben, die im Ernstfall womöglich keinen Strom hat.

Ein weiterer häufiger Anfängerfehler ist folgender: Zwar wird das Licht korrekt in das Untersuchungsobjekt gelenkt, aber der Untersucher sieht nichts, weil er nicht mit seinem *linken* Auge durch das Loch im Spiegel schaut, sondern mit dem freien rechten Auge untersucht, während das linke womöglich ganz vom Reflektor verdeckt wird. (Bei der relativ weiten Mundhöhle kommt dieser Fehler noch nicht zum Tragen, aber bei allen anderen Untersuchungen.) Abhilfe: rechtes Auge schließen, zuhalten oder zukleben!

Brillenträger können die Brille ruhig aufbehalten; sofern ihre deutliche Sehweite nicht weniger als 25 cm beträgt, können sie die Brille aber auch abnehmen.

Die Reihenfolge der Untersuchung ist beliebig, nur sollte man immer in gleicher Weise vorgehen, damit man nichts vergißt. Meist beginnt man mit den direkten Spiegeluntersuchungen von Mundhöhle, Nase und Ohren und schließt dann die indirekten von Kehlkopf und Epipharynx an. (Es gibt auch Untersucher, die mit Ohren und Nase beginnen, um die Mundhöhle am Schluß zusammen mit dem Nasenrachen und dem Kehlkopf zu untersuchen. Dagegen ist nichts einzuwenden.)

Eine Übersicht über die Untersuchungen gibt die **Tabelle A 1**; welche Hand welches Instrument übernimmt, geht aus **Tabelle A 2** hervor.

Stomaskopie (Stomascopia) Die Untersuchung der Mundhöhle beginnt nach Inspektion der *Lippen* mit dem Mundvorhof *(Vestibulum oris)* bei geschlossenen oder fast geschlossenen Zahnreihen und entspannter Wangenmuskulatur. Man bittet den Patienten, die Lippen halb zu öffnen, und hebt mit dem Spatel zunächst die Lippen und dann die Wangenschleimhaut von der Zahnreihe ab. Um die *Wangenschleimhaut* jeder Seite mit den Mündungen der Ohrspeicheldrüsengänge ins Blickfeld zu bekommen, muß der Kopf des Untersuchten, nicht der des Untersuchers, entsprechend um die vertikale Achse gedreht werden. Dies geschieht mit der krallenförmig auf den Kopf aufgesetzten rechten Untersucherhand.

Dann bittet man den Patienten, seinen Mund weit zu öffnen, aber nicht die Zunge herauszustrecken. Mit einem Spatel, am be-

Tabelle A 1: Übersicht

Untersuchung Art	Bezeichnung	Objekt
direkt	Stomaskopie (*Stomascopia*)	Mundvorhof (*Vestibulum oris*)
		Mundhöhle (*Cavum oris*)
		Mundrachen (*Mesopharynx*)
	vordere Rhinoskopie (*Rhinoscopia anterior*)	Nasenvorhof (*Vestibulum nasi*)
		Nasenhaupthöhle (*Cavum nasi*)
	Otoskopie (*Otoscopia*)	Gehörgang (*Meatus acusticus*)
		Trommelfell (*Membrana tympani*)
indirekt	Laryngoskopie (*Laryngoscopia*)	Kehlrachen (*Hypopharynx*)
		Kehlkopf (*Larynx*)
	hintere Rhinoskopie (*Rhinoscopia posterior*)	Nasenrachenraum (*Epipharynx*)

Tabelle A 2: Übersicht

Untersuchung	linke Hand	rechte Hand
Stomascopia	Spatel	auf dem Scheitel des Untersuchten
Rhinoscopia anterior	Nasenspekulum	auf dem Scheitel des Untersuchten
Otoscopia	Ohrtrichter	auf dem Scheitel des Untersuchten
Laryngoscopia	hält die Zunge	Kehlkopfspiegel
Rhinoscopia posterior	Spatel	Nasenrachenspiegel

sten dem nach Brünings (**Abb. A 19.b**), den man so in die linke Hand nimmt, daß der Daumen unten und die übrigen Finger oben liegen, hebt man nun die Zungenspitze an und inspiziert zunächst den *Mundboden* mit der Zungenunterseite und den Ausführungsgängen der submandibulären Speicheldrüsen. (Im Bedarfsfalle führt man an dieser Stelle auch die im **Speziellen Teil** beschriebene **Zahnärztliche Untersuchung, S. 134** durch, die wertvolle Hinweise auf innere Erkrankungen liefern kann und bei manchen Versicherungsgutachten verlangt wird.)

Dann erst erfolgt die Beurteilung von Gaumen, Gaumenbögen, *Tonsillen,* Zungengrund und *Mesopharynx.* Dazu muß die Zunge mit dem Spatel so nach unten gedrückt werden, daß die unteren Tonsillenpole sichtbar werden. Da die Untersucherhand dabei angehoben werden muß, würde sie die Sicht behindern, wenn der Spatel von ventral in der Medianen eingeführt würde. Damit dies nicht geschieht, muß der Spatel *von der Seite her unter Zurückdrängen des rechten Mundwinkels* eingebracht werden (**Abb. A 67.3**).

Beim Gebrauch des Winkelspiegels nach Hartmann (**Abb. A 20.a**) stellt sich dieses Problem nicht: Ihn kann man ohne Sichtbehinderung durchaus in der Medianen einsetzen. Ein Herumrühren ist dabei in jedem Falle zu vermeiden, und der Spatel sollte höchstens so weit eingeführt werden, daß er das letzte Zungendrittel gerade erreicht. Sonst wird der Untersucher wegen unüberwindlichen Würgereizes kaum zum Ziel kommen.

Kinder können lernen, die Zunge so weit herauszustrecken, daß man die unteren Tonsillenpole oft auch ohne Hilfe eines Spatels sehen kann. Bei Säuglingen sollte man die Untersuchung immer vor der Nahrungsaufnahme durchführen.

Schließlich kann man noch die Tonsillen auf *Luxierbarkeit und Auspreßbarkeit* prüfen. Diese Untersuchung ist für den Patienten weniger angenehm, weil sie meist einen Würgereiz auslöst; man verlegt sie deshalb besser ans Ende der Untersuchung und sollte den Patienten in geeigneter Weise darauf vorbereiten.

Man nimmt einen zweiten Spatel, am besten den nach Riecker (**Abb. A 20.b**), wie einen Bleistift in die rechte Hand und setzt ihn lateral der Tonsille auf dem vorderen Gaumenbogen an. Wenn keine Verwachsungen bestehen, wird die Tonsille auf Druck nach medial aus ihrem Bett gedrängt, und ihre Krypten entfalten sich; etwa vorhandenes Sekret oder Detritus tritt aus.

Vordere Rhinoskopie (Rhinoscopia anterior)

Zur vorderen Rhinoskopie nimmt man das Nasenspekulum (**Abb. A 19.c, S. 42**) so in die linke Hand, daß der linke Zeigefinger an der linken Branche und der linke Daumen auf dem Schloß liegen. Das Spekulum wird in geschlossenem Zustand so eingeführt, daß die leicht vulnerable Nasenscheidewand nicht berührt wird und die Branchen sich in vertikaler Richtung öffnen lassen (**Abb. A 67.1**). Die linke Zeigefingerspitze stützt sich während der Untersuchung am rechten Nasenflügel des Patienten ab. Das Spekulum darf nur so weit eingeführt werden, daß die knöcherne Nase nicht erreicht wird.

In gleicher Weise wird auch die linke Nase mit dem Spekulum in der linken Untersucherhand untersucht. Die rechte Untersucherhand fixiert unterdessen den Patientenkopf, nachdem sie ihn in die erforderliche Position gebracht hat. Die Nasenmuscheln und -gänge können nicht gleichzeitig betrachtet werden, weil das Gesichtsfeld zu klein ist, sondern sind nacheinander durch entsprechende Neigung des Patientenkopfes in den Strahlengang zu bringen (**Abb. A 68**):

In der *1. Position* ist der Patientenkopf leicht nach ventral geneigt. Man sieht die untere Muschel, den gemeinsamen Nasengang, den Nasenrachen und vermag meist sogar Bewegungen des Gaumensegels zu erkennen.

Zur Einnahme der *2. Position* neigt man nun den Patientenkopf um etwa 45° nach dorsal, so daß die mittlere Muschel und lateral von ihr der mittlere Nasengang sichtbar werden.

Schließlich wird die Neigung des Patientenkopfes noch weiter nach dorsal verstärkt, bis die Riechspalte zur Darstellung kommt: *3. Position.* (Die obere Muschel kann nicht dargestellt werden.)

Beim Zurückziehen darf das Spekulum nicht ganz geschlossen werden, damit keine Nasenhaare (Vibrissen) eingeklemmt und mit herausgerissen werden.

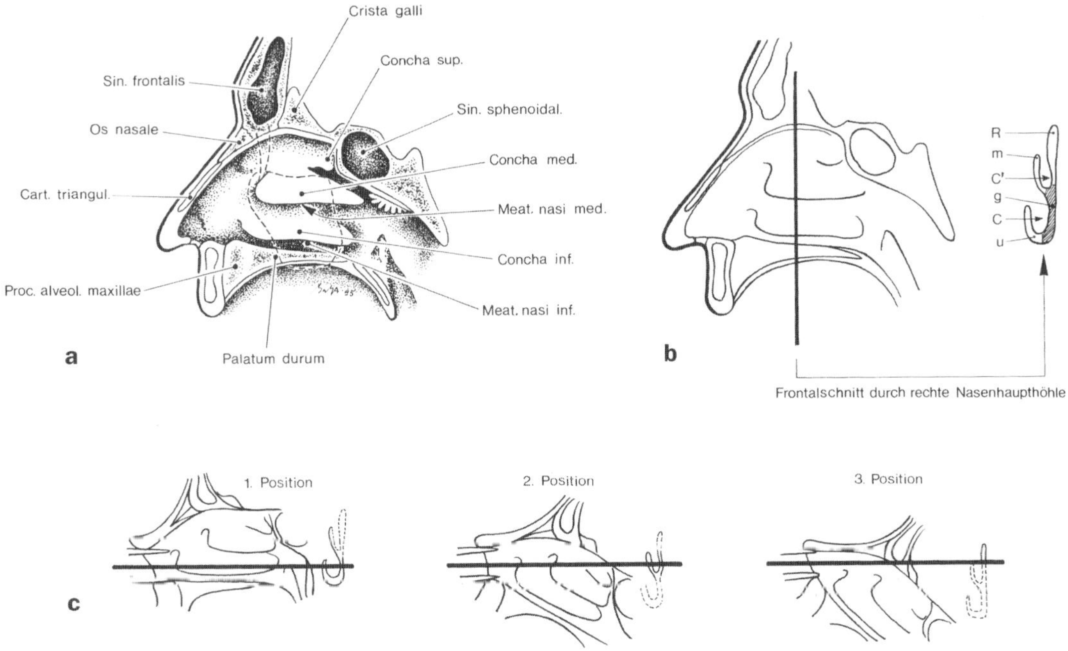

Abbildung A 68: Otorhinolaryngologische Spiegeluntersuchungen IV: *Nase.* a) Sagittalschnitt, anatomisch, b) Frontalschnitt durch die rechte Nasenhaupthöhle (C untere Nasenmuschel, C' mittlere Nasenmuschel, u unterer Nasengang, m mittlerer Nasengang, R Riechspalte, schraffiert gemeinsamer Nasengang), c) Positionen 1 bis 3 zur sukzessiven Darstellung der Nasenhaupthöhle mit der vorderen Rhinoskopie; rechts daneben jeweils der Frontalschnitt mit dem einsehbaren Bereich (Rest gestrichelt) (nach Birnmeyer).

Otoskopie (Otoscopia) Wenn man in der Hektik des Praxisalltags und auf Hausbesuchen auch meistens ein elektrisches Otoskop (**Abb. A 21**) benutzt, so ist das Erlernen der Untersuchung mit dem Stirnreflektor (**Abb. A 18**) und dem einfachen Ohrtrichter (**Abb. A 19.a**) doch unerläßlich, weil man sich dieser Hilfsmittel immer dann bedienen muß, wenn man einen Eingriff vornehmen will, z. B. Austupfen des Gehörgangs mit einem Watteträger oder Entfernen eines Fremdkörpers. Zudem läßt sich die Untersuchung mit dem einfachen Ohrentrichter wesentlich zarter ausführen.

Bei der *Untersuchung des rechten Ohres* wird der Patient nach links gedreht, so daß er vom Untersucher aus gesehen nach rechts blickt. Sehr praktisch ist hier ein drehbarer Untersuchungsstuhl, der sich in der jeweils benötigten Position arretieren läßt (**Abb. A 34**). Das bloße Drehen des Kopfes ist meist unzureichend, weil der knöcherne Gehörgang nach vorne oben innen verläuft. Um das Trommelfell in den Strahlengang zu bringen, muß einerseits der Kopf des Patienten etwas über die 90°-Position hinaus gedreht und andererseits stärker zur Seite des kontralateralen Ohres geneigt werden.

Dann zieht die linke Untersucherhand die Ohrmuschel in Richtung auf den Untersucher, indem sie zwischen Mittel- und Ringfinger gehalten wird, während der fünfte Finger sich am Kopf des Patienten abstützt: Dadurch wird der Gehörgang gestreckt, und ein der Weite des Gehörganges entsprechender und zwischen Daumen und Zeigefinger an seinem geriffelten Rand gehaltener Ohrtrichter kann unter Sichtkontrolle und sanften Drehbewegungen in den Gehörgang eingeführt werden, bis im Lumen keine Gehörgangshärchen mehr sichtbar sind. (Ein tieferes Einführen ist nicht notwendig und kann dem Patienten Schmerzen bereiten.) Wenn dies geschehen ist, übernehmen Daumen und Zeigefinger der linken Hand den Trichter, damit die rechte Hand zum Führen eines Instrumentes frei wird (**Abb. A 67.2 a**).

Bei der *Untersuchung des linken Ohres* geht man in analoger Weise vor: Der Patient wird nach rechts gedreht, so daß er vom Untersucher aus gesehen nach links blickt; dabei ist die Drehung etwas über die 90°-Position hinaus vorzunehmen und der Kopf des Patienten zum gegenseitigen Ohr hin zu neigen. Nun streckt man den Gehörgang, indem man die Ohrmuschel mit der rechten Hand zu sich herzieht; dann fixiert man sie mit der linken Hand, indem man sie zwischen Mittel- und Ringfinger nimmt, während der fünfte Finger sich an der Schläfe des Patienten abstützt. Manchmal muß das in die Mulde des Cavum conchae eingelegte Endglied des Mittelfingers einen Druck gegen die Anthelixwand ausüben, um der Rückstellkraft des Gehörgangsknorpels entgegenzuwirken. Jetzt läßt sich der zwischen Daumen und Zeigefinger an seinem Rand gehaltene Ohrtrichter unter Sichtkontrolle mit zarten Drehbewegungen in den Gehörgang einbringen. Wenn dies geschehen ist, übernimmt die linke Hand den Trichter, damit die rechte für Eingriffe frei wird (**Abb. A 67.2 b**).

Bei der Beurteilung des Trommelfells gehe man systematisch vor. Das Trommelfell wird durch zwei gedachte Linien – die eine durch den Hammergriff, die zweite senkrecht zu ihr im Umbo – in vier Quadranten geteilt. Vom Umbo ausgehend untersuche man zunächst den Hammergriff und die Schrappnellsche Membran und durchmustere dann die einzelnen Quadranten im Uhrzeigersinn. Dabei ist auch auf Veränderungen des Lichtreflexes im vorderen unteren Quadranten zu achten (**Abb. A 69**).

Eine bikonvexe Lupe von 13 dptr – wie sie auch zur indirekten Ophthalmoskopie verwendet wird – erleichtert durch 2,5fache Vergrößerung die Beurteilung (**Abb. A 13.b, S. 39**).

Aufwendiger ist die *pneumatische Lupe* nach Brünings und Siegle, die auch noch eine Überprüfung der Trommelfellbeweglichkeit gestattet (**Abb. A 20.j, S. 42**).

Zeruminalpfröpfe müssen zuvor ausgespült werden; Zerumenreste, Epithelschuppen oder Wasserreste entfernt man unter Sichtkontrolle mit dem Watteträger (**Abb. A 20.c, S. 42**). Der Watteträger muß zuvor mit Watte bestückt werden, indem man ein kleines Stück Watte flach auszieht und U-förmig so über die Spitze des Watteträgers legt, daß er nur bis zur Hälfte in das U hineinragt. Dann dreht man den Watteträger, während man gleichzeitig die Watte zwischen Daumen und Zeigefinger der anderen Hand fest an den Watteträger preßt.

Die **Abbildung A 70** unterrichtet über die Bezeichnungen des äußeren Ohres.

Laryngoskopie (Laryngoscopia) Zur Laryngoskopie benutzt man einen möglichst großen Spiegel (**Abb. A 19.j, S. 42**). Er wird so in den Handgriff (**Abb. A 19.h**) eingeschraubt, daß er einen Winkel von 180° zur Arretierungsschraube bildet. Dann wickelt man ein Stofftaschentuch oder ein Zungenläppchen aus Kreppapier (**Abb. A 19.d**) (Papiertaschentücher sind ungeeignet, weil sie durch an der Zunge

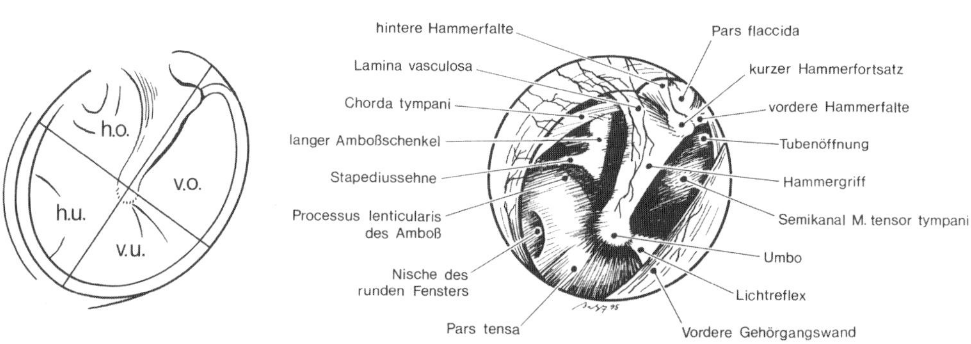

Abbildung A 69: Otorhinolaryngologische Spiegeluntersuchungen V: *Rechtes Trommelfell* (Membrana tympani). Links Quadranteneinteilung, rechts schematisch (nach W. Becker: Atlas der Hals-Nasen-Ohren-Krankheiten, Thieme, Stuttgart, 1969, aus Birnmeyer, modifiziert).

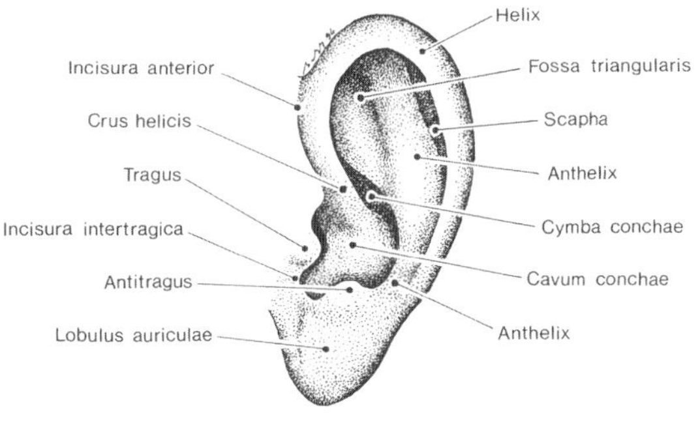

Abbildung A 70: Ohrmuschel (anatomische Bezeichnungen).

haftenbleibende Zellstoffteilchen die Patienten verargern.) so um die Zunge des Patienten, daß die Läppchenenden nach unten zu liegen kommen, und hält damit die Zunge in der Weise, daß der Daumen der linken Hand auf dem Zungenrücken und der Zeigefinger der linken Hand auf der unteren Zahnreihe zu liegen kommen. Dies ist unbedingt notwendig, damit während der Untersuchung nicht das Zungenbändchen *(Frenulum linguae)* auf der Zahnreihe scheuert – was zu unangenehmen blasenbildenden Alterationen führen kann, die die Untersuchung in Mißkredit bringen.

Dann muß der Spiegel über einer Spiritusflamme (**Abb. A 19.f**) (oder in warmem Wasser) angewärmt werden, weil er sonst von der Atemluft des Patienten beschlagen würde. Dabei darf immer nur die Spiegelfläche, niemals die Fassung angewärmt werden. Das Anwärmen in der Flamme dauert etwa eine Sekunde; der Spiegel sollte in der Flamme nicht bewegt werden. Zum Anwärmen ist ausschließlich eine Spiritusflamme geeignet, weil alle anderen Flammen rußen.

Vor der Untersuchung muß die Spiegelfassung dann am eigenen Handrücken geprüft werden, ob sie a) warm genug und ob sie b) nicht zu heiß geworden ist, damit sie nicht die Schleimhäute des Patienten verbrennt. (Niemals die Spiegelfläche auf der Haut prüfen, weil das Hautfett den Spiegel verschmieren und die Sicht behindern könnte.)

Dann wird der Spiegel, der mit seiner Arretierungsschraube zwischen Zeige- und Mittelfinger wie ein Bleistift gehalten wird, während sich der Ringfinger der rechten Untersucherhand am linken Unterkiefer des Patienten abstützt, parallel zur Zungenoberfläche unter Zurückdrängen des linken Mundwinkels so an das Zäpfchen *(Uvula)* herangeführt, daß dieses auf der Spiegelfassung aufsitzt (**Abb. A 67.5**). Der Patient wird unterdessen angehalten, ruhig durch den Mund zu atmen und dann ein «Hi» zu phonieren.

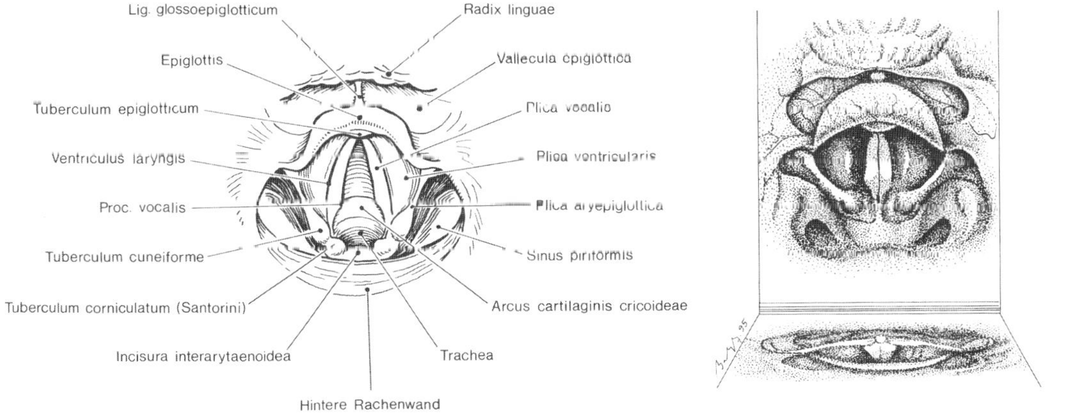

Abbildung A 71: Otorhinolaryngologische Spiegeluntersuchungen VI: *Larynx.* Links schematisch (nach E. v. Eicken, A. Schulz van Treeck. Atlas der Hals-Nasen Ohrenkrankheiten, 3. Aufl. Thieme, Stuttgart 1951 aus Birnmeyer, modifiziert); rechts anatomisch (nach Denker, A. u. O. Kahler: Handbuch der Hals-Nasen-Ohrenheilkunde, Bd. I, Springer, Berlin, 1925 aus Birnmeyer, modifiziert): oben Spiegelbild, unten Lage in situ.

Nun muß der Spiegel durch millimeterweises Kippen in vertikaler und Drehen in horizontaler Richtung in eine Untersuchungsposition gebracht werden. Die Rachenhinterwand und der Zungengrund dürfen dabei aber nicht mit der Spiegelfassung berührt werden, weil sonst ein Würgereiz ausgelöst werden könnte.

Es kommt zu einer seitenrichtigen Darstellung, bei der die ventral gelegenen Anteile (Epiglottis) im Spiegel oben, die dorsal gelegenen (Aryknorpel) im Spiegel unten abgebildet werden (**Abb. A 71**). Um die Funktionsfähigkeit der Stimmbänder beurteilen zu können, läßt man den Patienten abwechselnd phonieren und atmen.

Häufig gelingt die Untersuchung deswegen nicht, weil der Patient den Kopf zu weit nach ventral gebeugt hat; dann muß die Kopfhaltung durch stärkere Streckung korrigiert werden.

Inzwischen dürfte der Spiegel wieder so weit abgekühlt sein, daß er vor dem nächsten Versuch erneut angewärmt werden muß.

Postrhinoskopie (Rhinoscopia posterior) Bei der Postrhinoskopie drückt die linke Untersucherhand mit einem Spatel die Zunge des Patienten nach ventrokaudal, um für den in der rechten Untersucherhand wie einen Bleistift gehaltenen Postrhinoskopie-Spiegel (**Abb. A 19.i**) Platz zu schaffen. Der Spiegel wird so in die rechte Hand genommen, daß die Befestigungsschraube des Handgriffs (**Abb. A 19.h**) zwischen Zeige- und Mittelfinger zu liegen kommt. Der Spiegel befindet sich zur Schraube in einer 90°-Position, die Befestigung des Spiegelstiels ist nach kaudal gerichtet, liegt also bei etwa 6 Uhr.

Zur Untersuchung gleitet der angewärmte und am Handrücken geprüfte Spiegel über dem Mundspatel an der Uvula vorbei in den Rachen; dazu muß das Gaumensegel ganz erschlafft sein. (Ggf. bittet man den Patienten, so zu tun, als ob er etwas riechen möchte.) Währenddessen stützt sich die rechte Untersucherhand mit ihrem Ringfinger am Unterkiefer des Patienten ab (**Abb. A 67.4**). Beim Positionieren des Spiegels darf keinesfalls die Rachenhinterwand berührt werden, weil dadurch ein Würgereiz ausgelöst würde.

Das gesamte Bild kann wegen der Kleinheit des Spiegels nicht auf einmal zur Darstellung gebracht werden; vielmehr müssen die einzelnen Abschnitte durch millimeterweises Drehen und Kippen des Spiegels sukzessive abgebildet werden (**Abb. A 72**). Dabei ist es hilfreich, zunächst in der Medianen die Vomerkante aufzusuchen, die zwischen den Choanen liegt, und dann planvoll vorzugehen.

In den Choanen können beidseits alle drei Nasenmuscheln gesehen werden, auch die oberen. Lateral finden sich die Öffnungen der Eustachischen Röhren, dorsal die Rachenmandel. Auf Tumoren und Sekretansammlungen ist zu achten.

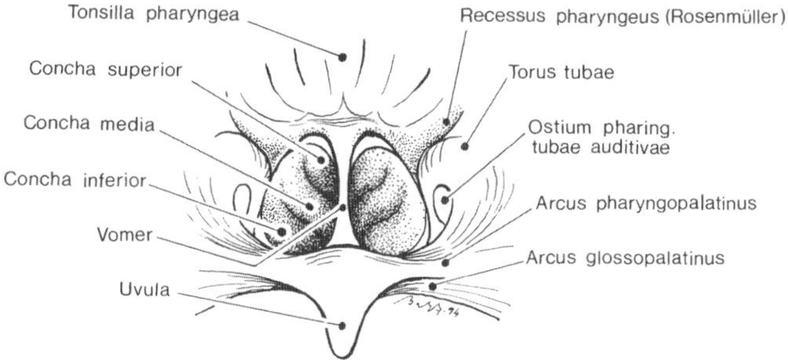

Abbildung A 72: Otorhinolaryngologische Spiegeluntersuchungen VII: *Nasenrachenraum* schematisch (nach E. van Eicken, A. Schulz van Treeck: Atlas der Hals-Nasen-Ohrenkrankheiten, 3. Aufl. Thieme, Stuttgart 1951, aus Birnmeyer, modifiziert): Die einzelnen Abschnitte können mit dem Nasenrachenspiegel nur sukzessive zur Darstellung gebracht werden.

8.3 Gynäkologische Spiegeluntersuchung *(Vaginoscopia)*

Zur Darstellung von Vulva, Vagina und Portio vaginalis uteri sind erforderlich:

1. Stirnreflektor (**Abb. A 18**)
2. Gegenspiegelleuchte (**Abb. A 11.b**)
3. Vaginalspekulum nach Kristeller (**Abb. A 23.a**) oder/und nach Cusco [selbsthaltend] (**Abb. A 23.c**).

Die gynäkologische Spiegeluntersuchung wird in Rückenlage der Patientin auf einem gynäkologischen Untersuchungsstuhl vorgenommen; notfalls muß sie im Bett erfolgen.

Die Lichtquelle steht auf der rechten Seite der Patientin; der Arzt trägt den Stirnreflektor vor seinem linken Auge. Bei dem zweiteiligen Spekulum nach Kristeller wird zunächst das größere gewölbte Blatt, das nach dorsal zu liegen kommt, eingeführt und dann mit der linken Hand gehalten. Danach das kleinere, glatte Blatt, das nach ventral zu liegen kommt und über dem gewölbten eingeführt wird. Wenn man einen Eingriff vornehmen will (Abstrich, Biopsie), muß das ventrale Blatt von einer Hilfsperson übernommen werden.

Das Spekulum nach Cusco ist selbsthaltend, gestattet aber nicht immer eine so gute Übersicht (**Abb. A 73**). Das Spekulum wird in einer Haltung von etwa 45° in geschlossenem Zustande eingeführt und dann im Uhrzeigersinn gedreht, bis der Handgriff nach dorsal zeigt (**Abb. A 73.a**); dann wird es unter leichtem Druck bis zur Zervix vorgeschoben (**Abb. A 73.b**) und schließlich geöffnet und arretiert (**Abb. A 73.c**).

8.4 Proktologische Spiegeluntersuchung *(Anuscopia et Proctoscopia)*

Zur Darstellung von Anus und unterem Rektum sind erforderlich:

1. Stirnreflektor (**Abb. A 18**)
2. Gegenspiegelleuchte (**Abb. A 11.b**)
3. Anuskop und/oder Proktoskop (**Abb. A 23.b**).

Wenn kein proktologischer Untersuchungsstuhl zur Verfügung steht, wird meist in Knie-Ellenbogen-Lage des Patienten untersucht; bei geschwächten Patienten kann man auch in Seitenlage untersuchen. Die Gegenspiegelleuchte steht auf der linken Seite des Untersuchers etwa in Höhe des Gesäßes des Patienten. Der Arzt trägt den Stirnreflektor vor seinem linken Auge. Das mit einer indifferenten Salbe eingefettete Proktoskop wird mit der rechten Hand eingeführt, dann mit der linken am Griff gehalten. Nachdem der Mandrin entfernt ist, ist die rechte Hand frei zum Tupfen oder Biopsieren.

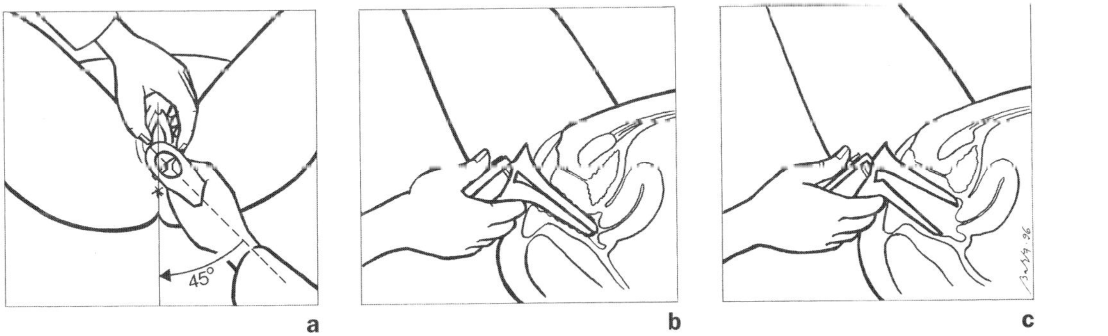

Abbildung A 73: Vaginale Spekulumuntersuchung: a) Das selbsthaltende Spekulum nach Cusco wird in einer Stellung von etwa 45° geschlossen eingeführt und dann in Pfeilrichtung gedreht. b) Mit leichtem Druck wird es dann bis zur Portio vaginalis uteri vorgeschoben. c) Erst dann wird das Spekulum geöffnet und ggf. arretiert.

9. Die osmologische Untersuchung (*Odoratio*)

Unter einer osmologischen Krankenuntersuchung wird die Untersuchung des Kranken, seiner Ausscheidungen und manchmal auch von unbekannten Stoffen, die in irgendeiner Weise auf seinen Körper eingewirkt haben oder in ihn gelangt sind, *mit dem Geruchssinn* verstanden.

Rauchen und katarrhalische Entzündungen der oberen Luftwege heben die Reizschwelle für Gerüche; schnelles Hin- und Herbewegen von Atemluft in der Nase («Schnüffeln») verfeinert und schärft die Geruchsempfindung.

Wenn man erstaunlich wenig über Gerüche in den Lehrbüchern der Krankenuntersuchung findet, mag das daran liegen, daß einerseits die Geruchsempfindung bei den einzelnen Untersuchern ganz verschieden ausgeprägt ist und andererseits spezifische Gerüche sich außerordentlich schwer beschreiben lassen. Dieser Umstand möge aber nicht darüber hinwegtäuschen, daß der erfahrene Arzt den Geruch häufig als diagnostisches Hilfsmittel einsetzt.

So ist beispielsweise der Geruch von Kindern mit eitriger *Angina tonsillaris* meist dermaßen charakteristisch, obgleich nicht einmal sonderlich aufdringlich, daß der Arzt oft schon beim Betreten des Krankenzimmers zur Verblüffung der Angehörigen die Diagnose stellen kann. Diesen Geruch zu beschreiben, ist allerdings ein vollkommen glückloses Unternehmen.

Bekannt sind:

- Urinöser Geruch bei Urämie und Harninkontinenz *(Foetor uraemicus)*
- Azetongeruch (apfelähnlich) bei *Coma diabeticum*
- Süßlicher Geruch bei Diphtherie
- Erdiger Geruch nach frischer Leber bei *Coma hepaticum* und manchen Hepatitisformen *(Foetor hepaticus)*
- Widerlicher Geruch bei Lungengangrän und Bronchiektasen
- Scharfer, saurer Schweißgeruch bei Tbc und rheumatischem Fieber
- «Fahne» bei Äthylismus *(Foetor alcoholicus)*
- Fauliger Geruch kranker Zähne *(Foetor ex ore)*
- Eitriger Geruch kranker Mandeln *(Foetor ex ore)*
- Penetranter Geruch von Schweißfüßen *(Foetor pedis)*
- Fischähnlicher Geruch mancher Genitalsekrete *(Foetor genitalis, Foetor penis)*
- Bittermandelgeruch Blausäurevergifteter.

Weniger bekannt sind:

- Ammoniakalischer Geruch bei Cholera
- Widerlich süßer Geruch bei Lues
- Geruch nach frisch gerupften Gänsen bei Masern
- Heringssaucenähnlicher Geruch bei Pocken
- An Harzer Käse oder verschimmeltes Brot erinnernder Geruch bei Scharlach
- An Blut oder Mäusekot erinnernde Geruch bei Typhus
- Unangenehmer Geruch mit Foetor ex ore bei den Menses
- Jauchiger Gestank maligner Tumoren
- Kadaverhafter Geruch mancher Agonien.

Der Körpergeruch des Menschen setzt sich aus einer Vielzahl von Einzelfaktoren zusammen (siehe **Schema**), die mehr oder weniger intensiv zum Tragen kommen und sich wechselweise beeinflussen und oft von exogenen Faktoren abgeschwächt, überlagert oder verändert werden. Das erschwert oder paralysiert seine diagnostische Nutzung; auch der Umstand, daß Gerüche sich heute noch kaum wie Bild und Ton zu Analyse, Vergleich und Lehrzwecken aufzeichnen lassen, spielt gewiß eine Rolle.

Trotz all dieser Unzulänglichkeiten sollte der Arzt

1. nach Gerüchen fahnden,
2. sie sich einprägen,
3. nach ihrer Herkunft und Ursache suchen;

dann ist er erfahrungsgemäß nach kurzer Zeit in der Lage, sie sich diagnostisch nutzbar zu machen.

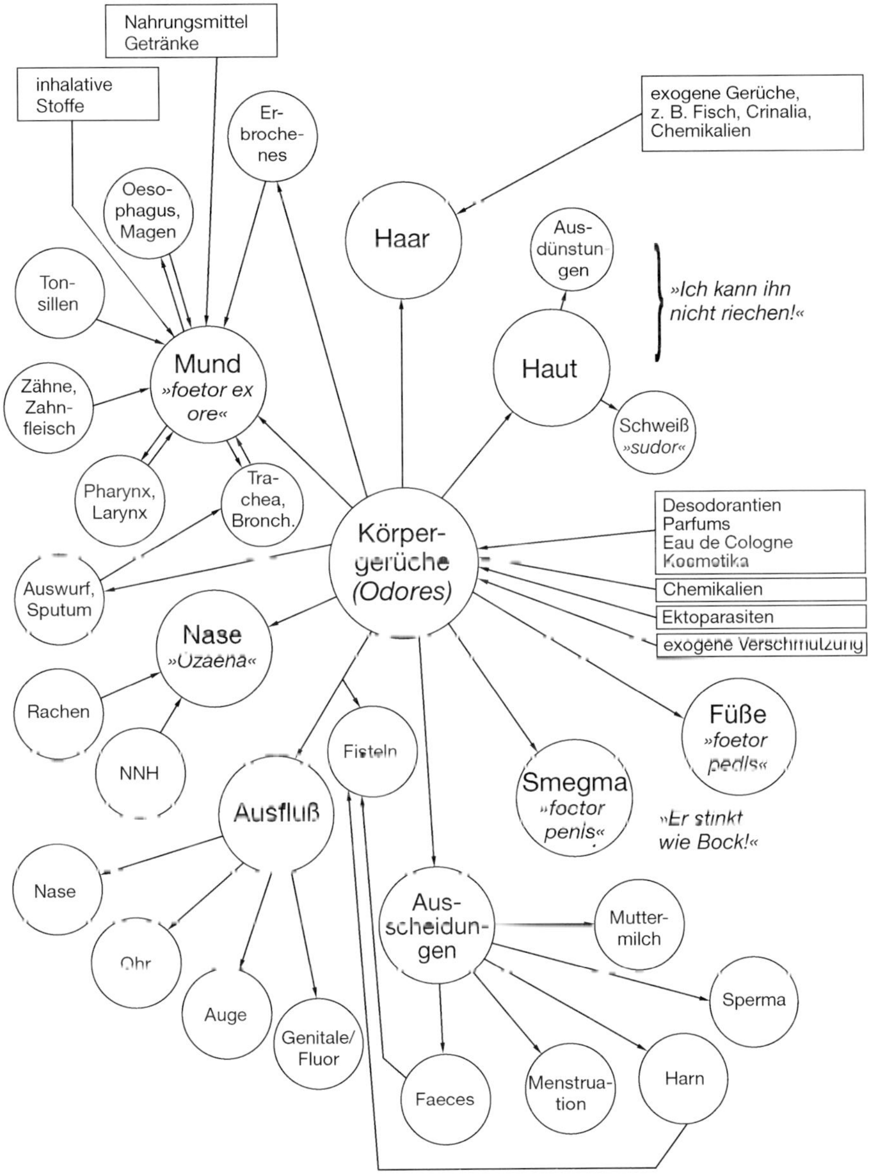

10. Die Palpation *(Palpatio)*

Unter dem Begriff Palpation subsumiert man sämtliche Tastuntersuchungen; sie zielen ab auf

- die Körperoberfläche
- die Körpertiefe, soweit sie durch die Haut (oder auch von Wunden aus) wahrnehmbar ist
- auf Körperöffnungen, soweit sie wenigstens für einen Teil eines Untersuchungsfingers eingängig sind (Nase, Ohr, Mundhöhle, Scheide, Enddarm)

und sollen Aussagen über

- Größe
- Form
- Oberflächenbeschaffenheit
- Konsistenz
- Lage
- Verschiebbarkeit
- Schmerzhaftigkeit
- Temperatur
- Pulsation oder auch
- Fehlen

von Organen oder Organteilen und Tumoren zur diagnostischen Nutzung machen. Dabei bedienen wir uns meist in komplexer Weise verschiedener Qualitäten des Tastsinnes, nämlich

- des Berührungssinnes
- des Temperatursinnes
- des Lagesinnes
- des Bewegungssinnes und
- des Vibrationsempfindens.

Der *Berührungssinn* scheint mehr in den Fingerbeeren, der *Temperatursinn* mehr auf dem Handrücken und an den Lateralseiten der Finger ausgebildet zu sein; Kälte- und Wärmereize werden von verschiedenen Rezeptoren vermittelt.

Das *Schätzen der Größe* eines inneren Gebildes, das nicht gesehen, nur gefühlt werden kann, ist nicht so leicht, kann aber trainiert werden (**Abb. A 74**). Und gerade diese Übung scheint im Zeitalter der bildgebenden Verfahren, die in Krisenzeiten und -situationen häufig nicht zur Verfügung stehen, ganz besonders wichtig, weil sonst die Fertigkeit, einen eindeutigen Tastbefund zu erheben, in der besonders die Gynäkologen noch in den sechziger Jahren des 20. Jahrhunderts Meister waren (T. Antoine, C. Kaufmann), in Kürze verkümmern wird.

Im Laufe der Zeit wurden verschiedene *Techniken* der Palpation entwickelt. Man unterscheidet zunächst – je nachdem, ob nur mit einer oder mit beiden Händen palpiert wird – eine *monomanuelle* von einer *bimanuellen* Palpation. Die Domäne der monomanuellen Palpation ist eher die Körperoberfläche, die der bimanuellen die Körpertiefe; manche Untersuchungen lassen sich mit beiden Palpationsarten ausführen.

Die *bimanuelle Palpation* kann

- einerseits so vorgenommen werden, daß eine Hand auf der anderen liegt und die unten liegende ausschließlich fühlt, während die oben liegende den erforderlichen Druck ausübt (*Tiefen- und Gleitpalpation* nach Hausmann);
- andererseits in der Weise erfolgen, daß die eine Hand der tastenden anderen das zu untersuchende Organ von der Gegenseite her entgegendrückt, damit es nicht ausweichen kann, so z. B. bei der Untersuchung der Nieren oder des Uterus.

Im ersten Fall soll die «Arbeitsteilung» zwischen Fühlen und Drücken die Empfindung

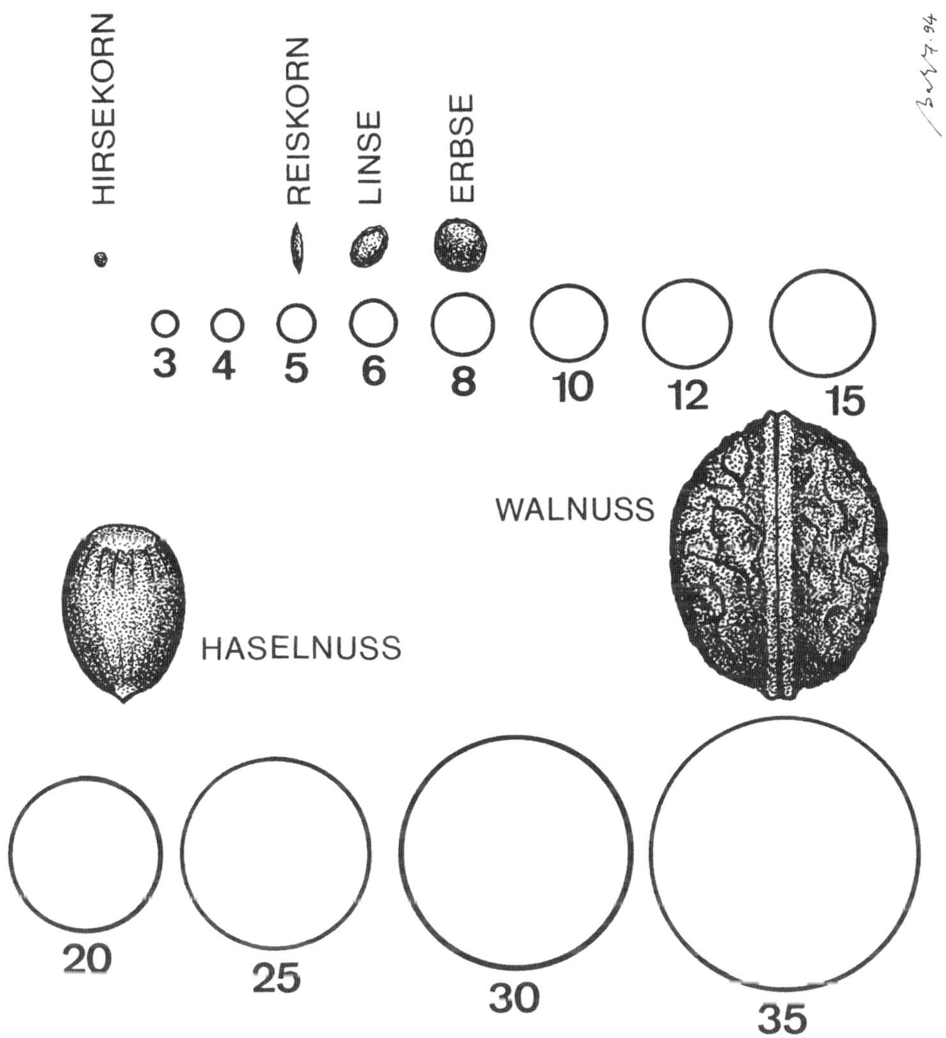

Abbildung A 74: Palpatorische Größenschätzung räumlicher Körper.

der tastenden Hand verfeinern und die Konzentration des Untersuchers auf das Untersuchungsgebiet «fokussieren». Im zweiten Fall soll ein Widerlager geschaffen werden, das die Untersuchung tief liegender Organe erleichtert oder erst möglich macht.

Dann unterscheidet man a) eine Oberflächen- oder Routine-Palpation und b) eine Tiefenpalpation. Die *Oberflächenpalpation*, die immer vor der Tiefenpalpation auszuführen ist, wird *mit der Handfläche* durchgeführt; dabei sollen Hand und Unterarm eine Gerade bilden (**Abb. A 75.a**). Die *Tiefenpalpation* wird immer nach der Oberflächenpalpation *mit der Beugeseite der Finger* ausgeführt; dabei bildet die Hand mit dem Unterarm einen Winkel (**Abb. A 75.b**). Die Tiefenpalpation kann monomanuell (**Abb. A 76.a**) oder bimanuell (**Abb. A 76.b**) vorgenommen werden.

Keinesfalls ist es sinnvoll, mit den Fingerspitzen «zuzustechen». Lediglich bei der *«ballotierenden Stoßuntersuchung»* wird zum Nachweis beweglicher Tumoren der starre Zeigefinger schnell in die Bauchdecke gestoßen und dort gehal-

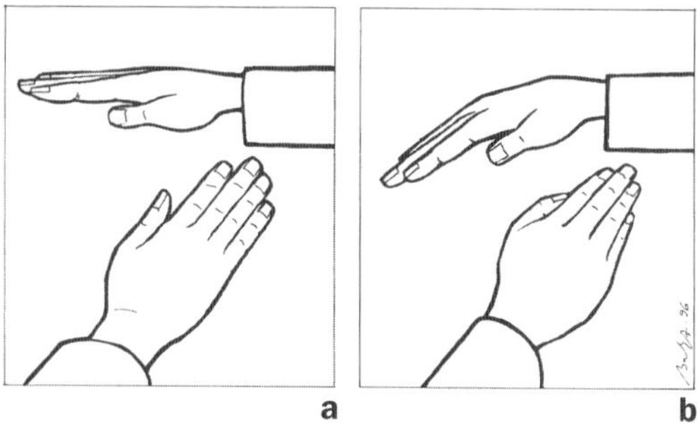

Abbildung A 75: Handhaltung bei der Palpation: a) Routine- oder Oberflächenpalpation, b) Tiefenpalpation.

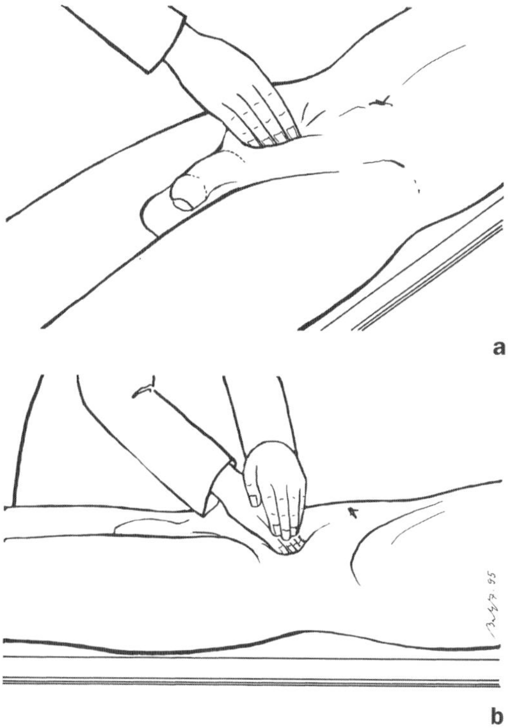

Abbildung A 76: Tiefenpalpation: a) monomanuell, b) bimanuell.

ten. Bei der *Gleitpalpation* gleiten die Fingerspitzen über einen Organrand oder über ein Hohlorgan hinweg. Diese selteneren Palpationsformen und die Prüfung auf *Fluktuation* werden im speziellen Teil erläutert.

Bei den Palpationen, die auf *Körperöffnungen* oder *-höhlungen* abzielen, unterscheidet man Tastuntersuchungen der

- Mundhöhle *(Cavum oris)*
- Augen *(Oculi)*
- Nase *(Nasus)*
- Ohren *(Aures)*
- Scheide *(Vagina)* und des
- Enddarms *(Rectum)* sowie eine kombinierte Untersuchung von
- Scheide und Enddarm.

Bei der stomatologischen *Tastuntersuchung der Mundhöhle* geht man mono- und bimanuell zu Werke. Kiefer, Zähne und Gaumen untersucht man mit einem Finger, die hochelastischen Weichteile von Wangen, Mundboden und Lippen und auch die Zunge selbst palpiert man bimanuell; Wangen, Mundboden und Lippen mit je einem (oder mehreren) inneren und äußeren Finger, die Zunge mit zwei inneren Fingern. *Cave: blitzschnelles Zubeißen von Kindern!* (Schutzmaßnahmen: 1. Gummikeil zwischen den Zähnen, 2. zwischen den Zähnen gehaltene kindliche Wange, 3. Armierung des Untersuchungsfingers mit beweglicher Metallhülse [Fingerpanzer].)

Die *Augäpfel (Bulbi)* sollten bei allen Augen- und Kopfschmerzen durch die geschlossenen Lider zum Nachweis einer intraokulären Drucksteigerung *(Glaucoma)* getastet werden. Dies sollte immer symmetrisch geschehen; auch Glasaugen, die sonst sehr leicht übersehen werden können, fallen dabei auf. Der Vergleich mit der Konsistenz der eigenen Bulbi läßt Drucksteigerungen («harte Bulbi») oder -minderungen («matschige Bulbi») unschwer erkennen. Diese so simple Untersuchung kann (wenn sie durchgeführt wird!) dem Patienten das Augenlicht erhalten.

Palpatorische Untersuchungen der *Nasenöffnungen (Nares)* und *Gehörgänge (Meatus acustici)* werden nur ausnahmsweise zur Bestimmung der Konsistenz von Tumoren, zum Nachweis einer Druckschmerzhaftigkeit und Verschieblichkeit vorgenommen, oft mit dem kleinen Finger. Bei der Nase geht man meist bimanuell vor.

Bei der vaginalen Untersuchung wird differenziert zwischen einer monomanuellen *Touchieruntersuchung* und einer bimanuellen vaginalen *Tastuntersuchung*; beide Untersuchungen werden in der Regel in einem Arbeitsgang unmittelbar hintereinander ausgeführt.

Die *digitale Untersuchung von Enddarm und Prostata* kann nicht durch endoskopische Untersuchungen ersetzt werden, weil die Prostata sich der Betrachtung entzieht und weil die Sphinkterregion endoskopisch nicht immer hinreichend gut dargestellt werden kann. Sie wird meist mit dem Zeigefinger durchgeführt, nur bei sehr kleinen Kindern mit dem kleinen Finger. (Bei Kindern und *Virgines intactae*, deren Hymen nicht für einen Finger eingängig ist, muß auch das innere Genitale vom Rektum her untersucht werden.)

Weniger bekannt ist die *(kombinierte) rektovaginale Tastuntersuchung (bidigitale anovaginale Untersuchung)*, die mit zwei Fingern vorgenommen wird und besonders zur Beurteilung des *Spatium rectovaginale* sehr hilfreich sein kann.

Die rektalen und vaginalen Tastuntersuchungen werden im speziellen Teil genauer erörtert.

11. Die Untersuchung des Pulses

In der Regel lassen sich mindestens die folgenden (peripheren) Arterienpulse beidseits palpieren, wobei allerdings Lagevarianten vorkommen können (siehe **Abb. B 102, S. 191**):

A. temporalis	→	Schläfe
A. facialis [früher: *A. maxillaris externa* und deshalb im klinischen Bereich häufig noch «*Maxillaris*» genannt]	→	Unterkiefer (2-3 QF vor dem Kieferwinkel)
A. carotis	→	Hals (lateral, ventral vom *M. sternocleidomastoideus)*
A. radialis	→	proximal vom Daumen auf der Beugeseite des Handgelenks
A. femoralis	→	Leistenbeuge
A. dorsalis pedis	→	Fußrücken
A. tibialis posterior	→	dorsal vom *Innen*knöchel
A. fibularis	→	proximal vom Außenknöchel vor der Wadenbeinkante

Es ist wichtig, *alle* diese Stellen nicht nur zu kennen, sondern sie im Ernstfall auch schnell auffinden zu können.

11.1 Palpation des Pulses

Tasten Sie immer mit dem Zeigefinger *und* Mittelfinger, aber nie mit dem Daumen! Machen Sie sich zunächst ein Bild [durch a) Inspektion, b) Palpation] über die *Wandbeschaffenheit* der Arterie (zarter Schlauch/Rohr/ Gänsegurgel), dann über die einzelnen *Pulsqualitäten* getrennt und lassen Sie erst danach – wenn Sie die notwendigen Erfahrungen gesammelt haben – die Einzelwahrnehmungen (zur Diagnose eines ‹guten› oder ‹schlechten› Pulses) verschmelzen.

11.2 Pulsqualitäten

Frequenz: Pulsus frequens/rarus

Zahl der Herzschläge pro Minute:

– normal in Ruhe:	60–80
– bei Kindern:	90–140
– bei Sportlern:	40–60

Pulsus frequens = Tachykardie
Pulsus rarus = Bradykardie

Cave: Bei Erhöhung der Frequenz (Tachykardie) spreche man von einem «beschleunigten» oder «frequenten», aber nie von einem «schnellen» Puls, weil dieser Ausdruck einer anderen Pulsqualität (s.u.) vorbehalten ist!

Regelmäßigkeit (Rhythmus): Pulsus regularis/irregularis Eine gewisse respiratorische Arrhythmie (Anstieg der Frequenz beim Einatmen und Abfall beim Ausatmen) gilt noch als physiologisch. Wenn der Erfahrene häufig auch bestimmte Arrhythmieformen (Extrasystolie, absolute Arrhythmie u.a.) diagnostizieren kann, reicht die Feststellung «regelmäßig» oder «unregelmäßig» zunächst vollkommen aus, weil die weitere Differenzierung einer Rhythmusstörung ohnehin die Ableitung eines EKGs erforderlich macht.

Härte (oder Spannung): Pulsus durus/mollis Geprüft wird die *Unterdrückbarkeit* des Pulses, indem man mit dem peripheren Finger den Puls tastet, während man mit dem proximalen Finger versucht, die Arterie allmählich so zu komprimieren, daß der Puls gerade eben nicht mehr fühlbar ist; der aufgewendete Druck stellt eine Schätzung des systolischen Blutdrucks dar.

Diese Methode, den systolischen Blutdruck zu schätzen, erlernt man nur durch sehr häufiges Üben; dann aber sind die Ergebnisse recht zuverlässig und können Ihnen in Notfällen, bei denen keine Zeit zu einer umständlichen Blutdruckmessung bleibt, und immer dann, wenn kein Blutdruckmesser zur Verfügung steht, außerordentlich hilfreich sein! Es lohnt sich deshalb, bei jeder Blutdruckmessung (zuvor) die Härte des Pulses zu bestimmen (vgl. Abschnitt «Blutdruck»). Wenn die Abweichung – vielleicht nach der 50. Bestimmung – im allgemeinen nicht mehr als ± 15 mmHg beträgt, dürfen Sie zufrieden sein, sollten aber dennoch in ständiger Übung bleiben. (Es ist für dringliche therapeutische Maßnahmen kaum wichtig, ob der Blutdruck 120 oder 135 mmHg beträgt; bedeutungsvoll ist aber, ob er 80 oder 230 mmHg beträgt.)

Größe: Pulsus altus aut magnus/parvus Es handelt sich dabei um die Größe der Puls- bzw. Druckamplitude mit jeder Herzaktion, also die *Differenz* zwischen *systolischem* und *diastolischem* Druck. Sie hängt im wesentlichen von der mit jedem Herzschlag ausgeworfenen Blutmenge ab und wird deshalb gern zur *Schätzung des Schlagvolumens* benutzt; allerdings ist dabei zu bedenken, daß ein und dasselbe Schlagvolumen unter verschiedenen Bedingungen zu Pulsamplituden verschiedener Größe führen muß (**Abb. A 77**).

Muskelarbeit, Fieber und Aortenklappeninsuffizienz verursachen einen großen Puls; ein kleiner Puls findet sich beim Kollaps, bei Mitral- und Aortenstenosen, bei manchen Nierenerkrankungen, bei Bleivergiftung, Myxödem u.a.

Druckablauf (Geschwindigkeit des Ablaufs der einzelnen Pulswelle): Pulsus celer/tardus Es handelt sich dabei um die Beobachtung, wie der palpierende Finger von der Pulswelle gehoben wird: Geschieht die Hebung

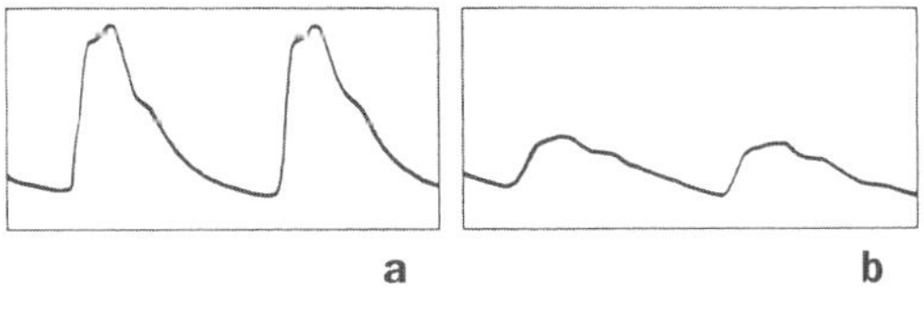

Abbildung A 77: Puls: a) Pulsus celer et altus, b) Pulsus tardus et parvus (aus Landes).

rasch, so bezeichnen wir den Puls als *schnellend* (nicht «schnell», um diese Größe deutlich gegenüber einem irrtümlich so bezeichneten frequenten Puls abzusetzen!); geschieht sie träge und wird sie von einem langsamen Abfall gefolgt, nennen wir den Puls *zögernd* (**Abb. A 78**).

In der Praxis sind Pulsus celer et altus oder tardus et parvus kombiniert. Den schnellenden Puls findet man häufig bei Aortenklappeninsuffizienz und manchmal im Fieber; den trägen, zögernden Puls bei der Aortenklappenstenose.

Gleichmäßigkeit des Ausschlags: Pulsus aequalis/inaequalis Unregelmäßige Herztätigkeit hat eine Verschiedenheit der Schlagvolumina zur Folge, die sich durch wechselnde Pulsamplitude bemerkbar machen kann *(Pulsus inaequalis).*

Folgt in regelmäßigem Wechsel einem größeren ein kleinerer Puls, so spricht man von *Pulsus alternans*; wird die Amplitude bei der Einatmung kleiner, von einem *Pulsus paradoxus*, der auf eine Herzbeutelverwachsung suspekt ist.

Manchmal findet sich eine deutliche Doppelgipfligkeit des Pulses, die *Dikrotie* genannt wird, aber keine größere diagnostische Bedeutung hat. Nicht zu verwechseln damit ist die *Bigeminie*, eine Rhythmusstörung, bei der jeder Normalschlag von einer Extrasystole gefolgt wird.

Von großer Bedeutung sind die frustranen Herzkontraktionen, die den Aortendruck nicht überwinden, so daß kein Blut ausgeworfen wird: man kann sie über dem Herzen auskultieren, aber es wird kein peripherer Puls ausgelöst, d.h. die Zahl der Pulse ist kleiner als die Zahl der Systolen; man spricht von einem *Pulsdefizit*, dessen Ausmaß sich ermitteln läßt, indem man möglichst gleichzeitig den zentralen (Auskultation des Herzens) und den peripheren Puls (Palpation) bestimmt; die Differenz ist das Pulsdefizit, dessen Größe bei dekompensierten Myokardinsuffizienzen mit zunehmender Rekompensation kleiner wird.

Man übe zuerst die Punkte 1 bis 3; wenn man sie gut beherrscht, die Punkte 4 bis 6. Das bloße theoretische Wissen um die Untersuchung des Pulses ist wertlos; erst mit zunehmender praktischer Übung gewinnt sie an Bedeutung!

Abbildung A 78: Die «Qualitäten» des Pulses: p_s = systolischer Blutdruck, p_d = diastolischer Blutdruck, $\Delta p = p_s - p_d$ = Blutdruckamplitude = Pulsgröße (aus Landes).

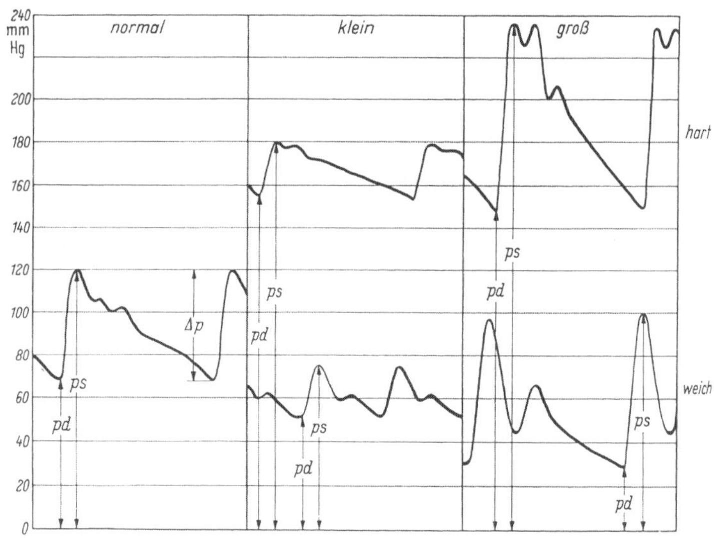

12. Die Perkussion *(Percussio)*

«Die Perkussion ist nicht nur Handwerk, sie ist auch eine Kunst» (N. v. Jagić).

Unter Perkussion versteht man einerseits das Beklopfen bestimmter Körperteile (Wirbel, Nasennebenhöhlen, Nieren u.a.) zum Nachweis eines Klopfschmerzes **und** andererseits ein komplizierteres diagnostisches Verfahren zur Bestimmung von Organgrößen (oder Organgrenzen) und zum Nachweis der Lufthaltigkeit bestimmter Thorax- und Abdomenteile wie auch des Füllungszustandes gewisser Organe und präformierter Räume anhand der beim Beklopfen hervorgerufenen Schallphänomene.

Erfunden hat dieses geniale Verfahren, das die medizinische Diagnostik revolutionierte und bis heute in der Allgemeinmedizin nichts von seiner Bedeutung verloren hat, im Jahre 1761 der Wiener Arzt Leopold Auenbrugger (1722-1809). Die Methode der Perkussion fand – wie so häufig in der Geschichte der Medizin – zunächst kaum Beachtung und wurde erst 1808 durch J. N. Corvisart, den Leibarzt Napoleons, zu allgemeiner Anerkennung gebracht. Verbessert wurde die Technik durch Piorry, den Erfinder des Plessimeters, und durch Wintrich, den Erfinder des Perkussionshammers. Für die Deutung vieler Krankheitszeichen und für die physikalische Begründung der neuen Methode haben Laënnec und Skoda neben anderen vieles geleistet.

Leider haben die modernen bildgebenden Verfahren (Röntgen, Sonographie u.a.) vielerorts in den Kliniken dazu verleitet, die Perkussion nur mehr sehr «großzügig» und ihre schwierigeren Abschnitte überhaupt nicht mehr durchzuführen, was wiederum deren Kenntnis und Übung bei den jüngeren Kollegen zwangsläufig geringer werden läßt. Diese Entwicklung muß man mit Sorge verfolgen, weil diese Kollegen dann draußen nicht mehr in der Lage sind, mit Hilfe der Perkussion einfach zu diagnostizierende Zustandsbilder zu erkennen. Und dann ist die Not kein guter Lehrmeister, denn was man sonst noch nie gekonnt hat, wird man jetzt – bei der allgemeinen Konfusion – erst gar nicht versuchen. Um die Untersuchungsmethode zu beherrschen, reichen nämlich – darüber muß man sich klar sein – theoretische Kenntnisse nicht aus; vielmehr ist reichliche Übung unvermeidlich, und man sollte jede sich bietende Gelegenheit dazu nutzen, eigene Erfahrungen zu sammeln; dann *erlernt* man nach einer gewissen Zeit auch die Perkussion des Herzens und der Milz.

Das eingangs erwähnte Perkutieren zum Nachweis einer Klopfschmerzhaftigkeit geschieht immer direkt – entweder mit dem Perkussions- oder Reflexhammer oder mit einem oder mehreren Fingern.

Die bei der anderen Art der Perkussion zur diagnostischen Nutzung hervorgerufenen Schallphänomene können entweder auch *direkt* mit vier aneinander gelegten Fingern einer Untersucherhand (oder selten mit dem Perkussionshammer) *oder indirekt* durch Zwischenschaltung eines Plessimeters oder eines Plessimeterfingers erzeugt werden, indem man das Plessimeter oder den Plessimeterfinger auf dem Körper des Untersuchten auflegt und dann darauf perkutiert. Die indirekte Perkussion kann auf verschiedene Weise ausgeführt werden; heute wird sie meist als Finger-Finger- oder (seltener) als Hammer-Plessimeter-Perkussion ausgeführt: Beide Arten haben ihre Vor- und Nachteile, so daß man sie beide erlernen sollte.

Mit Hammer (**Abb. A 27**) und Plessimeter (**Abb. A 27**) gelingt es, einen lauteren Perkussionsschall hervorzurufen, so daß diese Methode allen Untersuchern mit zarten Händen angeraten werden kann; allgemein ist diese Methode bei adipösen Patienten geeigneter. Leider hat jedes Plessimeter einen Nebenton, an den man sich erst gewöhnen muß. Doch ist die Hammer-Plessimeter-Perkussion für den

Untersucher weniger ermüdend als die Finger-Finger-Perkussion. Wenn die Perkussion sehr leise erfolgen muß (Herzgrenzen), kommt man mit der Finger-Finger-Perkussion leichter zum Ziel, weil da das Plessimeter-Nebengeräusch eher stört.

Der größte Vorteil der Finger-Finger-Perkussion ist der, daß man das Instrumentarium immer bei sich hat!

Bei der Perkussion unterscheidet man *drei Schallqualitäten*:

1. Lungenschall oder sonoren Klopfschall
2. Schenkelschall oder Dämpfung und
3. Tympanie oder tympanitischen Klopfschall (**Abb. A 79**).

> Der Lungenschall ist tief, laut und lang, der Schenkelschall ist hoch, leise und kurz; die Tympanie erinnert entfernt an den Klang einer Pauke [το τυμπανον – die Pauke].

Außer den drei genannten Schallqualitäten treten in der Praxis noch *zwei Veränderungen des sonoren Lungenschalls* auf, nämlich

1. hypersonorer Klopfschall und
2. hyposonorer Klopfschall.

Es handelt sich dabei um graduelle Veränderungen des Lungenschalls, die schwer zu beschreiben und für den Anfänger nicht immer leicht abzugrenzen sind: Der hypersonore Klopfschall ist noch tiefer, noch länger und noch lauter als der sonore; der hyposonore Klopfschall ist eine mehr oder weniger unvollständige Dämpfung, die man *Schallverkürzung* oder auch *relative Dämpfung* nennt (im Gegensatz zur absoluten, d.h. vollständigen Dämpfung).

In der Praxis ist entweder der Lungenschall oder die Tympanie gegenüber dem Schenkelschall abzugrenzen, um entweder die Ausdehnung der Lungen oder die Größe von Organen zu bestimmen. Die relative Dämpfung tritt

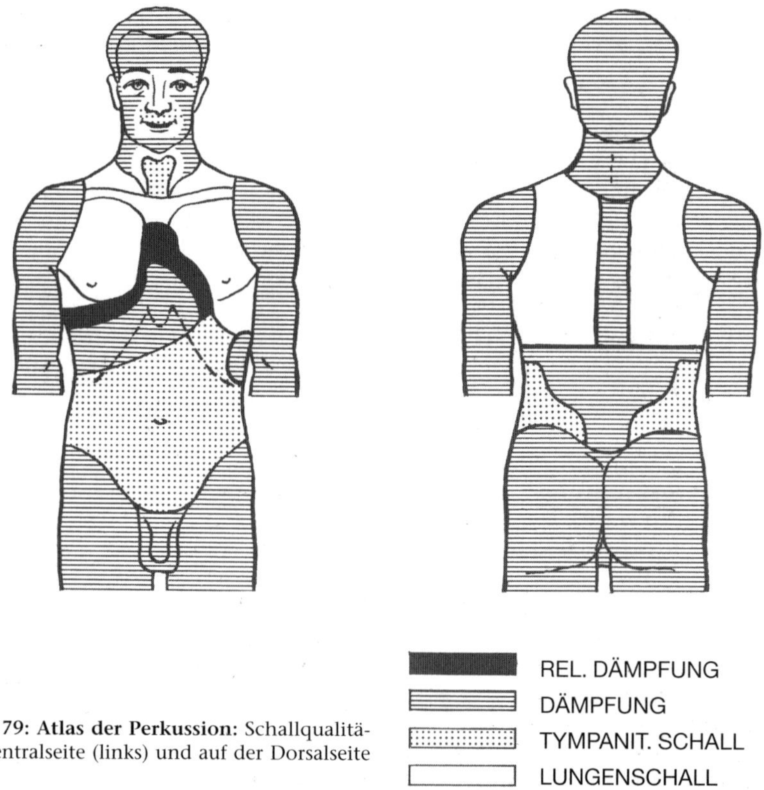

Abbildung A 79: Atlas der Perkussion: Schallqualitäten auf der Ventralseite (links) und auf der Dorsalseite (rechts).

überall dort auf, wo die Ränder von Organen nicht mehr der Körperwand anliegen (Herz, Leberoberrand). Die Schallverkürzung kann beobachtet werden, wenn Krankheitsprozesse der Lunge oder des Rippenfells im Entstehen oder in Rückbildung begriffen sind, wenn also die Dämpfung noch nicht oder nicht mehr vollständig ist, und immer auch dann, wenn ein umschriebener Krankheitsprozeß in einem gewissen Abstand von der Körperoberfläche abläuft.

Man unterscheidet eine vergleichende und eine abgrenzende Perkussion. Die wichtigste Regel für die *vergleichende Perkussion* lautet: **Vergleichen läßt sich nur Vergleichbares unter gleichen Untersuchungsbedingungen** (**Abb. A 80**). Die Abstände der perkutorisch miteinander verglichenen Stellen von der Medianen wie auch ihre Höhen müssen gleich sein. Der Patient muß auf einer flachen Unterlage gerade sitzen, stehen oder liegen, darf also in keiner Richtung verdreht (tordiert) sein. Die Intensität der Perkussionsschläge muß immer gleich sein, und der Plessimeterfinger muß immer mit der gleichen Fläche auf der Unterlage aufliegen. Dies muß pedantisch beachtet werden, sonst kommt es (trotz bester Technik) zu artifiziellen Schalldifferenzen und diagnostischen Irrtümern!

Die wichtigste Regel für die *abgrenzende Perkussion* lautet: **Immer in Richtung auf die Dämpfung hin perkutieren**[8]! Also z. B. vom Lungenschall in die Leberdämpfung und von der Tympanie in die Leberdämpfung (**Abb. A 81**). Die zweitwichtigste Regel für die abgrenzende Perkussion – sofern sie als indirekte Perkussion ausgeführt wird – lautet: **Das Plessimeter (Abb. A 27) oder den Plessimeterfinger immer parallel zur erwarteten Organgrenze auflegen!**

Auch hier gibt es *Ausnahmen*: Bei der Perkussion der relativen und absoluten Herzdämpfung legt man nur das Endglied des Plessimeterfingers (oder den kleinen Teil des Plessimeters nach Seitz) parallel zum Rippenverlauf in den betreffenden Interkostalräumen auf, weil sonst die Rippenknochen mitklingen und den Perkussionsschall verfälschen würden (siehe **Kapitel 12.1, S. 98**).

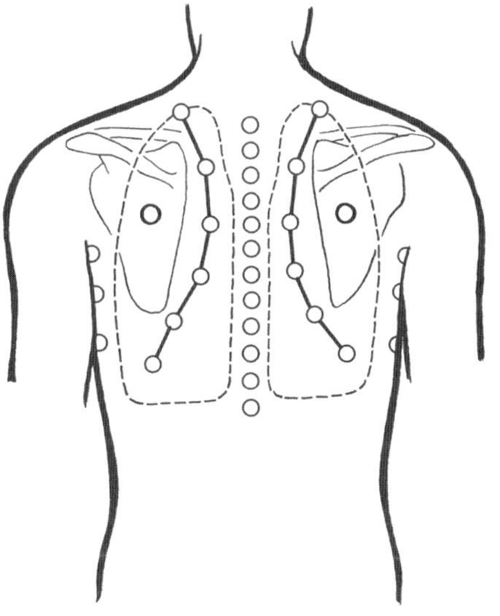

Abbildung A 80: Vergleichende Lungenperkussion (nach Karobath und Buchstaller).

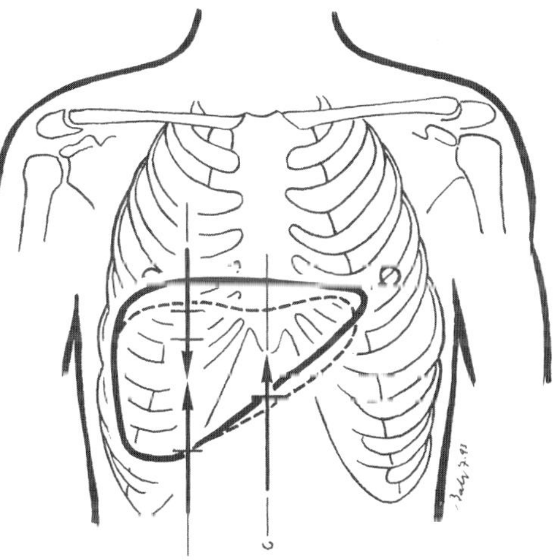

Abbildung A 81: Abgrenzende Perkussion der Leber (nach Karobath und Buchstaller).

8 Nur bei der manchmal schwierigen Perkussion der *Milz* hat es sich eingebürgert, zunächst von der Dämpfung in die Tympanie zu perkutieren, um die richtige Intensität der Perkussionsschläge zu ermitteln; dann erfolgt die Kontrolle bei der Bestimmung der Breite des Traubeschen Raumes in üblicher Weise von der Tympanie zur Dämpfung hin (**vgl. Abb. B 80**).

12.1 Untersuchungstechnik

Die wichtigste Regel für die Technik hat Skoda aufgestellt:

1. *Ausschließlich aus dem Handgelenk perkutieren!* Also nicht mit dem ganzen Arm aus der Schulter und auch nicht aus dem Ellbogengelenk! Nur so gelingt es, möglichst gleichstarke Perkussionsschläge hervorzurufen. Dabei ist es gleichgültig, ob mit dem Hammer perkutiert wird oder ohne ihn. Bei der *direkten* Perkussion (**Abb. A 82**) wird mit vier zusammengelegten Fingern (II bis V) perkutiert, bei der *indirekten* mit einem Finger, am besten mit dem halbgebeugten Mittelfinger.

   Üben kann man beide Arten am besten auf einem leeren Schuhkarton: Es kommt zunächst nur darauf an, durch weit ausholende Bewegungen im Handgelenk immer gleichlauten Perkussionsschall zu erzielen. Wenn das gelingt, ist schon vieles gewonnen.
2. Bei Schwerkranken ist die Perkussion *«cito, tuto et iucunde»* (Edens) auszuführen!
3. Bei der *vergleichenden* Perkussion legt man immer den **ganzen** Plessimeterfinger (**Abb. A 83**) oder das große Plessimeterende auf.

   Ausnahme: Bei kleinen Kindern oder bei tiefen Einziehungen der Supraklavikulargruben setzt man manchmal *nur die Spitze* des Plessimeterfingers auf und perkutiert auf das rechtwinklig abgebeugte Grundglied dicht proximal des Mittelgelenks.
4. Bei der *abgrenzenden* Perkussion legt man den **ganzen** Plessimeterfinger oder das größere Plessimeterende parallel zur erwarteten Organgrenze auf (**Abb. A 83**), wenn die zu erwartende Grenze eine gewisse geradlinige Ausdehnung von wenigstens fünf Zentimetern hat; **nur das Endglied** des Plessimeterfingers oder das kleine Plessimeterende auf (**Abb. A 84**), wenn die zu erwartende Grenze eine geringere Ausdehnung als fünf Zentimeter hat oder nicht geradlinig verläuft.

   Zu erwähnen wäre noch die *Schwellenwert(s)perkussion* nach Goldscheider und Ewald zur Bestimmung der absoluten Herzdämpfung: Man perkutiert so leise von der relativen zur absoluten Herzdämpfung, daß man nach Überschreiten der Grenze gar nichts mehr hört. Während der Untersuchung darf man den Abstand des eigenen Kopfes zur Schallquelle nicht verändern, weil die Intensität des Schalls mit dem Quadrat der Entfernung abnimmt!

Der tympanitische Klopfschall, den große Kavernen aufweisen, die uns heute nur selten be-

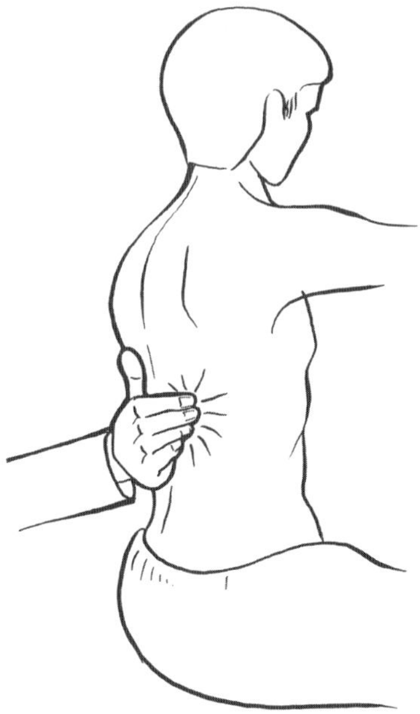

Abbildung A 82: Direkte Perkussion (nach Anschütz).

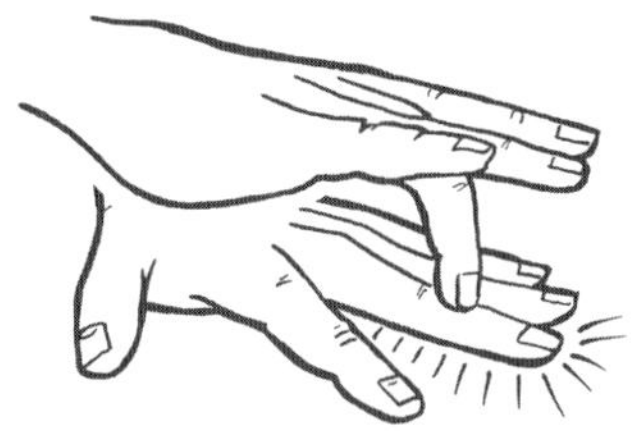

Abbildung A 83: Vergleichende indirekte Perkussion (nach Anschütz).

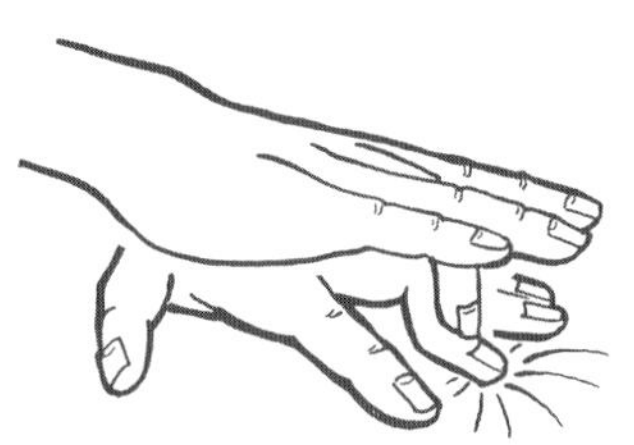

Abbildung A 84: Abgrenzende indirekte Perkussion (nach Anschütz).

gegnen, hat manchmal einen metallischen Beiklang oder gar *Metallklang*, eine weitere Schallqualität, die oben wegen ihrer Seltenheit nicht erwähnt wurde; besonders deutlich wird er, wenn man als Plessimeter eine Münze benutzt *(Signe de sou)*.

Es gibt noch weitere spezielle Techniken, die aber wegen der Seltenheit der zugrundeliegenden Erkrankungen hier übergangen werden und auch in den meisten modernen Lehrbüchern fehlen. (Im Bedarfsfalle sind sie in den älteren Lehrbüchern der Perkussion nachzulesen.)

Bei der abgrenzenden Perkussion reicht es erfahrungsgemäß nicht aus, sich die ermittelten Grenzen zu merken; man mache es sich vielmehr zur *Regel*, alle erhobenen *Befunde* mit dem Dermatographen (Fettstift) (**Abb. A 28.a**) auf der Haut des Patienten *anzuzeichnen* und dann nochmals zu überprüfen. (Wenn sich die Möglichkeit bietet, sollte man anschließend einen erfahrenen Untersucher bitten, die Befunde nachzuperkutieren: Die Abweichung darf maximal einen Querfinger betragen und ist dann schon groß; ist sie noch größer, stimmt etwas nicht.)

Nur auf diese Weise lernt man, eigene Fehler zu erkennen; und erst wenn man sie erkannt hat, kann man einen Weg suchen, sie zu vermeiden.

Die Methode der *Kratzauskultation* soll hier nicht unerwähnt bleiben, weil sie bei adipösen Patienten oft die einzige Untersuchungsmethode ist, um sich doch noch ein Bild über die Lebergröße zu machen, wenn alle anderen direkten Verfahren (Palpation, Perkussion) versagen. Da das Verfahren aber mit einer erheblichen Fehlerquote belastet ist und längst nicht überall anerkannt wird, kann es wirklich nur für die genannten Fälle empfohlen werden; *vor* dieser Untersuchung muß grundsätzlich palpiert und perkutiert werden! In keinem Falle darf also die Kratzauskultation anstelle von Palpation und Perkussion ausgeführt werden.

Ausführung: Man setzt das Stethoskop dicht kaudal vom Processus xiphoideus sterni über der Leber auf und kratzt dann mit einer Fingerbeere parallel zum erwarteten Leberrand kranial beginnend im Abstand von etwa 1 cm. Ist der Leberrand überschritten, wird das Geräusch sehr leise oder verschwindet ganz. (Auch zur Abgrenzung von Tumoren ist die Methode nutzbar.)

Zum Abschluß noch ein Wort zu unsicheren oder zweifelhaften Befunden: Vergessen Sie sie! Sie taugen zu nichts und werfen lediglich ein schlechtes Licht auf den Untersucher, denn fast ausnahmslos sind nicht die Befunde, sondern der Untersucher unsicher! Im Zweifelsfall muß man sich entscheiden: entweder – oder. (Sicherheit gewinnt man nur durch Erfahrung, und Erfahrung nur durch Übung.)

Kavernenzeichen

Obwohl heute selten zu finden, seien die folgenden *Kavernenzeichen* hier genannt, damit sie nicht in Vergessenheit geraten:

- Friedreichscher Schallwechsel ist eine deutliche Änderung der Höhe des Perkussionsschalles über einer Kaverne im In- und Exspirium.
- Gerhardtscher Schallwechsel ist die Veränderung des Klopfschalles über stark ovalen, teilweise mit Exsudat gefüllten Kavernen bei Lagewechsel.
- Wintrichscher Schallwechsel ist die Verstärkung des tympanitischen Klopfschalls über einer Kaverne nach Öffnen des Mundes, wenn die Kaverne mit der Außenluft in Verbindung steht.
- Metallischer Klopfschall kann mit dem Stethoskop in unmittelbarer Nähe von Kavernen wahrgenommen werden, wenn mit Hammer und Plessimeter perkutiert wird. Deutlicher noch als bei der Hammer-Plessimeter-Perkussion ist der Metallklang über Kavernen oder beim Spannungspneumothorax nachzuweisen, wenn man als Plessimeter eine Münze benutzt (*signe de sou*) und diese mit einem Metallstäbchen, z. B. Perkussionshammerstiel, anschlägt (Stäbchen-Plessimeter-Perkussion).
- Das *Symptom des gesprungenen Topfes* kann bei starker Perkussion mit breit aufliegendem Plessimeter wahrgenommen werden, wenn Kavernen mit der Außenluft in Verbindung stehen.

13. Die Auskultation *(Auscultatio)*

Unter Auskultation versteht man das Behorchen der im Körper entstehenden Schallphänomene zur diagnostischen Nutzung.

«Die Schwierigkeiten der Auskultation liegen nicht in der zu geringen Lautheit, sondern in der richtigen Deutung dessen, was man hört» (Edens).

«Bei Untersuchungen mit elektrischer Abfilterung verschiedener Frequenzbereiche haben wir die Erfahrung gemacht, daß im allgemeinen eine unverzerrte (‹natürliche›) Übertragung der Schallphänomene durch das Stethoskop am besten das Pathologische vom Normalen unterscheiden läßt» (G. Landes).

«Dies ist idealerweise bei dem Holzstethoskop erfüllt, das unbestritten akustisch die besten Eigenschaften der heute vorliegenden Stethoskope erreicht» (Anschütz).

«Alle Kombinationsstethoskope mit auswechselbaren Ansatzstücken, wie sie besonders in den Vereinigten Staaten häufig benutzt werden, können daher nicht als Lösung des Problems angesehen werden» (Holldack).

«Am besten haben sich unserer Erfahrung nach die membranlosen Trichterstethoskope bewährt» (Jaksch/Glawischnig).

Auch *die elektronischen Stethoskope* – so hilfreich sie hörbehinderten Kollegen sind – lösen das Problem nicht; zudem sind auch da selten die am besten, für die man die meiste Reklame macht. Trotz stufenloser Lautstärkenregelung und Frequenzgangwahlschalter hört man merkwürdigerweise auch bei maximaler Verstärkung das Geräusch oft nicht, das vom Holzstethoskop zwar leise, aber kristallklar übermittelt wird: Es «ertrinkt» gewissermaßen in den zwangsläufig mitverstärkten Artefakt- und Nebengeräuschen.

Nicht alle physikalischen Vorgänge bei der Auskultation und Übertragung von Körpergeräuschen sind bereits hinlänglich geklärt, und man sollte beim Kauf eines Stethoskops weder dem Verkäufer noch den Werbeslogans der Herstellerfirmen blind vertrauen: Der Verkäufer, der wahrscheinlich noch nie auskultiert hat, interessiert sich in erster Linie für den kommerziellen Erfolg seines Verkaufsgespräches, die Herstellerfirma wird genau wissen, warum sie Reklame machen muß, und häufig sind es gerade die Eigenschaften, mit denen geworben wird, die das Stethoskop am allerwenigsten hat!

Der oben näher beschriebene Stimmtest (**S. 47**) entlarvt unbrauchbare Modelle ohne größeren Aufwand. Optimale Stethoskope zu finden, ist jedoch schwieriger, weil Aussehen und Preis kaum Rückschlüsse auf die akustischen Qualitäten zulassen. Wenn sich die Möglichkeit bietet, sollte man die Übertragungseigenschaften seines Auskultationsinstruments an einem geeigneten Audiometer prüfen. Oft enttäuschen optisch ansprechende Modelle akustisch beträchtlich: man lasse sich nicht von ihrem «big sound» betören.

Was für jeden qualifizierten Mikrofonfabrikanten längst zur Selbstverständlichkeit geworden ist, sollte man mit Nachdruck auch von allen Stethoskopherstellern verlangen: den Original-Frequenzgang in Kurvenform.

Erfunden hat das Stethoskop 1819 R. T. H. Laënnec (1781-1826), ein Hospitalarzt in Paris, aus hygienischen Gründen. Auch früher hatte man schon durch Auflegen des Ohres nach Körpergeräuschen gehorcht und sie sich diagnostisch nutzbar zu machen versucht; doch erst mit der Erfindung des Holzstethoskops, das die Auskultation schweißgebadeter Fiebernder und Kranker mit ansteckenden Hautausschlägen für den Arzt angenehmer und risikoärmer gestaltete und das gewiß auch Argumenten der Schicklichkeit bei der Herzauskultation von Damen Rechnung tragen wollte – erst mit der Erfindung dieses Instruments begann die wissenschaftliche Erforschung der akustischen Phänomene, die im wesentlichen noch im 19. Jahrhundert abgeschlossen werden konnte. Stellvertretend für viele, die sich darum verdient gemacht haben, sei wieder der Wiener Internist Joseph Skoda (1805-1881) genannt, nach dem der Skodasche Schall benannt ist, ein leicht tympanitischer Klopfschall über manchen Lungenpartien kranial eines Pleuraergusses.

Nahezu alle diagnostischen Prinzipien der Auskultation wurden mit dem Holzstethoskop erarbeitet; dies sei den Kollegen gesagt, die glauben, mit dem «obsoleten Holzrohr» nichts hören zu können.

Auskultiert werden Schallereignisse über
- Trachea, Bronchien, Lunge und Pleura
- Herz und Perikard
- Abdomen
- Gefäßen
- Thyreoidea und
- Gelenken.

13.1 Schallphänomene

Bei der Auskultation können zusätzlich zu den untersuchten *weitere Schallphänomene* auftreten, die manchmal Verwirrung stiften und die man deshalb kennen sollte:
- korporale
  - *Knochenreiben*: von Frakturfragmenten, z.B. nach Rippen- und Klavikulafrakturen, oder auch von Gelenkflächen
  - *Skapularknarren*: bei mageren Patienten über der Skapula infolge Austrocknens der Schleimbeutel
- extrakorporale (Artefakte)
  - *Reiben von Kleidungsstücken*, insbesondere Trägern, oder Verbänden
  - Reiben der Arme an der Thoraxwand
  - Reiben der Stethoskopschläuche aneinander oder an Kleidungsstücken, seltener an der Haut
  - Reiben des Bruststückes an der haltenden Hand, seltener an der Haut des Patienten
  - *Knistern von Körperhaaren* am Bruststückrand oder an der Stethoskopmembran, das Knisterrasseln oder feinblasige RGs oft täuschend imitieren kann
  - *Andrängen des Herzspitzenstoßes* an die Stethoskopmembran, das ein wirkliches Herzgeräusch, oft vom Crescendo-Decrescendo-Charakter, ebenfalls täuschend imitieren kann
  - Umweltgeräusche (von Uhren, Geräten, Maschinen oder Straßenlärm) können meist unschwer als solche identifiziert werden; sie beeinträchtigen aber die Wahrnehmung, manchmal erheblich, insbesondere bei der monauralen Auskultation.

13.2 Schallereignisse

13.2.1 Trachea, Bronchien, Lunge und Pleura

Atemgeräusche (AG) *Vesikulär- oder Bläschenatmen (VA)* (auch Zellenatmen genannt) ist das normale weiche Atemgeräusch, das man beim gesunden Erwachsenen über den dorsokaudalen Thoraxabschnitten auskultieren kann (ganz unverfälscht in der Axilla). Es ist meist nur bei der Inspiration (als Crescendo-Decrescendo-Geräusch) zu vernehmen und erinnert entfernt an das Geräusch, das der feine Schaum einer ruhenden Seifenlösung hervorruft.

Bronchial- oder Röhrenatmen (BA) klingt wesentlich schärfer und lauter als das normale Atemgeräusch und ist immer *auch in der Exspiration* zu hören, und zwar stärker und länger als bei der Inspiration; es erinnert entfernt an das Fauchen einer Katze («ch»).

Beim Gesunden kann es als «Tracheal- oder Laryngealatmen» (s.u.) über der Trachea und den großen Bronchien (am besten am Hals lateral und kaudal vom Kehlkopf und über dem Dornfortsatz des 7. Halswirbels) gehört werden.

Bronchialatmen an anderen Stellen ist immer pathologisch und entsteht, wenn Lungengewebe zwischen Bronchialbaum und Thoraxwand
- zerstört
- infiltriert oder
- komprimiert ist.

Von beiden Atemgeräuschen gibt es Sonderformen: Eine Sonderform des vesikulären Atmens ist das *sakkadierte (stoßweise) oder abgesetzte Atmen (SA)*: Infolge intermittierender Verlegung der Bronchien durch zähen Schleim wird das vesikuläre Atemgeräusch während des Inspiriums durch kurze Absätze unterbrochen.

Eine Sonderform des Bronchialatmens ist das *Trachealatmen (TA)*, ein bronchiales Atemgeräusch, das unter physiologischen Bedingungen über Trachea und großen Bronchien zu vernehmen ist.

Zwischen beiden Atemgeräuschen gibt es häufige *Misch-, Übergangs- oder Zwischenformen*, die manchmal den Anfänger verwirren; man bezeichnet sie als *unbestimmtes* Atmen *oder Konsonanzatmen* und stellt bei der Beschreibung die überwiegende Komponente nach[9]:

- *Vesikulobronchialatmen (VBA)*, wenn der bronchiale Anteil überwiegt;
- *Bronchovesikuläratmen (BVA)*, wenn der vesikuläre Anteil im Vordergrund steht; kann man sich nicht recht entscheiden, spricht man von einem «verschärften (vesikulären) Atemgeräusch», oft auch von einem «bronchovesikulären Atemgeräusch» (im weiteren Sinne). [Die Nomenklatur ist nicht ganz einheitlich, aber von geringer diagnostischer Konsequenz und deshalb mehr von akademischem Interesse; ein namhafter Autor unterscheidet zwischen «verschärftem Atmen, tiefem BVA und hohem BVA», wobei mit «tiefem BVA» wohl ein AG gemeint ist, das grosso modo dem oben genannten BVA entspricht, während das «hohe BVA» mit dem VBA im engeren Sinne identisch ist.]
- *pueriles Atmen (PA)* ist ein rauhes vesikuläres, im Exspirium deutlich verschärftes AG bei Kindern und mageren Jugendlichen, das unter physiologischen Bedingungen *über der ganzen Lunge* gehört werden kann.

Zwei weitere Atemgeräusche kommen wesentlich seltener vor, sind dann aber von erheblicher diagnostischer Bedeutung und deshalb besonders zu merken:

- *Das amphorische Atmen (AA)*: ein metallisch tiefes, hohl klingendes Atmen, das man am besten imitieren kann, wenn man über die Öffnung einer Flasche oder eines Kruges (Amphore) bläst; es findet sich über großen Kavernen, die heute hier selten vorkommen.
- *Das metamorphosierende Atmen (MA)*: ein sehr selten zu beobachtendes Atemgeräusch, das in ein und derselben Atemphase seinen Typ ändert, indem das Inspirium zunächst vesikulär beginnt, dann aber in Bronchialatmen übergeht; es handelt sich dabei ebenfalls um ein Kavernenzeichen.

Das Atemgeräusch kann (umschrieben oder generalisiert) ein- oder beidseitig abgeschwächt sein; es kann einseitig partiell oder total aufgehoben sein: Dies ist von eminenter diagnostischer Bedeutung und deshalb exakt zu beschreiben.

Respiratorische Nebengeräusche (NG)

Trockene Rasselgeräusche *(Rhonchi sonori[10] et sibilantes[11])* (RGs) werden wahrscheinlich durch von der Luftsäule in Bewegung gesetzte Schleimmassen, durch Klappenbildung und Auseinanderreißen verklebter Schleimhautflächen und in Schwingung versetzte Schleimhautfalten verursacht (Gerhardt). Man unterscheidet:

- Brummen
- Giemen
- Pfeifen; manchmal auch
- Schnurren
- Knacken
- Knattern und
- Zischen.

Feuchte Rasselgeräusche *(Rhonchi humidi)* entstehen wohl dadurch, daß «Flüssigkeit durch Luft in Bewegung versetzt und in Blasen geformt wird, die beim Zerspringen einen Knall liefern» (Gerhardt). Die Größe der Blasen ist vom Kaliber der Bronchien abhängig und wird von diesen limitiert; es gibt *grobblasige (gRGs), mittelblasige (mRGs)* und *feinblasige (fRGs)*.

Weiterhin unterscheidet man bei den feuchten Rasselgeräuschen, ob sie nicht klingend (tief, dumpf und ohrfern) oder ob sie klingend oder konsonierend (hoch, hell, ohrnah) sind. Klingen zeigt an, daß das Gewebe zwischen ihrem Entstehungsort und der Auskultationsstelle infiltriert ist. Aber auch nicht klingende feinblasige Rasselgeräusche gelten wie das unten folgende Knisterrasseln meist als Zeichen oder wenigstens als Vorzeichen ei-

9 Dies geschieht analog den Farbenbezeichnungen: Rotgelb besteht aus mehr Gelb als Rot, Gelbrot aus mehr Rot als Gelb.

10 sonorus, -a, -um = tönend

11 sibilans von sibilare = zischen, pfeifen, flüstern

nes Infiltrats; Knisterrasseln und feinblasige RGs werden oft nur beim ersten Atemzug nach einem Hustenstoß deutlich gehört.

Knisterrasseln oder **Krepitieren** *(Crepitatio)* (KR) verschwindet auch nach mehreren tiefen Atemzügen nicht oder kann zumindest auch dann noch mittels Hustenstoßes provoziert werden; es gilt als Zeichen der Infiltration und ist als *Crepitatio indux* am Beginn einer Pneumonie und als *Crepitatio redux* bei der Rückbildung einer Pneumonie jeweils oft nur wenige Stunden zu hören.

Davon zu unterscheiden ist das diagnostisch bedeutungslose **Entfaltungsknistern** (KN) schlecht belüfteter Lungen, das nach wenigen tiefen Atemzügen verschwindet und dann auch mittels Hustenstoßes nicht mehr provoziert werden kann.

Kavernenjuchzen (KJ) oder -quietschen ist ein heute seltenes, aber unverkennbares Nebengeräusch über Kavernen.

Trachealrasseln (TR) ist ein sehr grobes Nebengeräusch, das agonal bei Patienten auftritt, die nicht mehr in der Lage sind, Bronchialsekret abzuhusten und dieses in der Trachea hin und her bewegen.

Reibegeräusche (PR) Reibegeräusche werden immer von einer krankhaft veränderten Pleura hervorgerufen, wenn bei den Atemexkursionen parietales und viszerales Blatt aufeinander reiben (sog. *Pleurareiben*); sie sind ohrnah und erinnern häufig an das *Lederknarren* neuer Schuhe.

Von den manchmal sehr ähnlichen feinblasigen RGs und dem Knisterrasseln können sie dadurch unterschieden werden, daß die Pleurageräusche immer auch im Exspirium gleichlaut zu hören sind.

Merke: Sobald sich ein Erguß bildet *(Pleuritis exsudativa)*, verschwinden die Reibegeräusche.

Succussio Hippocratis et gutta cadens Bei Hydropneumothorax kann man die intrapleurale Flüssigkeit durch Schütteln des Patienten zum Plätschern bringen *(Succusio Hippocratis)*; manchmal hört man sogar das Aufklatschen eines Tropfens auf der am Boden der Pleurahöhle befindlichen Flüssigkeit *(Gutta cadens)*.

13.2.2 Herztöne und Herzgeräusche

Auch in der Allgemeinmedizin werden Herzfehler heute nicht mehr ausschließlich mit dem Stethoskop differenziert, und es ist in einer Zeit, in der es dem Allgemeinarzt längst nicht mehr möglich ist, auf allen medizinischen Teilgebieten einen umfassenden Wissensstand zu halten, kein Eingeständnis von Schwäche, sondern ein Zeichen von Verantwortungsbewußtsein, rechtzeitig einen geeigneten Konsiliarius um Hilfe zu bitten, wenn man an die Grenzen seiner diagnostischen Möglichkeiten gekommen ist oder unausräumbare Zweifel an der eigenen Diagnose aufgetreten sind. Freilich sollte das niemals vor, sondern immer erst nach einer eigenen eingehenden physikalischen Untersuchung geschehen.

Den geeigneten Konsiliarius – Internisten wie Chirurgen – erkennen Sie unschwer zunächst einmal daran, daß auch er höchst persönlich vor allen weiteren Schritten seinen eigenen physikalischen Befund erhebt. Retrospektiv nach den apparativen Untersuchungen «interpolierte» klinische Befunde sind regelmäßig Zeichen einer unsicheren und wenig relevanten Diagnostik; jedenfalls lehrt die Erfahrung das, und man erinnere sich ggf. an diesen Umstand.

Niemand und nichts entbindet aber – und das sei hier aus gegebenem Anlaß nochmals betont – den behandelnden Arzt von der Verpflichtung, *vor allen anderen Maßnahmen* seinen *eigenen physikalischen Befund* zu erheben, weil auch im Computer-Zeitalter allein dieser zusammen mit der ebenfalls *selbst erhobenen* Anamnese Voraussetzung und Ausgangspunkt einer schnellen und effektiven, aber auch rationellen und kostensparenden Diagnostik sein kann. Der beste Arzt ist nicht einer, der besonders viele apparative Zusatz- und Laboruntersuchungen veranlaßt, sondern der, der mit einem vertretbaren Minimum relevante Diagnosen stellen kann und dabei nichts übersieht.

Die physikalische Herzfehlerdiagnostik ist nicht ganz einfach zu erlernen; es bedarf dazu eines planvollen Vorgehens – wie es bei jeder Herzauskultation einer systematischen Analyse der einzelnen Schallphänomene bedarf.

Bei diesen Schallphänomenen, die im oder am Herzen entstehen, unterscheidet man zunächst zwischen Tönen und Geräuschen: Die *Herztöne* sind physiologisch (sie können aber auch pathognomonische Veränderungen erfahren), die *Herzgeräusche* pathologisch (im günstigsten Falle funktionell oder akzidentell, also ohne erkennbaren Krankheitswert).

(Auch die Herztöne sind im streng physikalischen Sinne Geräusche; doch ist dieser Umstand für unsere Zwecke ohne Bedeutung.) Der erste Herzton soll durch den Klappenschluß der Mitral- und Trikuspidalklappen und durch einen Muskelton hervorgerufen werden, den die systolische Ventrikelkontraktion verursacht; der zweite Herzton in erster Linie durch den Schluß der Semilunarklappen.

Zunächst muß man lernen, seine Aufmerksamkeit auf jede einzelne Komponente des Schallkomplexes zu lenken. Man höre sich zuerst den ersten Herzton an, dann den zweiten, dann speziell die Systole und schließlich die Diastole. Andere Töne oder Geräusche als die, auf die man sich gerade konzentriert, müssen ignoriert werden. Auf diese Weise kann das Ohr wahrnehmen, was es wahrnehmen soll, und man kann teilweise Überlagerungen ausschalten (A. Ravin).

Herztöne Die *Herztöne* können rein sein, aber auch gespalten (oder gedoppelt). Ist die Spaltung ausgeprägt, spricht man von Extratönen. Dadurch wird der gewohnte Zweierrhythmus zu einem Dreier- oder gar Viererrhythmus (dritter und vierter Herzton): *Galopprhythmus* oder *Summationsgalopp*.

Wird eine *Spaltung* konstatiert, muß ermittelt werden, ob sie nur während der Hälfte einer Atemexkursion zu hören ist (*respiratorische Spaltung* ohne Krankheitswert) oder ob sie unabhängig von der Atemphase fixiert ist (fixierte oder pathologische Spaltung – wie sie beim Schenkelblock und beim Vorhofseptumdefekt vorkommt).

Bei der *Spaltung des zweiten Herztones* wird die erste Komponente durch den Schluß der Aortenklappe, die zweite durch den Schluß der Pulmonalklappe verursacht; beim Linksschenkelblock ist das umgekehrt: die erste Komponente entspricht dem Pulmonalklappenschluß, die zweite dem Aortenklappenschluß (sog. *paradoxe Spaltung* des zweiten Herztones).

Die Herztöne können insgesamt leise sein; es kann einer der Töne lauter (akzentuiert) oder leiser (abgeschwächt) sein – bezogen auf eine vom Untersucher angenommene mittlere Lautstärke des anderen. Bei bestimmten Rhythmusstörungen (kompletter AV-Block) kann die Lautstärke des ersten Herztones von ‹praktisch unhörbar› bis ‹Kanonenschlag› wechseln.

Extratöne (überzählige Herztöne) Rückt die Spaltung des zweiten Herztones so weit auseinander, daß sie als Doppelung imponiert, spricht man von einem *dritten Herzton*, den man sich mit einem verstärkten Bluteinstrom in den Ventrikel erklärt *(Ventrikelfüllungston oder frühdiastolischer Füllungston)*. Leicht damit zu verwechseln sind

- der Mitralöffnungston
- der Perikardton
- der Trikuspidalöffnungston und
- der protodiastolische Extraton

die ebenfalls in der Diastole auftreten, sowie die zweite Komponente eines gespaltenen zweiten Herztones.

Ein *vierter Herzton* kann ebenfalls in der Diastole, aber präsystolisch auftreten und soll durch Vorhofkontraktion hervorgerufen werden; man nennt ihn deshalb auch Vorhofton. Ein vierter Herzton kann oft nicht zweifelsfrei von einem ersten Herzton, dem ein Pulmonal- oder Aortendehnungston folgt, oder von der ersten Komponente eines gespaltenen ersten Herztones unterschieden werden, obwohl der vierte Herzton immer in der Diastole, Pulmonal- und Aortendehnungstöne in der Systole liegen.

Außer diesen Dehnungstönen sind noch *systolische Extratöne (Auswurftöne oder Klicks)* zu nennen, die manchmal auftreten können. Eine Zuordnung wird um so schwieriger, je schneller die Herzfrequenz ist; oft bedarf auch der Geübte zur genauen Identifizierung von Extratönen und zur Analyse von Dreierrhythmen der Herzschallschreibung (Phonokardiographie), bei der immer eine EKG-Ableitung synchron mitgeschrieben wird, die die zeitliche Zuordnung von Extratönen und Geräuschen erleichtert.

Bezeichnung	Punctum maximum	Entstehung	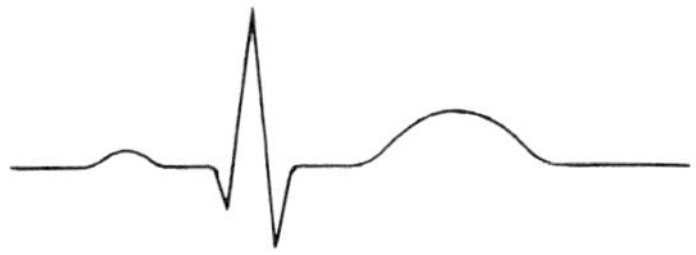
3. Herzton (Ventrikelfüllungston)	Herzspitze (in Linksseitenlage)	Verstärkter Bluteinstrom in den li. oder re. Ventrikel physiol. i. d. Jugend	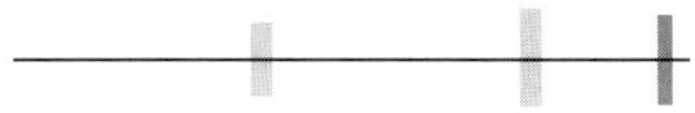
4. Herzton (Vorhofton)	Absolute Herzdämpfung	Verstärkte Vorhoftätigkeit	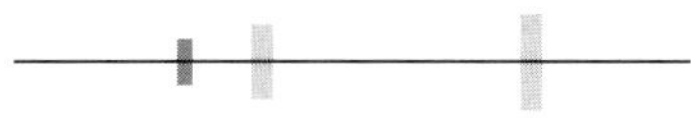
Summationsgalopp (3. und 4. Herzton)	Absolute Herzdämpfung	Summe beider Mechanismen b. Tachykardie und/oder verlängerter AV-Überleitung	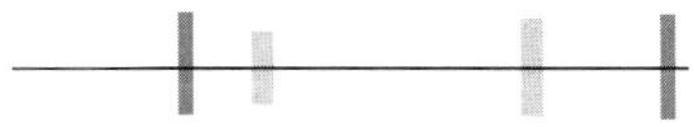
Mitralöffnungston	Zwischen Herzspitze und Sternalrand	Zurückschnellen der stenosierten Mitralklappe i. d. Vorhof	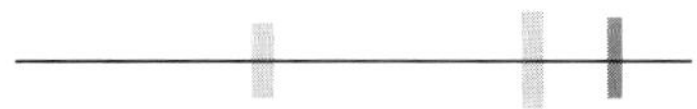
Tricuspidal—öffnungston	Absolute Herzdämpfung	Zurückschnellen der stenosierten Tricuspidalklappe i. d. Vorhof	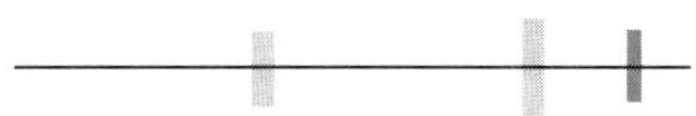
Protodiastolischer Extraton	Absolute Herzdämpfung	Beendigung d. diastol. Ventrikelfüllung durch Perikardverdickung oder Erguß	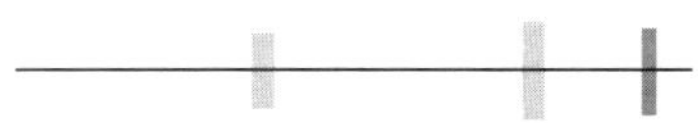
Systolischer Extraton (Klick)	Herzspitze	Perikardadhäsion	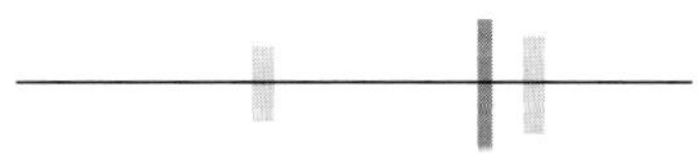
Gedoppelter I. Herzton	Herzspitze	Ungleichzeitiges Ende der Umformungszeit im ro. und li. Ventrikel	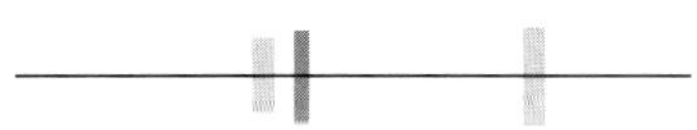
Pulmonaldehnungston	2. ICR links parasternal	Verstärkte Anspannung der Pulmonaliswand bei Blutauswurf u. erhöhtem Druck	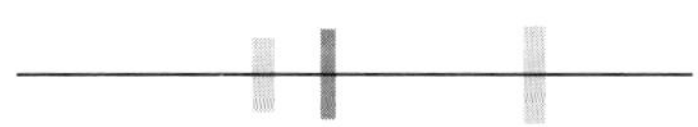
Aortendehnungston	2. ICR links parasternal bis Herzspitze	Verstärkte Anspannung der Aortenwand bei Blutauswurf unter erhöhtem Druck	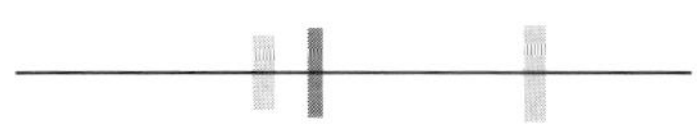
Gedoppelter 2. Herzton	2. ICR links parasternal	Ungleichzeitiges Ende der Austreibungszeit im linken und rechten Ventrikel	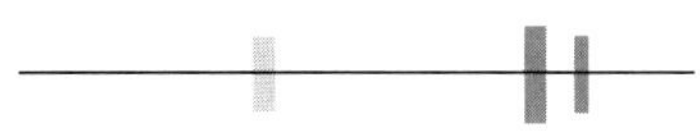

Abbildung A 85: Überzählige Herztöne nach Anschütz.

Nomenklatur der Herzaktion		
Systole	holosystolisch	vom Ende des 1. Tones bis zum Beginn des 2. Tones
	protosystolisch (frühsystolisch)	während des ersten Drittels der Systole
	mesosystolisch (mittelsystolisch)	während des zweiten Drittels der Systole
	telesystolisch (spätsystolisch) oder prädiastolisch	während des dritten Drittels der Systole
	pansystolisch	vom Beginn des ersten Herztones bis zum Ende des zweiten Herztones
	transsystolisch	reicht aus der Systole über den zweiten Herzton hinaus in die Diastole hinein
Diastole	protodiastolisch (frühdiastolisch)	während des ersten Drittels der Diastole
	mesodiastolisch (mitteldiastolisch)	während des zweiten Drittels der Diastole
	telediastolisch (spätdiastolisch) oder präsystolisch	während des dritten Drittels der Diastole
	holodiastolisch	vom Ende des zweiten Herztones bis zum Beginn des ersten Herztones

I. Skala	Grad 1	leises Geräusch, kann nur mit adaptiertem Ohr wahrgenommen werden
	Grad 2	leises Geräusch, kann sofort gehört werden
	Grad 3	mittellautes Geräusch
	Grad 4	lautes Geräusch
	Grad 5	sehr lautes Geräusch, wird nicht mehr wahrgenommen, wenn das Stethoskop von der Haut abgehoben wird
	Grad 6	extrem lautes Geräusch, wird noch gehört, wenn das Stethoskop von der Haut abgehoben wird (Distanzgeräusch)
II. Skala[12]	1/6	sehr leises, vom Geübten gerade noch wahrnehmbares Geräusch
	2/6	leises, jedoch sofort erkennbares Geräusch
	3/6	mittellautes, durch die aufgelegte Hand hindurch auskultierbares Geräusch
	4/6	lautes Geräusch, noch proximal des Handrückens auskultierbar
	5/6	sehr lautes Geräusch, von der aufgelegten Hand bis zum Unterarm fortgeleitet
	6/6	Distanzgeräusch, ohne Aufsetzen des Stethoskopes hörbar

Bei der klinischen Untersuchung kann man den ersten Herzton daran erkennen, daß

- er (beim Gesunden) *über der Spitze lauter* ist (Die Spitze ist kaudal und etwas lateral gelegen.),
- (bei annähernd normofrequentem oder bradykardem Rhythmus) der *zeitliche Abstand* von ihm *zum zweiten Herzton kürzer* ist als vom zweiten zum ersten und
- *unmittelbar nach ihm*, also in der Systole, die (Radialis-)*Pulswelle* getastet werden kann. (Bei Tachykardie, d. h. F>100/', ist die *A. carotis* für die vergleichende Palpation geeigneter, weil dann die Verspätung der Pulswelle an der *A. radialis* zu groß ist.)

Merke: Den Zeitraum zwischen erstem und zweitem Herzton nennen wir Systole, den zwischen zweitem und erstem Herzton Diastole (auch dann, wenn zusätzliche Herztöne oder Extratöne auftreten sollten). Dies ist von eminenter Bedeutung für die Zuordnung von Geräuschen, die im folgenden Abschnitt erläutert werden.

12 Einteilung der Lautstärke von Herzgeräuschen nach Lewin und Silbermann

Schematische Darstellung überzähliger Herztöne
(nach Anschütz) (**Abb. A 85**)

Herzgeräusche Zum Verständnis dieses Abschnittes und zur Zuordnung der Geräusche muß man die Nomenklatur der Herzaktion zweifelsfrei beherrschen (siehe Kasten S. 106).

Zunächst muß geklärt werden,
- wo das Geräusch am lautesten gehört werden kann *(Punctum maximum)*
- wo es sonst noch vernommen werden kann und wohin es womöglich fortgeleitet wird (**Abb. A 86**)
- ob es in der Systole oder in der Diastole liegt
- ob es die ganze Diastole oder Systole ausfüllt oder nur einen Teil und
- ggf. welchen Teil.

In manchen Fällen können verschiedene Geräusche oder ein systolisch-diastolisches Maschinengeräusch vernommen werden; dabei können die Herztöne so stark vom Geräusch oder von den Geräuschen überlagert sein, daß sie kaum noch oder überhaupt nicht mehr wahrgenommen werden können.

Dann muß der *Charakter des Geräusches* ermittelt werden. Man unterscheidet:
- bandförmige
- diamanten- und spindelförmige, die auch ‹Crescendo-Decrescendo-Geräusche› genannt werden
- Crescendo-Geräusche
- Decrescendo-Geräusche und
- systolisch-diastolische Maschinengeräusche.

Schließlich kann noch die *Lautstärke des Geräusches* beschrieben werden; dies ist von geringerer diagnostischer Bedeutung, und es reicht im Grunde aus zu sagen, das Geräusch sei leise, mittellaut oder laut; aber besonders im angloamerikanischen Einflußbereich sind zwei Skalen sehr beliebt, die beide sechs Grade haben. S. 106 Mitte.

Diese Einteilung (II. Skala) wird von allen deutschen Kardiologen, die in Amerika ausgebildet wurden, gerne kommentarlos benutzt, und mancher Allgemeinmediziner hat sich wohl schon verstohlen gefragt, was denn wohl ein «4/6-Systolikum» bedeuten möge, und ist dann – nach entsprechender Kürzung – zu dem Schluß gekommen, daß dieses systolische Geräusch in den ersten zwei Dritteln der Systole wahrnehmbar sein müsse... Doch weit gefehlt, es handelt sich um die (ziemlich bedeutungslose) Lautstärkenbeschreibung eines Systolikums nach der eben geschilderten Skala, in der 6/6 das lauteste und 1/6 das leiseste Geräusch benennen. (An sich ganz simpel, nur sagen sollte man es vorsichtshalber, z.B. ‹bandförmiges Systolikum der Lautstärke 4/6 über ERB›.)

Bedeutungsvoller für die Herzfehler-(Vitien)-Diagnostik sind die genaue zeitliche Zuordnung, der Charakter des Geräuschs und sein Punctum maximum.

Auskultations- und Projektionsstellen der Geräusche von verschiedenen Klappenfehlern nach Anschütz (Abb. A 86)

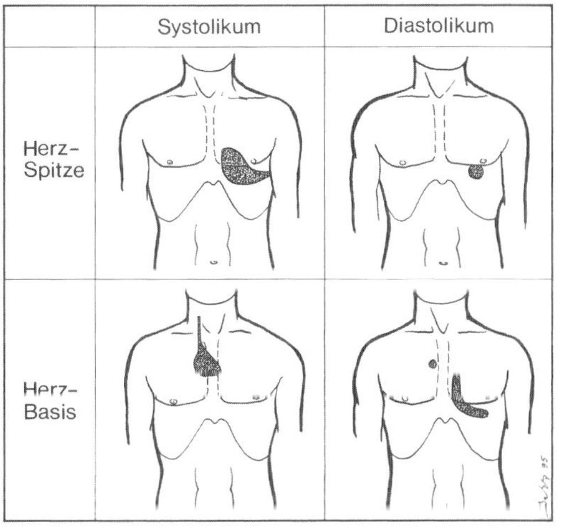

Abbildung A 86: Projektionsstellen der Geräusche verschiedener Klappenfehler (nach Anschütz, modifiziert): links oben Mitralinsuffizienz, rechts oben Mitralstenose, links unten Aortenstenose, rechts unten Aorteninsuffizienz.

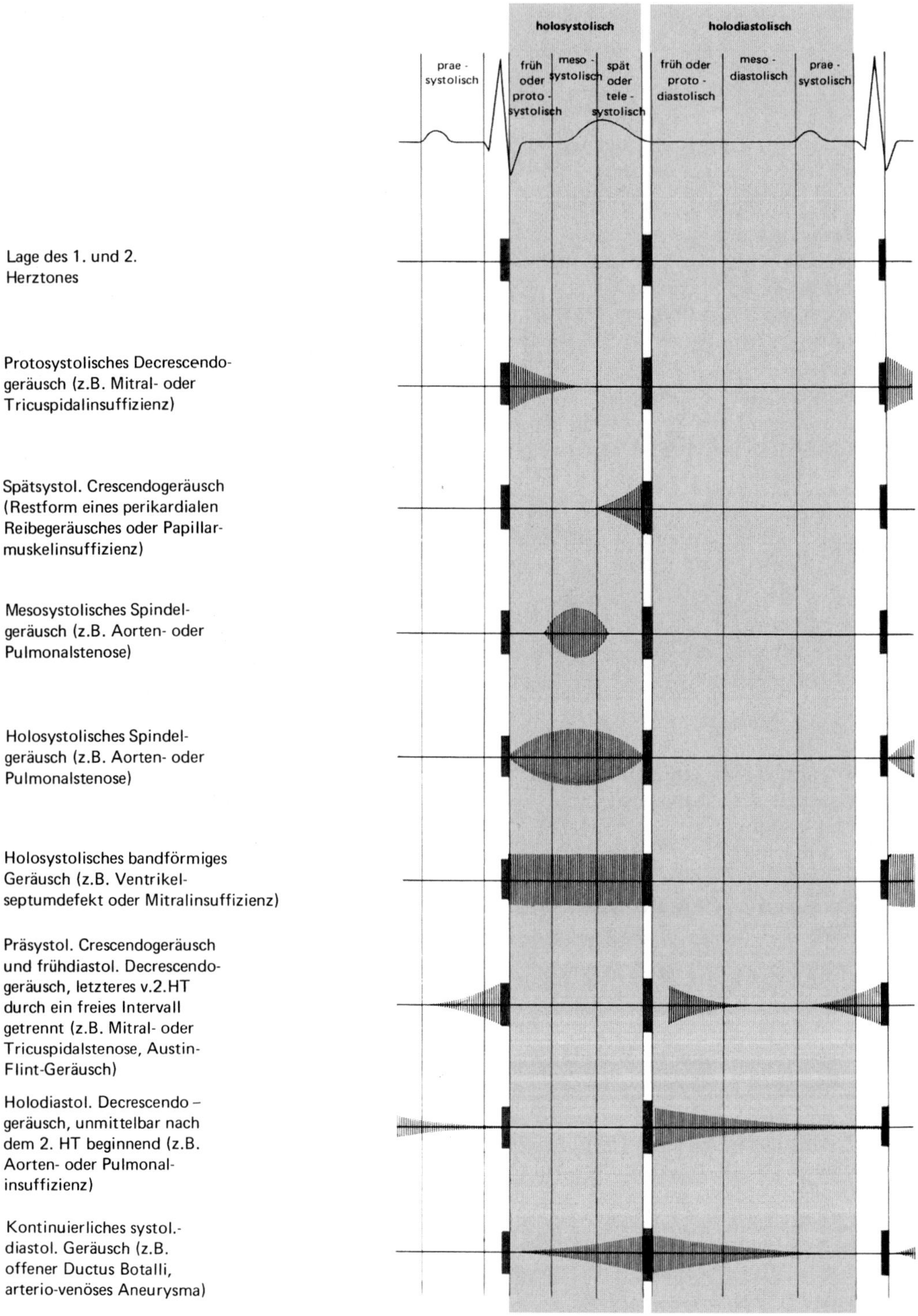

Abbildung A 87: Herzgeräusche und ihre zeitliche Lage (aus Anschütz).

Merke noch: *Austin-Flint-Geräusch* ist ein protodiastolisches oder präsystolisches Crescendo-Geräusch über der Herzspitze als Ausdruck einer funktionellen Mitralstenose im Rahmen einer massiven Aorteninsuffizienz, bei der durch den Rückstrom die Mitralklappe eingeengt wird. (Es tritt auch als protodiastolisches Intervallgeräusch in Fällen mit großem Shuntvolumen auf; so beim *Ductus arteriosus Botalli.*)

Graham-Steell-Geräusch ist ein protodiastolisches Decrescendo-Geräusch, das immer erst nach der pulmonalen Komponente des 2. Herztones beginnt und oft nur sehr leise im linken 2. und 3. ICR am Sternalrand gehört werden kann, wenn eine Mitralstenose über eine Lungenstauung mit pulmonaler Hypertonie zu einer relativen *Pulmonalklappeninsuffizienz* geführt hat. Das Geräusch ist ohne apparative Verfahren nicht immer eindeutig von den akustischen Phänomenen der Aortenklappeninsuffizienz zu unterscheiden.

Herzgeräusche und ihre zeitliche Lage nach Anschütz und Holldack (**Abb. A 87 und Abb. A 88**)

Reibegeräusche Bei Reibegeräuschen in der Herzgegend kann es sich um *perikardiale* (pkR) oder um *pleuroperikardiale* (plpkR) Reibegeräusche handeln.

Perikardiale Geräusche sind *systolisch-diastolische Reibegeräusche,* die synchron zur Herzaktion stets *auch bei Atemstillstand* vorhanden sind. Sie können oft nur wenige Tage auskultiert werden und verschwinden, wenn sich ein Perikarderguß gebildet hat.

In sehr seltenen Fällen ist das Geräusch nur während der Systole hörbar, manchmal sogar nur bei Atemstillstand nach tiefer Inspiration. In einigen Fällen wird dann auch noch die sonst fehlende diastolische Komponente hörbar.

In der Regel sind die Geräusche über dem ganzen Herzen hörbar, oft auch nur über den zwerchfellnahen Herzteilen oder an der Herzspitze. Bildet sich ein Perikarderguß, sind die Reibegeräusche häufig nur über der Herzbasis auskultierbar und verschwinden dann meist ganz.

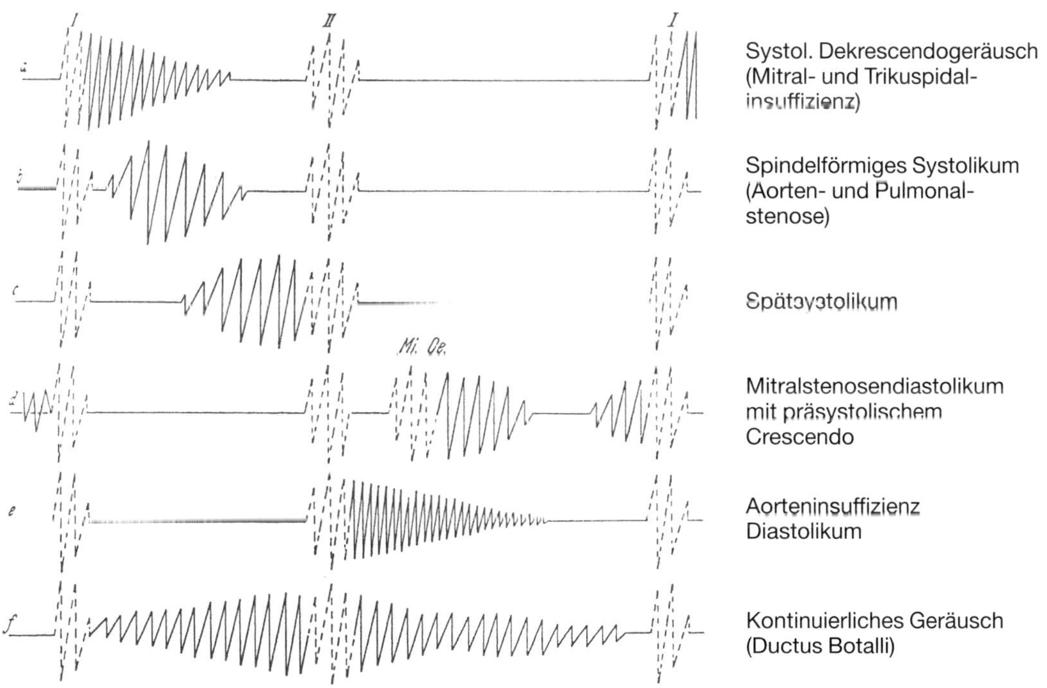

Abbildung A 88: Die zeitliche Lage der Herzgeräusche (aus Holldack).

Pleuroperikardiale Geräusche unterscheiden sich von den perikardialen dadurch, daß sie *stets nur im Bereich der Incisura cardiaca,* meist nur einseitig und nach einer tiefen Inspiration *beträchtlich* verstärkt zu auskultieren sind. Sie entstehen durch eine Pleuro-Pericarditis externa, wenn eine pleurale Entzündung auf die Außenwand des Perikards übergreift.

Es ist also durchaus *sinnvoll, das Herz nicht nur bei Atemstillstand nach maximaler Exspiration zu auskultieren,* weil man da Herztöne und -geräusche am besten wahrnimmt, *sondern auch nach maximaler Inspiration,* weil man da Perikardgeräusche am deutlichsten nachweisen kann.

Perikardreiben nach Anschütz (Abb. A 89)

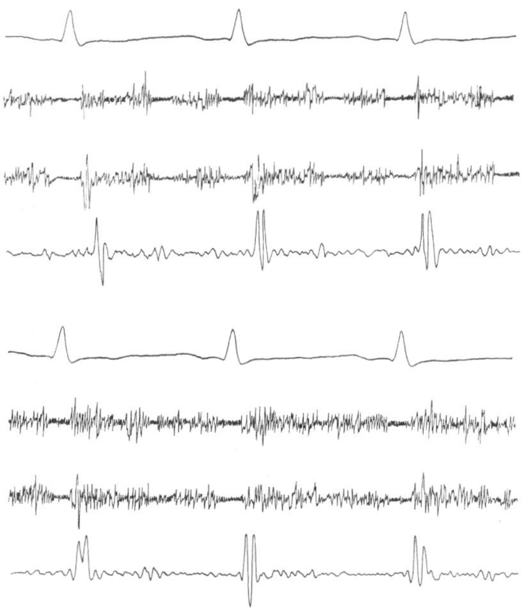

Abbildung A 89: Perikardreiben (aus Anschütz).

13.2.3 Abdominale Geräusche

Die Auskultation des Abdomens zielt ab auf den Nachweis von:

- *Darmgeräuschen* zum Ausschluß eines paralytischen Ileus' («Totenstille»)
- *Pathologisch veränderten Darmgeräuschen* als Symptom bestimmter Darmerkrankungen, z. B. prästenotische hochgestellte metallische Darmgeräusche beim obstruktiven Ileus
- *Reibegeräuschen* wie sie bei manchen Erkrankungen, vornehmlich über Leber und Milz (Infarkt, Perisplenitis), aber auch anderswo (umschriebene Peritonitis) auftreten können
- *Kindlichen Herztönen* und die Bestimmung ihrer Frequenz (dazu ist ein spezielles [monaurales] Stethoskop erforderlich)
- Hydatidenschwirren, das bei der zystischen Echinokokkose auftreten kann, aber ein recht seltenes Ereignis ist
- *Spritzgeräuschen beim Trinken,* die bei Tumoren des unteren Ösophagus und bei Kardiospasmus fehlen, und
- *Gefäßgeräuschen* (s.u.).

Weitere Einzelheiten finden sich im speziellen Teil.

Manche der genannten Schallereignisse sind nur sehr selten nachzuweisen; trotzdem sollte man immer nach ihnen suchen, denn nur wenn man sucht, kann man in diesem Falle finden. (Leider wird eine systematische Auskultation des Abdomens meist nur von Chirurgen vorgenommen, ansonsten aber gerne übergangen.)

13.2.4 Gefäßgeräusche

Die Gefäßauskultation sollte nie mit dem Holz-, sondern immer mit dem Schlauchstethoskop vorgenommen werden.

Unter physiologischen Bedingungen vernimmt man über Blutgefäßen *(Vasa)* keine Geräusche. Man kann allerdings oft über herznahen Gefäßen einen oder zwei Töne wahrnehmen, deren Intensität proportional der Größe des Schlagvolumens und der Elastizität der Gefäßwand ist. Dabei soll es sich nicht um akustische Fortleitung der Herztöne handeln, sondern um einen von der Pulswelle hervorgerufenen «Gefäßwandanspannungston» und um «Inzisurschwingungen», die durch die plötzliche Unterbrechung des Blutstromes beim Schluß der Semilunarklappen entstehen (Holldack).

Auch bei noch gut tastbaren Pulsen können bereits Gefäßgeräusche nachweisbar sein, wenn das Lumen einer Arterie nur geringfügig eingeengt ist. Deshalb gehört die systematische Gefäßauskultation heute zu jeder eingehenden allgemeinärztlichen Untersuchung (siehe Teil III).

Gefäßgeräusche entstehen immer dort, wo die laminare in eine turbulente Strömung übergeht; dies ist zunächst mal nur in der Systole der Fall. Ist die Enge aber so hochgradig, daß bereits die geringere diastolische Strömung zu Turbulenzen führt, kann das Geräusch auch in der Diastole hörbar sein.

Das Leiserwerden eines arteriosklerotisch bedingten Gefäßgeräusches muß nicht unbedingt ein Zeichen der Besserung sein, sondern kann auch durch zunehmendes Obliterieren der Stenose verursacht werden!

Auch bei hochgradiger Anämie, arteriovenösen Fisteln («Shunts»), im Fieber oder bei Hyperthyreose (s.u.) können Gefäßgeräusche auftreten.

Bei Aortenklappeninsuffizienz kann über den großen Extremitätenarterien oft ein Doppelton *(Traubescher Doppelton)* gehört werden, der bei stärkerem Stethoskopdruck in ein Doppelgeräusch *(Duroziezsches Doppelgeräusch)* übergeht.

Bei Aortenklappeninsuffizienz, offenem *Ductus Botalli*, Thyreotoxikose und anderen Krankheiten kann über arteriellen Gefäßen bei geringem Stethoskopdruck manchmal ein sog. *Pistolenschußgeräusch* vernommen werden (Karobath und Buchstaller).

Auch über *Venen* können manchmal Gefäßtöne und -geräusche gefunden werden, so das *Nonnensausen*[13] *(Rumor venosus, Bruit de diable)* über der Jugularvene (zwischen den Ursprüngen des *M. sternocleidomastoideus*) bei Anämie (Zunahme des Minutenvolumens, Abnahme der Blutviskosität).

13.2.5 Schilddrüsengeräusche

Über der Thyreoidea, meist aber nur, wenn sie zur Struma vergrößert, vaskularisiert und hyperthyreot ist, ist manchmal ein (systolisches oder) kontinuierliches Geräusch (Rauschen) zu vernehmen, das seltener als *Schwirren* auch palpiert werden kann. Stethoskop und Hand dürfen dabei nur sehr leicht aufgelegt werden.

13.2.6 Gelenkgeräusche

Bei frakturierten Knochen, besonders bei Rippenfrakturen, kann häufig Krepitation *(Crepitatio)* vernommen werden, die immer (auch ohne Röntgenbild) ein sicheres Frakturzeichen ist.

Über Gelenken *(Articulationes)* sind bei Bewegung *Reibe-, Knirsch-, Knarr- oder Knackgeräusche* zu hören und meist auch zu fühlen, wenn entsprechende pathologische Veränderungen an den Gelenkflächen oder Corpora aliena vorhanden sind.

Auch die Stimme *(Vox humana)* wird gelegentlich auskultiert, so bei der Prüfung der Bronchophonie (siehe Teil III)

13 Nonne bedeutet hier nicht Ordensfrau, sondern Kreisel, der früher häufig von Kindern mit einer kleinen Peitsche angetrieben wurde und ein charakteristisches Geräusch hervorrief.

14. Die Untersuchung der Kreislauffunktion

14.1 Blutdruckmessung

Der Blutdruck (RR) kann spontan in erheblichem Ausmaße schwanken; die einzelne Blutdruckmessung ist deshalb immer nur ein Augenblickswert («Momentaufnahme»). Relevant sind nur Werte, die *nach 15 Minuten körperlicher Ruhe am liegenden oder (möglichst entspannt) sitzenden Patienten* gemessen werden.

Man erhält den systolischen (p_s) und den diastolischen (p_d) Blutdruck, aus denen man die Amplitude ($\Delta p = p_s - p_d$) und den arteriellen Mitteldruck (p_m) errechnen kann.

$$p_m = p_d + \frac{\Delta p}{2}$$

Die Messungen führen häufig zu falschen Werten, weil fahrlässig Fehler gemacht werden.

Beachten Sie deshalb die folgenden Regeln und Hinweise:

1. Benutzen Sie nie ohne zwingende Not ein Membranmanometer (Zeigerinstrument), sondern lieber ein Quecksilbermanometer.

   Membranmanometerinstrumente sind oft schon wenige Tage nach der Eichung durch unsanfte Behandlung oder Sturz dejustiert, ohne daß dieser Umstand von außen zu erkennen wäre.

2. Die Manschette des Gerätes soll die Mitte des Oberarmes gleichmäßig und nicht zu locker umschließen; *es darf* aber *auf gar keinen Fall schon vor dem Aufblasen die Zirkulation behindert werden*: bei richtigem Sitz hält die Manschette von selber; es läßt sich aber zwischen sie und den Oberarm noch ein Finger des Untersuchers hineinschieben. Voraussetzung ist, daß die Manschette zuvor vollständig entlüftet wurde (Manschette sonst vorher bei geöffnetem Ventil zusammenrollen!).

   Patientinnen haben oft das Bestreben, die einschnürenden Ärmel von Kleidern oder Nachthemden mit Gewalt so hinaufzuschieben, daß sich entweder ein *Kleiderwulst* bildet, der das Anlegen der Manschette behindert, oder ein *Schnürring*, der die Zirkulation unterbindet: In beiden Fällen ist eine genaue Messung nicht möglich! Man versuche sie deshalb auch gar nicht, sondern lasse das beengende Kleidungsstück entfernen; diese Maßnahme hat häufig erzieherischen Wert: Beim nächsten Mal erscheint die Patientin in einer geeigneteren Bekleidung.

3. Nun tastet man den Radialis-Puls der zu untersuchenden Seite und pumpt auf, bis er verschwindet (*palpatorische Messung des systolischen Blutdrucks:* **Abb. A 90.a**).

4. Nach weiterem Aufpumpen um 30 bis 50 mmHg setzt man das Stethoskop (über der medialen Hälfte der Ellenbeuge) auf die A. cubitalis auf und läßt langsam den Druck durch vorsichtiges Öffnen des Ventils ab. Dabei darf der Druck nicht mehr als 5 mmHg pro Pulsschlag abfallen, sonst werden zu niedrige Werte gemessen.

   Membranstethoskope scheinen bei der Blutdruckmessung von Vorteil zu sein; möglich ist sie mit allen Schlauchstethoskopen: Das Stethoskop muß zur Messung allseits bündig auf der Haut aufsitzen, doch darf der Auflagedruck in keinem Fall die Zirkulation in der Kubitalarterie behindern oder gar unterbinden!

5. Sobald das Korotkowsche Pulsgeräusch hörbar wird, muß der systolische Wert abgelesen werden; wenn es verschwindet oder deutlich leiser wird, der diastolische (übliche *auskultatorische Messung* nach Riva-Rocci: **Abb. A 90.b**).

   Bei Quecksilbermanometern und manchen empfindlichen Membranmanometern läßt sich beim Ablassen des Druckes ein deutliches *Oszillieren* (Vibrieren, Zit-

Abbildung A 90: Prinzip der unblutigen Blutdruckmessung nach Riva-Rocci (palpatorische, auskultatorische und oszillatorische Methode) (aus Rein-Schneider, modifiziert).

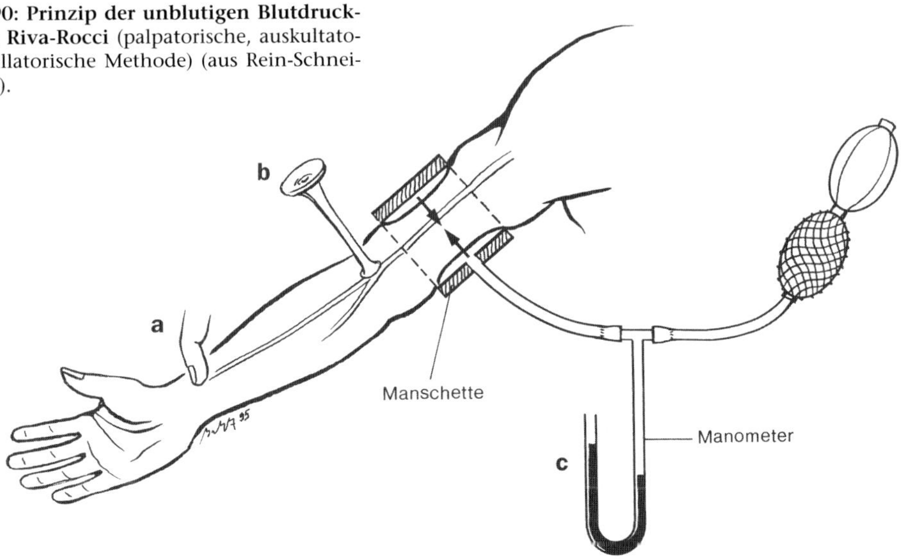

Blutdruckmessung			
1. Umrechnung		(mmHg) x 0,1333 = (kPa) (kPa) x 7,501 = (mmHg) Beispiel: 118 mmHg = 118 Torr = 15,7 kPa Einheit: Kilopascal (kPa)	
2. RR-Korrekturen bei Armumfängen		*S*	*D*
größer als 40 cm		-20	-25
größer als 30 cm		-10	-15
25 bis 30 cm			-10
kleiner als 25 cm		+10	- 5
kleiner als 20 cm		+15	
3. Normalwerte			
a) Die oberen Normgrenzen des Blutdrucks			
Alter	syst./diast. (PhaseIV*)	Alter	syst./diast. (PhaseV**)
2-6 Jahre	105-110/70-75 mmHg	bis 40 Jahre	140/90 mmHg
7-10 Jahre	110-115/70-75 mmHg	bis 60 Jahre	150/90mmHg
11-16 Jahre	120-140/70-85 mmHg	über 60 Jahre	160/90 mmHg
b) Blutdruck-«Normalwerte» im Kindesalter		*4. Empfehlung für die Manschettenbreite bei der Blutdruckmessung*	
Alter	syst./diast.	im 1. Lebensjahr	2,5 cm
im 1. Lebensjahr	90/60 ± 15 mmHg	1.-4. Lebensjahr	5 oder 6 cm
1.-3. Lebensjahr	95/65 ± 25 mmHg	4.-8. Lebensjahr	8 oder 9 cm
4.-6. Lebensjahr	100/65 ± 15 mmHg	Erwachsene	12,5 cm
7.-9.Lebensjahr	105/65 ± 15 mmHg	Erwachsene am Oberschenkel	18 cm
10.-12. Lebensjahr	110/60 ± 15 mmHg		
13.-15. Lebensjahr	120/80 ± 20 mmHg		
Alle Werte nach Empfehlung der WHO			

* Ablesen des diastolischen Blutdrucks bei Kindern und bei Schwangeren: Phase IV = deutliches Leiserwerden («Dämpfung») der Geräusche

** Ablesen des diastolischen Blutdrucks: Phase V = völliges Verschwinden der Geräusche tern) des Spiegels der Quecksilbersäule bzw. der Zeigerspitze erkennen; dessen Beginn entspricht dem systolischen Blutdruck (*oszillatorische Blutdruckmessung*: **Abb. A 90.c**).

Es ist sinnvoll, alle drei Arten der Blutdruckmessung durch häufiges Üben zu erlernen, weil aus ungeklärten Gründen in Einzelfällen eine sog. auskultatorische Lücke (Ausfall der Arterientöne innerhalb der Amplitude zwischen dem systolischen und diastolischen Druck) die übliche auskultatorische Messung erschweren oder gänzlich vereiteln kann.

6. Bei der ersten Messung sollte *an beiden Armen* gemessen werden: Differenzen bis 15 mmHg systolisch und/oder 10 mmHg diastolisch gelten noch als physiologisch.

   Beim Rechtshänder sind meist die Werte am rechten Arm etwas höher, beim Linkshänder die am linken.

7. Bei Hypertonikern (und anderen Gefäßpatienten) ist überdies – zumindest bei der ersten Untersuchung – eine *Blutdruckmessung am Oberschenkel* notwendig. Dazu ist unbedingt eine größere Manschette (80 cm x 18 cm) erforderlich. Der Patient liegt in Bauchlage; auskultiert wird in der Kniekehle über der A. poplitea.

   Die so ermittelten Werte sind (um wenigstens 10 bis 30 mmHg) höher als die am Oberarm gemessenen; sind sie gleich oder gar niedriger, so ist das schon pathologisch (z.B. Aortenisthmusstenose, Durchblutungsstörungen).

8. *Cave*: Eine RR-Messung an derselben Stelle darf frühestens nach drei Minuten wiederholt werden, d.h. die Extremität muß vor der Wiederholungsmessung wenigstens drei Minuten vollständig entstaut sein!
9. Für RR-Messungen bei *Kindern und Säuglingen* sind kleinere Spezialmanschetten notwendig.
10. Bei Patienten mit starken Oberarmen werden zu hohe Werte gemessen; diese Messungen bedürfen einer vom Armumfang abhängigen Korrektur (siehe **Kasten S. 113**).
11. Allen Patientenselbstmessungen gegenüber sei man kritisch, auch wenn sie mit computerisierten Automaten gewonnen wurden. Für diese Geräte, die oft auch die Frequenz angeben und die Werte ausdrucken, gelten die genannten Regeln auch; darüber hinaus ist besonders auf korrekten Mikrofonsitz zu achten sowie auf völlige Ruhe des Patienten während der Messung und auf richtige Einstellung des automatischen Ventils: der Druck darf – und das wird sehr oft verkehrt gemacht – auf keinen Fall zu schnell absinken, weil dann der Patient viel niedrigere Werte erhält als der Arzt; und da der Patient seiner Maschine viel mehr glaubt als dem Arzt, führt das oft zu zeitraubenden Diskussionen.[14]
12. Die Höhe der noch zulässigen *Normalwerte* wird nicht immer einheitlich angegeben; deshalb können die mitgeteilten Werte (siehe **Kasten S. 113**) nur als Anhaltspunkt gelten. Der Blutdruck wird in mmHg (Millimeter Quecksilbersäule) gemessen (entsprechend der Einheit Torr); eine Umstellung in die Einheit Pascal (Pa) ist (wenigstens vorerst) gescheitert.

14.2 Regulationsprüfung des Kreislaufs (Kreislauffunktionsprüfung) nach Schellong (sog. Schellong-Test)

F. Schellong (1891–1953), Internist in Heidelberg, Prag und Münster, hatte erkannt, daß der im Sitzen oder Liegen gemessene Blutdruck sich nach Aufstehen des Probanden individuell erheblich verändern kann, und hatte aus dieser Erkenntnis heraus die nach ihm benannte Kreislauffunktionsprüfung entwickelt, die in etwas modifizierter Form noch heute durchgeführt wird, weil eine ähnlich aussagekräftige, nicht invasive Regulationsprüfung bisher nicht angegeben wurde.

Nach mindestens zehn Minuten absoluter Ruhe im Liegen werden Blutdruck und Pulsfrequenz zwei- oder dreimal im Abstand von wenigstens einer Minute gemessen.

14 Ein weiterer Grund für Fehlmessungen bei manchen automatischen Geräten ist der Umstand, daß sich der Maximaldruck vorwählen läßt und die Messung erst bei dem evtl. viel zu niedrig vorgewählten Druck beginnt! Bessere Automaten bemerken den Irrtum und fordern zu einer neuerlichen Messung mit höherem Maximaldruck auf.

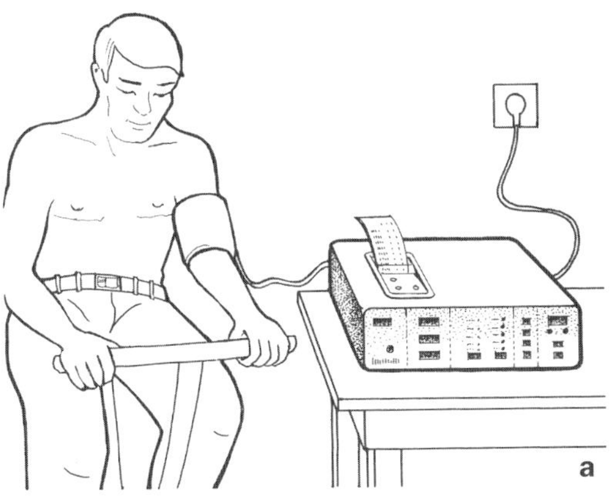

a

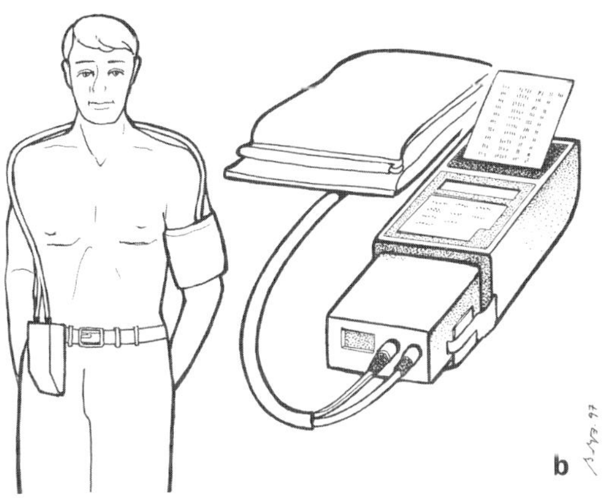

b

Abbildung A 91: Langzeitblutdruckmessung: a) Regulationsprüfung des Kreislaufs nach Schellong mit Belastung (Messung von Blutdruck und Puls im Minutenabstand), b) 24-Stunden-Messung von Blutdruck und Puls im Abstand von einer Viertelstunde (tags), von einer halben Stunde (nachts).

Dann steht der Patient auf und bleibt zehn Minuten stehen. Blutdruck und Pulsfrequenz werden sofort nach dem Aufstehen und dann jede Minute bestimmt. Danach legt der Patient sich wieder nieder, und in dieser Ruhephase werden Blutdruck und Pulsfrequenz nach einer, nach zwei und nach drei Minuten gemessen und in ein vorbereitetes Diagramm eingetragen. Es sind auch automatische Blutdruckmesser im Handel, die alle diese Messungen selbsttätig vornehmen und aufzeichnen (**Abb. A 91.a**).

Auswertung: Sinkt der systolische Druck im Stehen um mehr als 15 mmHg bzw. steigt der diastolische Druck um mehr als 20 mmHg, spricht man von einer *«hypotonen Regulationsstörung»*. Sinken systolischer und diastolischer Druck stärker ab, spricht man von einer *«hypodynamen Regulationsstörung»*.

14.3 Langzeitblutdruckmessung

Unter Mitarbeit von H.-P. Zeitler

Schon Schellong hatte erkannt, daß das Ergebnis der Blutdruckmessung von der Körperlage des Probanden abhängig ist. Sein Kreislauftest gilt noch heute als die aussagekräftigste Kreislauffunktionsprüfung.

Außer objektivierbaren Faktoren, wie Körperlage, vorausgegangene körperliche Belastungen, Armumfang u.a. gehen auch psychische Momente in das Meßergebnis ein und können eine mehr oder weniger ausgeprägte Veränderung der Ergebnisse bewirken.

So ist der vom Arzt im Untersuchungszimmer am entkleideten Patienten gemessene Druck oft ganz erheblich höher als der im Sprechzimmer am bekleideten Patienten gemessene; dieser wiederum höher als der von der Helferin in der Behandlung gemessene oder der vom Patienten selber in seinen vier Wänden ermittelte. Man spricht deshalb von einem *Weißkitteleffekt* (Zeitler) und hat die Patientenselbstmessung eine Zeit lang forciert beworben. Doch auch sie hat ihre Tücken und Imponderabilien und ist längst nicht frei von psychogenen Einflüssen. Nicht selten verleitet sie zu einem hypochondrischen Beobachten physiologischer Körpervorgänge und -regungen, die normalerweise ohne Zutun von Bewußtsein und Willen ablaufen, und kann dann zusätzlichen Schaden stiften.

Zudem erlernen nicht alle Patienten die konventionelle Messung zuverlässig, und auch die Meßergebnisse mancher Automaten dürfen nicht kritiklos übernommen werden, weil einige Modelle einen Begrenzer haben, der die Höhe des Drucks begrenzt, auf den diese Geräte aufgepumpt werden: Wird beispielsweise der Begrenzer auf 180 gestellt, beginnt das Gerät erst bei 170 zu messen, und der Patient erhält einen Wert von 165 oder 160, während der wirkliche systolische Druck vielleicht bei 220 liegt. Teurere Geräte bemerken das und fordern zu einer neuerlichen Messung mit höherem Ausgangsdruck auf, werden aber nicht so gerne gekauft. Doch kann es auch da im Einzelfall bei schlechtem Mikrophonsitz zu Fehlmessungen kommen.

Aus allen diesen Gründen und weil jede Einzelmessung immer nur eine Momentaufnahme sein kann, wurde die *Langzeitblutdruckmessung* entwickelt. Bei ihr erhält der Patient vom Arzt oder einer eigens dafür geschulten Helferin eine Blutdruckmanschette positioniert, die mit einem am Gürtel zu tragenden Automaten verbunden ist (**Abb. A 91.b**), der über 24 Stunden in regelmäßigen Abständen Messungen vornimmt und registriert. Das Gerät wird von einem wiederaufladbaren Akkumulator gespeist und macht seinen Träger vom Stromnetz unabhängig, so daß dieser seinen gewohnten Tätigkeiten nachgehen kann.

Nach Abschluß der Messungen lassen sich die Ergebnisse digital und graphisch ausdrucken, und es können außerdem die für die Therapie besonders relevanten Durchschnittswerte abgefragt werden.

15. Die allgemeinärztliche Untersuchung von Säuglingen und Kleinkindern

Man wird zunächst immer eine *Fremdanamnese* erheben, am besten bei der Mutter des Kindes. (Väter wissen in der Regel über Vorerkrankungen nicht so gut Bescheid.)

Am sinnvollsten beginnt man mit der Frage, warum das Kind zum Arzt gebracht wird. Wie bei allen Fremdanamnesen wird – darüber sollte man sich klar sein – häufig bereits eine Ausdeutung dessen geschildert, was sich zugetragen hat; das muß aber nicht immer nachteilig sein, sondern kann sich durchaus auch als hilfreich erweisen. Allerdings sehen Eltern aus Scham oder Angst oft an wichtigen Beobachtungen einfach vorbei.

Bei älteren Kindern wird man die Fremdanamnese durch die Angaben des kleinen Patienten ergänzen wollen: Manchmal kann das recht ergiebig und aufschlußreich sein; häufiger aber wird man wenig Brauchbares explorieren, weil «auch ältere Kinder bis zu zehn Jahren oft ihre Schmerzen nur ungenügend lokalisieren und die zeitliche Reihenfolge des Auftretens der Symptome nicht richtig schildern können» (G. W. Schmidt).

Manchmal kann es erforderlich werden, Eltern und Kind getrennt zu befragen; man sollte dies immer tun, wenn die Eltern das Kind fortwährend unterbrechen oder korrigieren und wenn man den Eindruck hat, daß das Kind in Gegenwart der Eltern nicht offen zu sprechen wagt, oder wenn die Angelegenheit womöglich für das Kind (z.B. Enuresis) oder für die Eltern (z.B. Mißhandlung) peinlich werden könnte.

Fragen nach dem Geburtsverlauf, nach Körpergewicht und -länge bei der Geburt, nach Ernährung, bisheriger Entwicklung, Geschwistern, Haustieren und nach Hautausschlägen in der Umgebung sowie ggf. nach Urlaubsorten dürfen nicht vergessen werden.

Nach Möglichkeit sollte man sich *Impfbuch und Vorsorgeheft*, ggf. auch den Mutterpaß der Kindsmutter, zeigen lassen und die Eltern bitten, diese Dokumente zu jeder Konsultation in die Ordination mitzubringen, weil sie von selber nur selten daran denken.

Schon die Helferin sollte am Telefon nach der *Körpertemperatur* des Kindes fragen und ggf. die Mutter anhalten, Fieber zu messen, bis der Arzt kommt oder bevor man in die Praxis aufbricht.

Dabei kann man Überraschungen erleben: Oft haben die Eltern kein Fieberthermometer, wollen das aber nicht zugeben; manchmal stehen sie auf dem Standpunkt, die Messung sei Sache des Arztes, der dafür bezahlt werde; nicht selten wird auch nur irgendeine Zahl genannt, um den Arzt zu beeindrucken und zu einem raschen Hausbesuch zu motivieren, weil das Kind schreit und der Vater vielleicht gerade ein interessantes Länderspiel im Fernsehen anschauen möchte: «43-8...!» Solchen Angaben gegenüber ist ein gewisses Mißtrauen berechtigt, weil die meisten Fieberthermometer nur Werte bis 42° C anzeigen. Im Zweifelsfalle kommt man um die eigene (zeitraubende) Kontrollmessung nicht herum, sollte sie dann aber gleich als Lehrvorführung für die Eltern nutzen, denn längst nicht überall ist die Technik der Fiebermessung hinreichend bekannt. (Insonderheit muß geklärt werden, ob bei einer axillaren Messung, die bei Kindern nicht zu empfehlen ist, der Wert unkorrigiert mitgeteilt wurde oder ob bereits 0,5° C hinzugezählt wurden.)

Der Vorteil der elektronischen Fieberthermometer wird durch den Umstand zunichte gemacht, daß häufig durch versehentliches Berühren der Taste das Meßergebnis vor dem Ablesen gelöscht wird und daß gerade dann, wenn man das Thermometer wieder braucht, dessen Batterie entladen ist. (Für den Allgemeinarzt empfiehlt es sich deshalb, auf Hausbesuchen immer auch ein konventionelles Analog-Thermometer in passender Schutzhülle mit sich zu führen.)

Hier geht es oft nicht ohne einen kleinen therapeutischen Exkurs ab. Häufig versuchen die Eltern ängstlich, jede noch so geringe Erhöhung der Körpertemperatur mit antipyretischen Säften oder entsprechenden Suppositorien zu bekämpfen, und es bedarf einiger Überzeugungskünste und großer Geduld, ihnen begreiflich zu machen, daß Fieber keine Krankheit ist, sondern eine willkommene und unverzichtbare Abwehrreaktion des Körpers, die erst dann einer Behandlung bedarf, wenn sie ein bestimmtes Ausmaß überschreitet und dadurch das Befinden des Patienten zusätzlich beeinträchtigt. Die Helferin sollte entsprechend instruiert werden, schon bei der telefonischen Anmeldung der Arzt-Patienten-Begegnung jede Selbstmedikation vor der ärztlichen Untersuchung zu untersagen, weil dadurch die Symptome abgeschwächt und verfälscht werden können.

Wegen der geschilderten Probleme bei der Anamnese hat der physikalische Befund in der pädiatrischen Diagnostik ganz besonderes Gewicht.

Die Inspektion der kindlichen *Exkremente*, die in der Regel problemlos durchgeführt werden kann, liefert oft wertvolle Aufschlüsse, die sonst nicht zu erlangen sind, besonders bei Kindern mit gastrointestinalen Erscheinungen.

Bewährte *Regeln für das Verhalten des Arztes* bei der körperlichen Untersuchung von Kindern:

1. Auch kleinen Patienten gegenüber sei der Arzt höflich und freundlich, ruhig und zielbewußt.
2. Er vermeide lautes Sprechen und hastige Bewegungen, die das Kind erschrecken.
3. Er beginne auch bei sehr kleinen Kindern nie mit der Untersuchung, bevor er nicht einige mitfühlende, beruhigende Sätze gesprochen hat. (Oft ist es günstig, sich dazu niederzusetzen.)
4. Blutentnahmen oder Injektionen sollten bei der allerersten Arzt-Patienten-Begegnung nur aus wirklich gewichtigen Gründen oder vitalen Interessen erfolgen und grundsätzlich nach der körperlichen Untersuchung vorgenommen werden.
5. Nie sollte man ein Kind belügen, etwa indem man ihm vormacht, ein unumgänglicher schmerzhafter Eingriff täte gar nicht weh. Man würde dadurch nur für lange Zeit, wenn nicht für immer, ein unüberwindbares Mißtrauen provozieren, das sich nicht nur gegen den schuldigen Arzt, sondern womöglich gegen die ganze Berufsgruppe richtet und kaum mehr zu beherrschen ist.
6. Nie – auch nach einem zermürbenden Arbeitstag nicht – sollte man einem Kind gegenüber die Geduld verlieren oder sich zu einer unangebrachten Vertraulichkeit hinreißen lassen und das Kind anschreien oder gar verhauen.
   Bedenken Sie in Ihrem Zorn, daß es oft genug eine uneinsichtige Großmutter war, die das Kind so verängstigt hat: ‹Wenn du nicht lieb bist, gehen wir mit dir zum Doktor, da bekommst du eine Spritze!› Und vergessen Sie nicht, daß auch dieses Kind, das womöglich gerade durch Beißen und Treten Ihre Geduld einer schlimmen Bewährungsprobe unterzieht, ein Produkt von Anlagen und Umwelteinflüssen ist: Für beides ist es schwerlich verantwortlich zu machen.
7. Für die Auskultation von Herz und Abdomen bedarf es der Ruhe. Manchmal gelingt es, schreiende oder tobende Kinder durch das Zeigen oder Vorhalten eines ihnen unbekannten Gegenstandes (Schlüssel, Reflexhammer) abzulenken und zu besänftigen. Mit kindischen Faxen, läppischem Spielzeug, plumpen Ablenkungs- oder Überrumpelungstechniken erzielt man bestenfalls Augenblickserfolge, die eines Arztes unwürdig sind und auf die Dauer alles nur noch schlimmer machen, weil sie schon bald nicht mehr greifen.
   In Aussicht gestellte Belohnungen sind auch nicht viel besser, weil sie das Kind dazu erziehen, für jede Leistung eine Gegenleistung zu verlangen; in begründeten Ausnahmefällen mögen sie als Notbehelf durchgehen.
8. Nie sollte man vergessen, Sinn und Notwendigkeit der Untersuchung dem Kind in einer seinem Alter gemäßen Sprache verständlich zu machen. Es ist immer wieder erstaunlich, wie verständig selbst sehr kleine und stark verängstigte Kinder darauf reagieren können. Das Kind spürt sehr bald, ob man es als kleinen Mit-Menschen akzeptiert oder nur als lästigen Halb-Affen schnell wieder los sein möchte.
9. In manchen Fällen läßt sich eine planmäßige Gewaltanwendung nicht umgehen. (Eine erfahrene und darin eigens unterwiesene Helferin ist dann dem Arzt eine willkommene Erleichterung.)

10. Der sonst propagierte Untersuchungsgang erfährt bei der Untersuchung von Kindern insofern eine Modifikation, als man alle für das Kind unangenehmen diagnostischen Maßnahmen an das Ende der Untersuchung zu legen pflegt. Dadurch bekommt die Untersuchung etwas Sprunghaftes, scheinbar Ungeordnetes, und der Anfänger kann dabei leicht die Übersicht verlieren und Wesentliches vergessen.

Allgemeingültige Regeln für die Reihenfolge des Untersuchungsganges lassen sich kaum geben; vielmehr wird man von Fall zu Fall entscheiden müssen. Meist beginnt man mit einer eingehenden *Inspektion* des ganz entkleideten Kindes und fahndet dabei zugleich nach Gerüchen.

Oft kann es besser sein, der Entkleidung des Kindes nicht beizuwohnen, weil manche Kinder dadurch eher Angst bekommen oder sich schämen. Immer sollten das Untersuchungszimmer ausreichend warm sein und der Arzt bald kommen, wenn das Kind ausgezogen ist. Säuglinge untersucht man unter einer Wärmelampe.

Kleinere Kinder untersucht man meist leichter auf dem Schoß der Mutter, weil sie sich dort sicherer fühlen. Lediglich die Untersuchung der Bauchorgane und die Perkussion der Thoraxvorderseite wird man bei Rückenlage des Kindes vornehmen müssen.

Bei der *Perkussion* nimmt man den kleinen Finger als Plessimeter oder legt nur das Endglied auf. Die Perkussion darf bei kleineren Kindern nur mit entsprechend leiserem Klopfschall ausgeführt werden, weil umschriebene Dämpfungen sonst leicht «durchschlagen» werden können. Bei der Perkussion der Lungen muß eine schiefe oder gedrehte Körperhaltung des Kindes unbedingt vermieden werden; sofern erforderlich, muß die Mutter oder eine Helferin das Kind entsprechend halten.

Ein von links nach rechts fortschreitendes Verschwinden der Leberdämpfung gilt als peritonitisches Zeichen; eine Dämpfung im rechten Unterbauch als Zeichen eines perityphlitischen Abszesses.

Solange das Kind noch ruhig ist, wird man die *Auskultation des Herzens und des Abdomens* vornehmen wollen. Bedenken Sie, daß der 2. Pulmonalton oft lauter als der 2. Aortenton ist und daß sich häufig akzidentelle Geräusche finden, die meist bei Lagewechsel verschwinden. Bei drohendem Herzversagen ist zuletzt nur noch der zweite Herzton zu hören.

Die *Auskultation der Lungen* ist beim schreienden Kind ergiebiger, weil es nur dann tief einatmet und während des Einatmens natürlich nicht schreien kann. Das Schreien läßt sich übrigens recht gut zur Prüfung der *Bronchophonie* benutzen; oft ist die positive Bronchophonie das erste Anzeichen einer Pneumonie. Bedenken Sie, daß beim Kind das Atemgeräusch auch unter physiologischen Bedingungen relativ scharf ist (pueriles Atmen).

Zur Auskultation eignen sich außer dem Holzstethoskop *Schlauchstethoskope* mit einem entsprechend kleinen Bruststück, damit man Geräusche leichter lokalisieren und den Bewegungen des Kindes besser folgen kann; Schlauchstethoskope bieten zudem eine gewisse Abschirmung gegen das Schreien des Kindes. Ungeeignet für Kinder sind Metallbruststücke, weil ihr Kältereiz meist Schreien und andere Abwehrreaktionen provoziert. Ideal ist ein nicht zu harter Gummirand des Bruststückes («Mikrophons»), der sich allen Körperwölbungen (Rippen) gut anpaßt.

Dann erst wird man die *Palpation* durchführen – besonders wenn zu befürchten ist, daß sie dem Kind Schmerzen bereiten könnte. Beim Säugling wird vor der Palpation der Bauchorgane immer erst die des Kopfes vorgenommen. Spannung und Vorwölbung der großen Fontanelle, die sich normalerweise zu Beginn des zweiten Lebensjahres schließt, deuten auf erhöhten intrazerebralen Druck; eine eingesunkene Fontanelle findet sich bei Exsikkose. Den Hinterkopf palpiert man, indem man den Kopf seitlich so zwischen die Hände nimmt, daß die Finger für die Palpation frei bleiben.

Bei dieser Gelegenheit wird man auch auf *Meningismen* (Nackensteife, Zeichen nach Kernig und Brudzinski) achten (siehe **Teil III, Kapitel 10.8, S. 217**).

Eine *Prüfung des Bulbusdruckes* durch Palpation des geschlossenen Auges mit einer Fingerkuppe kann wichtige Hinweise auf Glaukom oder Exsikkose liefern.

Merke: Etwa bis zum dritten Lebensjahr beginnt die relative Herzdämpfung bereits 1–2 cm lateral der linken MCL und reicht rechts meist deutlich über den Sternalrand hinaus.

Bei der *Palpation des Abdomens* wird sich Weinen kaum vermeiden lassen, wenn das Kind dort Beschwerden hat. Die Palpation muß in Rückenlage des Patienten erfolgen. Um unterschiedliche Spannungszustände der Muskulatur nicht zu übersehen, sollte man zu Beginn ganz besonders zart und vor allem mit ausreichend warmen Händen palpieren. Dabei behalte man immer das Gesicht des kleinen Patienten im Auge, um sich anbahnende Schmerzreaktionen rechtzeitig erkennen zu können! Ergeben sich Hinweise auf einen lokalisierten Prozeß, setze man die Palpation zunächst an anderer Stelle fort.

Die *rektale Untersuchung*, die nicht routinemäßig durchgeführt wird, sollte immer dann vorgenommen werden, wenn sich der geringste Verdacht auf einen intraabdominellen Prozeß ergeben hat. Manche Erkrankungen (z. B. Invagination) lassen sich sonst kaum diagnostizieren. *Bei kleinen Kindern untersucht man nicht mit dem Zeigefinger, sondern mit dem kleinen Finger.*

Leber und *Milz* sind beim Säugling verhältnismäßig groß. Der Leberunterrand kann beim gesunden Säugling in der MCL bis 2 cm unter dem Rippenbogen stehen; auch die Milz ist häufig tastbar, manchmal sogar die Nieren. Ab und zu halten ungeübte Untersucher eine der freien Rippen für den unteren Milzrand. Man sollte deshalb den Palpationsbefund nach Möglichkeit perkutorisch überprüfen; allerdings gelingt dies bei sehr kleinen Kindern nicht immer.

Die *neurologische Untersuchung* hat einige Besonderheiten. Beim Neugeborenen deuten fehlende Greif- oder Saugreflexe wie auch ein fehlender oder seitendifferenter Moroscher Umklammerungsreflex (ruckartiges Spreizen und Zusammenführen von Armen und Beinen bei Erschütterung der Unterlage des Kopfes oder Rückbeugung des Kopfes um 30°) auf eine Geburtsschädigung des Gehirns.

Alle Prüfungen, die die Mitarbeit des Patienten erforderlich machen, lassen sich erst bei verständigen Kindern durchführen (siehe **S. 203**).

Häufig wird der Allgemeinarzt in die Lage kommen, bei unklaren fieberhaften Zuständen mit Benommenheit und/oder Kopfweh nach den schon erwähnten Meningismen suchen zu müssen (s.o. und **S. 217**); leider werden diese einfachen und in der Regel problemlos durchzuführenden Prüfungen zum Schaden der kleinen Patienten sehr oft vergessen.

Merke: Auch Schreien und Pressen kann zu einer erhöhten Spannung und Vorwölbung der Fontanelle führen; deshalb sollte die Untersuchung möglichst noch durchgeführt werden, bevor das Kind schreit.

Atem- und Pulsfrequenz sind nur verwertbar, wenn sie beim schlafenden Kinde gemessen werden. (Die Atmung zählt man durch Beobachten der Bauch- oder Brustwand oder durch Vorhalten eines kleinen Wattebausches. Der Puls ist an der A. temporalis oder carotis meist gut zu tasten.) Die Palpation des Femoralispulses erbringt manchmal den Verdacht auf eine Aortenisthmusstenose.

Zur *Blutdruckmessung*, die bei Kindern von zweifelhaftem Wert ist, benutzt man Meßmanschetten, deren Breite etwa der halben Oberarmlänge des Kindes entsprechen soll (vgl. RR-Messung). Die Werte sind nur brauchbar, wenn sie in «Ruhe» gemessen werden, d. h., das Kind sollte in den letzten 15 Minuten vor der Messung keinen körperlichen Anstrengungen oder psychischen Alterationen ausgesetzt gewesen sein.

Die *Ophthalmoskopie* ist meist nur nach Applikation eines Mydriatikums erfolgversprechend – und auch dann nicht immer. Manchmal gelingt es mit der indirekten Ophthalmoskopie (siehe **S. 73**), am ungetropften Auge einen flüchtigen Blick auf die Papille zu werfen. Offenbar ist die Blendung durch eine weiter entfernte Lichtquelle dem Kleinkind weniger unangenehm. Mit dem elektrischen Augenspiegel kommt man bei Kindern leichter zum Ziel.

Wegen der kleinen Verhältnisse läßt sich auch die *Otoskopie* leichter mit dem elektrischen Ohrenspiegel bewerkstelligen, der ohne weiteres die Betrachtung mit Lupenvergrößerung gestattet. Die Otoskopie gehört zu jeder eingehenden Untersuchung; immer sollte zusätzlich der *Mastoid- und Tragusdruckschmerz* geprüft werden, weil oft genug nicht nur dem Ungeübten wegen der Windung des Gehörganges und möglichen Verunreinigungen durch Zerumen der Einblick auf alle Abschnitte des Trommelfells nicht gelingt.

Die *Rhinoscopia anterior* kann mit Stirnreflektor und kleinem Nasenspekulum, aber auch mit einer rechtwinklig abgebogenen Haarnadel (G. W. Schmidt) vorgenommen werden; es geht auch mit dem elektrischen Otoskop, das sich zu *Vaginoskopien* ebenfalls gut eignet.

Rhinoskopie, Vaginoskopie und Laryngoskopie wie auch Anuskopie gehören nicht zur Routineuntersuchung des Kindes, wohl aber die *Racheninspektion*. Die Racheninspektion *(Pharyngoskopie)* mit der Inspektion der Mundhöhle *(Stomaskopie)* verlegt man meist ganz ans Ende des Untersuchungsganges, weil sie für das Kind am unangenehmsten ist. Bei etwas größeren, verständigeren Kindern müßte sie das nicht sein, weil man auch schon ziemlich kleine Kinder systematisch so trainieren kann, daß sich Tonsillen und Rachen durch weites Herausstrecken der Zunge und A-Sagen ohne Benutzung eines Spatels inspizieren lassen. Leider wissen nur wenige Eltern, wie wichtig ein solches Training werden kann (Lentze).

Merke: Bei Steigerung der Körpertemperatur um 1° C steigt die F um etwa 10 Schläge pro Minute! (Das fehlende Ansteigen der Pulsfrequenz bei steigender Körpertemperatur ist für manche Erkrankungen pathognomonisch, z. B. Typhus abdominalis.) Werden Kurven gezeichnet, bedeutet Rot die Pulsfrequenz, Grün die Atemfrequenz und Blau (oder Schwarz) die Temperatur.

Bei trainierten Kindern gelingt fast immer auch die *Laryngoskopie* völlig problemlos und ohne Anästhesie, wenn man ihnen nur zuvor den Spiegel zeigt und sagt, was man damit machen will. Voraussetzung ist natürlich, daß man den Umgang mit dem Stirnreflektor wirklich beherrscht, denn wenn das Licht während der Untersuchung auswandert und nicht wieder eingefangen werden kann, hilft auch ein noch so braves Kind wenig.

Zum Anwärmen des Spiegels ist heißes Wasser geeigneter als eine Spiritusflamme, weil Kinder sonst leicht den Eindruck bekommen, man wolle sie «brennen». Sonst ist die Laryngoskopie recht schwierig, oft undurchführbar, und selbst der konsiliarisch bemühte Laryngologe wird nicht selten unlösbare Probleme haben. Erfreulicherweise kann man meist auf diese Untersuchung verzichten.

Nicht verzichten kann man auf die *Racheninspektion*, weil sehr oft eine schwere, eitrige Angina tonsillaris mit hohem Fieber von den Kindern gar nicht bemerkt oder zumindest nicht geklagt wird.

Wenn das Kind den Mund nicht freiwillig öffnet, hilft oft nur Gewaltanwendung. Am besten hält die Mutter oder eine Helferin das Kind vor sich auf dem Schoß, indem sie Arme und Oberkörper umfaßt. Der Arzt hat die rechte Hand auf dem Kopf des Kindes, in der linken den Spatel. Der Stirnreflektor befindet sich vor dem linken Auge des Arztes, die Gegenspiegelleuchte auf der rechten Patientenseite (siehe **S. 77**). *Hier zeigt sich die Überlegenheit des Stirnreflektors, weil der Arzt beide Hände frei hat! Metallspatel sind geeigneter, weil Holzspatel manchmal abbrechen.* Nun führt der Arzt – evtl. nach Druck auf die Wange – den Mundspatel ein. Beißt das Kind auf den Spatel oder klemmt es ihn zwischen den Zähnen ein, wartet man unter sanftem Vorwärtsschieben, bis das Kind nachgibt. Manchmal gelingt es nur, einen Würgereiz auszulösen, der dann zur Beurteilung von Rachen und Tonsillen ausreichen muß. Manchmal bedarf es einer weiteren Helferin, die den Kopf des Kindes hält und einen Gummikeil zwischen dessen Zähnen fixiert, so daß der Arzt den Spatel leichter einführen und die Zunge nach vorne herunterdrücken kann. Zügiges und planvolles Vorgehen ist erforderlich, um zum Ziel zu kommen.

Bedeutungsvoll ist noch die *Prüfung auf Exsikkose*. Eine aufgehobene Hautfalte verstreicht langsam oder bleibt bestehen, wenn das Kind abgemagert oder (durch Erbrechen, Durchfall oder Flüssigkeitsmangel) ausgetrocknet ist.

16. Die traumatologische Untersuchung

Auch bei Verletzungen und Unfällen ist eine kurze *Anamnese* über den Unfallhergang und die Beschwerden niemals verlorene Zeit, sondern unverzichtbarer Baustein der ärztlichen Diagnostik. Bei Bewußtlosen wird man eine *Fremdanamnese* erheben und die erhobenen Daten dem nachbehandelnden Kollegen zugänglich machen, der sie sonst vielleicht nicht mehr gewinnen kann (Durchschreibesatz).

Der Befund erstreckt sich einerseits auf äußere Verletzungen, die bereits im allgemeinen Teil bei der dermatologischen Untersuchung aufgeführt wurden, andererseits auf innere. Immer wird man nach einem Thoraxkompressionsschmerz und nach einem abdominellen Druckschmerz fahnden. Bei Verdacht auf eine intraabdominelle Blutung ist unverzüglich der Bauchumfang in Nabelhöhe (im Liegen) zu messen und schriftlich zu fixieren. Bei der Herz(beutel)tamponade kann der Nachweis einer typisch dreieckigen Dämpfungsfigur, bei der die Grenzen der absoluten und relativen Herzdämpfung praktisch zusammenfallen, lebensrettend sein. Bei allen Verdachtsfällen auf innere Verletzungen sollte man nach einer orientierenden Pulsbeurteilung möglichst bald exakte Werte für Blutdruck und Frequenz zu ermitteln suchen, weil sie sich rasch verändern können (Uhrzeit!). Bei allen Atemnotsyndromen ist eine vergleichende Perkussion und Auskultation beider Thoraxseiten unerläßlich.

Merke: Im Körper des Verletzten steckende Fremdkörper *(Corpora aliena)*, z. B. Messer, Stangen oder dergleichen, dürfen auf gar keinen Fall bei der Untersuchung entfernt werden *(Periculum mortis)*!

Allgemein unterscheidet man:
- die Erschütterung *(Commotio)*
- die Quetschung *(Contusio)*
- die Zerreißung *(Dislaceratio)*

bei den Gelenken:
- die Verrenkung *(Luxatio)*
- die Zerrung *(Distorsio)*

die ebenfalls bis zur Bandruptur oder Zerreißung *(Dislaceratio)* gehen kann. Nicht selten kommt es zu traumatischen Gelenksergüssen, die serös oder blutig *(Haemarthros)* sein können.

Krepitation *(Crepitatio)* und Dislokationen deuten immer auf Frakturen hin; ihr Fehlen läßt solche aber nicht ausschließen. Man unterscheidet:

Dislocatio ad axim	Abknickung
Dislocatio ad latus	seitliche Verschiebung
Dislocatio ad longitudinem	Verschiebung in der Längsachse, und zwar
– cum contractione	– mit Verkürzung
– cum distractione	– mit Verlängerung
Dislocatio ad peripheriam	Drehung um die Längsachse

Bei Verdacht auf Schädel-Hirn-Traumen sollten vom Erstuntersucher immer

- der Bewußtseinsgrad
- die Pupillenweite
- eine eventuelle Seitendifferenz der Pupillen *(Anisocorie)*
- die Lichtreaktion der Pupillen
- evtl. pathologische Reflexphänomene

schriftlich (mit Uhrzeit!) festgehalten werden; sie sind für den Kliniker von großer Bedeutung.

Weitere traumatologische Untersuchungen finden sich im speziellen Teil.

17. Die Untersuchung bei akuten Intoxikationen

Trotz der gebotenen Eile schadet blinder Eifer hier besonders. Dem Allgemeinarzt, wenn er als erster zur Stelle ist, fällt die Aufgabe zu, rasch eine möglichst umfassende *Eigen- und Fremdanamnese* zu erheben; sie entscheidet nicht selten über das weitere Schicksal des Patienten.

An erster Stelle wird er
- die Art des Giftes (Name, Zusammensetzung, Hersteller)
- die Menge und Konzentration des Giftes
- den Einnahmezeitpunkt oder die Dauer der Gifteinwirkung und
- die Eintrittspforte (Mund, Haut, Atemwege, Blutkreislauf)

zu ermitteln suchen; dann
- Alter und Gewicht des Vergifteten (evtl. geschätzt)
- Klagen und Symptome
- Erstmaßnahmen durch Laienhelfer
- Grund- und Begleiterkrankungen
- Ursache der Vergiftung (Unfall, Suizidversuch, vorsätzliche Giftbeibringung durch andere).

Nachdem die genannten Stellen alarmiert sind, wird – sofern nicht inzwischen therapeutische Notfallmaßnahmen notwendig werden – etwas Zeit zu einer *Untersuchung* bleiben. Spätestens jetzt sollte eine körperliche Untersuchung durchgeführt werden: Ihr Ergebnis wird um so bedeutungsvoller, je unbekannter das einwirkende Toxin ist. Folgendes Vorgehen hat sich bewährt:

Zunächst wird man die *Atmung* mit ihren möglichen Auffälligkeiten und Störungen untersuchen. Dazu gehört immer eine beidseitige Auskultation der Lungen und das Fahnden nach Gerüchen, insbesondere der *Ausatemluft*.

Dann muß der *Kreislauf* beurteilt werden. Dazu gehören unbedingt die Pulsbeurteilung, Frequenzzählung, Herzauskultation und Blutdruckmessung. (Auf Blässe, Rötung, Zyanose oder sonstige Verfärbung der Akren ist gesondert zu achten.)

Nun wird man sich dem *Zentralnervensystem* zuwenden: Bewußtseinslage, Tremor, Krämpfe, Augenzeichen (Pupillenweite, Anisokorie, Pupillenreaktionen, Nystagmus, Strabismus, Gesichtsfeldausfälle, Fundusveränderungen), Paresen, Vertigo, Reflexauffälligkeiten, Halluzinationen sind ggf. zu erfassen.

Schließlich wird man die *Haut* (Verfärbungen, Einblutungen) und die *Bauchorgane* einer orientierenden Begutachtung unterziehen. Dazu gehören die Inspektion von Mundhöhle und Rachen, der Nachweis eines Druckschmerzes oder einer Abwehrspannung, einer Leber- oder Milzvergrößerung, die Perkussion der Blase und die Auskultation der Darmgeräusche.

Von großer Bedeutung – nicht nur für die weitere Behandlung des Patienten, sondern ggf. auch für forensische Belange – ist eine leserliche, mit Ort, Datum, Uhrzeit und Unterschrift versehene *Befunddokumentation*, von der man Mehrfertigungen (Durchschreibesatz) dem Patienten für Notarzt und weiterbehandelnden Krankenhausarzt mitgibt. Praktisch sind spezielle Untersuchungsbögen für Intoxikationen, auf denen die jeweiligen Symptome und Befunde nur angestrichen zu werden brauchen; leider stehen sie im Ernstfall aber oft nicht zur Verfügung, so daß man sich die Gliederung des Untersuchungsganges doch lieber einprägen sollte.

Nach dem Notarztwagen und der Giftzentrale ist es bei Unfällen oft sinnvoll, auch die Polizei zu verständigen; bei Verdacht auf ein

Fremdverschulden – sei er auch noch so vage – muß sie in jedem Fall gerufen werden. Der Arzt muß dann – wenn nicht vitale Interessen entgegenstehen – ihr Eintreffen abwarten und außer den vermeintlichen Giftresten und Verpackungen ggf. auch Erbrochenes, Blut, Stuhl und Urin asservieren, die Asservate beschriften und mit in die Klinik geben. Immer sollte man dem Notarzt nach der Erstversorgung des Vergifteten auch den Vergiftungsort oder den Fundort des Vergifteten zeigen. Zum Nachweis gasförmiger Noxen wird der Allgemeinarzt nur selten selber gerüstet sein; falls auch der Notarzt dazu nicht in der Lage ist, wird man einen speziellen toxikologischen Notdienst anfordern müssen.

Dritter Teil
Befund *(Status praesens)*: Spezieller Teil

Es gilt, dem Allgemeinarzt verläßliche Befunde an die Hand zu geben, die er selbst erheben und messen kann und mit denen er dann selbst – auch ohne fachärztliche Hilfe – eine ehrliche Diagnostik betreiben kann, die die Voraussetzung jeder honorigen Therapie sein sollte.

1. Allgemeinbefund (*Status generalis*)

Ziel der Untersuchung ist es, einen Befund zu erheben und so zu formulieren, daß daraus auch ein Dritter an anderem Ort und zu anderer Zeit eine Diagnose stellen kann.

Hier werden – je nach Untersucher oder Haus – die verschiedensten Befunde subsumiert. Bei keiner Befundniederschrift darf das *Datum* fehlen, denn ohne Datum wird der Befund für spätere Verlaufsbeurteilungen, forensische Fragen oder Gutachten weitgehend wertlos; bei Notfällen, Vergiftungen oder Unfällen sollten außerdem die Uhrzeit und der Ort festgehalten werden, weil der Befund sich rasch ändern kann (weitere Einzelheiten siehe **Teil IV «Dokumentation»**).

In jedem Falle sollten Aussagen über Allgemein- *(AZ)*, Ernährungs- *(EZ)* und Kräftezustand *(KZ)* und über den *Konstitutionstyp* (leptosom, athletisch, pyknisch) gemacht werden, die möglichst durch die Angaben von *Größe* und *Gewicht* ergänzt, aber nicht ersetzt werden sollten. (Dabei muß zu erkennen sein, ob diese Werte erfragt, geschätzt oder gemessen wurden; die eigene Messung ist anzustreben.)

Sofern nicht später beim psychiatrischen Befund ausführlicher darzustellen, sollten hier Angaben über *Bewußtseinslage und Orientierung* vermerkt werden (z. B. im Normalfall: «klar bei Bewußtsein und voll orientiert»); ggf. muß erwähnt werden, ob der Patient erregt oder delirant ist.

Ähnliches gilt für Farbe und Durchblutungszustand von *Haut*, sichtbaren Schleimhäuten und *Skleren*; ein Ikterus oder eine auffallende Blässe wären hier anzumerken. Besteht der Verdacht auf eine abnorme Blutungsbereitschaft (Petechien, Purpura, Vibices, Sugillationen, Suffusionen, Hämatome), wird man die Beschreibung durch den *Rumpel-Leede-Test* ergänzen wollen:

Mit einer Blutdruckmanschette wird am Oberarm für genau 5 Minuten eine Stauung in Höhe des arteriellen Mitteldrucks (p_m), das ist der Druck zwischen systolischem und diastolischem Blutdruck, angelegt und dann auf der Beugeseite des Unterarmes mit einer (Lese-)Lupe nach petechialen Hauteinblutungen gesucht. Beurteilung: wenige Petechien unterhalb der Manschette = schwach positiv (+), mäßig viele Petechien in der Ellenbeuge = positiv +, Petechien bis zum oberen Drittel des Unterarmes = ++, Petechien bis zum Handgelenk = +++, Petechien bis zum Handrücken = ++++.

Auffallende Veränderungen der Körpertemperatur, möglichst ergänzt durch deren Messung, sind ebenfalls zu bemerken. Besonders bedeutungsvoll sind *Dekompensationszeichen* (Zyanose, Ödeme, Dyspnoe, Orthopnoe, in- oder exspiratorischer Stridor, Stertor, Einflußstauung), die immer hinsichtlich ihrer Ausdehnung und ihres Schweregrades näher zu erläutern wären.

Unter Zyanose *(Cyanosis)* versteht man eine blau-rote Verfärbung von Haut und Schleimhäuten. *Ödeme* sind Schwellungen infolge von Wasseransammlung im Gewebe, bei denen auf Fingerdruck eine Vertiefung (Delle) für einige Zeit bestehen bleibt. *Dyspnoe* ist die meist mit Atemnot einhergehende Erschwerung der Atemtätigkeit. Mit *Orthopnoe* bezeichnet man eine unter Zuhilfenahme der Atemhilfsmuskulatur in aufrechter Haltung teilweise zu kompensierende Dyspnoe. *Stridor* ist ein pfeifendes Atemgeräusch bei Verengung der oberen Luftwege, das exspiratorisch oder inspiratorisch auftreten kann. Mit *Stertor* bezeichnet man ein röchelndes Atmen bei Ansammlung von Schleim in Bronchien oder Trachea. Unter einer (oberen) *Einflußstauung* versteht man eine venöse Stauung im Bereich von Kopf, Hals und oberen Extremitäten mit prall gefüllten Venen, Ödem und Zyanose.

Hierher gehören – und das ist besonders zu beachten – *nur Beobachtungen, die der Untersucher selbst gemacht hat;* Parästhesien und die Belastungsdyspnoe, von der der Patient berichtet, gehören in die Anamnese! Weiterhin beachte man, daß in den Befund, der zwar immer mit einer (Verdachts- oder Arbeits-)Diagnose abschließen sollte, selber aber (außer deskriptiven Symptomdiagnosen) keine Diagnosen eingehen dürfen, sondern nur Beschreibungen: Ein sachkundiger Leser soll auf Grund dieser Beschreibungen in die Lage versetzt werden, selber eine Diagnose zu stellen. Wenn das gelingt, war der Befund anschaulich und exakt genug; die gestellte Diagnose kann im Laufe der Zeit und bei verschiedenen Untersuchern eine verschiedene sein.

Körperbauanomalien, Behinderungen, charakteristische Körperhaltungen, Störungen von Bewegungsabläufen, Gang oder Atmung (**Abb. B 1**), Gerüche, Nagelveränderungen wären ebenfalls hier zu schildern, sofern sie generalisiert sind. Ein lokalisiertes linksseitiges Unterschenkelödem wird man nicht hier, sondern bei den Extremitäten beschreiben.

Häufig wird an dieser Stelle auch über lokale Hautveränderungen (Effloreszenzen) und Lymphknotenschwellungen berichtet; sinnvoller wäre es, hier nur generalisierte (oder weitgehend generalisierte) Veränderungen

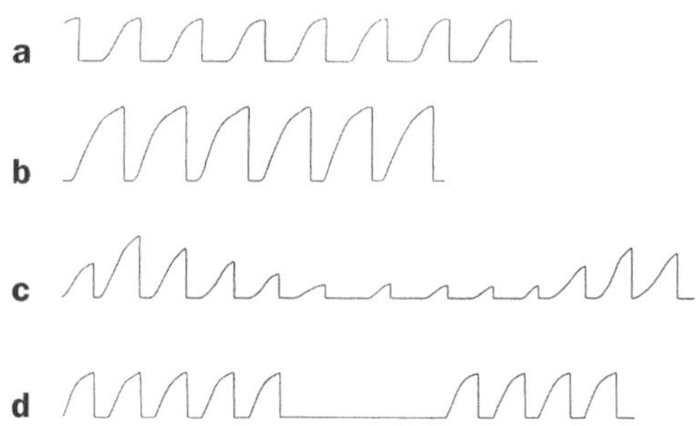

Abbildung B 1: Formen der Atmung: a) Normale Atmung, b) Große Kussmaulsche Atmung, c) Cheyne-Stokessche Atmung, d) Biotsche Atmung.

aufzuführen und umschriebene Auffälligkeiten erst später an Ort und Stelle zu erwähnen. Wunden, Verletzungen u.a. können, wenn nicht bei den jeweiligen Körperteilen, auch erst gesondert am Schluß – unmittelbar vor der Diagnose – als *Lokalbefund* beschrieben werden.

Außer Größe, Gewicht, Temperatur und Atemfrequenz werden weitere Messungen *(Mensurationes)* meist nicht hier, sondern bei den einzelnen Körperteilen aufgeführt; Blutdruck und Pulsfrequenz meist nach dem Untersuchungsbefund des Herzens.

2. Kopf *(Caput)*

Die korrekten topographischen Lagebezeichnungen der Kopfregionen finden sich in **Abbildung B 2**; man sollte sich ihrer bei der Befundbeschreibung auch bedienen. Die rechte Gesichtshälfte wird manchmal mit Terzseite, die linke mit Quartseite bezeichnet.

2.1 Messungen

Sofern erforderlich oder verlangt (Kindervorsorge), wird der *Kopfumfang* mit dem Stoffbandmaß (**Abb. A 1.d**) gemessen.

Bei einer ein- oder doppelseitigen *Protrusio bulbi* muß das Ausmaß mit dem Exophthalmometer (**Abb. A 4**) ermittelt werden, ggf. vom Ophthalmologen. Bei Verdacht auf eine Augeninnendruckerhöhung (harte Bulbi bei Augen- oder Kopfschmerzen oder ziliare Injektion) muß unbedingt der *Augendruck* gemessen werden, z. B. halbquantitativ mit dem Tonometer der **Abbildung A 5.b**, das in keiner Allgemeinpraxis fehlen sollte. Vor der Messung werden die Augen anästhesiert und mit Fluoreszein versehen (z. B. Thilorbin®-Augentropfen). Der Meßkörper des Gerätes wird (z. B. mit Merfen®) desinfiziert und dann – je nach Ausführung – ggf. mit einem sterilen Einmal-Tip armiert. Zur Messung, die am liegenden Patienten durchgeführt wird, nimmt man das Gerät wie einen Bleistift zwischen Daumen, Zeige- und Mittelfinger und stützt die haltende Hand an der Patientenstirn ab. Während die freie Hand unterdessen die Au-

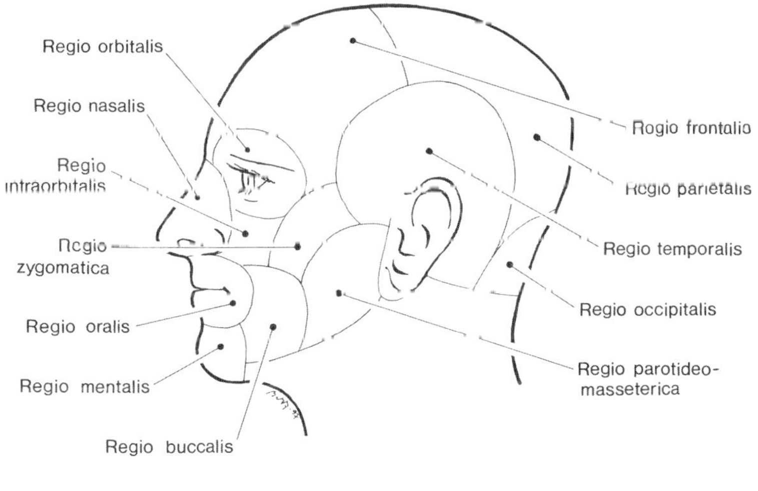

Abbildung B 2: Die Regionen des Kopfes.

genlider leicht geöffnet hält und der Patient mit seinem freien Auge einen Punkt senkrecht über sich fixiert, setzt man die sterile Planfläche des Meßkörpers vorsichtig auf der Cornea auf. Nun blickt man durch das Okular und stellt durch sanftes Auf- und Abbewegen den Meßstrich und den Applanationskreis scharf. Die Höhe des Druckes ergibt sich aus dem Verhältnis des Meßstriches zum Applanationskreis: ist der Meßstrich kleiner, ist auch der Druck kleiner, ist er größer, ist auch der Druck größer als der auf dem Meßkörper eingravierte Wert. Als kritische Grenze wird meist ein Wert von 22 mmHg angenommen; deshalb wird zur Grenzwerttonometrie auch meist ein entsprechender Meßkörper von 2,2 p benutzt. (Andere Meßkörper sind im Handel.)

Wenn der Patient zum ersten Mal kommt, sollte auch der *Visus* für die Ferne und die Nähe ohne und ggf. mit Glas anhand der bekannten Testtafeln (**Abb. A 7.d**) bestimmt und ggf. skiaskopisch überprüft werden (**Abb. A 6**).

Das Gehör wird nicht routinemäßig geprüft, sondern nur, wenn sich der Verdacht auf Funktionseinschränkungen ergibt oder wenn die Prüfung ausdrücklich gefordert wird (z. B. Lastwagenführerschein, Segelschein): **Teil II, Kapitel 4 S. 56** und **Teil III, Kapitel 10.1, S. 205**. Weitere Messungen werden auch nur im Bedarfsfalle (Anomalien, Hydrozephalus) vorgenommen, teilweise mit dem Beckenzirkel (**Abb. A 2.a**).

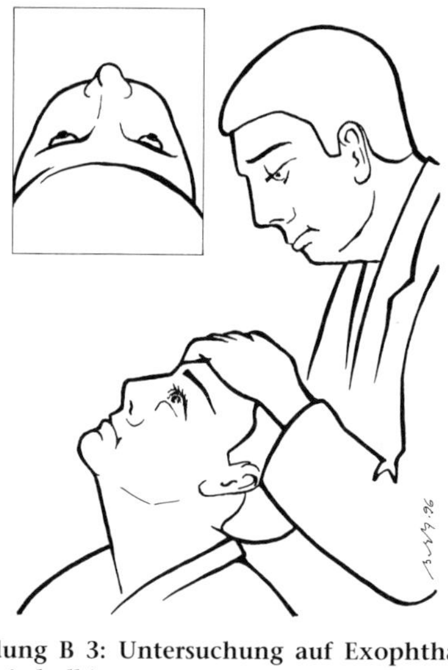

Abbildung B 3: Untersuchung auf Exophthalmus/ Protrusio bulbi.

2.2 Inspektion

Zunächst wird man das Gesicht von vorn, dann den Kopf von beiden Seiten und von hinten und schließlich auch von oben betrachten. Bei der Besichtigung von oben lassen sich nicht nur Haarausfälle und Veränderungen der behaarten Kopfhaut besser erkennen, sondern auch ein diskreter Exophthalmus (**Abb. B 3**). Zur Suche nach Ektoparasiten bediene man sich möglichst einer fokussierbaren Untersuchungsleuchte (**Abb. A 11.a**) und einer Leselupe (**Abb. A 13.c**).

Auf Formvarianten, Asymmetrien und Vergröberungen der Akren ist besonders zu achten. Die Farbe des Gesichts, der Wangen, Lippen und Skleren läßt sich am besten bei Tageslicht (Nordlicht) beurteilen; manche Leuchtstoffröhren täuschen eine Zyanose vor, Glühlampen einen Sklerenikterus.

Bei den Augenlidern ist nach Schwellungen, Tumoren und Entzündungen zu suchen; die Konjunktiven müssen beurteilt werden (konjunktivale oder ziliare Injektion?), bei Verdacht auf Fremdkörper *(Corpora aliena)* ggf. nach Ektropionierung (**Abb. A 57**). Bei Sehstörungen oder Verletzungen müssen Cornea, Vorderkammer und Linse in fokaler Beleuchtung (**Teil II, Kapitel 8.1, S. 73**) und im durchfallenden Licht des Augenspiegels (**S. 73**) untersucht werden. In jedem Falle sind die ophthalmologischen Spiegeluntersuchungen im umgekehrten und im aufrechten Bild anzuschließen (**S. 73f.**), und es ist im Befund wenigstens zu vermerken, daß beide Pupillen im durchfallenden Licht des Augenspiegels rot aufleuchten und daß keine Stauungspapillen vorliegen. Routinemäßig werden diese Untersuchungen am ungetropften Auge, also ohne Pupillenerweiterung vorgenommen.

Ist eine diagnostische Pupillenerweiterung (z. B. mit einem Tropfen *Mydriatikum* Roche) erforderlich, müssen die Pupillenreaktionen auf Licht und Konvergenz selbstredend *vorher* geprüft werden, und der Pupillenbefund hinsichtlich Weite und Seitengleichheit muß schriftlich fixiert sein, weil die Beurteilung danach für Stunden blockiert ist; dies ist bei Schädel-Hirn-Traumen von besonderer Bedeutung.

Auf Seitendifferenzen hinsichtlich Weite *(Anisokorie)* oder Farbe *(Anisochromie)* ist be-

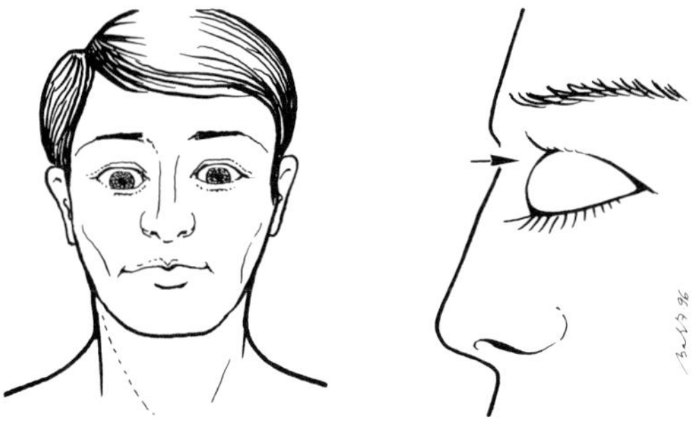

a b

Abbildung B 4: Augenzeichen I: a) Graefesches Zeichen: Zurückbleiben des Oberlids beim Blick nach unten, b) Frazersches Zeichen: die Furche zwischen lidbedecktem Augapfel und oberem Orbitarand ist deutlich vertieft.

sonders zu achten. Auffallende Weite *(Mydriasis)* oder Enge *(Miosis)* der Pupillen kann für manche Erkrankungen oder den Gebrauch bestimmter Pharmaka symptomatisch sein.

Weitere *Lid- und Augenzeichen* dürfen nicht übersehen werden, so das Zurückbleiben des Oberlids beim Blick nach unten: Graefesches Zeichen (**Abb. B 4.a**). Vertiefung der Furche zwischen lidbedecktem Augapfel und oberem Orbitarand: Frazersches Zeichen (**Abb. B 4.b**), ausbleibendes Stirnrunzeln beim Blick nach oben: Joffroysches Zeichen (**Abb. B 5.a**) und ausbleibende Konvergenz beim Blick auf nahe Gegenstände: Moebius-Zeichen (**Abb. B 5.b**) sowie der seltene Lidschlag: Stellwagsches Zeichen. Manchmal treten solche Zeichen auch in Kombination auf, z. B. Ptosis, Miosis und Enophthalmus (Hornerscher Symptomenkomplex).

Die *Pupillenreaktionen auf Licht* sind mit der elektrischen Handlampe (**Abb. A 12.b oder A 12.d**)

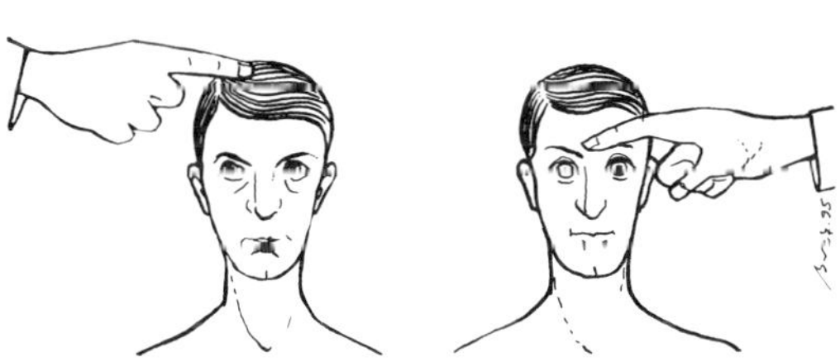

a b

Abbildung B 5: Augenzeichen II: a) Joffroy-Zeichen: beim Blick nach oben runzelt sich die Stirn nicht, b) Moebius-Zeichen: ausbleibende Konvergenz beim Blick auf nahe Gegenstände.

zu prüfen; «die Taschenlampe liefert trügerische Befunde» (W. Scheid), die vom Ladezustand der Batterien abhängig sind. Die Prüfung wird an jedem Auge getrennt durchgeführt; dazu läßt man den liegenden Patienten an die Zimmerdecke schauen und deckt das andere Auge ab. Da die Lichtintensität bekanntlich mit dem Quadrat der Entfernung abnimmt, muß die Lampe auch unmittelbar vor das Auge des Patienten gebracht werden. Bleibt die Lichtreaktion aus, muß die konsensuelle Reaktion geprüft werden; dies geschieht in der geschilderten Weise durch Prüfung des anderen Auges. Reagieren nun beide Augen, läßt dies auf eine amaurotische Pupillenstarre schließen; dann muß bei Belichtung des amaurotischen Auges auch die konsensuelle Reaktion ausbleiben.

Die Prüfung der *Pupillenreaktionen auf Konvergenz* ist eigentlich nur erforderlich, wenn die Lichtreaktionen ausgeblieben sind. Dazu wird der an die Zimmerdecke schauende Patient aufgefordert, den rasch vor seine Nasenwurzel gebrachten Zeigefinger zu fixieren. Bei ungestörtem Funktionsablauf erfolgt eine ausgiebige, prompte und symmetrische Kontraktion beider Pupillen.

Nach einem *Spontannystagmus* ist mit der Frenzelbrille (**Abb. A 32.f**) zu fahnden; eingehende Nystagmus-Provokationsprüfungen sind bei der neurologischen Untersuchung (**Kapitel 10.1, S. 203**) beschrieben.

Zur orientierenden *Gesichtsfeldbestimmung* geht man wie in **Abbildung B 6** vor: Patient und Untersucher halten ein sich gegenüberliegendes ungleichnamiges Auge zu, dann führt der Untersucher seinen Zeigefinger aus verschiedenen Richtungen von außen her heran, und der Patient muß angeben, wann er den Finger sieht, während er ins Auge des Untersuchers schaut. Durch Vergleich mit dem gesunden Untersucherauge lassen sich so Ausfälle mit hinreichender Genauigkeit nachweisen; beide Augen werden nacheinander geprüft. Störungen können anhand der **Abbildung B 7** benannt und hinsichtlich ihres Läsionsortes eingegrenzt werden.

Zu jedem Status gehört eine Besichtigung der Mundhöhle *(Stomascopia)* und des Mesopharynx (**Abb. B 9**). Diese kann notfalls mit der elekrischen Handlampe (oder Taschenlampe) vorgenommen werden; besser ist auch hier

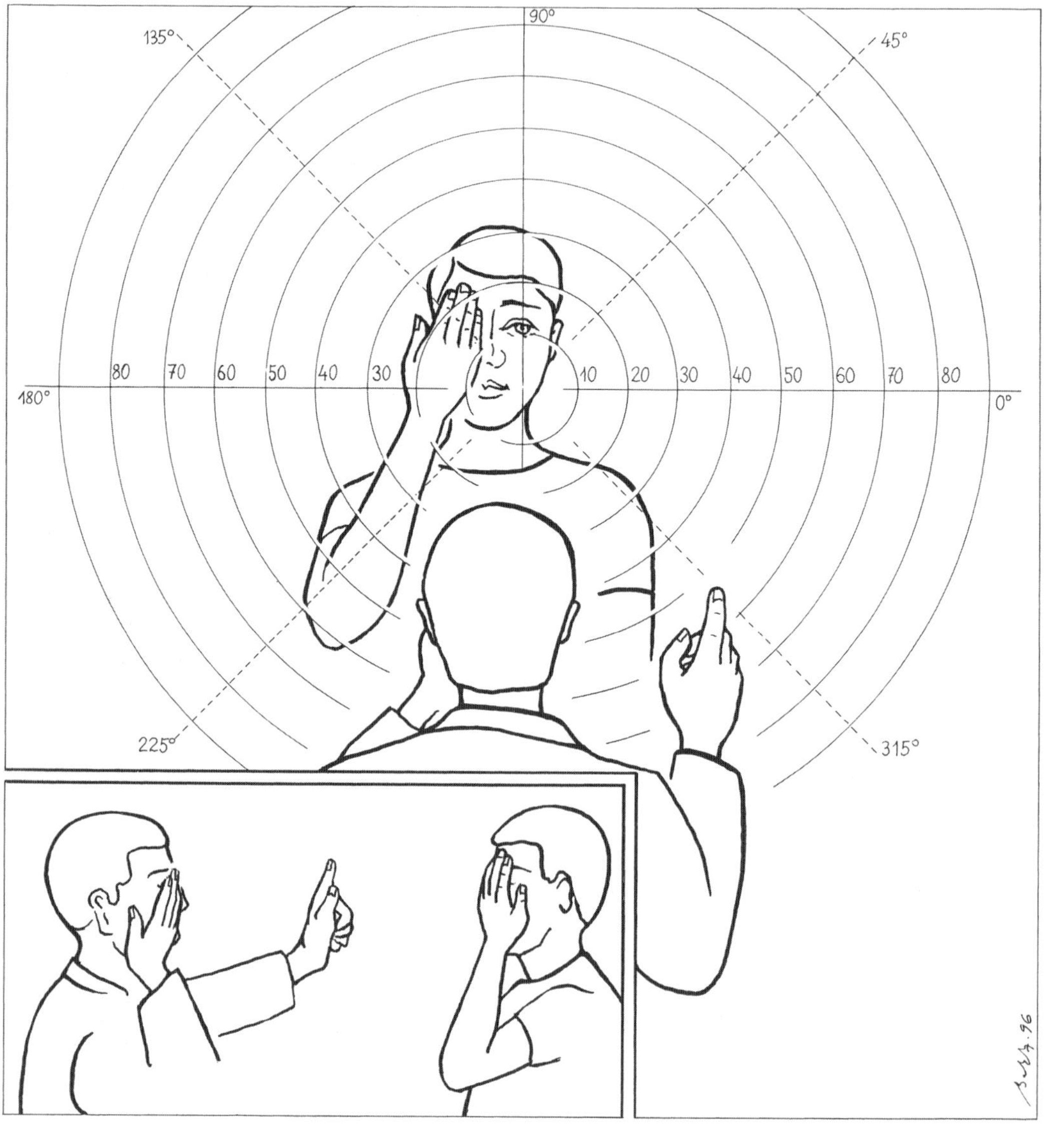

Abbildung B 6: Orientierende Bestimmung der Gesichtsfeldgrenzen ohne apparative Hilfsmittel.

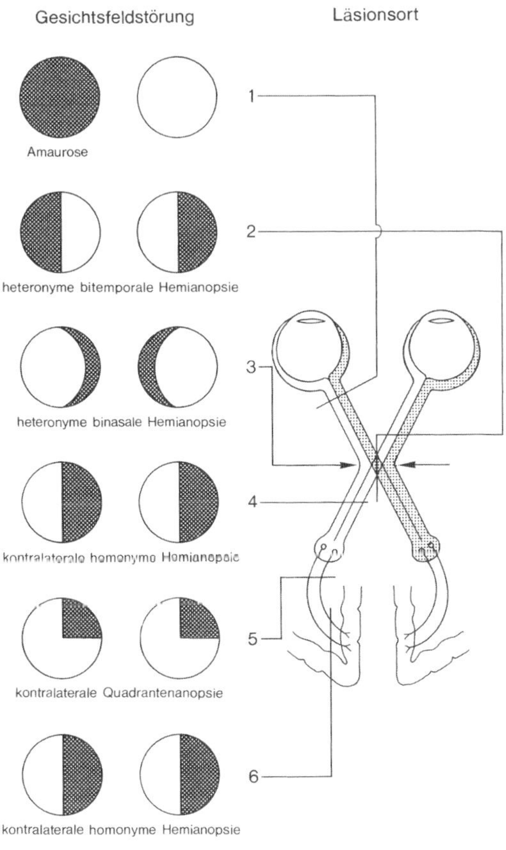

Abbildung B 7: Gesichtsfeldausfälle und ihr zugehöriger Läsionsort.

der *Stirnreflektor*, weil man dann beide Hände frei hat und außerdem ein helles homogenes Licht zur Verfügung steht.

Wenn nicht ausdrücklich verlangt (Versicherungsgutachten), ist nicht unbedingt ein vollständiger *Zahnstatus* zu erheben (**siehe S. 134**); auf jeden Fall ist aber zu beschreiben, ob das Gebiß vollständig oder lückenhaft und ob die Zähne saniert oder sanierungsbedürftig sind. Teil- oder Vollprothesen sind anzugeben, und es ist zu vermerken, ob das Gebiß kaufähig ist oder nicht.

Bei der *Zunge* kommt es darauf an, ob sie feucht oder trocken und ob sie belegt ist oder nicht. Farbe und Beschaffenheit der Beläge sind ggf. zu beschreiben. Der hintere Zungenrezessus kann, wie in **Abbildung B 15.a** gezeigt, dargestellt werden.

Die *Tonsillen* sind hinsichtlich Größe, Oberflächenbeschaffenheit, Farbe und Belägen zu beschreiben. Auf Detritusansammlungen hinter den Gaumenbögen ist zu achten. Die *Mesopharynxschleimhaut* ist hinsichtlich Farbe und Oberflächenbeschaffenheit zu beurteilen.

Bei der Benutzung eines Spatels muß dieser (weder zu weit vorne noch zu weit hinten!) fest aufgelegt werden. Keinesfalls darf sein Sitz durch Herumrühren korrigiert werden, weil das Würgereiz auslösen kann.

Bei Kindern kann man oft ohne Spatel untersuchen, wenn man sie die Zunge weit herausstrecken läßt. (Auch hier erleichtert der Stirnreflektor die Arbeit erheblich.)

Gegebenenfalls sind der Stomaskopie die übrigen otorhinolaryngologischen Spiegeluntersuchungen anzuschließen (**siehe Teil II, Kapitel 8.2**); spätestens jetzt geht es ohne Stirnreflektor nicht mehr (**Abb. B 8**).

Sofern erforderlich wird man die Spiegeluntersuchungen durch die diaphanoskopischen Untersuchungen ergänzen (**siehe Teil II, Kapitel 7 und Abb. B 17.a, S. 139**).

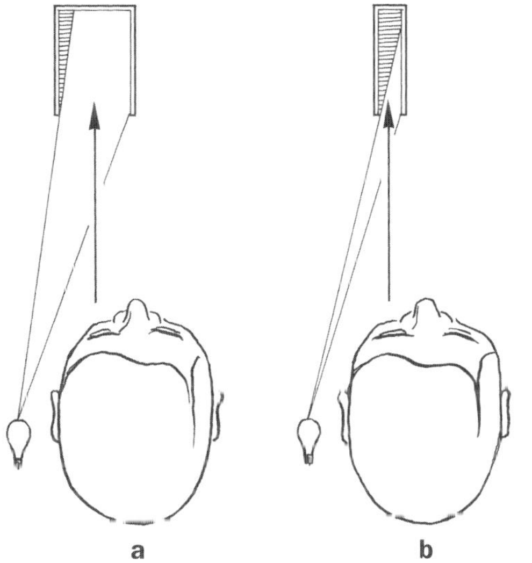

Abbildung B 8: Ausleuchtung enger Hohlräume zur Inspektion (nach Birnmeyer).

Die Untersuchung der Mundhöhle

Von C. Schomburg

Die Untersuchung des Cavum oris sollte Bestandteil jedes Status sein. Der Umfang der diagnostischen Maßnahmen muß individuell entsprechend den anamnestischen Angaben des Patienten, den klinischen Befunden sowie der Fragestellung variiert werden.

Für die Inspektion der Mundhöhle *(Stomascopia)* wird als *Beleuchtungsquelle* entweder eine Diagnostiklampe oder der Stirnreflektor verwendet. Diesem ist der Vorzug zu geben, weil so beidhändig untersucht werden kann.

Für die Untersuchung empfiehlt sich ein *zahnärztliches Untersuchungsbesteck* (**Abb. A 22**), das aus einem zahnärztlichen Spiegel, einer zahnärztlichen Sonde und einer College-Pinzette besteht. Eine feine Knopfsonde (Größe 0/00) ist für die Untersuchung der Speicheldrüsen hilfreich.

Nachdem der Patient herausnehmbaren Zahnersatz entfernt hat, beginnt man mit der Untersuchung der Zähne. Dabei folgt man dem von der Féderation Dentaire Internationale 1970 eingeführten *internationalen Zahnschema* (**Abb. B 10**). Dieses teilt Ober- und Unterkiefer jeweils in eine rechte und eine linke Hälfte ein. Diese Hälften oder auch Quadranten werden in der Reihenfolge oben rechts mit 1 beginnend über oben links, unten links und unten rechts fortlaufend bis 4 durchgezählt (**Abb. B 10.a**). Den Quadranten des Milchgebisses werden entsprechend die Nummern 5 bis 8 zugeteilt (**Abb. B 10.b**).

Die einzelnen Zähne in einem Quadranten werden beim mittleren Incisivus mit 1 beginnend über den Caninus (Nr. 3) bis zum Weisheitszahn (Nr. 8) durchgezählt. Um einen bestimmten Zahn zu benennen, wird zuerst die Nummer des Quadranten und danach die des Zahnes genannt (**Abb. B 10**). So ist der Zahn 14

Abbildung B 9: Cavum oris und Mesopharynx: a) Bezeichnungen der Zungenunterseite, b) Bezeichnungen von Zungenoberseite, Gaumen und Gaumenbögen, c) Feinstrukturen der Zungenoberseite, d) Geschmacksregionen und Innervation der Zunge.

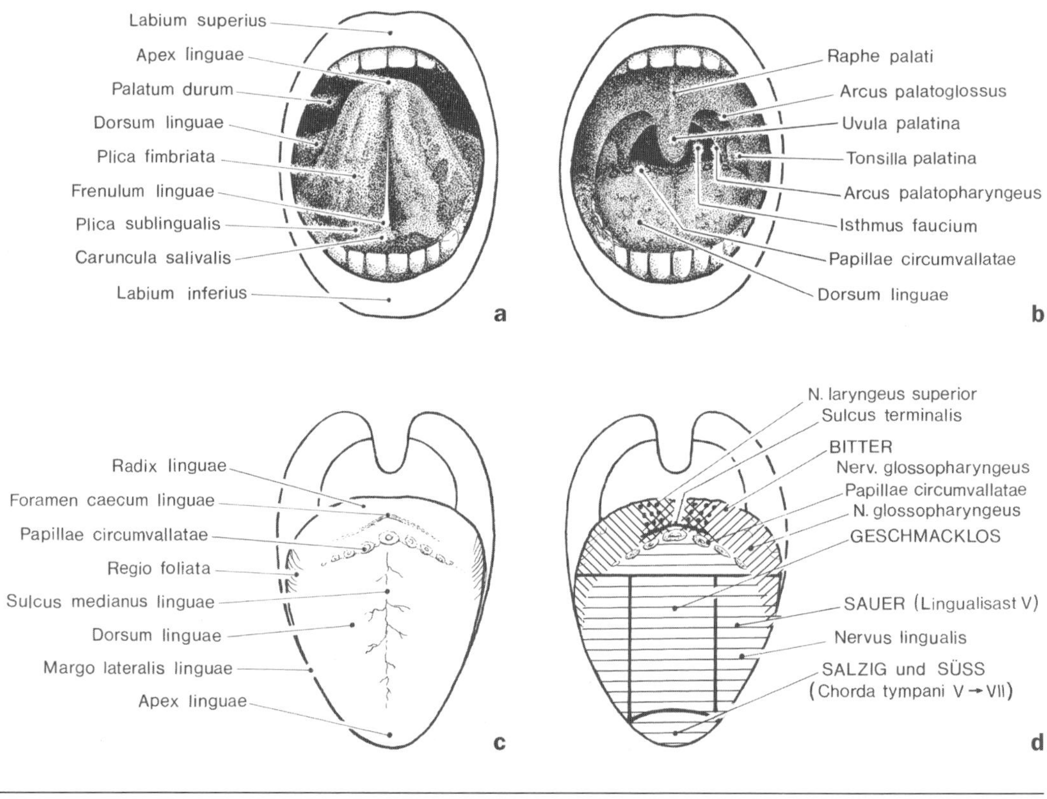

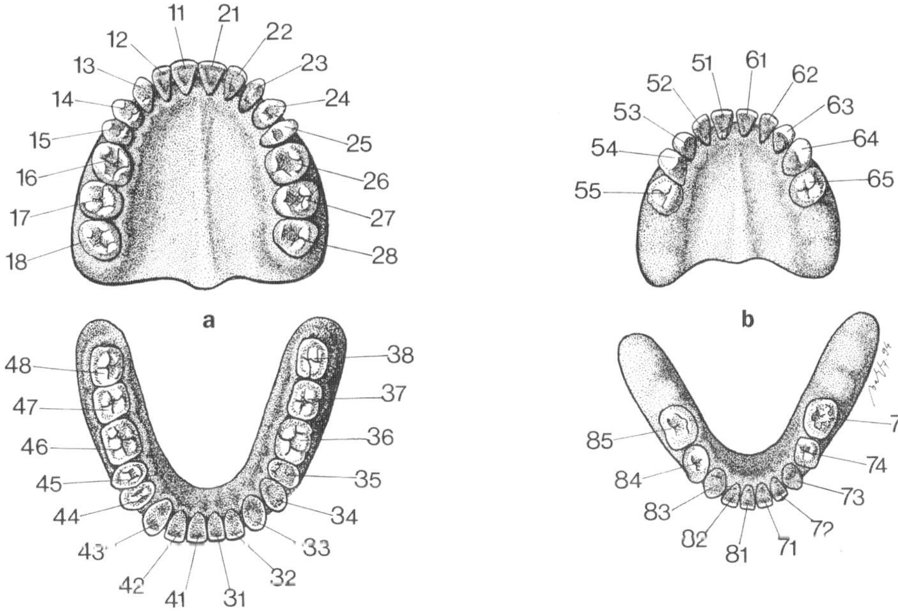

Abbildung B 10: Zahnbezeichnungen (Zahnschema): a) bleibendes Gebiß, b) Milchgebiß.

(gesprochen: eins-vier) der erste Prämolar rechts oben oder der Zahn 72 (gesprochen: sieben-zwei) der seitliche, linke, untere Milchschneidezahn.

Bei der Untersuchung der Zähne wird die Wange mit dem Spiegel so zur Seite gehalten, daß der Zahn indirekt beleuchtet und von allen Seiten inspiziert werden kann. Bei der Untersuchung folgt man dem Zahnbogen zunächst im Ober- und dann im Unterkiefer (18 ⇨ 11 ⇨ 21 ⇨ 28 ⇨ 38 ⇨ 31 ⇨ 41 ⇨ 48).

Zuerst notiert man, welche Zähne fehlen und ob sie durch herausnehmbaren oder festsitzenden Zahnersatz (Brücken) ersetzt sind. Ein unvollständiges Gebiß beeinflußt durch reduzierte Ästhetik die Psyche des Patienten negativ und kann aufgrund ungenügender Nahrungszerkleinerung Ursache für gastrointestinale Erkrankungen sein.

Die einzelnen Zähne werden mit Spiegel und Sonde auf profunde *kariöse Läsionen* hin untersucht, die sich optisch meist als bräunliche Defekte in der Zahnoberfläche darstellen. Mit der Sonde ist ein Unterschied in der Härte zwischen der gesunden «sondenharten» Zahnsubstanz und der häufig lederartig-zähen bis weichen Karies festzustellen.

Der *Lockerungsgrad* eines Zahnes wird durch horizontalen Druck mit dem umgekehrten Sondenschaft überprüft. Lockerungen, die bereits bei geringem Druck visuell zu erkennen sind, deuten auf fortgeschrittene Parodontopathien hin. Die marginale Gingiva zeigt zusätzlich im akuten oder subakuten Stadium die klassischen Entzündungszeichen sowie eine Blutungstendenz, wenn man sie mit Druck der geschlossenen Pinzette, der von dem Patienten nicht als schmerzhaft empfunden werden darf, mechanisch reizt.

Solche Parodontopathien führen zu vorzeitigem Zahnverlust und müssen behandelt werden. Außerdem kann es über die infizierten Taschen zu Bakteriämien kommen, die Ursache für allgemeinmedizinische Herderkrankungen sein können.

Auch devitale Zähne können als dentogener Fokus Ursache solcher Erkrankungen sein. Wenn dieser Verdacht besteht, kann die *Vitalität* einzelner oder aller Zähne mit relativ geringem Aufwand überprüft werden: Ein mit der Pinzette gefaßtes Schaumstoff- oder Wattepellet wird mit einem Kältespray (– 30 bis – 40° C) getränkt und vestibulär unmittelbar am Übergang Zahnhals–Gingiva aufgesetzt. Ist der Zahn vital, hat der Patient eine Kälte- oder auch Schmerzsensation, die nach Entfernen des Reizes innerhalb weniger Sekunden wieder abklingt. Die Schwierigkeit dieser Methode liegt in der Interpretation der Reaktion des Patienten, weil es zum Beispiel durch degressive Veränderungen der Pulpa oder auch isolierende zahnärztliche Materialien (Kunststoffe, Keramik) zu verzögerten oder fehlenden Reizantworten kommen kann.

Durch die *Perkussion* des Zahnes mit dem umgekehrten Sondenschaft kann man Zähne mit akuten marginalen Parodontopathien, die bei horizontaler Perkussion empfindlich reagieren, von solchen unterscheiden, die durch ein apikales Geschehen – z.B. durch eine Pulpennekrose verursacht – eher bei vertikaler Perkussion schmerzhaft reagieren.

Die Untersuchung der Schleimhäute des Cavum oris erfolgt mit dem Spiegel und einem Zungenspatel oder einem zweiten Spiegel. Bei nur leicht geöffnetem Mund werden die Wange und die Lippe mit den beiden Instrumenten so von der Zahnreihe abgehalten, daß der Bereich zwischen den Instrumenten durch das Untersuchungslicht beleuchtet wird. Man beginnt auch hier systematisch mit dem Planum buccale der rechten Seite, bewegt die Instrumente gleitend fort über die Unterlippe zum linken Planum buccale und untersucht zum Schluß die Oberlippe. Im Cavum oris proprium werden Palatum durum und molle mit dem Spiegel indirekt beleuchtet.

Die *Zunge* wird bei weit geöffnetem Mund mit dem Spiegel so zur Seite gehalten, daß der Mundboden auch im Bereich der Molaren beurteilt werden kann. Zungenrand und -rücken werden bei herausgestreckter Zunge untersucht. Die Zunge mit ihrer Beschaffenheit und Oberfläche verdient als ein Spiegel innerer Erkrankungen besondere Beachtung: beispielsweise kann eine trockene oder belegte Zunge, die Atrophie des feinhaarigen Papillenreliefs oder eine bläuliche Verfärbung der Zunge auf Störungen des Wasserhaushaltes, des Gastro-Intestinaltraktes oder des kardiopulmonalen Systems hinweisen.

In diesem Zusammenhang sei der von Mitmenschen und dem Patienten als unangenehm empfundene *Foetor ex ore* erwähnt, der zum Teil durch mangelhafte Mundhygiene und desolate Mundverhältnisse verursacht wird, der aber auch durch Erkrankungen des Verdauungstraktes oder des bronchopulmonalen Systems hervorgerufen werden kann.

Veränderungen der Mundschleimhaut können lokale Ursachen haben (Stomatitis, Aphthen, Soor), oder sie können Primäreffloreszenzen beginnender Allgemeinerkrankungen (Kopliksche Flecken ➪ Masern, Himbeerzunge ➪ Scharlach, Diphtherie ➪ membranöse Auflagerungen) oder innerer Erkrankungen (Melaninpigmentierung ➪ Addisonsche Krankheit, Petechien ➪ Blutgerinnungsstörung) sein. Besonders beachtet werden müssen auffällige Pigmentierungen, hyperkeratotische Veränderungen oder Erosionen und Ulzerationen, die trotz Behandlung keine Heilungstendenz zeigen, weil dies Anzeichen benigner oder maligner Neoplasien sein können.

Der Befund wird durch die *Palpation* der regionären Lymphknoten und möglicher Geweveränderungen ergänzt. Es muß unterschieden werden, ob das Gewebe weich, induriert oder hart ist, ob es eher eine imprimierbare, eine prallelastische oder eine fluktuierende Konsistenz hat. Größe und Begrenzung der Veränderung müssen ebenso beschrieben werden wie die subjektiven Sensationen des Patienten während der Palpation.

Schwellungen der Weichgewebe und Auftreibungen des Knochens können durch Neoplasien, entzündliche Prozesse oder Zysten, die sich aus ektodermalen Geweben entwickeln, verursacht werden (Substanzverluste?).

Die Schleimhäute sollten mit einem klaren dünnfließenden Speichel gleichmäßig benetzt sein, der von den Hauptspeicheldrüsen (Glandula parotis, submandibularis und -lingualis) sekretiert wird. Um die Funktion der *Speicheldrüsen* zu überprüfen, werden die Papilla sublingualis bzw. parotidea trocken getupft und der Ductus salivarius mit dem Finger der einen Hand von intraoral und mit dem Finger der anderen Hand von extraoral als Widerlager von dorsal nach ventral ausgestrichen. Es sollte sich ein klares Sekret entleeren.

Ein trübes oder eitriges Sekret spricht für ein entzündliches Geschehen. Fehlende oder verminderte Sekretion kann durch Allgemeinerkrankungen (z.B. schwere Infektionen, Sjögren-Syndrom), involutive Veränderungen der Speicheldrüse, große Flüssigkeitsverluste oder eine Verlegung des Ganges (z.B. Sialolith) bedingt sein. Diese mechanischen Hindernisse können mit der feinen Knopfsonde, die vorsichtig rotierend in den Gang eingeführt wird, ertastet werden. Die weitergehende Diagnostik und Therapie sollte dem Facharzt vorbehalten bleiben.

Bei der Untersuchung von Kleinkindern, die teilweise unmotiviert zusammenbeißen, kann der auf **Seite 43** abgebildete «Fingerschützer nach Langenbeck» (**Abb. A 22.a**) zum persönlichen Schutz während der Untersuchung hilfreich sein. Jedoch sollte er nur in begründeten Fällen Anwendung finden, weil er von dem Kind als starker aversiver Stimulus aufgefaßt werden kann und dadurch die Zugänglichkeit für spätere ärztliche oder zahnärztliche Behandlungsschritte weiter erschwert.

Abschließend sei auf die Bedeutung der Untersuchung der Mundhöhle für den Allgemeinarzt hingewiesen. Er ist häufig der erste, der benigne oder maligne Veränderungen der Mundschleimhaut oder desolate Gebißzustände feststellen und weitere Therapiemaßnahmen einleiten kann, weil gerade solche Patienten, die aufgrund individueller Habits (Alkohol- und Nikotinabusus, mangelhafte Mundhygiene etc.) zu den Risikogruppen zu rechnen sind, den Zahnarztbesuch möglichst vermeiden.

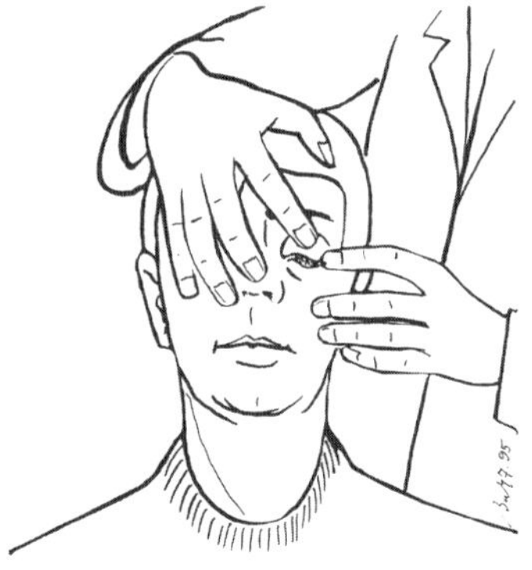

Abbildung B 11: Prüfung der Bulbuskonsistenz.

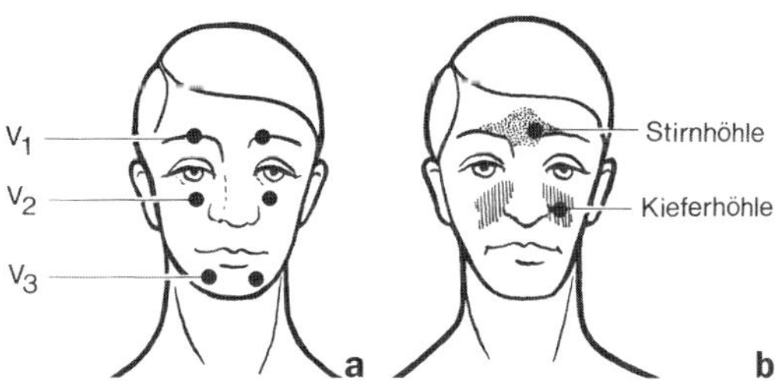

Abbildung B 12: Nervenaustrittspunkte (NAP) und Nasennebenhöhlen (NNH): a) Nervenaustrittspunkte der Nn. supraorbitales (V_1), infraorbitales (V_2) und mentales (V_3); b) Klopfempfindliche Bezirke bei Erkrankungen der Nasennebenhöhlen.

2.3 Palpation

Da Schädelveränderungen sich oft bei der Inspektion dem Nachweis entziehen, wenn sie unter dem Haupthaar verborgen sind, ist *immer* eine Palpation anzuschließen; man wird sie symmetrisch mit beiden Händen vornehmen und dabei auf Vorwölbungen und Schmerzpunkte achten. Auch sichtbare Tumoren sind zu palpieren und hinsichtlich Konsistenz, Oberflächenbeschaffenheit und Verschieblichkeit zu beschreiben.

Bei Augenschmerzen ohne Trauma und bei komatösen Zuständen muß durch die geschlossenen Lider die *Konsistenz der Bulbi* geprüft werden (**Abb. B 11**): Harte Bulbi finden sich beim Glaukomanfall, «matschige» beim Coma diabeticum; bei dieser Untersuchung fallen auch Augenprothesen auf, die sonst manchmal übersehen werden. (Über die Nervenaustrittspunkte, Nervenverläufe und Innervierungsbezirke am Kopf informiert die **Abb. B 13**.)

Die Druckempfindlichkeit der *Nervenaustrittspunkte (NAP)* des V. Hirnnerven an den Foramina supraorbitalia (V_1), infraorbitalia (V_2) und mentalia (V_3) ist beidseits zu prüfen (**Abb. B 12.a**). Desgleichen fahndet man nach einer *Druckschmerzhaftigkeit am Boden der Stirnhöhle* (**Abb. D 17.b**), die für ein entzündliches oder empyematisches Geschehen spricht.

Nicht nur bei Säuglingen und Kleinkindern sollte man die *Prüfung auf Tragus- und Mastoid Druckschmerz* nie vergessen (**Abb. B 14**), nicht selten weist er auf die Ursache bisher ungeklärter fieberhafter Zustandsbilder hin.

Die palpatorische Untersuchung der Zunge und der Speicheldrüsen sowie ihrer Ausführungsgänge wurde schon bei der Untersuchung der Mundhöhle (**S. 134**) besprochen

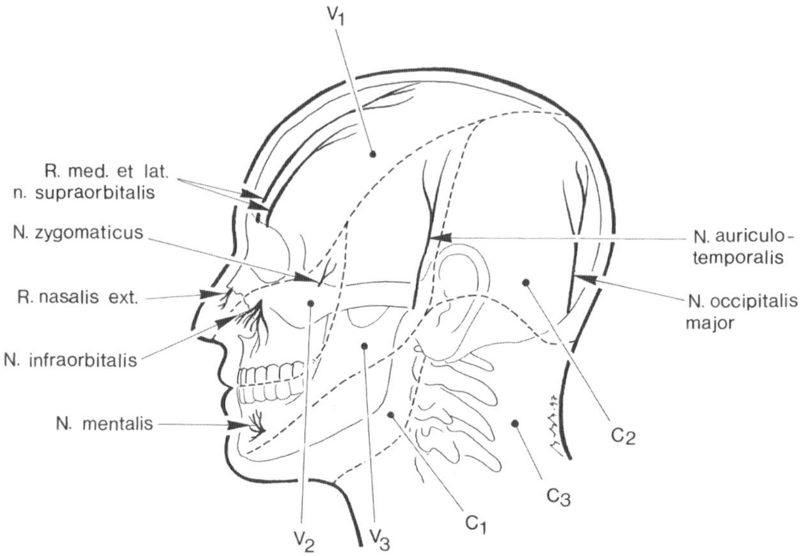

Abbildung B 13: Nervenaustrittspunkte, Nervenverläufe und Innervierungsbezirke am Kopf.

und soll hier illustriert werden (**Abb. B 15**). Bei der Untersuchung der *Zungenwurzel* sollte die freie Hand die Wange zwischen die Zahnreihen pressen, damit der Patient bei Schmerzsensationen nicht zubeißen kann (**Abb. B 15.b**).

Der *Ductus parotideus* wird – sofern erforderlich – monomanuell untersucht, indem der Zeigefinger in die Mundhöhle (Vestibulum oris) eingeht und der Daumen von außen ein Widerlager schafft (**Abb. B 15.c**).

Die *Submandibularis* und ihr Ausführungsgang am Mundboden werden bimanuell untersucht (**Abb. B 15.d**).

Die *Palpation eines Retropharyngealabszesses* beim Säugling und Kleinkind geschieht mit dem Zeigefinger (**Abb. B 16**), bei größeren Kindern muß der untersuchende Finger mit dem Fingerschützer nach Langenbeck (**Abb. A 22.a**) armiert werden.

2.4 Perkussion

Bei allen *Kopfverletzungen* sollte eine (zunächst vorsichtige, dann etwas kräftigere) kranzförmige direkte Perkussion (mit der Hand oder mit dem Hammer) vorgenommen werden; das *Geräusch einer gesprungenen Schüssel* deutet auf eine Schädelfraktur.

In jedem Falle ist eine direkte *Perkussion der Stirn- und Kieferhöhlen (NNH)* vorzunehmen: Ein umschriebener Klopfschmerz weist auf eine Sinusitis oder ein Empyem hin (**Abb. B 12.b**). Dann sollte unbedingt die *Diaphanoskopie* (**Abb. A 54, A 55 und B 17.a**) vorgenommen werden.

2.5 Auskultation

Bei Kaubeschwerden sollte man immer beide *Kiefergelenke* auskultieren (**Abb. B 18.a**): Krepitieren spricht für Arthrose, Knacken für einen Meniskusschaden.

Die Auskultation der Temporalis-Region beidseits kann Hinweise auf ein (Sinus-cavernosus-) Aneurysma oder eine Arteriitis temporalis liefern. Bei Morbus Paget können nicht selten auf dem Schädeldach Herz- und Atemgeräusche wahrgenommen werden (**Abb. B 18.b**).

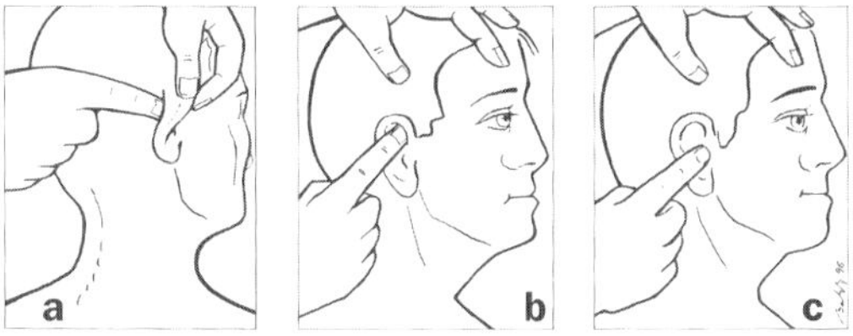

Abbildung B 14: Palpation des äußeren Ohres: a) Prüfung auf Mastoid-Druckschmerz I, b) Prüfung auf Mastoid-Druckschmerz II, c) Prüfung auf Tragus-Druckschmerz.

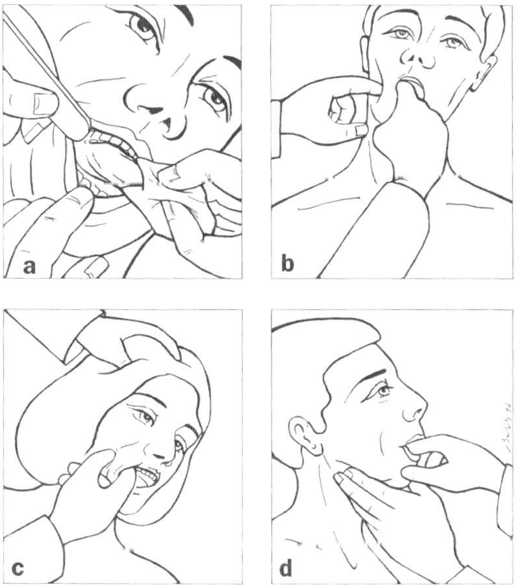

Abbildung B 15: Untersuchung von Zunge und Speicheldrüsengängen: a) Darstellung des hinteren Zungenrezessus, b) Untersuchung der Zungenwurzel, c) Palpation des Ductus parotideus, d) bimanuelle Palpation von Glandula und Ductus submandibularis.

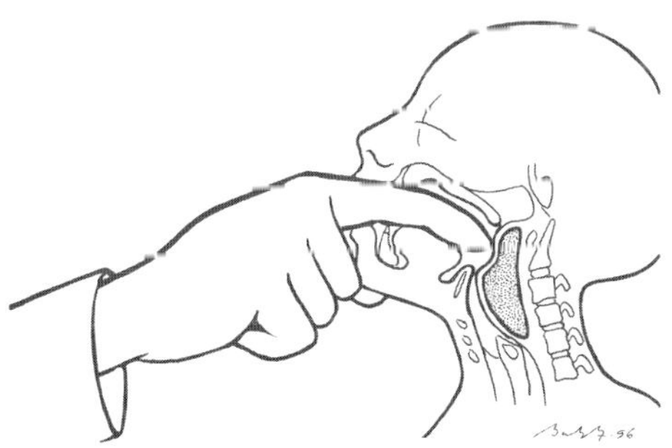

Abbildung B 16: Palpation eines retropharyngealen Abszesses beim Kleinkind.

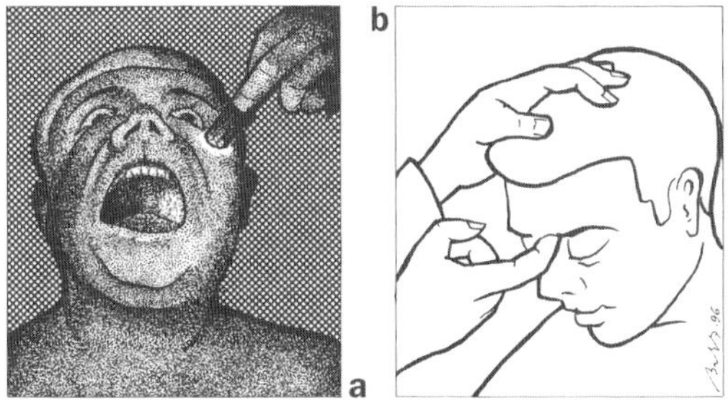

Abbildung B 17: Untersuchung der Nasennebenhöhlen: a) Diaphanoskopie der Kieferhöhle von außen zum Gaumen hin, b) Prüfung der Druckschmerzhaftigkeit am Boden der Stirnhöhle.

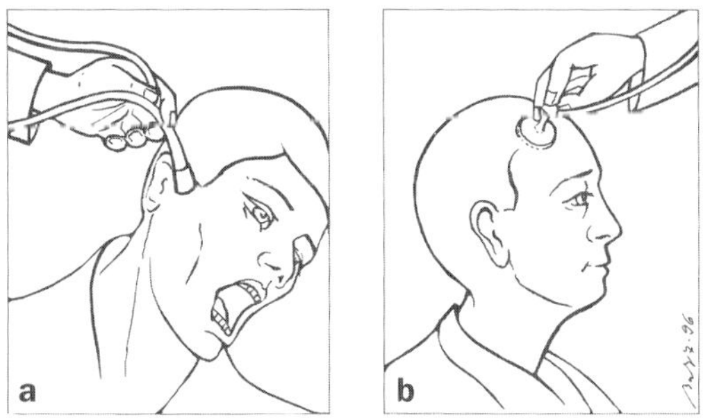

Abbildung B 18: Auskultation am Kopf: a) Auskultation des Kiefergelenks, b) Auskultation von Gefäß- und fortgeleiteten Geräuschen.

3. Hals *(Collum)*

Über die korrekten topographischen Bezeichnungen der Regionen des Halses unterrichtet die **Abbildung B 19**. Die Lage von Schilddrüse und Schildknorpel vermittelt die **Abbildung B 20**.

3.1 Messung

Der Halsumfang wird an der dicksten Stelle in flacher Rückenlage des Patienten mit dem Stoffbandmaß (**Abb. A 1.d**) gemessen. Da manche Strumen sich im Liegen verbergen können, kann eine ergänzende Messung im Sitzen sinnvoll sein; es muß dann aber angegeben werden, daß diese Messung am sitzenden Patienten erfolgt ist.

3.2 Inspektion

Auf Seitenunterschiede, Schwellungen, Fistelöffnungen, Pulsationen und Venenstauungen ist zu achten.

3.3 Palpation

Es wird am sitzenden oder liegenden Patienten mono- und bimanuell palpiert; dabei ist systematisch nach Lymphknotenschwellungen zu fahnden. Ihre Namen und Lagen sind der **Abbildung B 21** zu entnehmen. Die Beschreibung ihrer Größe, Beschaffenheit, Konsistenz und Verschieblichkeit sollte ggf. durch eine kleine Handskizze illustriert werden.

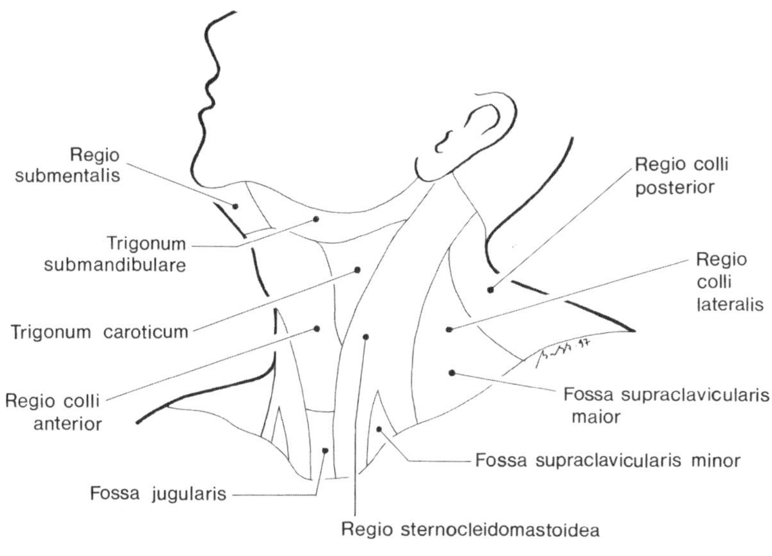

Abbildung B 19: Bezeichnungen der Halsregionen.

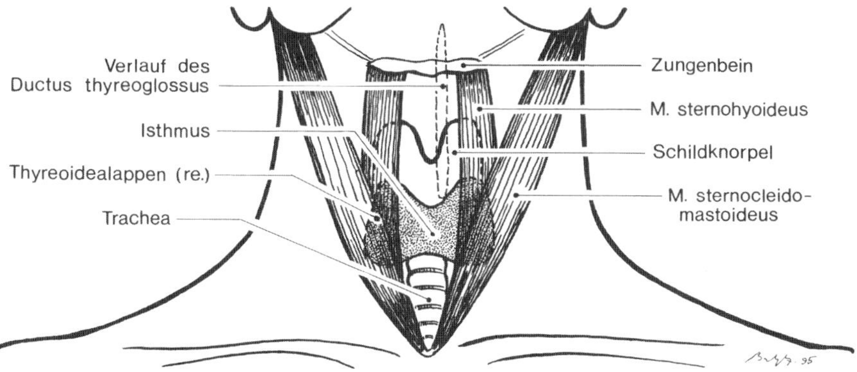

Abbildung B 20: Die Lage von Schilddrüse und Schildknorpel.

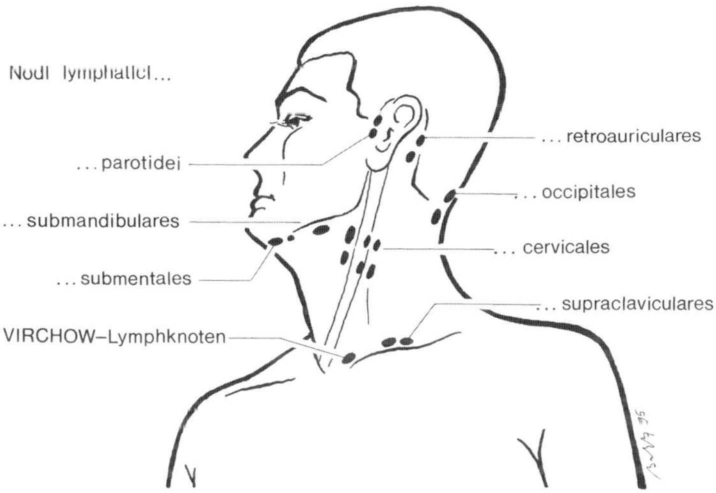

Abbildung B 21: Lage und Benennung der Halslymphknoten.

Die *Routine Palpation* des Halses nimmt man von ventral her in zwei Arbeitsgängen vor und beginnt jeweils symmetrisch im Nacken: zunächst werden beiderseits die kranialen Halsabschnitte und dann in einem zweiten Arbeitsgang die kaudalen systematisch untersucht (**Abb. B 22**).

Damit keine verborgenen Lymphknoten übersehen werden, schließt man noch zwei *spezielle Palpationen der Fossae jugulares* an, die in der **Abbildung B 23** dargestellt sind: die erste von ventral, wobei man den Kopf des Patienten mit der anderen Hand leicht zur untersuchten Seite neigt (**Abb. B 23.a**), die zweite von dorsal am sitzenden Patienten (**Abb. B 23.b**).

Bei Blutansammlungen unter dem linken Zwerchfell (z.B. stumpfes Bauchtrauma) findet sich manchmal eine Hyperästhesie über der linken Schulter, nach der man suchen muß, das Kehrsche Zeichen (**Abb. B 23.c**).

Manchmal kann in solchen Fällen auch durch Fingerspitzendruck 2 bis 4 cm kranial der linken Klavikula am Dorsalrand des M. sternocleidomastoideus (**Abb. B 23.d**) der *Phrenikusreflex* ausgelöst werden: ein heftiger, krampfartiger Bauchschmerz, meist am lateralen Rand des M. rectus abdominis lokalisiert.

Dann ist der Schilddrüse *(Glandula thyreoidea)* hinsichtlich Größe, Form, Konsistenz und Verschieblichkeit besondere Aufmerk-

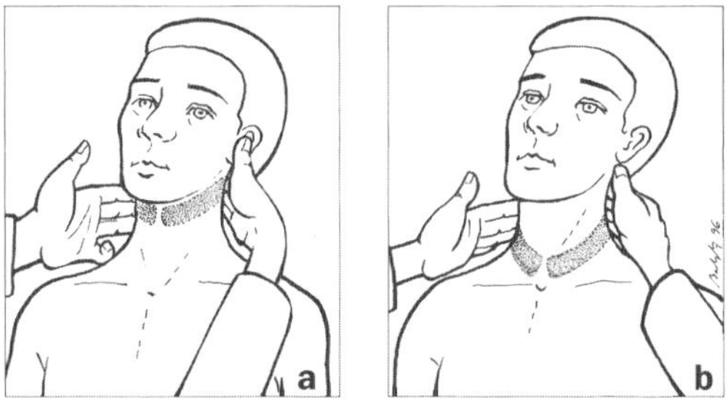

Abbildung B 22: Routinepalpation des Halses in zwei Arbeitsgängen von ventral zur Suche nach Lymphknoten und Tumoren (nach Anschütz).

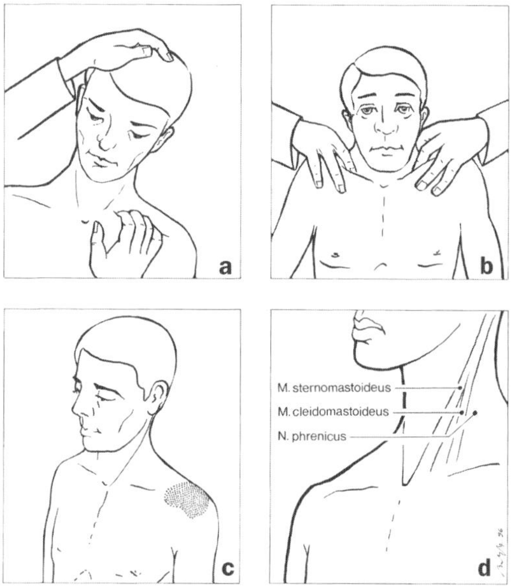

Abbildung B 23: Untersuchung des Halses: a) Palpation der Fossa supraclavicularis von ventral, b) Palpation der Fossae supraclaviculares von dorsal. (Dazu soll der Patient die Schultern heben und gleichzeitig nach ventral führen.) c) Hyperästhesie über der linken Schulter bei Blutansammlung unter dem linken Zwerchfell (Kehrsches Zeichen), d) Phrenikus-Druckpunkt zur Auslösung des Phrenikus-Reflexes.

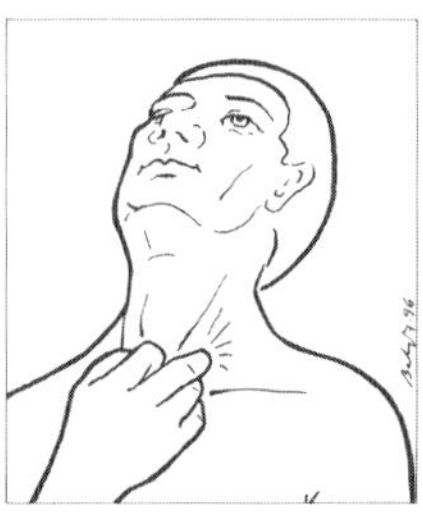

Abbildung B 24: Untersuchung der Schilddrüse I: Monomanuelle Routinepalpation von ventral.

samkeit zu widmen. Man kann sie von ventral und von dorsal untersuchen. Immer sollte man dabei den Patienten schlucken lassen, um einen hinter dem Brustbein *(Sternum)* verborgenen Tauchkropf *(Struma retrosternalis)* nicht zu übersehen.

Die *Routine-Palpation der Schilddrüse* erfolgt monomanuell von ventral (**Abb. B 24**).

Eine spezielle *bimanuelle Palpation von dorsal* am sitzenden Patienten sollte sich anschließen (**Abb. B 25.a**). Dabei läßt sich auch ein *Schilddrüsenschwirren* mit leichtem Auflagedruck oft besser palpatorisch nachweisen als auskultatorisch (**Abb. B 25.b**).

Um die Seitenlappen besser darstellen zu können, setzt man die Daumenspitze von ventral gegen den Unterrand des Kehlkopfs und die Trachea und drückt diese Gebilde leicht nach lateral. Durch diesen Druck, der bis zum Mißbehagen des Patienten ausgeübt werden muß, wird der kontralaterale Schilddrüsenlappen vorgedrängt und leichter zugänglich gemacht. Nun werden die Finger der anderen Hand hinter den M. sternocleidomastoideus geschoben, um den hinteren Teil des vorgetriebenen Schilddrüsenlappens zu erreichen, während der Daumen dieser Hand den medialen Lappenrand umfaßt. Wenn der Patient nun sein Kinn senkt, kann der Untersucher sich ein Bild von der Lappengröße machen: Methode nach Lahey (**Abb. B 25.c**).

Die Lage eines Adenoms zur Trachea prüft man monomanuell von ventral (**Abb. B 25.d**).

Verursacht ein leichter Druck auf die Seitenlappen Stridor und Atemnot, spricht das für eine Säbelscheidentrachea (Kochersche Probe positiv).

3.4 Perkussion

Perkutiert werden lediglich die Dornfortsätze der Halswirbelkörper, um nach einer Klopfempfindlichkeit oder Klopfschmerzhaftigkeit zu fahnden; dies geschieht besser mit dem Reflexhammer als mit dem leichteren Perkussionshammer. (Häufig untersucht man die Wirbelsäule nicht in Abschnitten, sondern im ganzen und notiert den Befund dann vor dem der Extremitäten.)

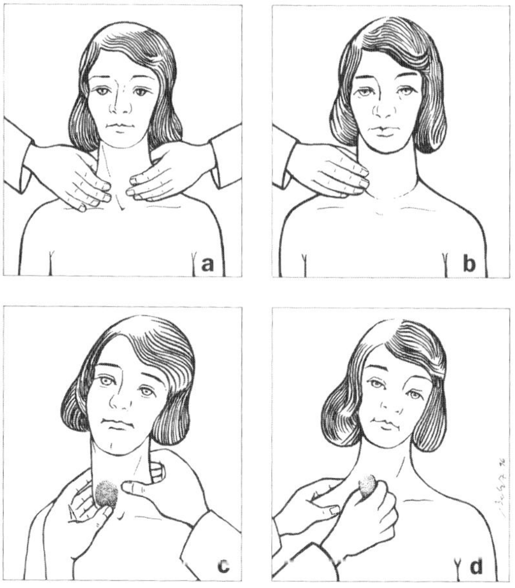

Abbildung B 25: Untersuchung der Schilddrüse II: a) Spezielle bimanuelle Palpation von dorsal (am sitzenden Patienten), b) Suche nach Schilddrüsenschwirren, c) Untersuchung des rechten Schilddrüsenlappens nach Lahey, d) Untersuchung der Beziehung eines Schilddrüsenadenoms zur Trachea.

3.5 Auskultation

Es ist einerseits nach Strömungsgeräuschen über der Schilddrüse («Nonnensausen») und andererseits nach Gefäßgeräuschen der großen Halsgefäße beidseits zu suchen.

4. Brustkorb *(Thorax)*

Zur Orientierung und Beschreibung von Befunden bedient man sich der folgenden Hilfslinien (**Abb. B 26**):

Orientierungslinien an der Ventralseite:

– vordere Medianlinie (Linea mediana anterior)	vordere Mittellinie
– Sternallinie (L. sternalis)	am Sternalrand
– Parasternallinie (L. parasternalis)	auf dem halben Weg von der Sternallinie zur Medioklavikularlinie
– Medioklavikularlinie (L. medioclavicularis)	wird von der Mitte der Klavikula nach abwärts gezogen
– vordere Axillarlinie (L. axillaris anterior)	von der vorderen Achselfalte abwärts
– mittlere Axillarlinie (L. axill. media)	von der Mitte der Achselhöhle abwärts

an der Dorsalseite:

– hintere Axillarlinie (L. axill. post.)	von der hinteren Achselfalte abwärts
– Skapularlinie (L. scapularis)	Vertikallinie durch den Angulus inferior der Skapula
– Paravertebrallinie (L. paravertebralis)	auf dem halben Weg von der Skapularlinie zur Vertebrallinie
– Vertebrallinie (L. vertebralis)	ohne Abstand neben der Wirbelsäule
– hintere Medianlinie (L. mediana posterior)	hintere Mittellinie

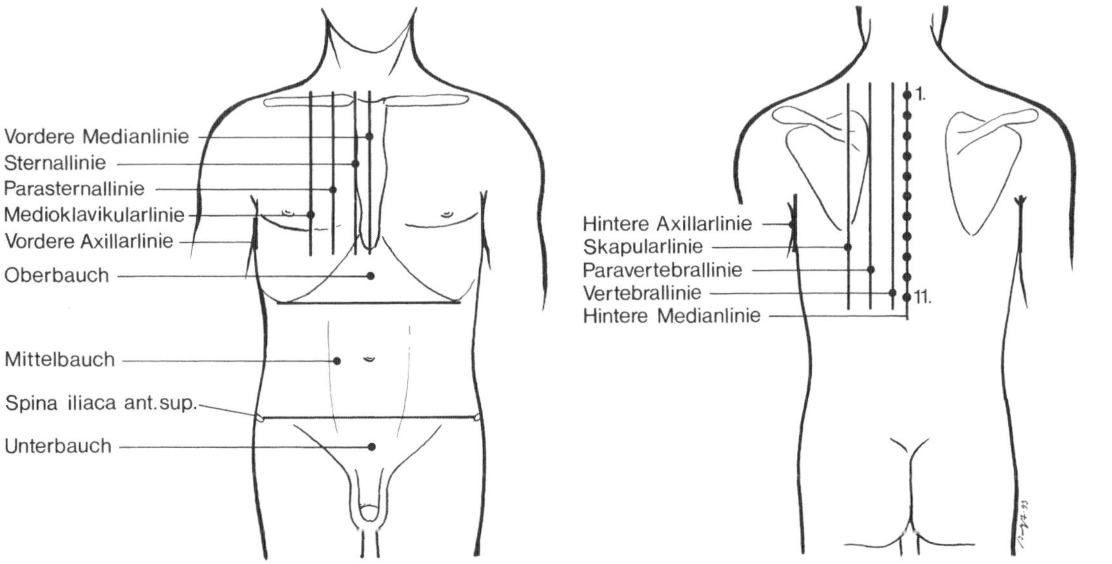

Abbildung B 26: Orientierungslinien an Thorax und Abdomen.

4.1 Messungen

Gemessen wird der *Brustumfang* in Mamillenhöhe bei Atemmittellage sowie bei maximaler Inspiration und maximaler Exspiration. Diese sog. *Atembreite* ist ein Gradmesser für die Thoraxelastizität; die Differenz sollte beim Erwachsenen 5 cm nicht unterschreiten.

4.2 Inspektion

Zunächst wird man auf die *Konstitutionstypen* (athletisch, pyknisch, leptosom) achten, die sich am Thorax besonders manifestieren, dann auf Asymmetrien, Mißbildungen, z. B. die Hühnerbrust (Pectus carinatum), die Trichter- oder Schusterbrust (Pectus excavatum), oder Deformitäten, wie z. B. die Voussure, d.i. eine Vorwölbung der Thoraxwand, oder den sog. rachitischen Rosenkranz (Verdickungen an der Knorpel-Knochen-Grenze der Rippen: Rosarium rachiticum).

Den Atemexkursionen ist besondere Aufmerksamkeit zu widmen; sie sollten seitengleich ablaufen. Dabei sollte man auf (atemabhängige?) Einziehungen oder Vorwölbungen der Zwischenrippenräume achten.

Bei der Diagnostik subdiaphragmaler Abszesse ist manchmal die Beobachtung des Littenschen Zwerchfellschattens hilfreich; dazu müssen die Füße zum Fenster gerichtet und alle Lichtquellen ausgeschaltet sein. Bei der Atmung bewegt sich ein Schatten unterhalb der Achselhöhle von der 7. bis zur 9. oder 10. Rippe (**Abb. B 29.c**).

Der *Herzspitzenstoß* sollte medial der MCL liegen und nicht größer als ein Fünfmarkstück sein.

4.3 Palpation

Der schon genannte rachitische Rosenkranz (Rosarium rachiticum) läßt sich – wie auch das Tietze-Syndrom (Chondropathia tuberosa) – oft besser tasten als sehen; beim Tietze-Syndrom läßt sich die Verdickung häufig nicht einmal sicher tasten, so daß die Verdachtsdiagnose allein aus dem Druckschmerz an typischer Stelle (meist Knorpel-Knochen-Grenze der II. oder III. Rippe) gestellt werden muß.

Zur Palpation geht man systematisch vor: Man beginnt ventral mit den Infraklavikulargruben (**Abb. B 27.a**), es folgen Axillen, laterale und ventrale Thoraxwand (**Abb. B 27.b**), dann von dorsal die dorsale Thoraxwand und die Atemexkursionen (**Abb. B 27.c**). Die Atemexkur-

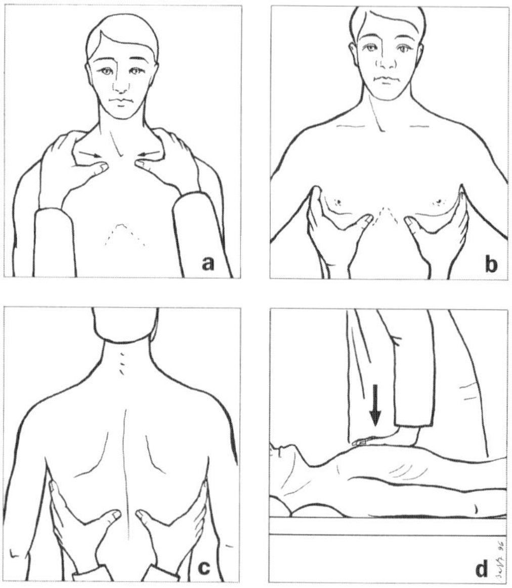

Abbildung B 27: Thoraxpalpation I: Palpation der Infraklavikulargruben, b) Palpation von Axillen und lateraler Thoraxwand, c) Palpation der Atemexkursionen und der dorsalen Thoraxwand, d) Prüfung des Thoraxkompressionsschmerzes im Liegen.

sionen lassen sich auch von ventral her am liegenden Patienten beurteilen (**Abb. B 28.c**). Nie vergessen werden sollte eine Palpation der Fossa jugularis (**Abb. B 29.a**), um nach einem Tauchkropf und nach einer Trachealdeviation zu suchen.

Bei Unfällen ist immer durch Druck auf das Sternum in flacher Rückenlage nach einem *Thoraxkompressionsschmerz* zu fahnden (**Abb. B 27.d**) und dieser ggf. zu lokalisieren (**Abb. B 28.b**).

Die Rippen lassen sich leicht abzählen, wenn man weiß, daß die 2. Rippe neben dem Angulus Ludovici liegt; das ist der deutlich fühlbare Übergang vom Manubrium zum Corpus sterni (**Abb. B 28.a**).

Zur Prüfung des *Stimmfremitus* läßt man den Patienten möglichst tief «neunundneunzig» sprechen und palpiert unterdessen durch Auflegen der ganzen Handfläche über beiden Lungenseiten. Über Infiltrationen sind die Vibrationen verstärkt zu fühlen; bei Erguß, Pleuraschwarten und Pneumothorax sind sie abgeschwächt bis aufgehoben (**Abb. B 29.b**).

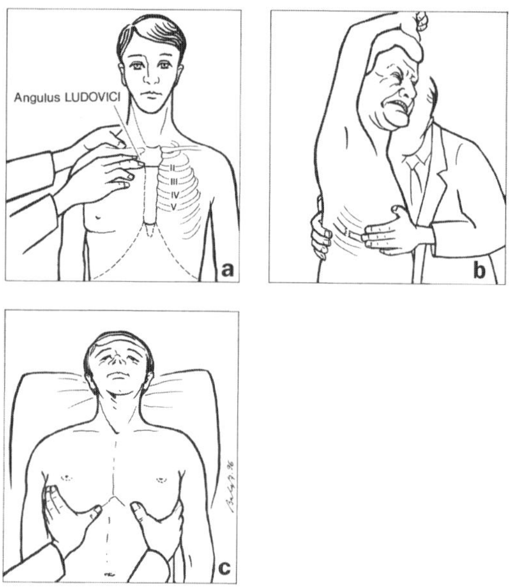

Abbildung B 28: Thoraxpalpation II: a) Lage des Angulus Ludovici neben der 2. Rippe, b) Kompressionsprobe bei Verdacht auf Rippenfraktur (Cave: sehr vorsichtig beginnen!). Kann auch im Liegen auf harter Unterlage durch Druck auf das Sternum geprüft werden. c) Untersuchung der Atemexkursionen.

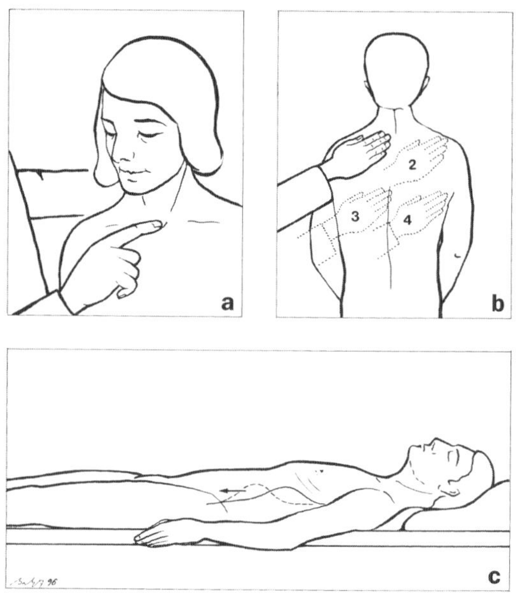

Abbildung B 29: Untersuchung des Thorax: a) Palpation der Fossa jugularis auf Deviation der Trachea, b) Prüfung des *Stimmfremitus* an vier verschiedenen Stellen, c) Wanderung des Littenschen Zwerchfellschattens von der 7. zur 9. oder 10. Rippe bei Inspiration (Beleuchtung von den Füßen!).

4.4 Perkussion

4.4.1 Perkussion der Lunge *(Pulmo)*

Die Grenzen der Lungenlappen sind in **Abbildung B 30** eingezeichnet. Im allgemeinen beginnt man mit der vergleichenden Perkussion der Thoraxhälften und schließt die abgrenzende an. Nicht nur bei Adipösen, sondern grundsätzlich sollte mit einer orientierenden *direkten* Perkussion zum Seitenvergleich am Rücken begonnen und diese dann auf die Ventralseite ausgedehnt werden. Das geht sehr rasch, ist einfach und klärt schon manches, z. B. wird ein Situs inversus oder eine massive Dämpfung offenkundig.

Mit diesen direkten Perkussionsschlägen werden

1. die Qualität des Perkussionsschalls
2. Seitendifferenzen beider Thoraxhälften und
3. der annähernde Stand der unteren Lungengrenzen ermittelt (M. Schweizer).

Dann werden bei *Erstuntersuchungen immer*, sonst nach Bedarf und Erfordernissen, weitere *indirekte* Perkussionsverfahren durchgeführt:

1. Die vergleichende indirekte Perkussion zur *Ermittlung einer Seitendifferenz* (**Abb. B 35**)
2. Die abgrenzende indirekte zur *Bestimmung der unteren Lungengrenzen*
3. Die abgrenzende indirekte zur *Ermittlung des Ausmaßes der Atemverschieblichkeit der unteren Lungengrenzen*
4. Die abgrenzende indirekte zur *Bestimmung der Krönigschen Spitzenfelder.*

Im Praxisalltag wird die indirekte vergleichende Perkussion meist kombiniert mit der indirekten abgrenzenden Perkussion der unteren Lungengrenzen in einem Arbeitsgang ausgeführt; in beiden Fällen legt man den *ganzen* Plessimeterfinger (oder das *große* Plessimeterende) auf, bei der abgrenzenden *parallel zur erwarteten unteren Lungengrenze.* Ist dies auf beiden Seiten gelungen, muß auf beiden Seiten die *Atemverschieblichkeit der unteren Lungengrenzen* ermittelt werden: man perkutiert in gleicher Weise immer auf die Dämpfung zu, zunächst bei maximaler Inspiration, dann bei maximaler Exspiration (letzteres muß schnell gehen, weil die Patienten das nicht lange aushalten!). Der Abstand zwischen inspiratorischer und exspiratorischer Grenze muß gemessen werden; für klinische Belange reicht die Messung in QF (Querfingern), die Messung in cm ist besser.

Kommt man bei Adipösen mit der Bestimmung der unteren Lungengrenzen auf diese Weise nicht zurecht, dann versuche man es mit der direkten Perkussion (Untersucher mit zarten Händen bedienen sich in diesen Fällen oft erfolgreich des Perkussionshammers und des Plessimeters, weil

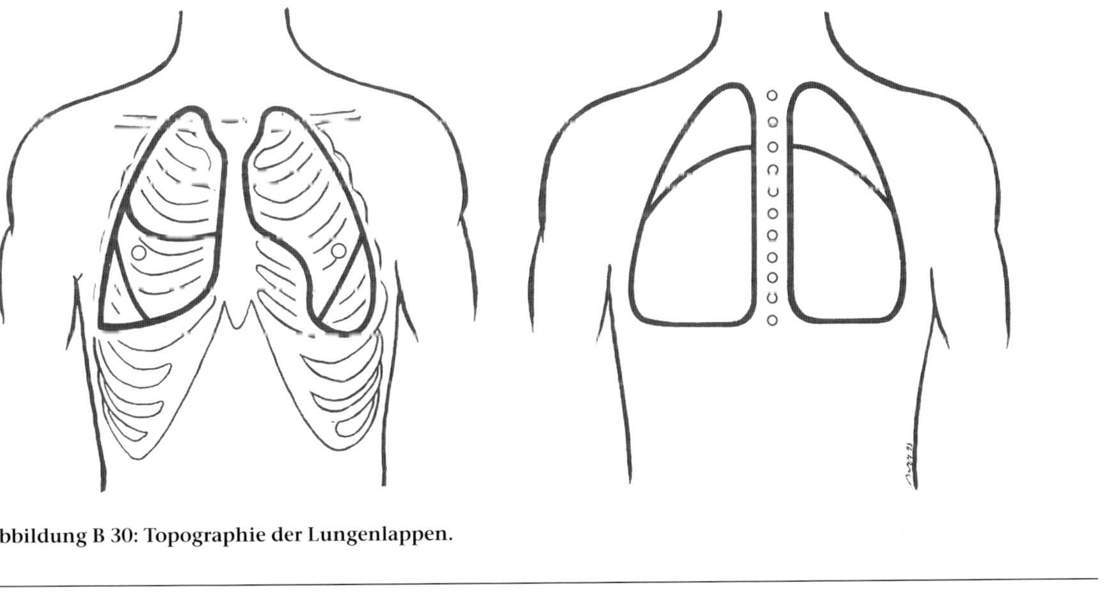

Abbildung B 30: Topographie der Lungenlappen.

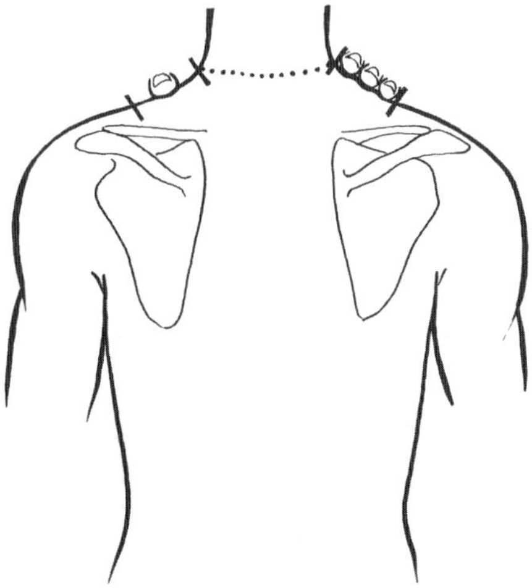

Abbildung B 31: Normale perkussorische Breite der Krönigschen Spitzenfelder.

es damit gelingt, einen lauteren Perkussionsschall zu erzielen, der die Gewebemassen besser durchdringt.)

Es folgt nun die *Perkussion der Krönigschen Spitzenfelder* (**Abb. B 31**): Sie sollten beim Erwachsenen beiderseits drei QF breit sein. Bei stark eingesunkenen Supraklavikulargruben legt man nur das Endglied des Plessimeterfingers auf und perkutiert auf das Grundglied.

Alle so ermittelten Befunde sollten grundsätzlich mit dem Fettstift oder Hautmarker auf der Haut des Patientenkörpers angezeichnet werden; nur dann lassen sie sich kontrollieren, und nur durch Kontrollen gewinnt man Sicherheit.

4.4.2 Perkussion des Herzens *(Cor)*

«Die Zuverlässigkeit der perkutorischen Herzgrößenbestimmung ist viel größer als dieses heute in der modernen technisierten Medizin anerkannt wird. Zu Unrecht wird sie von einer großen Zahl von Dozenten an den Universitäten... nicht mehr gelehrt... Gerade bei der täglichen Visite, bei der Festlegung der typischen Auskultationsstellen der einzelnen Herzklappen und vor allem bei der Erstuntersuchung ist die Perkussion des Herzens nicht zu entbehren» (Anschütz).

Die Topographie der Perkussionsqualitäten vermittelt die **Abbildung B 32**.

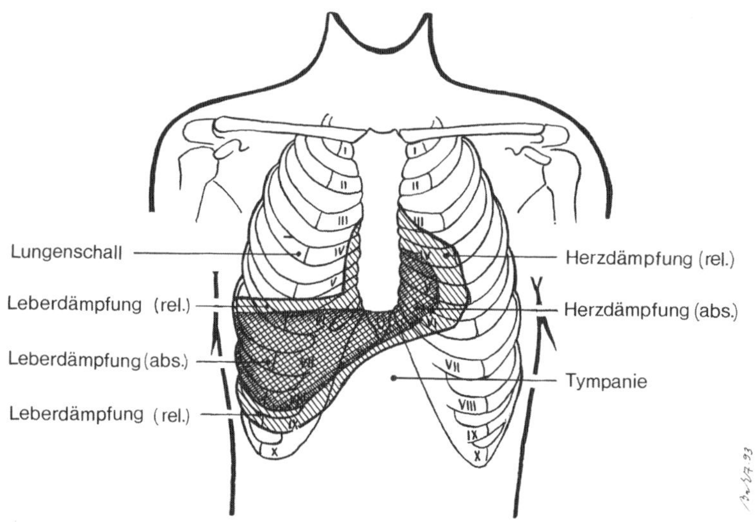

Abbildung B 32: Relative und absolute Dämpfung von Herz und Leber.

Auch hier ist es bei Erstuntersuchungen sinnvoll, zunächst durch zwei seitenvergleichende direkte Perkussionsschläge im ventrokaudalen Thoraxbereich (deutlich innerhalb der Medioklavikularlinien über dem Zwerchfell) einen Situs inversus auszuschließen. (Fast alle Patienten mit Situs inversus verschweigen das zunächst dem Arzt, um sein Können zu testen!)

Dann beginnt die Perkussion des Herzens immer mit der *Bestimmung der Lungen-Leber-Grenze* (**Abb. B 33.1**). Ist diese ermittelt, wird die *rechte Herzgrenze* bestimmt (relative Herzdämpfung). Dies kann zunächst orientierend geschehen, indem der ganze Plessimeterfinger parallel zur erwarteten Organgrenze in einiger Entfernung vom Sternalrand aufgelegt und dann in Richtung auf die zu erwartende Dämpfung hin perkutiert wird. Dann muß – kranial im 2. ICR beginnend – von lateral nach medial in jedem Interkostalraum auf die rechte Herzgrenze zu perkutiert werden, indem nur *das Endglied des Plessimeterfingers parallel zum Rippenverlauf aufgelegt wird* (**Abb. B 33.2-4**). Bei einem gesunden Herzen sollte die rechte Herzgrenze den Sternalrand auch kaudal nicht mehr als 1 QF überragen.

In gleicher Weise perkutiert man nun lateral im 2. ICR links beginnend die *linke Herzgrenze* (relative Herzdämpfung); die Befunde müssen mit dem Dermatographen auf der Haut angezeichnet werden (**Abb. B 33.5-9**).

Die Bestimmung der innerhalb der relativen gelegenen *absoluten Herzdämpfung* folgt (**Abb. B 34**); sie entspricht den Herzteilen, die der Thoraxwand unmittelbar anliegen. In der Praxis bestimmt man beide Dämpfungen meist in einem kombinierten Untersuchungsgang, indem man beiderseits in jedem Interkostalraum lateral im Lungenschall beginnend über die relative hinaus bis zur absoluten Herzdämpfung perkutiert. Dabei benutzen die meisten Untersucher das Verfahren der *Schwellenwertperkussion* nach Goldscheider und Ewald, das im allgemeinen Teil (**Teil II, Kapitel 12**) bereits beschrieben wurde.

Die Herzperkussion gilt zu Unrecht als unsicher und schwierig, ja sogar als obsolet. Kein Verfahren ist obsolet, das sich in Situationen als hilfreich erweist, in denen bessere nicht oder nicht schnell genug zur Verfügung stehen oder in denen ihr Aufwand den erzielbaren Nutzen nicht aufwiegen würde. Richtig ist, daß das Verfahren in manchen Fällen nicht greift, z.B. wenn Mammae giganteae alles mit einer

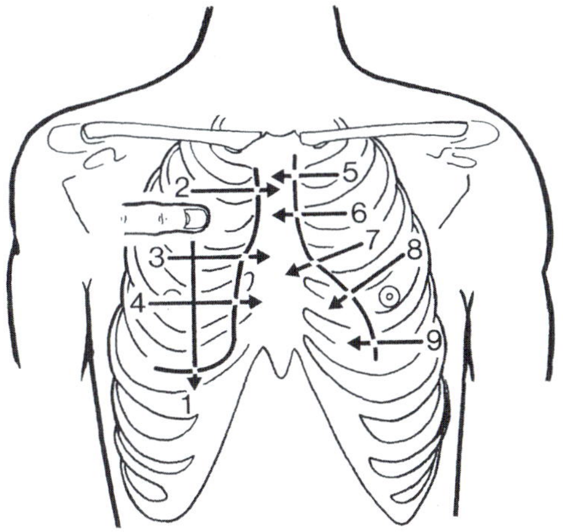

Abbildung B 33: Bestimmung der relativen Herzdämpfung: 1. Bestimmung der Lungen-Leber-Grenze: ganzer Plessimeter-Finger wird parallel zur erwarteten Grenze aufgelegt; 2. bis 4. Bestimmung der rechten relativen Herzdämpfung; 5. bis 9. Bestimmung der linken relativen Herzdämpfung: Nur das Endglied des Plessimeter-Fingers wird parallel zum Rippenverlauf im Interkostalraum aufgelegt.

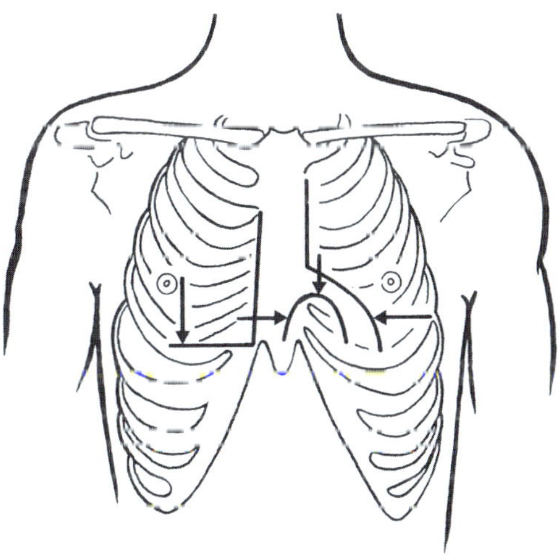

Abbildung B 34: Bestimmung der absoluten Herzdämpfung: Nach Ermittlung der Lungen-Leber-Grenze und der relativen Herzdämpfung wird ebenfalls nur das Endglied des Plessimeter-Fingers aufgelegt und orientierend an mindestens drei Stellen (Pfeile) mit sehr leisen Perkussionsschlägen auf die absolute Dämpfung hin perkutiert, daß der Klopfschall beim Erreichen der absoluten Dämpfung nahezu ganz verschwindet *(Schwellenwertperkussion)*. Zur genaueren Ermittlung des Grenzverlaufs ist dann an weiteren Stellen zu perkutieren.

absoluten Dämpfung überlagern. Doch bedenken Sie, daß wegen Meteorismus manchmal auch die Sonographie bei der Beurteilung des Pankreas nicht greift: Niemand würde sie deshalb als obsolet abtun wollen.

Richtig ist weiterhin, daß die Herzperkussion nur mühsam (in Monaten) durch unablässiges Üben erlernt wird und daß nur ganz wenige der Kollegen, die diese Untersuchungsmethode als obsolet belächeln, sie wirklich erlernt haben. Richtig ist aber auch, daß der Verfasser keinen einzigen Kollegen kennt, der die Herzperkussion mit der notwendigen Geduld und Ausdauer wirklich erlernen wollte und sie dann nicht erlernt hätte. Das eigentliche Problem liegt darin, daß viele zu schnell aufgeben, oft bereits nach zwei oder drei frustranen Versuchen am untauglichen Objekt.

Ein Katalog wichtiger Perkussionsbefunde von Lungen-, Pleura- und Herzerkrankungen ist mit den **Abbildungen B 39 bis B 43** zusammengestellt.

Merke: Beim Lungenemphysem wird die absolute Herzdämpfung kleiner oder kann in extremen Fällen überhaupt nicht mehr nachgewiesen werden; beim Perikarderguß wie bei der traumatischen Herz(beutel)tamponade wird sie größer und typisch dreieckig und rückt dicht an die relative Herzdämpfung heran.

4.5 Auskultation

4.5.1 Auskultation der Lunge *(Pulmo)*

Wie bei der vergleichenden Perkussion wird – kranial beginnend – immer *seitenvergleichend an korrespondierenden Stellen* systematisch auskultiert (vgl. **Abb. B 35**); dabei dürfen die lateralen und ventralen Thoraxabschnitte nicht übergangen werden: Nur so lassen sich umschriebene und diskrete Seitenunterschiede des Atemgeräusches nachweisen.

Lassen Sie dazu den Patienten durch den weit geöffneten Mund tief ein- und ausatmen.

Körperhaare können durch die Bewegungen bei den Atemexkursionen an der Stethoskopmembran oder am Stethoskoprand Schallphänomene hervorrufen, die auch ein versierter Untersucher oft nicht von feinblasigen Rasselgeräuschen oder von Knisterrasseln unterscheiden kann. Behaarte Individuen sind deshalb mit membranlosen Glocken-Bruststücken zu auskultieren; die Haare an den Auskultationsstellen müssen zuvor eingefettet oder wenigstens mit Wasser angefeuchtet werden.

Wenn Sie auf diese Weise das Atemgeräusch ermittelt haben, müssen ggf. die *Rasselgeräusche* beurteilt werden. Sie lassen sich *am deutlichsten bei der ersten Inspiration nach einem Hustenstoß* wahrnehmen. Man lasse den Patienten deshalb ab und an husten; dabei muß das Bruststück aufgesetzt bleiben! (Wollte man es erst wieder aufsetzen, wenn der Patient zu atmen beginnt, wäre schon alles zu spät.)

Zur Prüfung der *Bronchophonie* läßt man den Patienten möglichst gleichlaut wiederholt «sechsundsechzig» flüstern und auskultiert vergleichend. Über infiltrierten Bezirken ist die Flüstersprache deutlich lauter und schärfer zu vernehmen.

Die klinische Diagnostik wichtiger Lungen- und Pleura-Erkrankungen ist in **Tabelle B 1** zusammengestellt.

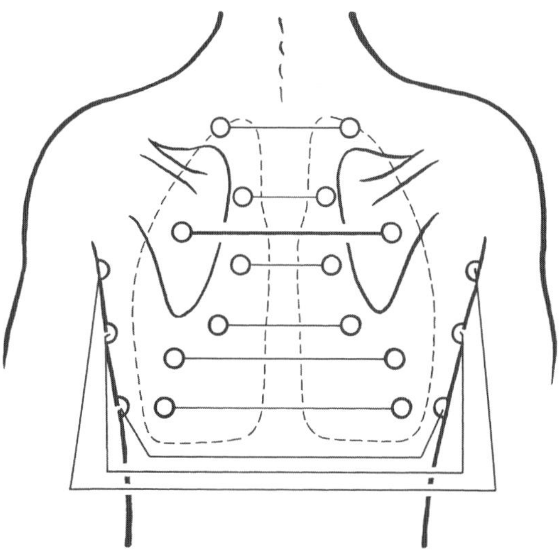

Abbildung B 35: Korrespondierende Stellen der vergleichenden Lungenauskultation: wie bei der vergleichenden Perkussion können auch bei der Auskultation nur Stellen miteinander verglichen werden, die in gleicher Höhe und in gleichem Abstand von der Medianen gelegen sind.

Tabelle B 1: Differentialdiagnostikon Lunge, Pleura

	Bronchitis acuta	Asthma bronchiale	Bronchitis chronica [illegible] Emphysema pulmonum	Atelectasis pulmonum	Kavernenbildung	Infiltration: Pneumonia	Pleuritis sicca	Pleuritis exsudativa, Pleuraerguß	Pleuraschwarte	Pneumothorax	Hydro- (oder Hämato-) pneumothorax
Inspektion			starrer, faßförmiger Thorax, annähernd horizontale Stellung der Rippen, vorgewölbte Klavikulargruben	Asymmetrie der Atmung mit lokaler inspiratorischer Einziehung der Interkostalräume		Nasenflügeln, manchmal Lippenzyanose und Akrozyanose; Asymmetrie der Atemexkursionen, beschleunigte Atmung	eingeschränkte Atemexkursionen auf der kranken Seite, konkave Beugung der WS zur kranken Seite hin, Pat. liegt auf der kranken Seite	Nachschleppen der kranken Seite bei der Atmung, Vorwölbung der Intercostalräume, umschriebene Rötung und Schwellung bei Empyema necessitatis	verminderte Atemexkursionen der kranken Seite, eingezogene und manchmal verschmälerte Interkostalräume, konkave Beugung der WS	Interkostalräume verstrichen und erweitert, bei Spannungspneumothorax: vorgewölbt; Nachschleppen der erkrankten Seite bei der Atmung	(wie Pneumothorax)
Palpation			geblähte Supraklavikulargruben				manchmal Vibrationen der Thoraxwand bei Pleurareiben	gespannte Interkostalräume		wenn bei traumatischem Pneumothorax gleichzeitig ein Hautemphysem besteht, kann ein Knistern getastet werden	(wie Pneumothorax)
Stimmfremitus				abgeschwächt		verstärkt		stark abgeschwächt oder aufgehoben	leicht abgeschwächt	(stark abgeschwächt oder) aufgehoben	(stark abgeschwächt oder) aufgehoben
Perkussion	unauffällig (sonorer, seitengleicher KS; keine Dämpfungen; Lungengrenzen an normaler Stelle)	tiefstehende und in ihrer Verschieblichkeit eingeschränkte untere LG, oft hypersonorer KS	lauter, hypersonorer KS (Schachtelton); geringe Verschieblichkeit der tiefstehenden unteren LG; oft tiefstehender kaudaler Leberrand bei normaler Leberbreite (≤ 11cm); absolute Herzdämpfung verkleinert oder aufgehoben	hyposonorer KS, mit tympanitischem Beiklang	tympanitischer KS mit metallischem Beiklang, Zeichen des gesprungenen Topfes; Friedreichscher, Gerhardtscher und Wintrichscher Schallwechsel	bei größeren, wandnahen Infiltraten Schallverkürzung (hyposonorer KS) oder Dämpfung	verminderte Verschieblichkeit der unteren Lungengrenze auf der kranken Seite	lateral ansteigende absolute Dämpfung (Ellis-Damoiseau-sche Linie) mit kleiner, sich anschließender Dämpfungsfigur auf der gesunden Seite (Grocco-Rauchfußsches Dreieck) sowie oft einem leicht tympanitischen KS über der Ellis-Damoiseau-schen Linie im Bereich des Garlandschen Dreiecks (Skoda-Schall)	hyposonorer KS; eingeschränkte Verschieblichkeit der unteren Lungengrenze	lauter hypersonorer KS mit tympanitischem Beiklang oder tympanitischer KS; beim Spannungspneu verlagert sich die Herzdämpfung zur gesunden Seite	waagerechte Dämpfungsfigur, kranial davon tympanitischer KS
Auskultation	normales Atemgeräusch oft einzelne trockene RGs über der ganzen Lunge	normales AG reichlich trockene RGs, besonders Giemen («asthmatoide Musik»)	meist leises konson. AG (und leise HT) meist reichlich trockene RGs sowie grob- und mittelblasige feuchte RGs («bronchitische RGs»)	abgeschwächtes BVA oder aufgehobenes AG	amphorisches, manchmal metamorphosierendes AG Kavernenjuchzen, manchmal -knarren oder -quietschen	Bronchialatmen, bei kleineren Infiltraten unverändertes AG oder BVA feinblasige RGs, die klingend werden, wenn das Infiltrat die Thoraxwand erreicht; Crepitatio indux (zu Beginn), Crepitatio redux (als Zeichen der Lösung)	AG erscheint auf der kranken Seite meist leicht abgeschwächt Pleurareiben («Lederknarren» im In- und im Exspirium)	stark abgeschwächtes oder aufgehobenes AG, kranial davon manchmal schmaler Streifen mit Bronchialatmen (sog. Kompressionsatmen)	abgeschwächtes AG	abgeschwächtes oder aufgehobenes AG	abgeschwächtes oder aufgehobenes AG Succussio Hippocratis; gutta cadens
Bronchophonie				abgeschwächt		verstärkt		stark abgeschwächt (über Kompressionsatmen verstärkt)	abgeschwächt	abgeschwächt (oder aufgehoben)	abgeschwächt (oder aufgehoben)
Bemerkungen		Dyspnoe, exspiratorischer Stridor, Verlängerung des Exspiriums	exspiratorische Atembehinderung; Atembreite vermindert (< 5 cm)	nur sehr große Atelektasen lassen sich nachweisen	nur sehr große Kavernen lassen sich nachweisen; manchmal werden erhebliche Mengen eitrigen Sputums ausgehustet	rostbraunes Sputum bei Lobärpneumonie	Schmerzen und Lederknarren sistieren beim Atemanhalten				

4.5.2 Auskultation des Herzens *(Cor)*

Die vier Klappen des Herzens werden routinemäßig an fünf Punkten auskultiert (**Abb. B 36**): die Aortenklappe im 2. ICR rechts parasternal und im 3. ICR links unmittelbar parasternal, also lateral der Sternallinie (Erbscher Punkt); die Pulmonalklappe im 2. ICR links etwa 2 QF lateral des Sternalrandes (Parasternallinie); die Mitralklappe am Herzspitzenstoß, normalerweise im 5. ICR an der MCL; die Trikuspidalklappe über dem Sternum in Höhe des 5. ICR (oder rechts parasternal im 5. ICR).

Da die erste Rippe nicht tastbar ist, sucht man den meist gut tastbaren Angulus Ludovici (Angulus sterni), d. i. der vorspringende Übergang vom Manubrium zum Corpus sterni. Neben ihm befindet sich der Ansatz der 2. Rippe, kaudal dieser der 2. ICR usw. Nur wenn man diese anatomischen Gegebenheiten kennt, kann man die korrekten Auskultationspunkte auffinden. Unabhängig von den beschriebenen Auskultationspunkten lassen sich Klappengeräusche in größeren Arealen auskultieren, die die **Abbildung B 37 und B 38** veranschaulichen.

Es kommt bei der Auskultation des Herzens nicht so sehr darauf an, in welcher Reihenfolge man auskultiert, sondern daß man mindestens an allen fünf beschriebenen Auskultationspunkten auskultiert und keinen ausläßt. Deshalb sollte man immer an der gleichen Stelle beginnen und dann im Uhrzeigersinn (oder auch im Gegenuhrzeigersinn) alle anderen Auskultationspunkte der Reihe nach benutzen.

Hat man ein Geräusch am liegenden Patienten ermittelt, sollte man seine *Lagekonstanz* prüfen: Verschwindet das Geräusch nach dem Aufsetzen des Patienten, dürfte es sich aller Wahrscheinlichkeit nach um ein funktionelles Geräusch ohne Krankheitswert handeln. Sollte das Geräusch sich als lagekonstant erweisen, wäre zu prüfen, ob es in die Karotiden fortgeleitet wird.

Man gewöhne sich daran, während der Herzauskultation grundsätzlich den Radialis-Puls des Patienten zu tasten, um leichter differenzieren zu können, ob es sich um ein systolisches oder um ein diastolisches Geräusch handelt. (Das fällt um so schwerer, je tachykarder der Patient ist.)

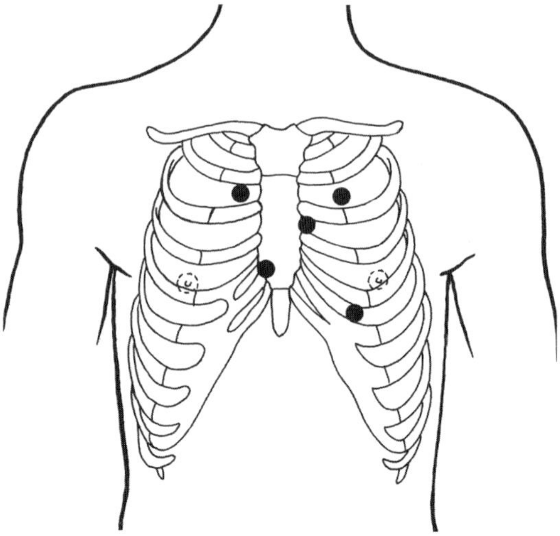

Abbildung B 36: Auskultationsstellen der Herzklappen: Mitralis, Trikuspidalis, Aortenklappe, Pulmonalklappe und Aortenklappe am Erbschen Punkt.

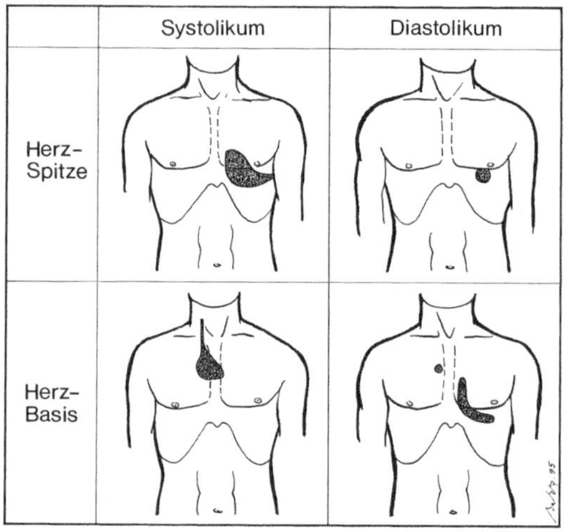

Abbildung B 37: Lokalisation von Herzgeräuschen (nach Anschütz).

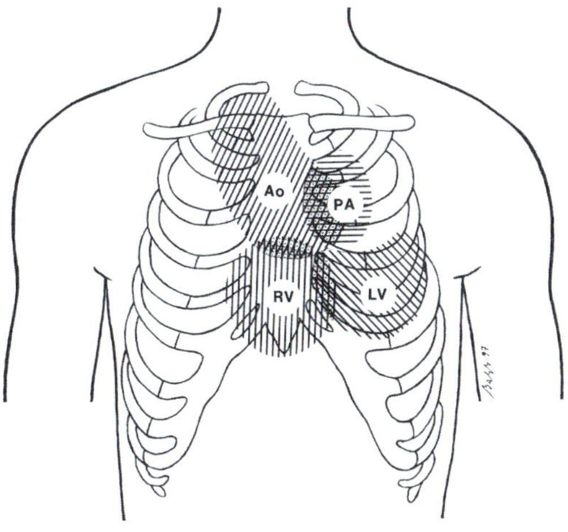

Abbildung B 38: Geräuschzonen von Aorta (Ao), Pulmonalarterie (PA), rechtem Ventrikel (RV) und linkem Ventrikel (LV) (nach Bucher).

	Systolikum	Diastolikum
Spitze		
Mitralis	I	S
Trikuspidalis	I	S
Basis		
Aortenklappe	S	I
Pulmonalis	S	I

Sollte aus irgendeinem Grunde die Beurteilung eines Geräusches Probleme machen, kann der Gebrauch eines *Holzstethoskops* nicht nachdrücklich genug empfohlen werden: Organische Geräusche gewinnen an Intensität, funktionelle verschwinden oft ganz. Leider bedarf auch der Gebrauch des Holzstethoskops der Beachtung mehrerer Regeln und einiger Übung (siehe **Teil II, Kapitel 1.5**).[15]

Vor der Auskultation der Mitralklappe mit Membranstethoskopen muß ausdrücklich gewarnt werden, weil ein hebender, an die Membran andrängender Spitzenstoß Geräusche täuschend simulieren kann. Trotz aller geschilderten Nachteile sind die Membranen nicht auszurotten, weil der Student an sie glaubt und der junge Kollege dann an sie gewöhnt ist.

Merke: Als Faustregel für die Herzfehlerdiagnostik kann man sich merken, daß systolische Geräusche über der Spitze für eine Insuffizienz, über der Basis für eine Stenose der betreffenden Klappe sprechen (**vgl. Kasten**).

Die klinische Herzfehlerdiagnostik ist in **Tabelle B 2** zusammengestellt.

15 Ende der sechziger Jahre wurde vom Verfasser an einer bekannten medizinischen Universitätsklinik im Staatsexamen die Herzfehlerdiagnostik ausschließlich mit dem Holzstethoskop verlangt; Sinn und Wert dieser damals schikanös erscheinenden Anordnung erschlossen sich dem Verfasser erst Jahre später, als er sich mit den akustischen Eigenschaften verschiedener Stethoskope beschäftigte.

Tabelle B 2: Differentialdiagnostikon Vitia cordis

	Mitralinsuffizienz	Mitralstenose	Tricuspidalinsuffizienz	Tricuspidalstenose	Aorteninsuffizienz	Aortenstenose	Pulmonalinsuffizienz	Pulmonalstenose
Inspektion	hebender, verbreiterter, nach außen verlagerter Spitzenstoß	bläulich-rote Gesichtsfarbe (Facies mitralis), manchmal leichte Akrozyanose, evtl. Rechtsherzinsuffizienzzeichen	epigastrische und Halsvenenpulsationen, oft leichter Ikterus	oft leichter Ikterus und periphere Zyanose	heftiges Pulsieren der Karotiden, pulssynchrones Kopfnicken (Mussetsches Zeichen), Quinckescher Kapillarpuls, blasse Gesichtsfarbe, manchmal Auf- und Abbewegungen des Larynx (Oliver-Cardarelli-Zeichen)	blasses Aussehen, mäßig verbreiterter Spitzenstoß		
Palpation	Spitzenstoß hebend, verbreitert, nach laterokaudal verlagert	beide Herztöne oft palpabel, manchmal auch präsystolisches Geräusch über der Spitze; verstärkte rechtsseitige Herzpulsationen*)	beträchtlich verstärkte rechtsseitige Herzpulsationen*); expansive Leber-(venen-) pulsation, Halsvenenpulsationen		Spitzenstoß stark hebend und verbreitert, oft nach lateral und kaudal verlagert; manchmal Leber-(arterien-) Puls	stark hebender Spitzenstoß, meist systolisches Schwirren über Aorta	verstärkte rechtsseitige Herzpulsation*)	verstärkte rechtsseitige Herzpulsation*); oft systolisches Schwirren über Pulmonalis
Puls		nur manchmal Pulsus parvus		manchmal Pulsus parvus	Pulsus celer et altus (sog. Wasserhammerpuls)	Pulsus tardus et parvus		(selten Pulsus parvus)
Perkussion	Linksverbreiterung, später auch Rechtsverbreiterung; Herztaille verstrichen oder sogar vorgewölbt	allmählich zunehmende Verbreiterung nach rechts und oben sowie Verstreichen der Herztaille, später oft beträchtliche Vorwölbung, schließlich Cor bovinum	beträchtliche Verbreiterung nach rechts, aber nicht nach oben; erst später sekundär geringe Verbreiterung nach links, Krönigsche Treppe rechts kranial in der absoluten Dämpfungsfigur	Verbreiterung nach rechts und nach rechts kranial	kaudal erhebliche Linksverbreiterung mit zunehmender Ausprägung der Herztaille; dadurch Ausbildung einer typischen Schuhform (sog. Aortenkonfiguration, cœur en sabot)	deutliche Aortenkonfiguration mit gut ausgeprägter Herztaille, aber nur mäßiger Linksverbreiterung	deutliche Rechtsverbreiterung, oft zusätzliche geringe Linksverbreiterung mit verstrichener Herztaille	mäßige Rechtsverbreiterung, oft Vorspringen des Pulmonalkonus
Auskultation: (Man hört nur das, wonach man sucht [Bucher].) **Herztöne**	Abschwächung des 1. HT; Akzentuierung des 2. HT; häufig 3. HT	1. HT laut und paukend oder klappend; 2. Pulmonalton häufig akzentuiert; manchmal Mitralöffnungston mit Dreierrhythmus		(nur selten akzentuierter 1. HT über unterem Sternum)	2. HT meist abgeschwächt	2. HT meist abgeschwächt; 2. Aortenton auffallend leise oder fehlend; oft 4. HT	2. Pulmonalton akzentuiert, manchmal auch leise	2. Pulmonalton auffallend leise oder fehlend; oft deutliche Spaltung des 2. HT
Herzgeräusche - Phase und Charakter	Systolikum, meist rauh, gießend	rumpelndes, oft sehr leises Holodiastolikum mit Decrescendocharakter oder Präsystolikum mit Crescendocharakter	systolisches Decrescendogeräusch im Anschluß an den 1. Ton, bei tiefer Inspiration oft lauter	leises, weiches Diastolikum oder Präsystolikum	Diastolikum von Decrescendocharakter, meist gießend	lautes, meist rauhes, gießendes Systolikum	meist sehr leises, gießendes Diastolikum, oft von Decrescendocharakter	lautes, oft rauhes, gießendes Systolikum
- Punctum maximum	Herzspitze	Herzspitze	Mitte unteres Sternum oder unterer rechter Sternalrand	unteres Sternum oder unterer linker Sternalrand	Aorta oder Erbscher Punkt	Aorta	Pulmonalregion	Pulmonalregion
- Ausbreitung	nach präkordial, in die Pulmonalisregion und in den li. Interskapularraum	meist umschrieben; manchmal vernimmt man ein leises frühdiastolisches Decrescendogeräusch im (2. und) 3. ICR li. am Sternalrand (Graham-Steell-Geräusch)	meist nicht weit fortgeleitet	nicht fortgeleitet	nach präkordial und entlang dem linken unteren Sternalrand bis zur Herzspitze (Austin-Flint-Geräusch)**)	nach präkordial und in die Karotiden, rechts meist deutlicher als links	zum Erbschen Punkt und entlang dem linken Sternalrand	nach präkordial und gegen das untere Sternum, manchmal auch nach links infraklavikulär und nach dorsal
Bemerkungen	**Es müssen nicht immer alle der aufgeführten Zeichen vorhanden sein; es gibt auch «stumme» Vitien.**			selten	über größeren Gefäßen Traubescher Doppelton und Duroziezsches Doppelgeräusch	nie stumm	selten; vgl. auch Graham-Steell-Geräusch bei Mitralstenose mit relativer, sekundärer Pulmonalinsuffizienz	nie stumm

* positiver Traubescher Handgriff

** ohne daß eine organische Mitralstenose vorliegt!

Abbildung B 39: Katalog wichtiger Perkussionsbefunde I (nach Landes).

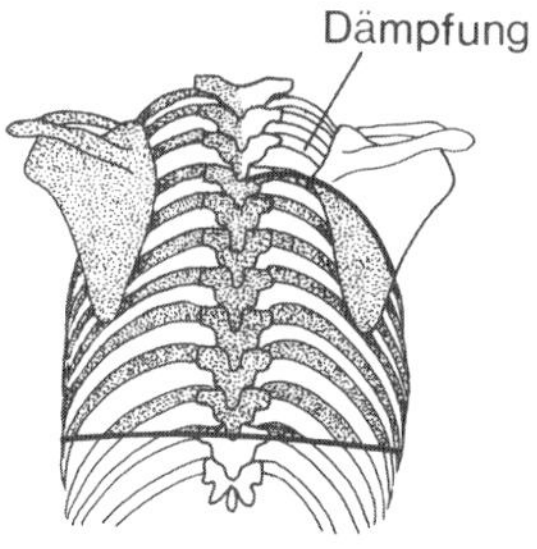

Dämpfung des rechten Oberlappens (Lobärpneumonie).

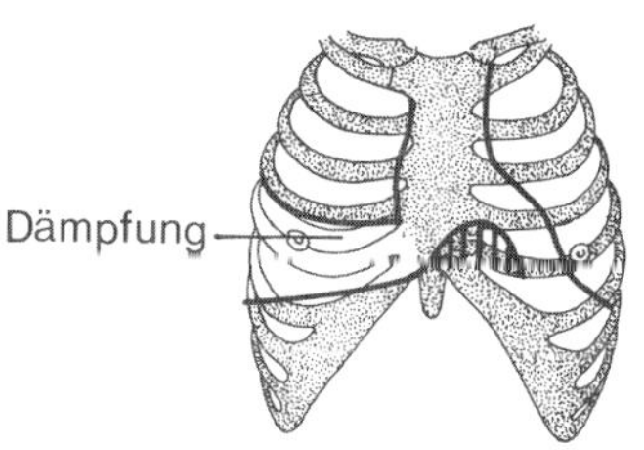

Dämpfung rechts basal (Mittellappenpneumonie).

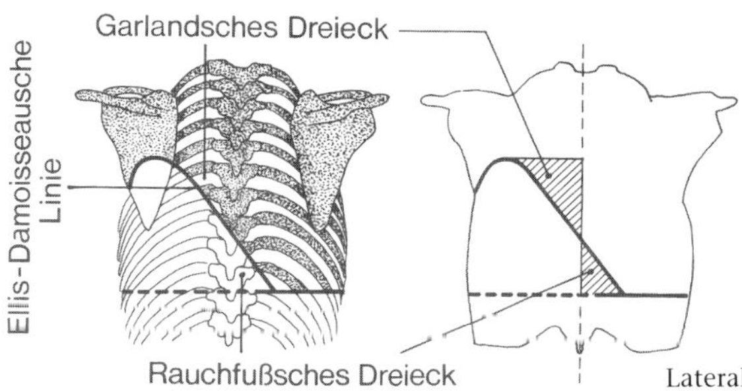

Lateral ansteigende Dämpfung links basal (Pleuraerguß bei Pleuritis exsudativa).

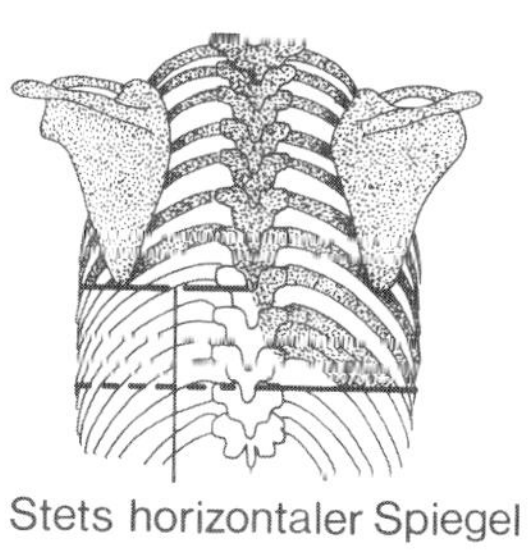

Waagerechte Dämpfung links basal (Hydropneumothorax li.).

Abbildung B 40: Katalog wichtiger Perkussionsbefunde II (links nach Landes, rechts nach Karobath & Buchstaller).

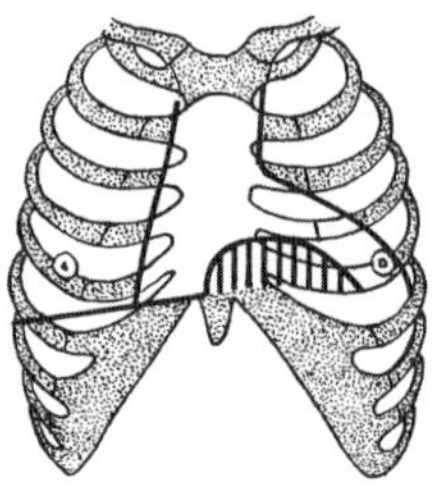

Dilatation der linken Kammer.

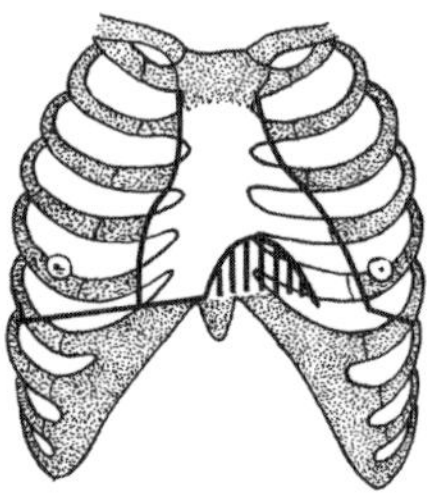

Dilatation der rechten Kammer.

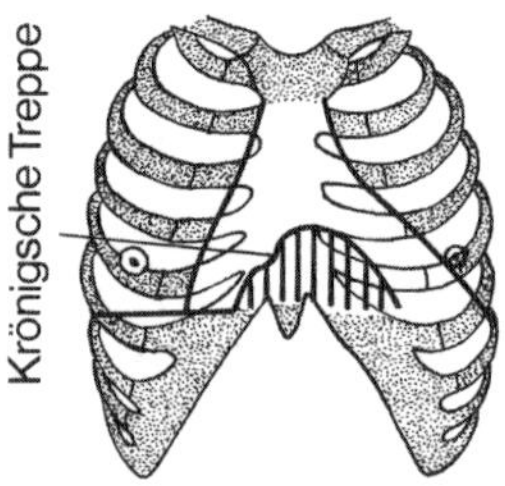

Allseits vergrößertes Herz.

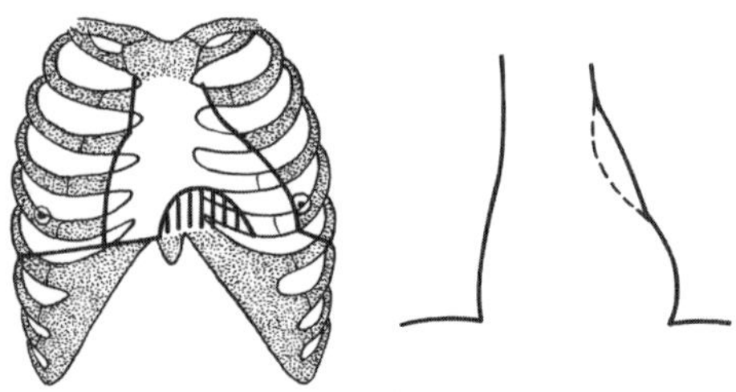

Mitralstenose.

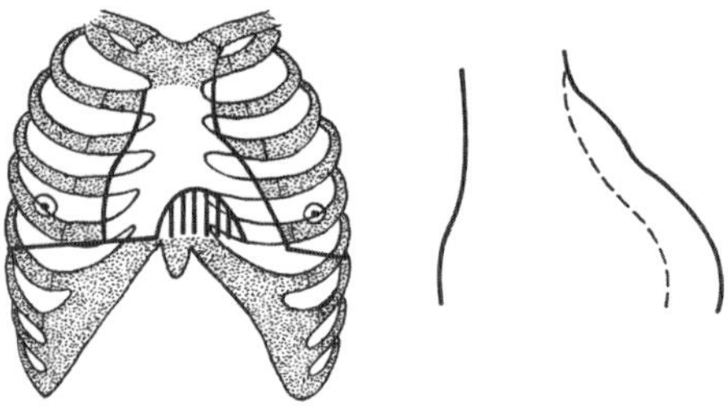

Mitralinsuffizienz.

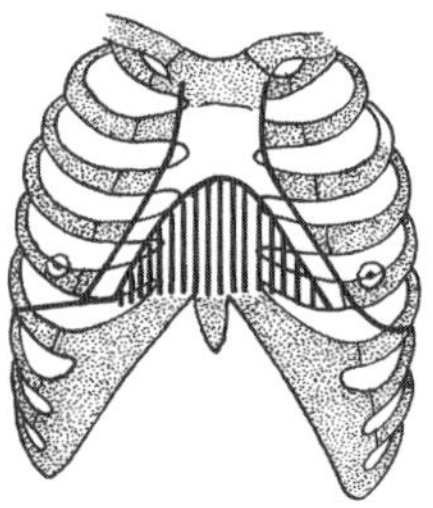

Pericarditis exsudativa (diese typisch dreieckige Dämpfungsfigur findet sich auch bei der Herztamponade, nur daß dann relative und absolute Herzdämpfung praktisch fast zusammenfallen).

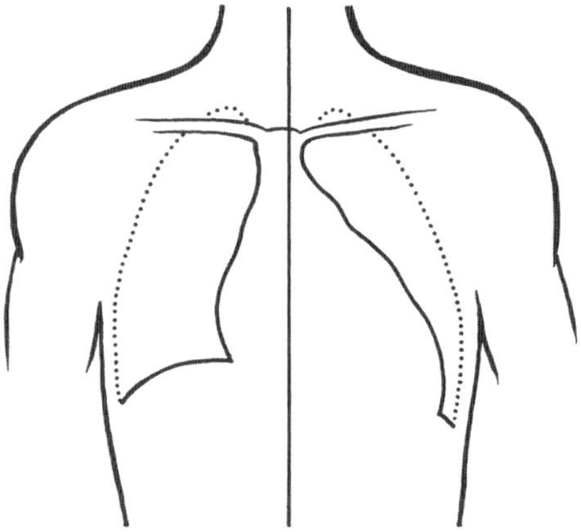

Mitralkonfiguriertes Herz

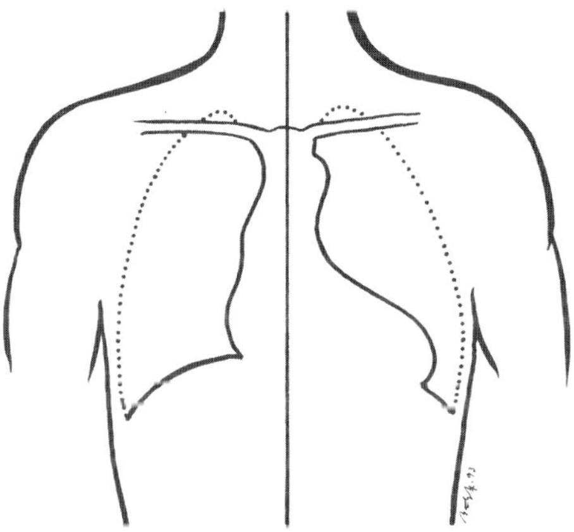

Aortenkonfiguriertes Herz

Abbildung B 41: Katalog wichtiger Perkussionsbefunde III: Mitral und aortenkonfiguriertes Herz gegenübergestellt (nach Holldack).

Abbildung B 42: Katalog wichtiger Perkussionsbefunde IV (nach Karobath & Buchstaller).

Aortenstenose.

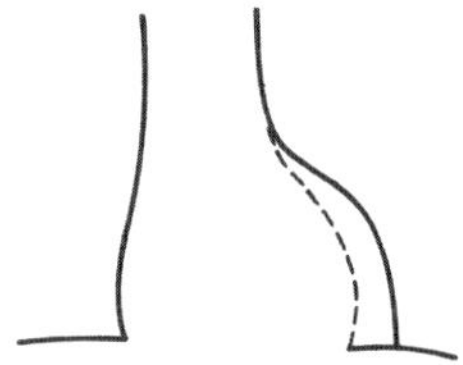

Pulmonalstenose.

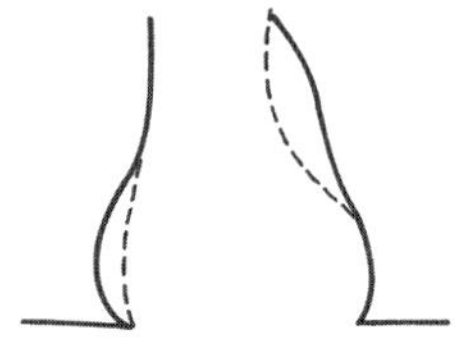

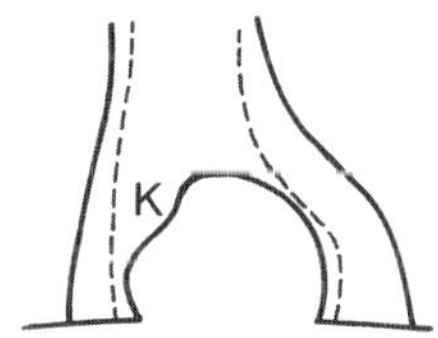

Trikuspidalinsuffizienz: relative und absolute Dämpfungsfigur; man beachte die Krönigsche Treppe in der absoluten Dämpfungsfigur: K.

Vorhofseptumdefekt.

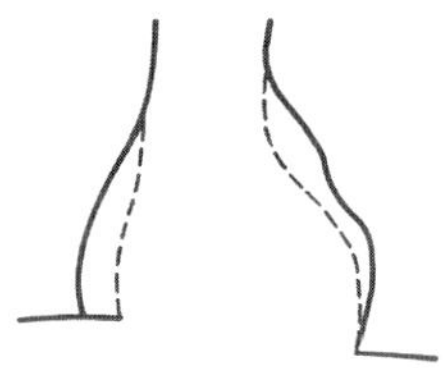

Ventrikelseptumdefekt (Morbus Roger).

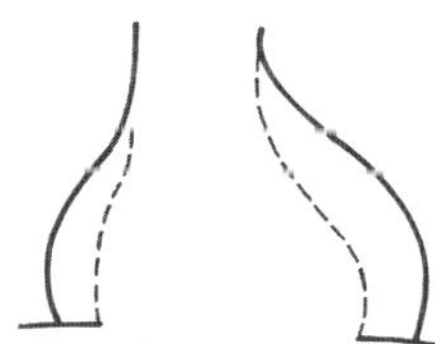

Fallotsche Tetralogie.

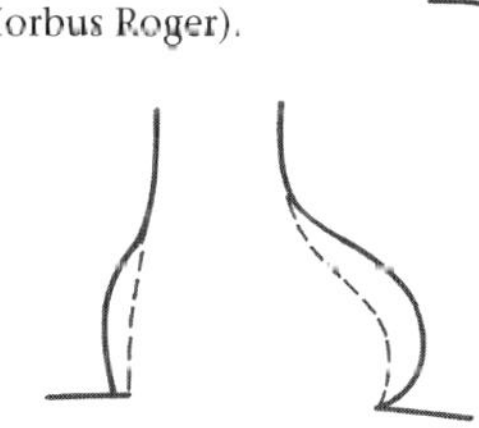

Offener Ductus Botalli.

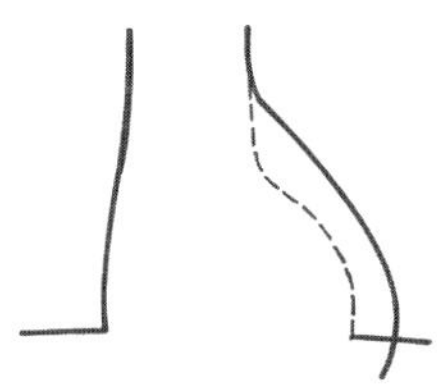

Abbildung B 43: Katalog wichtiger Perkussionsbefunde V (links nach Landes, rechts nach Karobath & Buchstaller).

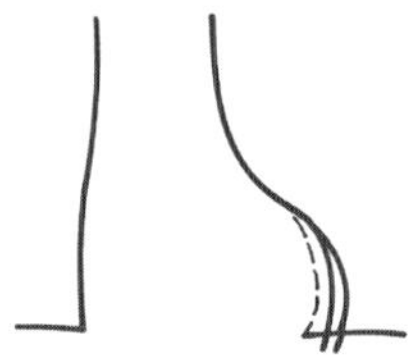

Aortenisthmusstenose.

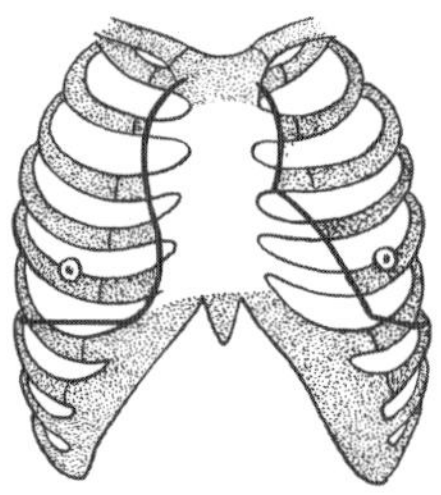

Großes Aortenaneurysma.

4.6 Die Untersuchung der weiblichen Brust *(Mamma)*

Der Palpation sollte immer eine eingehende *Inspektion bei verschiedenen Armhaltungen* vorausgehen (**Abb. B 44**): zunächst im Stehen mit hängenden Armen (a), dann mit über den Kopf erhobenen Armen (b), schließlich mit in die Hüften gestemmten Armen (c) und am Schluß im Sitzen mit aufgestützten Armen und vorgebeugtem Oberkörper (d). Dabei werden oft Seitendifferenzen deutlich, die sich bei der Palpation dem Nachweis entziehen.

Die *Routine-Palpation* erfolgt systematisch: alle vier Quadranten jeder Seite werden zunächst im Uhrzeigersinn für sich allein untersucht, dann ggf. seitenvergleichend. Dies geschieht wiederum zuerst im Liegen, wobei ein unter den Rücken der Patientin geschobenes Kissen hilfreich ist (**Abb. B 45.a**), dann im Sitzen. Im Sitzen lassen sich meist die kranialen Anteile und die infraklavikulären Strukturen mit der Pektoralis-Region (**Abb. B 45.b**) wie auch die nach lateral ausladenden Anteile und die Umschlagfalte (**Abb. B 45.c**) besser beurteilen; letztere, wenn der Arm entspannt ist.

Jede Untersuchung der Brust muß durch eine Untersuchung der *Axillen* komplettiert werden. Bei den Lymphknotenschwellungen,

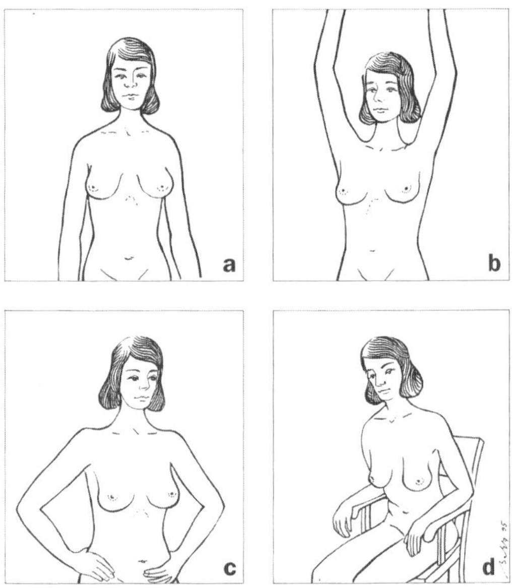

Abbildung B 44: Untersuchung der weiblichen Brust I: Inspektion. a) im Stehen mit hängenden Armen, b) im Stehen mit erhobenen Armen, c) im Stehen mit an den Hüften abgestützten Armen, d) im Sitzen mit vorgebeugtem Oberkörper und auf Armlehnen abgestützten Armen.

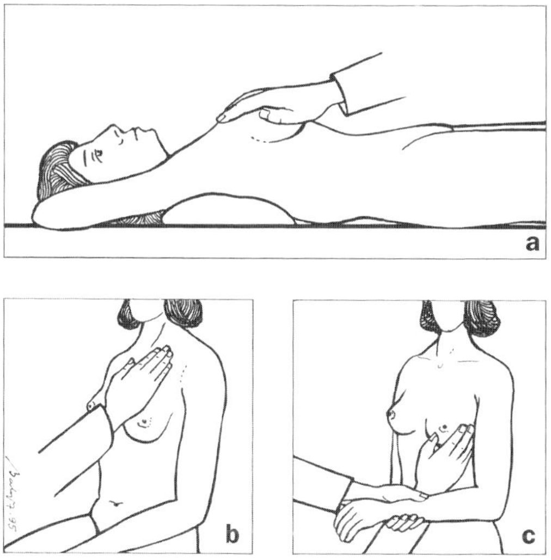

Abbildung B 45: Untersuchung der weiblichen Brust II: Palpation I. a) Palpation im Liegen mit erhobenen Armen und Kissenunterlage, b) Palpation der Infraklavikular- und Pektoralisregion im Sitzen, c) Palpation der lateralen Mamma-Anteile und der Umschlagfalte bei entspanntem Arm.

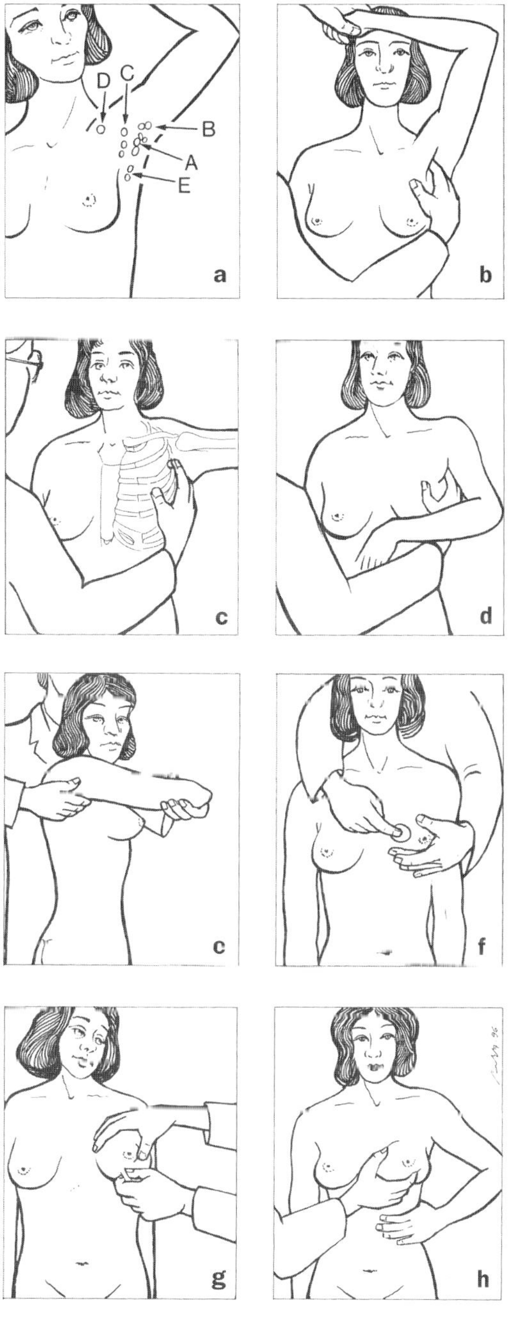

Abbildung B 46: Untersuchung der weiblichen Brust und der Axillen III: Palpation II. a) axilläre Lymphknoten: A zentrale Gruppe, B laterale Gruppe, C pektorale Gruppe, D infraklavikuläre Gruppe, E subskapulare Gruppe, b) Untersuchung der Axilla bei erhobenem Arm, c) Fixierung eines Lymphknotens zwischen Fingerspitzen und Rippe, d) Untersuchung der Axilla bei entspanntem und aufgelegtem Arm, e) Untersuchung der subskapularen Lymphknoten von dorsal bei halberhobenem Arm, f) Untersuchung eines Mamma-Tumors auf Fluktuation von dorsal, g) Prüfung der Hautverschieblichkeit über einem Mamma-Tumor durch Abheben einer Hautfalte, h) Prüfung der Geschwulst auf Fixation an tieferen Gewebsschichten bei Kontraktion des M. pectoralis major, indem die Patientin die linke Hand fest in die Seite preßt.

die auftreten können, unterscheidet man (**Abb. B 46.a**) eine zentrale Gruppe (A), eine zum Arm hin gelegene laterale (B), eine pektorale (C), eine infraklavikuläre (D) und eine subskapulare (E).

Zunächst wird man die Achselhöhle bei erhobenem Arm austasten (**Abb. B 46.b**). Stößt man dabei auf fragliche Resistenzen, läßt sich der Knoten meist zwischen Fingerspitze und einer Rippe fixieren und verifizieren (**Abb. B 46.c**). Eine Tastuntersuchung bei entspanntem und aufgelegtem Arm (**Abb. B 46.d**) und eine weitere von dorsal bei bis zur Horizontalen erhobenem, entspanntem Arm zur Darstellung der subskapularen Lymphknoten (**Abb. B 46.e**) schließen sich an.

Konnte ein Tumor nachgewiesen werden, ist er

- von dorsal auf Fluktuation zu untersuchen (**Abb. B 46.f**),
- durch Abheben einer Hautfalte auf Verschieblichkeit der ihn deckenden Hautareale (**Abb. B 46.g**) und schließlich
- auf Fixation an tieferen Gewebeschichten (**Abb. B 46.h**) zu prüfen. Dabei sollte die Patientin die Hand fest in die Hüfte stemmen, damit der M. pectoralis major angespannt ist.

Der Befundbericht sollte dann durch eine Handskizze ergänzt, nicht ersetzt werden (vgl. **Teil IV «Dokumentation»**). Zur Differenzierung zystischer und schattengebender Mamma-Tumoren ist in manchen Fällen die *Diaphanoskopie* (**Abb. A 56**) hilfreich.

5. Bauch *(Abdomen)*

Das Abdomen wird auf zwei verschiedene Arten eingeteilt: einmal grob in Ober- und Unterbauch, wobei eine horizontal durch den Nabel laufende gedachte Linie die Grenze bildet und insgesamt vier Regionen entstehen (**Abb. B 47**); zum anderen differenzierter in Ober-, Mittel- und Unterbauch (Epigastrium, Mesogastrium, Hypogastrium), wobei die Verbindungslinie der tiefsten Punkte beider Rippenbögen und die Verbindungslinie beider Spinae iliacae anteriores superiores als horizontale und die Medioklavikularlinien (MCL) als vertikale Grenzen benutzt werden und insgesamt neun Regionen entstehen (**Abb. B 48**). Da der Begriff «Unterbauch» nach der zweiten Unterteilung sich nur zu einem Teil mit dem Begriff «Unterbauch» nach der ersten Unterteilung deckt, wird empfohlen – um Mißverständnissen vorzubeugen –, lieber von Hypogastrium bzw. Epigastrium zu sprechen, wenn man die zweite Unterteilung gebraucht.

5.1 Messungen

Der *Bauchumfang* wird grundsätzlich in Nabelhöhe im Liegen gemessen. Diese Messung ist besonders bei stumpfen Bauchtraumen wichtig, weil man aus einer schnell zunehmenden Umfangsvermehrung auf eine innere Blutung schließen kann.

Ansonsten ist die Länge von *Narben* auszumessen und ihre Lage zu beschreiben; man scheue sich nicht, seinem Befund eine Handskizze beizugeben, in der Lage, Richtung und Länge der Narben eingezeichnet sind. Dies ist oft anschaulicher als viele Worte, und viele prominente Untersucher haben es so gehalten. (Auszumessen ist in jedem Falle die *Leberdämpfung* in der MCL: sie soll beim Erwachsenen nicht größer als 11 cm sein. Außerdem die *Milzbreite*, die nicht über 7 cm betragen soll. Beide Werte werden aber nicht hier, sondern an Ort und Stelle aufgeführt.)

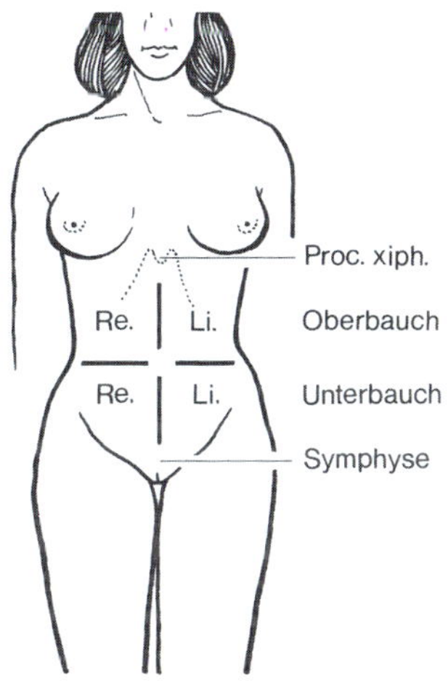

Abbildung B 47: Einteilung Abdomen I (in vier Quadranten).

5.2 Inspektion

Außer auf Narben, Striae, Behaarung (Abdominalglatze, männlicher und weiblicher Behaarungstyp) ist ganz besonders auf Peristaltik, Einziehungen und Vorwölbungen zu achten. Gegebenenfalls muß die Inspektion im Stehen wiederholt werden. Immer sollte eine *tangentiale Inspektion* von beiden Seiten durchgeführt werden (**Abb. B 49**). Eine Rektusdiastase wird meist beim Aufsetzen deutlich. Zur Untersuchung sollte der Untersucher sich hinset-

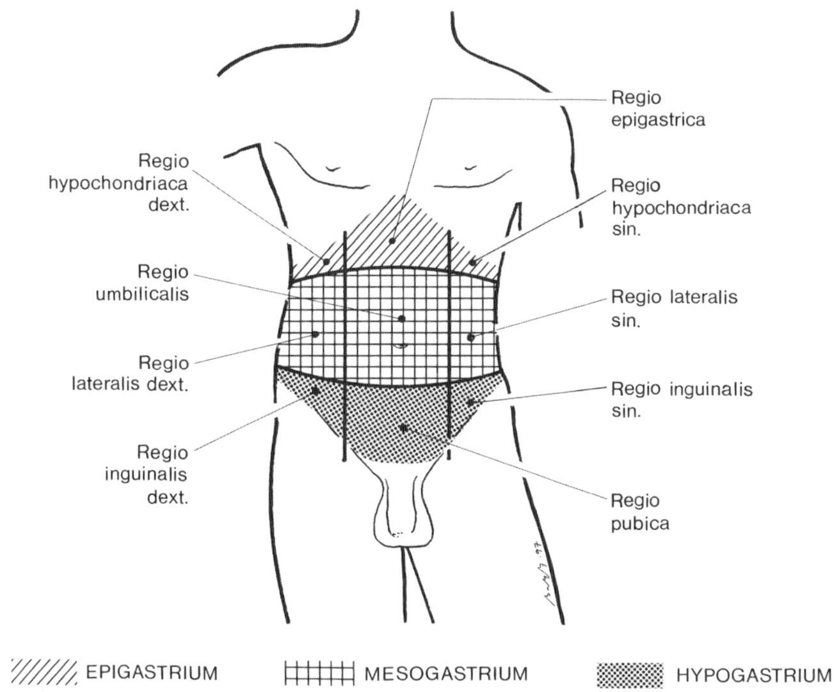

Abbildung B 48: Einteilung Abdomen II (in neun Regionen).

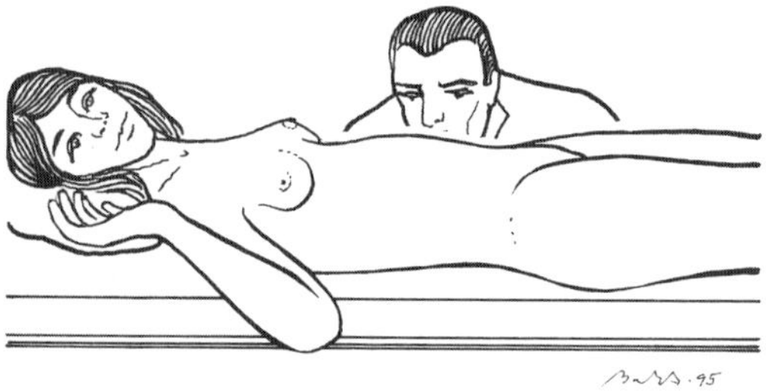

Abbildung B 49: Tangentialinspektion des Abdomen (im Liegen).

zen und sich Zeit nehmen; die Inspektion sollte unbedingt vor der Palpation erfolgen. (Auf gar keinen Fall darf man es dulden, daß der Patient unterdessen selber an seinem Bauch herumfingert, weil er sich zuvor in einer Illustrierten belesen hat und nun dem Arzt bei der Diagnosefindung behilflich sein möchte.)

Bei Schwellungszuständen (**Abb. B 50**) unterscheidet sich im Stehen eine Gravidität (rundlich) von Aszites (queroval).

Liegt im Bereich des Skrotum ein Tumor vor, so ist dieser unbedingt zu *diaphanoskopieren*: man durchleuchtet ihn von der Gegenseite mit einem Diaphanoskop (**Abb. A 54.c und d**), notfalls kann das auch mit einer Taschenlampe versucht werden; die Untersuchung sollte im abgedunkelten Raum vorgenommen werden, ein Holzstethoskop leistet gute Dienste, wenn man es auf den Tumor aufsetzt und als Sehrohr benutzt: es schirmt das Fremdlicht hervorragend ab.

Merke: Eine Hydrozele ist diaphanoskopierbar, also durchleuchtbar!

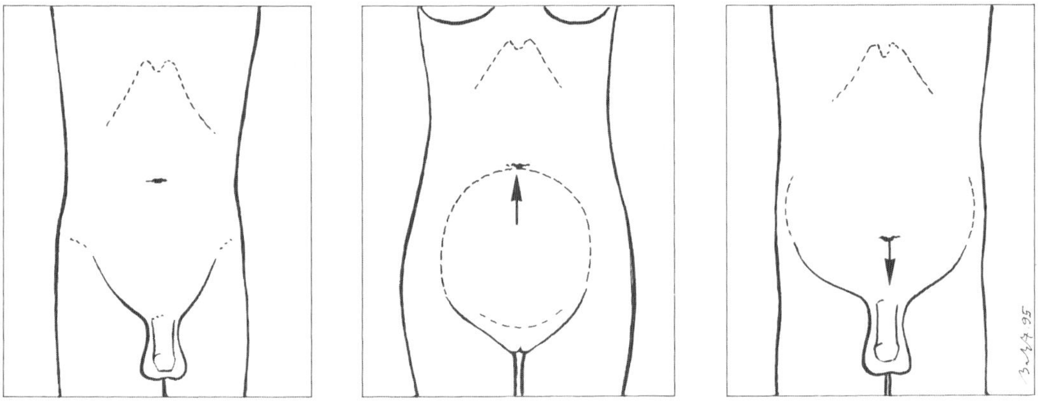

Abbildung B 50: Abdomeninspektion (im Stehen): a) unauffällige Verhältnisse (links), b) Gravidität (Mitte), c) Aszites (rechts).

5.3 Palpation

Bei der Palpation soll

1. ein *Druckschmerz* festgestellt und lokalisiert werden
2. nach einer vermehrten *Bauchdeckenspannung* gefahndet
3. die *Größe und Lage verschiedener Organe* ermittelt und
4. nach *Geschwülsten* gesucht und ggf. deren Lage, Größe und Beschaffenheit ermittelt werden.

Zur Untersuchung sollten die Bauchdecken möglichst entspannt sein; um das zu erreichen, muß

1. der Untersuchungsraum auch für einen unbekleideten Patient ausreichend warm sein
2. der Patient bequem ausgestreckt liegen, wobei das Kopfende des Untersuchungsbettes nicht zu flach gestellt sein darf
3. der Patient ruhig durch den Mund ein- und ausatmen
4. der Untersucher ausreichend warme Hände haben (ggf. müssen die Hände bei Hausbesuchen im Winter zunächst in warmem Wasser aufgewärmt werden; ist das nicht möglich, sollte man durch ein Handtuch oder durch das Nachthemd palpieren)
5. der Patient die Beine leicht aufstellen, wobei entweder eine Knierolle untergeschoben oder die Füße abgestützt werden müssen, damit sie nicht nach unten abrutschen.

Reicht dies alles nicht aus, bleibt nur die *Untersuchung im warmen Bade* (37–40° C); steht ein solches nicht zur Verfügung, hilft manchmal ein feucht-warmer Leibwickel, der aber möglichst heiß wenigstens fünf Minuten einwirken muß.

Die wichtigste Regel für die Palpation: **Beginne niemals dort, wo Schmerzen angegeben werden** (Patienten zuvor mit der Zeigefingerspitze zeigen lassen, wo es weh tut!), sondern in der Region, die diametral entgegengesetzt liegt!

Überhaupt untersuche man zunächst sehr zart nur mit sanftem Druck und oberflächlich; erst wenn der Patient Vertrauen gefaßt hat, wage man vorsichtig eine tiefere Palpation, aber zunächst auch nur dort, wo der Patient keine Schmerzen angegeben hat.

5.3.1 Palpation der Abdominalorgane

Die *Routine-Palpation* sollte zunächst mit der Handfläche ausgeführt werden; dazu sind die Vorderarme in der Horizontalebene zu halten (**Abb. A 75.a**).

Die *Tiefenpalpation* (**Abb. B 51**), die sich anschließt, wird mit der Beugeseite der Finger ausgeführt, wozu die Hand gegenüber dem Unterarm in einem leichten Winkel geneigt wird. Dabei ist es oft von Vorteil, beide Hände zu benutzen, die eine auf der anderen liegend: die oben liegende übt den Druck aus, während

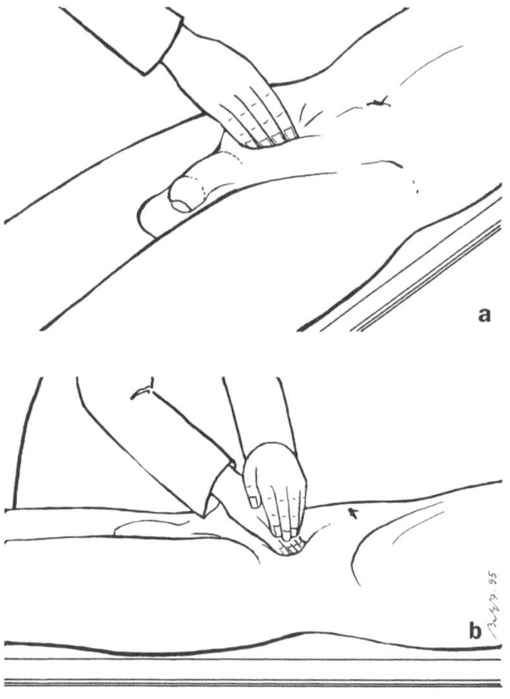

Abbildung B 51: Abdomenpalpation: a) monomanuelle Tiefenpalpation, b) bimanuelle Tiefenpalpation.

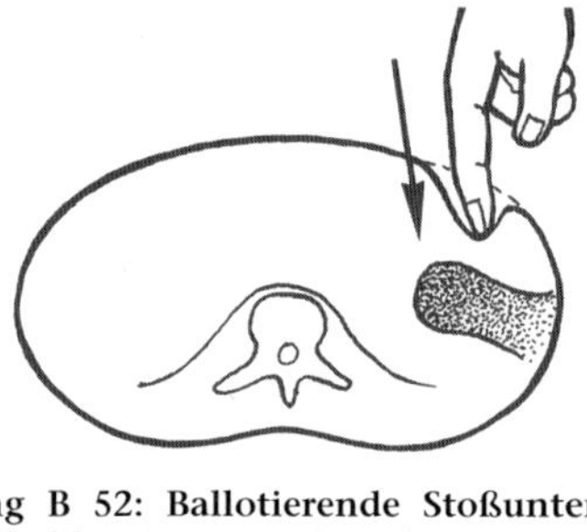

Abbildung B 52: Ballotierende Stoßuntersuchung der Bauchhöhle mit starrem Zeigefinger zum Nachweis beweglicher Tumoren (Doppelschlag gegen Fingerkuppe).

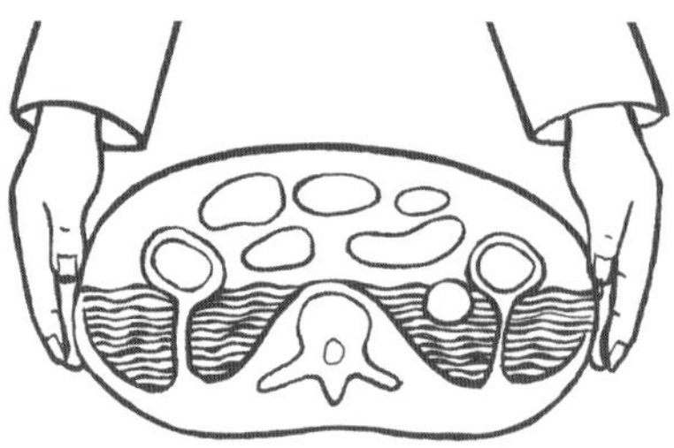

Abbildung B 53: Palpation der Flüssigkeitswelle. Die lateral aufgelegte Untersucherhand palpiert den mit der anderen Untersucherhand auf der Gegenseite ausgelösten Anprall der Fluktuationswelle.

die unten liegende die Tastempfindung vermittelt (bimanuelle Palpation).

Bei der *Gleitpalpation* gleiten die Fingerspitzen über einen Organrand (z. B. unteren Leberrand) oder über ein Hohlorgan (Darm) hinweg.

Bei der *«ballotierenden Stoßuntersuchung»* wird der starre Zeigefinger schnell in die Bauchdecke gestoßen und dort gehalten: bewegliche Tumoren führen durch den Rückschlag zu einem Doppelschlag gegen die Fingerspitze (**Abb. B 52**).

Der Nachweis der *Fluktuationswelle* bei Aszites (Bauchwassersucht) wird folgendermaßen ausgeführt: Während die linke Hand des Untersuchers die rechte Flanke des Patienten leicht eindrückt, erzeugt die rechte Hand des Untersuchers mit ihren vier Fingerspitzen auf die linke Flanke klopfend eine Druckwelle; bei freier Flüssigkeit in der Bauchhöhle wird die Flüssigkeitswelle *sehr rasch* von der linken Hand des Untersuchers deutlich gespürt (**Abb. B 53**). Man kann Aszites auch mit der *Prüfung auf Fluktuationsschwirren* nachweisen. Dazu hält eine Hilfsperson ihre Handkante fest auf die Mediane. Dann wird die Bauchwand vom Untersucher auf einer Seite leicht angeschlagen. Die Fluktuation kann auf der anderen Seite deutlich gefühlt werden (**Abb. B 54**).

Über großen Zysten kann manchmal *Hydatidenschwirren* nachgewiesen werden. Legt man drei Finger auf die Zyste und perkutiert den mittleren, so daß der perkutierende Finger einen Augenblick unbeweglich liegen bleibt, können die beiden anderen Finger ein Nachschwirren wahrnehmen (**Abb. B 55**). Eine *Mesenterialzyste* bewegt sich im rechten Winkel zur Linie des Mesenterialansatzes (**Abb. B 56.a**) freier (**Abb. B 56.b**).

Bei *Amöbentyphlitis* finden sich nach Bailey zwei Punkte stärkster Druckschmerzhaftigkeit (**Abb. B 57**); der linke von ihnen wird *Amöbenpunkt* genannt.

Von großer praktischer Bedeutung für die oft schwierige *Appendizitis-Diagnostik* sind der *McBurneysche Punkt* (Halbierungspunkt der Verbindungslinie zwischen Nabel und Spina iliaca anterior superior) und der *von-Lanz-Punkt* (rechter Drittelpunkt der Verbindungslinie beider Spinae iliacae anteriores superiores); außerdem das *Rovsingsche Zeichen* (Schmerz in der rechten Fossa iliaca bei Druck

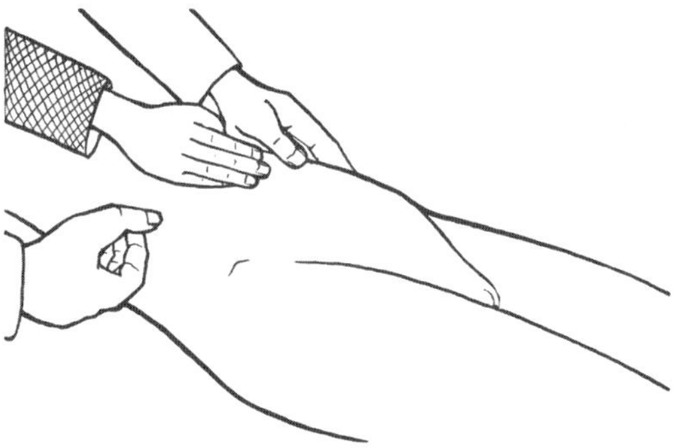

Abbildung B 54: Prüfung auf Flüssigkeitsschwirren (nach Bailey): Die Prüfung geschieht analog der in **Abbildung B 53** gezeigten; zur Dämpfung der Erschütterung des Bauchfetts hält zusätzlich ein Assistent seinen Handrücken fest auf die Abdomenmitte (dunkler Ärmel).

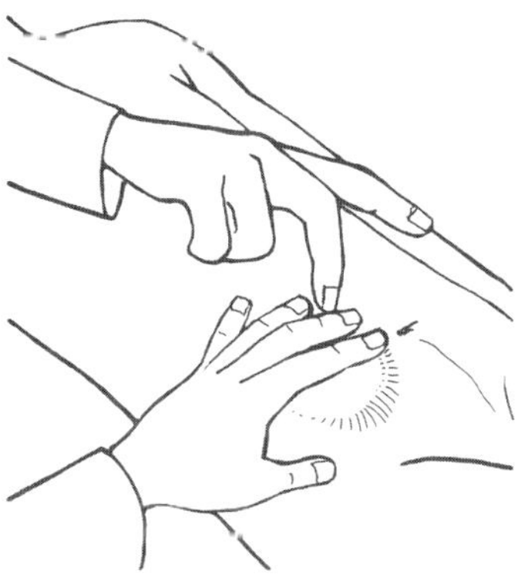

Abbildung B 55: Probe auf Hydatidenschwirren (nach Bailey): Drei Finger der linken Hand werden auf die Geschwulst aufgelegt, der mittlere fest, die beiden anderen leicht angedrückt. Wenn nun auf den mittleren Finger kräftig perkutiert wird, können die beiden seitlichen ein Nachschwirren bemerken, sofern der flüssige Zysteninhalt unter Druck steht.

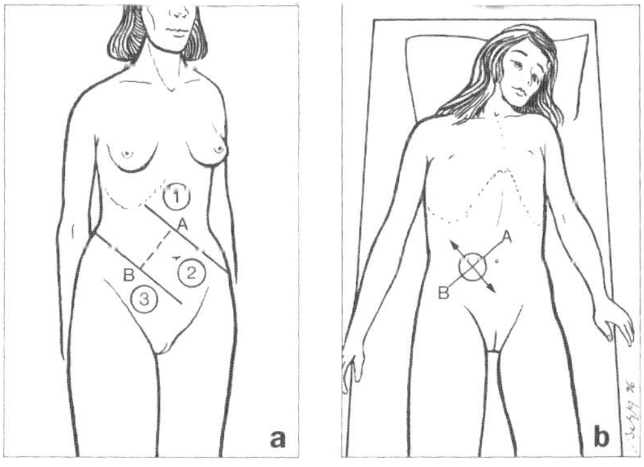

auf die linke oder «Ausstreichen» des Colon descendens in Richtung Caecum).

Zur *Prüfung des Loslaßschmerzes* wird der betreffende Bezirk nach langsam ansteigender Druckapplikation plötzlich entlastet; der Patient zuckt zusammen oder schreit gar laut auf, wenn das Peritoneum entzündet ist. Ein Loslaßschmerz im rechten Unterbauch bei Prüfung des linken gilt als symptomatisch für Appendizitis.

Schrickt der Patient schon bei der ersten palpatorischen Berührung des Abdomens in auffälliger Weise zusammen, ist das ein bedeutungsvoller Hinweis auf chronischen Äthylismus (sog. *Schweizersches Phänomen* – nach M. Schweizer [*1919]).

Wichtig ist auch das *Zeichen von Murphy*, das folgendermaßen geprüft wird: man legt die linke Hand so auf dem Rippenbogen auf, daß der Daumen mit sanftem Druck dem Gallenblasenfundus aufliegt (**Abb. B 58.a**), und läßt dann den Patienten tief einatmen. Die Probe ist positiv, wenn er dabei (noch bevor die Einatmung ihren Höhepunkt erreicht hat) plötzlich die Luft anhält, weil das tiefertretende Zwerchfell die entzündete Gallenblase gegen den Daumen preßt. Auf eine Cholezystopathie weist auch das *Boassche Zeichen* hin: ein hyperästhetischer Bezirk kaudal des rechten Schulterblattes (**Abb. B 58.b**).

Die *Leber (Hepar)* tritt beim Gesunden in Rückenlage gerade eben in der MCL unter dem Rippenbogen hervor (**Abb. B 59**): Größe, Oberfläche und Konsistenz sind zu beschreiben.

Die Leber kann geschrumpft, nicht vergrößert, vergrößert oder nicht tastbar sein. (Sollte bei Adipösen zur Größenbestimmung auch die Perkussion [**siehe Kapitel 5.4**] versagen, kann man sich mit der [umstrittenen und nicht allgemein anerkannten] Kratzauskultation [**siehe S. 99**] meist wenigstens einen ungefähren Anhalt verschaffen.) Die *Oberfläche* kann glatt, fein- oder grobhöckrig sein; die *Konsistenz* weich, normal, vermehrt, induriert oder hart. Es ist in jedem Falle anzugeben, wie viele QF (besser cm) der untere Leberrand in der MCL unter dem Rippenbogen steht, also diesen überragt.

Abbildung B 56: Dünndarmlokalisation und Diagnostik einer Mesenterialzyste: a) Dünndarmlokalisation nach Monk: AB = Linie des Mesenterialansatzes, 1. oberes, 2. mittleres, 3. unteres Drittel des Dünndarms; b) Symptom der Mesenterialzyste: Die Zyste bewegt sich freier in Richtung der Pfeile (nach Bailey).

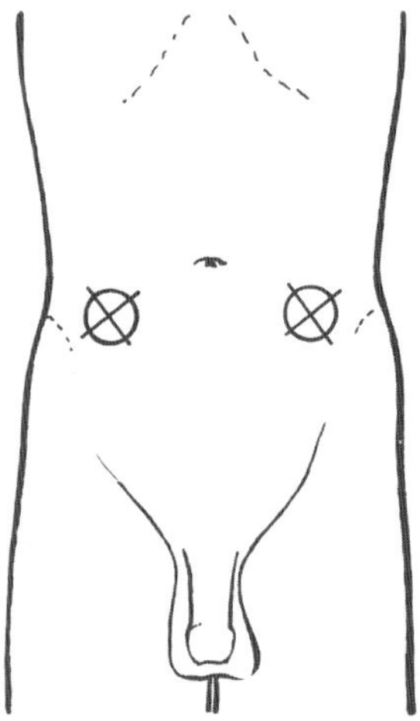

Abbildung B 57: Punkte stärkster Druckempfindlichkeit bei Amöbentyphlitis. Der linke Punkt wird Amöbenpunkt genannt (nach Bailey).

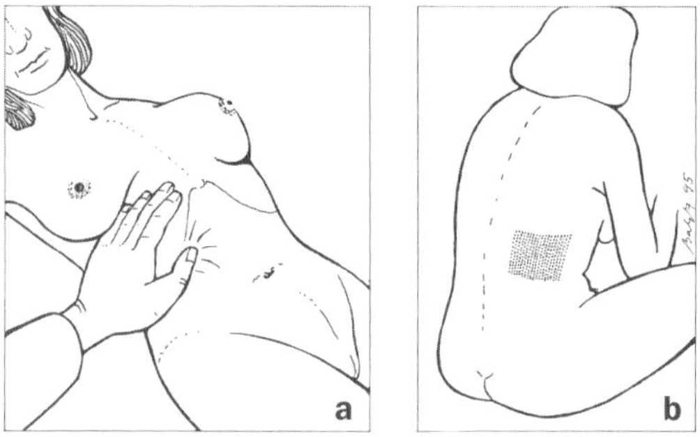

Abbildung B 58: Untersuchung der Gallenblase. a) Prüfung des Zeichens nach Murphy, b) hyperästhetischer Bezirk bei Cholezystopathie (Boassches Zeichen).

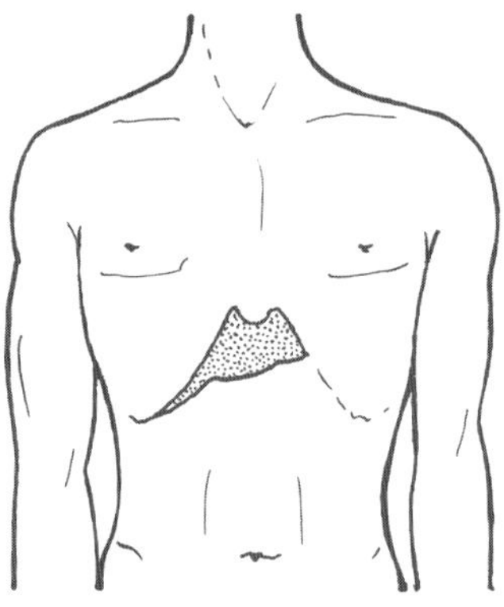

Abbildung B 59: Verlauf des Leberrandes beim Gesunden.

Die Palpation der *Milz (Lien)* wird am besten in rechter Halbseitenlage vorgenommen (**Abb. B 60**). Mit der Suche nach dem Milzrand ist grundsätzlich im kleinen Becken (linke Fossa iliaca) zu beginnen, weil sich stark vergrößerte Milzen sonst zu leicht dem palpatorischen Nachweis entziehen! Mit der einen Hand schiebt man sich gewissermaßen von dorsal her die Milz entgegen, während man mit der anderen von ventral her den Rand zu tasten sucht. In gleicher Weise kann man die Milz auch in Rückenlage palpieren (**Abb. B 61**): entweder von der rechten Patientenseite her (a) oder von der linken (b).

Eine gesunde Milz ist nur ausnahmsweise bei sehr schlanken Individuen zu tasten; sonst gilt die Regel: *Eine gesunde Milz ist nicht tastbar.*

Manchmal verschafft erst eine *Untersuchung in Knie-Ellenbogen-Lage* Klarheit über die Zugehörigkeit eines intraabdominellen Tumors (**Abb. B 62**).

Bei *Traumen* (Beckenprellung mit Frakturverdacht) muß man das Becken auf Kompressionsschmerz (**Abb. B 63.a**) und auf Distraktion (**Abb. B 63.b**) prüfen, zunächst behutsam, dann ggf. stärker. Immer sollten der Ramus ischiopubicus (**Abb. B 63.c**) und – bidigital von außen und vom Rektum her (**Abb. B 63.d**) – das Steißbein getastet werden.

Die Palpation der Leistenregion schließt sich an (**Abb. B 64**). Palpable Lymphknoten entlang des Leistenbandes oder der Femoralgefäße sollten skizziert oder auf Transparentpapier durchgezeichnet werden.

Unbedingt erforderlich ist die *Untersuchung des Leistenkanals* (**Abb. B 65**). Durch Handauflage mache man sich zunächst mit der topographischen Situation vertraut (**Abb. B 65.a und b**). Dann muß der Leistenkanal mit einem Finger ausgetastet werden (**Abb. B 65.c und d**). Dabei ist nach einem *Bruchsack* zu suchen, auch wenn er nur im Stehen beim Pressen oder Husten an den Finger andrängt, und zu beobachten, ob er an die Finger*spitze* oder an die Finger*kuppe* andrängt (**Abb. B 65.e**).

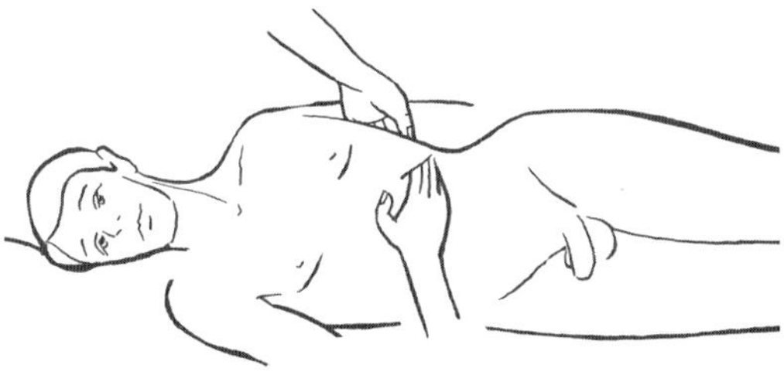

Abbildung B 60: Bimanuelle Milzpalpation in Halbseitenlage.

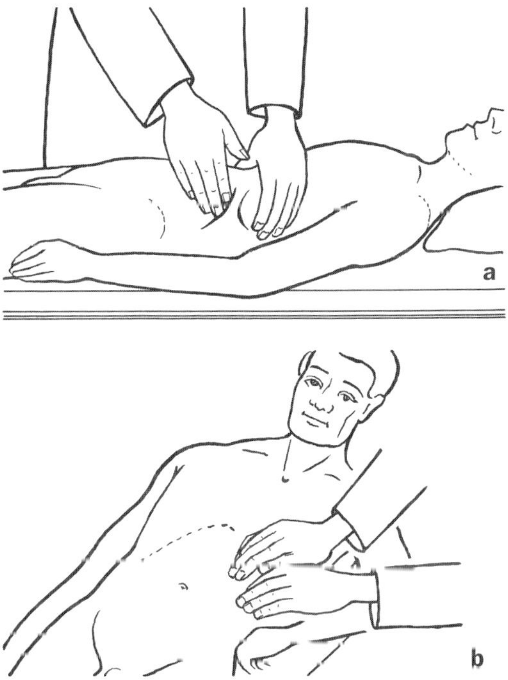

Abbildung B 61: Bimanuelle Milzpalpation in Rückenlage: a) von der rechten Patientenseite aus, b) von der linken Patientenseite aus.

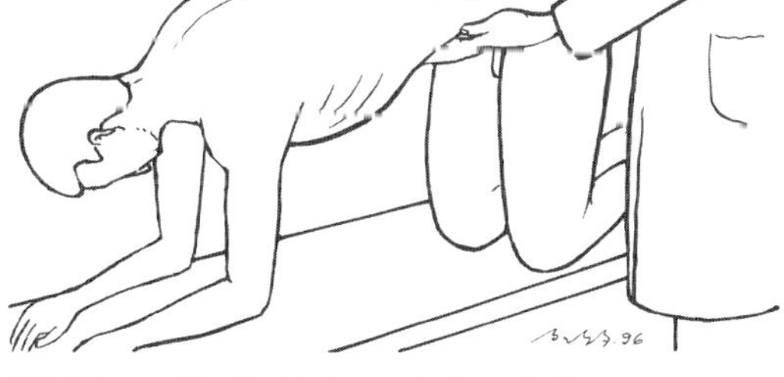

Abbildung B 62: Palpatorische Abdomenuntersuchung in Knie-Ellenbogen-Lage.

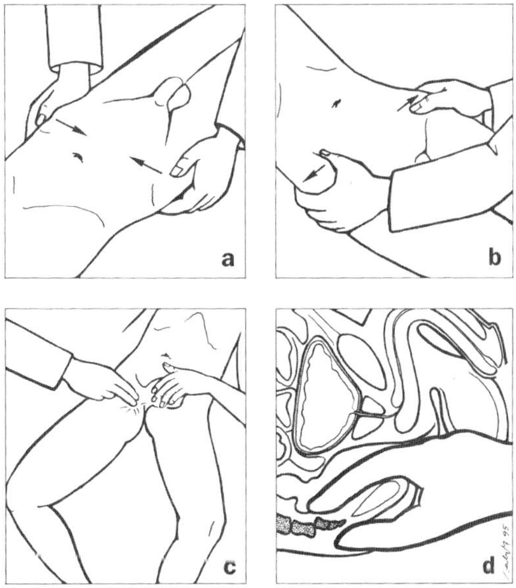

Abbildung B 63: Untersuchung auf Beckentraumen: a) Beckenkompression von lateral, b) Prüfung auf Beckenaufklappbarkeit (Distraktion), c) Palpation des Ramus ischiopubicus, d) Rektale Untersuchung zum Nachweis einer Steißbeinfraktur.

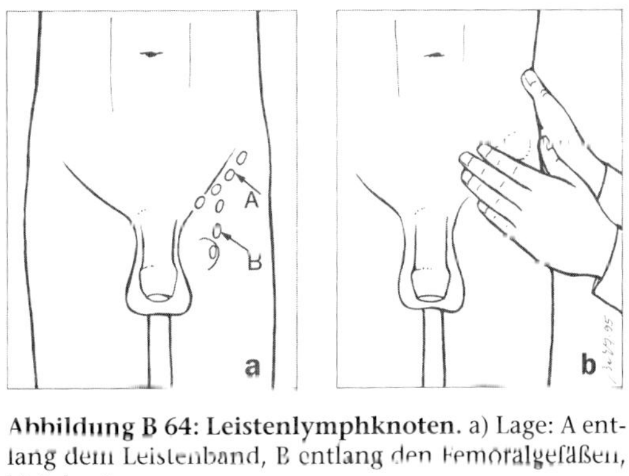

Abbildung B 64: Leistenlymphknoten. a) Lage: A entlang dem Leistenband, B entlang den Femoralgefäßen, b) Palpation.

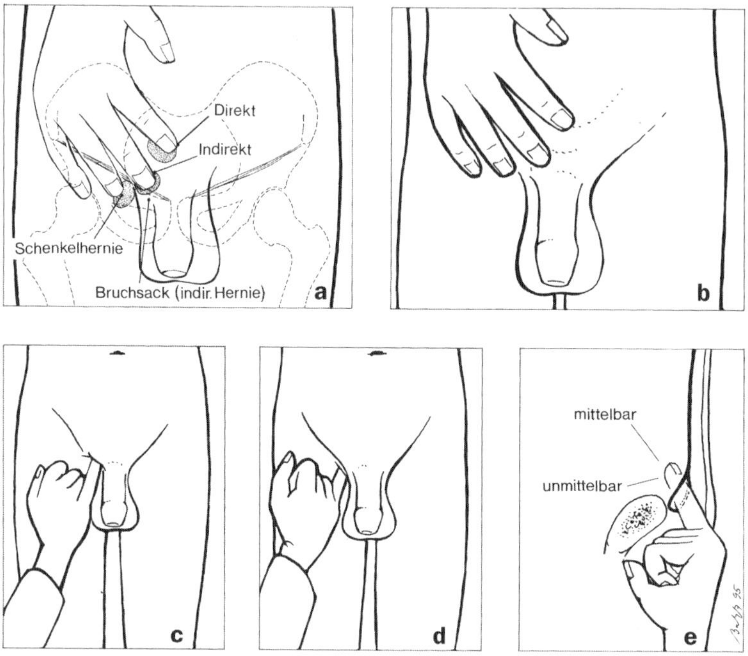

Abbildung B 65: Untersuchung des Leistenkanals (nach Bailey): a) und b) Bei der Suche nach einem fühlbaren Anprall des Hustenstoßes liegen der Zeigefinger auf dem internen, der Mittelfinger auf dem externen Leistenring und der Ringfinger über dem Femoralkanal, c) Einstülpen der Skrotalhaut in den Leistenkanal mit dem fünften Finger, d) Rotation des Fingers zum Austasten des Kanals mit der Fingerbeere. e) Erfolgt der Anschlag des Hustenstoßes mittelbar gegen die Fingerspitze, handelt es sich um eine indirekte, erfolgt er gegen die Fingerbeere, um eine direkte Hernie.

5.3.2 Palpation des Urogenitalsystems *(Systema urogenitale)*

Untersuchung der Nieren Keine Abdomen-Untersuchung ist vollständig ohne die bimanuelle Palpation beider Nieren und die Prüfung beider Nierenlager auf Klopfschmerzhaftigkeit! (Blase und Ureteren werden bei der systematischen Abdomen-Palpation automatisch erfaßt.)

Die Palpation der *Nieren (Renes)* wird bimanuell ausgeführt, indem man in Rückenlage des Patienten sich die jeweilige Niere mit einer (hebenden) Hand von dorsal entgegen drückt und mit der anderen (tastenden) nach ihr tastet (**Abb. B 66.a und B 67**).

Die Nieren werden also gewissermaßen zwischen den Fingern beider Hände komprimiert. Wenn man dabei die Nieren auch nur selten tasten kann, läßt sich doch häufig eine Druckschmerzhaftigkeit erkennen. Eine *Nephroptose* läßt sich manchmal im Stehen nachweisen (**Abb. B 66.b**). Zum Nachweis einer Schmerzhaftigkeit kann der sog. *Nierenwinkeltest nach Murphy* hilfreich sein (**Abb. B 66.c**): Dazu führt man mit dem Daumen im Winkel kaudal der 12. Rippe kurze, stoßende Bewegungen aus.

Die *Klopfschmerzhaftigkeit der Nierenlager* prüft man am stehenden oder sitzenden Patienten durch gezielte Handkantenschläge ohne Vorwarnung, damit der Patient nicht aus Furcht vor Schmerzen den Muskelmantel anspannt.

Untersuchung des äußeren männlichen Genitales Die *Inspektion* von Penis, Harnröhrenöffnung, Glans und Sulcus coronarius erfolgt im Stehen, weil Varikozelen sich nur so erkennen lassen. Hodentumoren müssen mit dem Diaphanoskop auf ihre Diaphanoskopierbarkeit untersucht werden (**Abb. A 54.c und d**). Die Palpation von Penisschaft, Hoden, Nebenhoden, Samensträngen und auch der Bruchpforten und Leistenlymphknoten muß sehr behutsam im Seitenvergleich vorgenommen werden.

Rektale Untersuchung Der Zeigefinger der behandschuhten Untersucherhand wird mit einem *Fingerling* armiert und mit einem *Gleitmittel* (Borsalbe, Vaselin, Katheterpurin) gut eingefettet. (Sonst kommt es zu einem sog. Radiergummi-Effekt!)

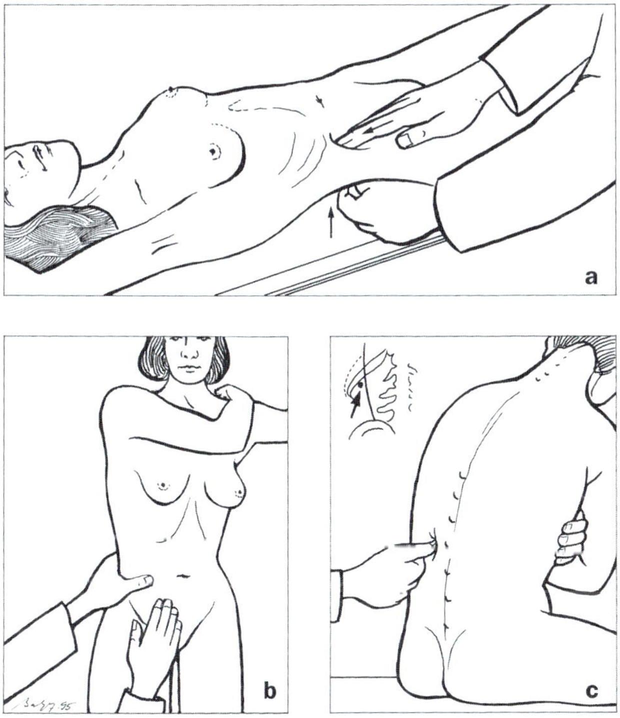

Abbildung B 66: Palpation der Nieren: a) Bimanuelle Palpation: die unten liegende Hand drückt nach ventral, die oben liegende nach mediokranial; b) Nachweis einer *Nephroptose*: die linke Hand liegt am oberen, die rechte am unteren Nierenpol (Untersuchung im Stehen); c) *Nierenwinkeltest* nach Murphy: Der Daumen liegt unter der 12. Rippe und führt kurze, stoßende Bewegungen aus.

Nachdem die Nates (Hinterbacken) mit der anderen Hand gespreizt wurden, werden zunächst die Rima ani und der äußere Analring inspiziert. Erst dann wird die *Fingerbeere* von kaudal her auf den Anus aufgelegt und unter gelindem Druck in das Rektum hineingekippt (**Abb. B 68**). Dabei sollte man auf den Sphinktertonus achten (Spasmus, Parese). Man kann zuvor den Patienten bitten, gegen den Finger anzupressen («wie zum Stuhlgang»), um den Vorgang der Immission zu erleichtern; durch das Pressen wird der Sphinkterverschluß reflektorisch gelöst. Keinesfalls sollte man mit der Fingerspitze «zustechen», weil das dem Patienten Schmerzen machen und sogar eine Hämorrhoide zur Ruptur bringen kann.

Wenn die Fingerkuppe erst einmal den Widerstand des Sphinkters überwunden hat und in das Rektum eingedrungen ist, dann ist die Untersuchung in der Regel nicht mehr schmerzhaft, höchstens noch bei der Palpation einer entzündlich veränderten Prostata: Die Berührung einer gesunden Prostata kann unangenehm sein, sie ist aber nie schmerzhaft.

Bei der Untersuchung sind systematisch alle erreichbaren Darmabschnitte zirkulär mit der

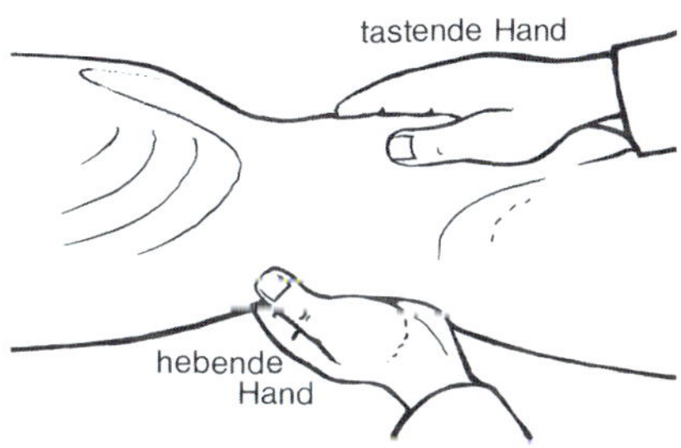

Abbildung B 67: Bimanuelle Palpation der Niere.

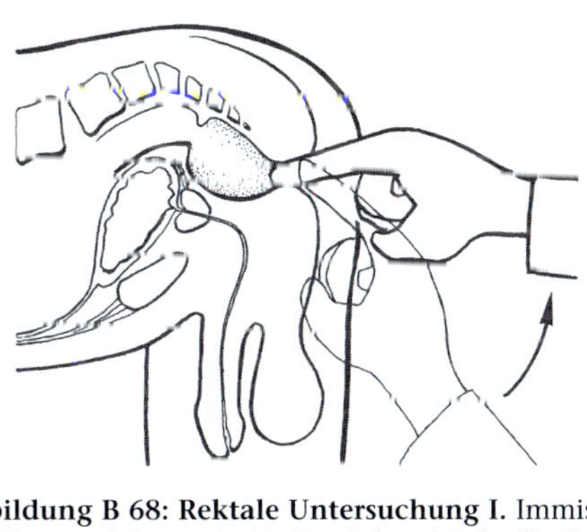

Abbildung B 68: Rektale Untersuchung I. Immission des Fingers (schematisch): Zunächst drückt die Fingerbeere (nicht -spitze!) auf den Anus; dann wird sie unter Beibehalten des Druckes in den Anus hineingekippt (vgl. auch Abbildung B 69).

Fingerbeere auszutasten. (Erfolgt sie in Seitenlage, muß der Patient die Knie möglichst weit anziehen, damit der untersuchende Finger weit genug eindringen kann.)

Die Untersuchung kann außer in Knie-Ellenbogen-Lage (**Abb. B 69.a und b**) auch in linker Seitenlage (**c**), in Steinschnittlage (**d**) oder in Rückenlage (**e**) bimanuell sowie im Stehen (**f**) zum Nachweis eines Douglas-Abszesses erfolgen.

Bei Männern ist die *Prostata* hinsichtlich Größe, Form, Oberfläche, Konsistenz und ggf. auch hinsichtlich einer Druckschmerzhaftigkeit zu beurteilen. Die Konsistenz der normalen Prostata ist recht derb; sie kann mit der einer gestreckten Hohlhand verglichen werden. Das Prostatakarzinom ist deutlich härter, oft holzähnlich. Im Zweifelsfalle hilft der Vergleich zu den übrigen Organteilen; eine höckrige Oberflächenbeschaffenheit des suspekten Bezirks spricht außerdem für ein Karzinom.

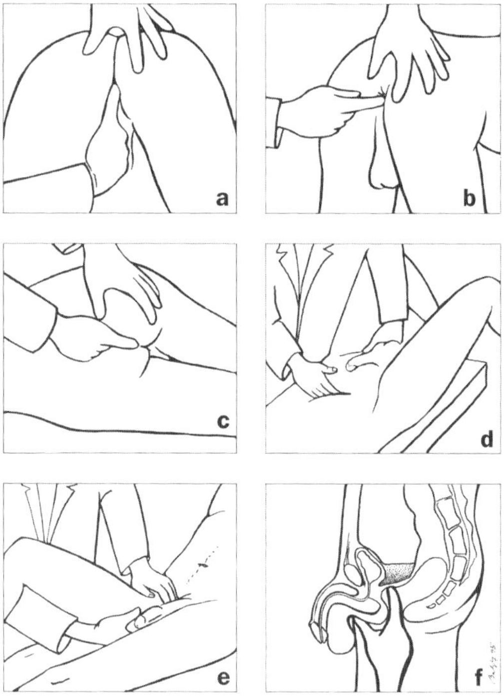

Abbildung B 69: Rektale Untersuchung II. In Knie-Ellenbogen-Lage: a) Die Fingerbeere des Zeigefingers wird auf den Anus aufgelegt. b) Der Finger wird in den Anus hineingekippt und dann rotierend weiter eingeführt. In linker Seitenlage: c) Einführen des Fingers von kranial. In Steinschnittlage: d) bimanuelle Palpation. In Rückenlage: e) bimanuelle Palpation. Im Stehen: f) Nachweis eines Douglas-Abszesses.

Merke: Die *Blutentnahme* zur Phosphatasenbestimmung liefert nach der rektalen Untersuchung häufig falsch positive Werte und muß deswegen *grundsätzlich vorher* erfolgen!

Nach der Untersuchung ist auf *Blutspuren am untersuchenden Finger* zu achten; sie können u.a. ein Hinweis auf Invagination sein.

Bei Frauen muß die Dorsalseite des Corpus uteri beurteilt werden, die sich der vaginalen Untersuchung entzieht; dies geschieht am besten bimanuell. Bei kleinen Mädchen, bei Virgines intactae, deren *Hymen* für einen Finger nicht eingängig ist, und bei Patientinnen mit *Vaginismus* (Muskelkrampf) tritt die rektale an die Stelle der vaginalen Untersuchung (**Abb. B 70**).

In seltenen Fällen kann die Untersuchung so schmerzhaft oder der Spasmus so erheblich sein, daß der Finger nicht eingeführt werden kann. Dann muß die Untersuchung nach Anwendung von anästhesierenden Salben und Zäpfchen am folgenden Tag wiederholt werden. Gelingt auch das nicht, bleibt als ultima ratio nur die Narkose-Untersuchung.

Merke: Weder endoskopische noch radiologische Verfahren können die rektale Untersuchung ersetzen! Es ist deshalb ein verhängnisvoller Kunstfehler, sie zu unterlassen.

Rekto-vaginale Tastuntersuchung Manchmal kann eine zusätzliche (kombinierte) rekto-vaginale Tastuntersuchung weitere Aufschlüsse geben, die anders nicht zu erlangen sind, z.B. zur Beurteilung der dorsalen Vaginalwand oder der ventralen Rektumwand, aber auch zur Untersuchung des kleinen Beckens, wenn die Vagina zum Einführen von zwei Fingern zu eng ist. Zu dieser bidigitalen Untersuchung werden *gleichzeitig* der Zeigefinger in die Scheide und der Mittelfinger in den Mastdarm eingeführt (**Abb. B 71**).

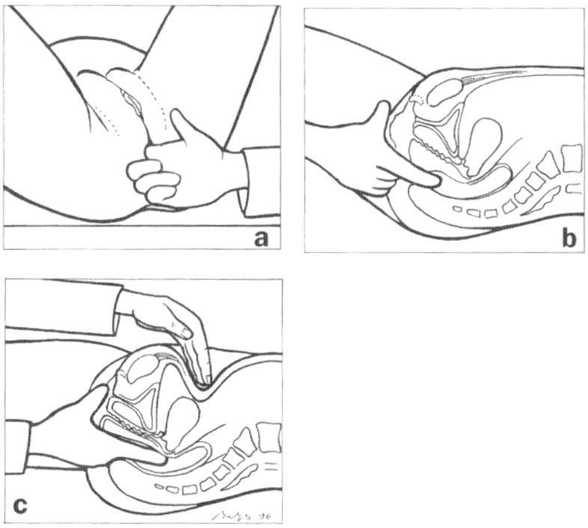

Abbildung B 70: Rektale Untersuchung der Frau: a) und b) monomanuell, c) bimanuell.

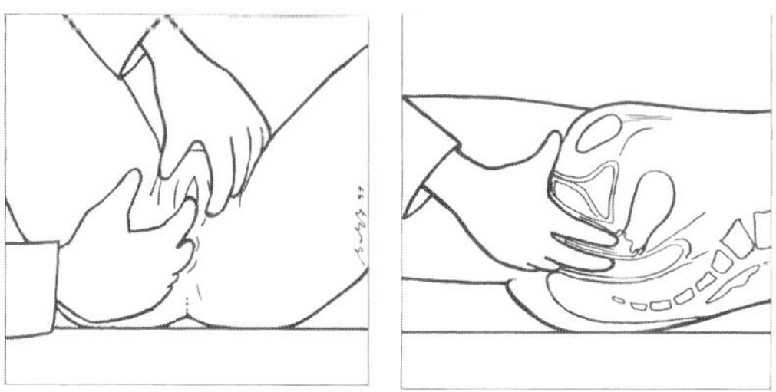

Abbildung B 71: Kombinierte rekto-vaginale Untersuchung zur Beurteilung des Spatium rectovaginale.

Vaginale Untersuchung Über die korrekten Bezeichnungen des äußeren weiblichen Genitales informiert die **Abbildung B 72**.

Ob die Untersuchung nun auf einem gynäkologischen Untersuchungsstuhl oder im Bett erfolgt, die richtige *Lagerung* ist von großer Bedeutung für ihr Gelingen. Die Abwehrlordose der Patientin zu beseitigen oder gar nicht erst aufkommen zu lassen, ist das oberste Ziel einer guten Lagerung. Dazu werden das Kopfende und die Sitzfläche peripherwärts hochgestellt. Im Bett kann dies durch einen Keil unter dem Gesäß und Kissen unter dem Kopf und dem Schultergürtel erreicht werden. Dadurch werden auch die Bauchdecken entspannt, und die äußere Hand kann tiefer palpieren.

Fast immer ist es erforderlich, die Patientin mit dem Becken noch etwas nach vorne bis an den Rand des Untersuchungsstuhles rutschen zu lassen. Leider bleibt dabei meist das Weichteilkleid zurück, und die Weichteile der Vulva geraten unter Spannung; das erschwert die Untersuchung ganz ungemein oder macht sie sogar vollkommen unmöglich. Der Untersucher oder eine Helferin sollte deshalb beim Auflegen oder Verrutschen der Patientin die Gesäßweichteile mit der flachen Hand kaudalwärts herunterstreifen und dadurch die Vulva entspannen.

Erst jetzt kann die Untersuchung erfolgreich durchgeführt werden, und das auch nur,

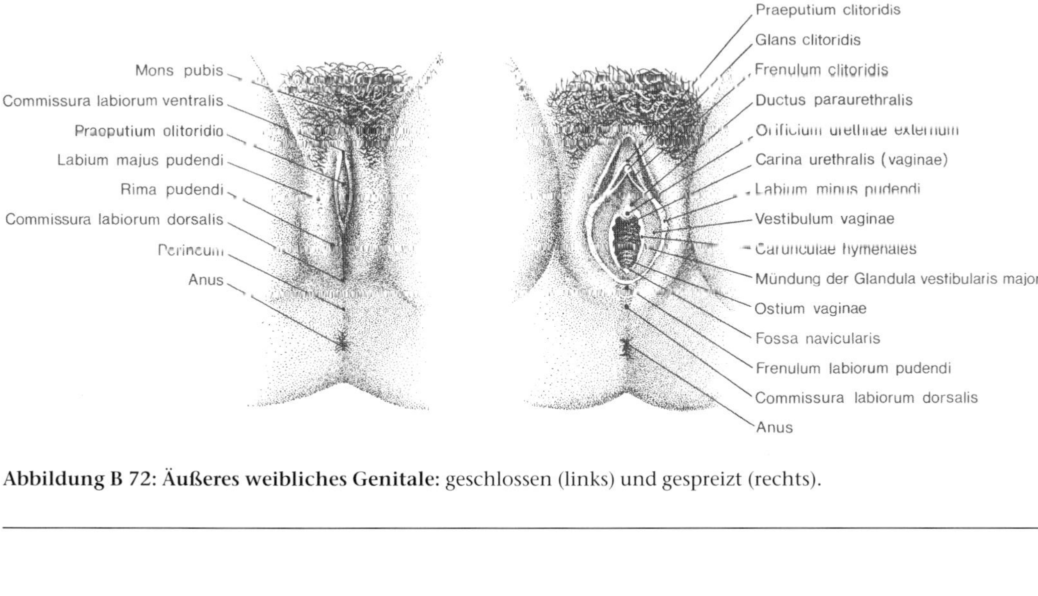

Abbildung B 72: **Äußeres weibliches Genitale:** geschlossen (links) und gespreizt (rechts).

wenn die *Harnblase zuvor entleert* wurde (**Abb. B 73**). (Falls die Blase katheterisiert werden muß, sollte das unter streng aseptischen Kautelen mit Einmalkatheter ausgeführt werden.)

Einen schlechten und wenig routinierten Untersucher erkennt man daran, daß er unverzüglich zur Tastuntersuchung schreitet, ohne die Patientin angeschaut oder ihre Vulva genau inspiziert zu haben. Meistens sieht er dann auch «den Wald vor Bäumen» nicht, und die erhobenen Palpationsbefunde – sollte er tatsächlich solche erheben – sind falsch oder wertlos.

Die *Inspektion bei diffusem Licht,* zunächst der Vulva, dann – nach Spreizen mit zwei Fingern der linken Hand – des Introitus vaginae, sollte jeder Tast- und Spiegeluntersuchung vorangehen. Die Tastuntersuchung erfolgt in zwei Schritten:

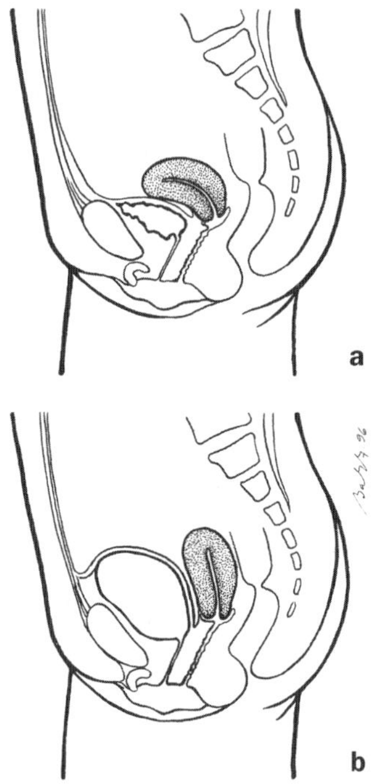

Abbildung B 73: Lage des Uterus bei leerer (a) und bei voller Blase (b).

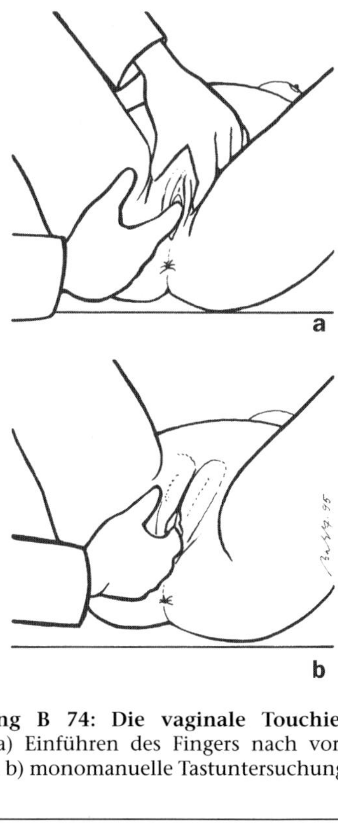

Abbildung B 74: Die vaginale Touchieruntersuchung: a) Einführen des Fingers nach vorsichtigem Spreizen, b) monomanuelle Tastuntersuchung.

- *Die vaginale Touchieruntersuchung*: Der untersuchende Zeigefinger wird «über den Damm», d. h. nach dorsal vordringend, vorgeschoben (**Abb. B 74.a**). *Berührungen des ventral gelegenen Harnröhrenwulstes, der ventral gelegenen Vulvateile oder gar der sehr empfindlichen Glans clitoridis veranlassen die Patientin in der Regel zum Arztwechsel.* Ein zartes und bedächtiges Vorgehen ist angezeigt. Barsches Anfahren der Patientin, sich doch endlich zu entspannen, weil man sonst nicht untersuchen könne und seine Zeit auch nicht gestohlen habe, ist vollkommen zwecklos und bewirkt genau das Gegenteil! Selbst wenn man in größter Eile ist, darf man sich das auf gar keinen Fall anmerken lassen, erst recht nicht bei Schwangeren! Lieber sollte man sich die Patientin zur Bundesgenossin machen («Wenn Sie mir etwas helfen, müßten wir es eigentlich zusammen schaffen. Ich sage Ihnen alles, was Sie machen sollen; dann wird es schon gelingen. Also: ...»). Wenn möglich, wird dann der zweite Finger (Mittelfinger) nachgeholt (**Abb. B 74.b**), weil man damit vom hinteren Scheidengewölbe aus das Becken besser austasten kann; nur *bei Schwangeren* sollte man ihn *gleich mit einführen*, um nicht Keime aus der Analregion in den Geburtskanal einzuschleppen.

Bei der Touchieruntersuchung wird *(ohne die zweite Hand auf den Leib aufzulegen)* folgendes erforscht: Scheidenwand, Beckenboden, Portio vaginalis uteri, die Bauchfellräume ventral und dorsal des Uterus auf Vorwölbungen, Resistenzen, Tumoren, Fluktuationen oder Druckschmerz.

- *Die bimanuelle Tastuntersuchung*: Bei der sich anschließenden bimanuellen Untersuchung nehmen die Finger der äußeren Hand mit der inneren Verbindung auf (**Abb. B 75**). Die *äußere Hand* darf nicht mit den Fingerspitzen oder gar mit den (zu langen) Fingernägeln in die Bauchwand eingebohrt werden; vielmehr soll auch hier zunächst nur mit leichtem Druck der Fingerbeeren untersucht werden, die eine bessere Tastempfindung vermitteln als die Fingerspitzen. Ähnlich wie bei der Lagerung (s.o.) sollen auch hier die Weichteile zuvor von kranial her symphysenwärts «herunter geholt» werden, um ein unbehindertes Eindringen der äußeren Hand in die Tiefe zu ermöglichen.
Zunächst wird man versuchen, den Uterus hinsichtlich Lage, Größe, Form, Aufrichtbarkeit und Tumoren zu beurteilen (**Abb. B 75.a und b**); anschließend die Parametrien und die Adnexe (**Abb. B 75.c und d**), die man meist nur dann strangförmig tasten kann, wenn sie krankhaft verändert sind. Dazu muß die *innere Hand* entspannt sein und sich mit den äußeren Fingern am Damm der Patientin abstützen. Das Gesicht der Patientin sollte man während dieser Untersuchung immer im Auge behalten, um eine Schmerzreaktion rechtzeitig bemerken zu können. Bei dieser Gelegenheit wird man das innere Becken austasten und sich eine Vorstellung von den Größenverhältnissen machen (**Abb. B 76**).

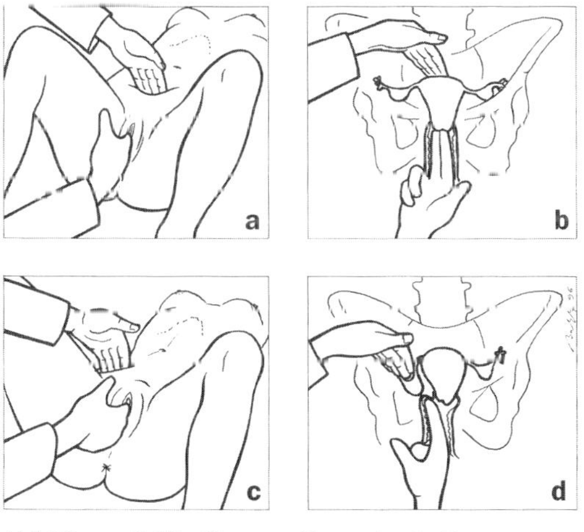

Abbildung B 75: Bimanuelle vaginale Tastuntersuchung: a) und b) Uterus, c) und d) Adnexe.

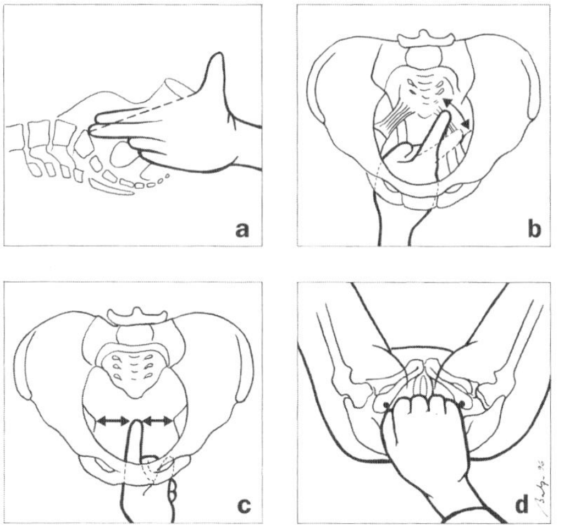

Abbildung B 76: Palpation des inneren Beckens: a) Promontorium, b) Linea terminalis, c) Spinae ischiadicae und Lig. sacrospinale. d) Die Knöchel der Mittelgelenke von vier Fingern der Untersucherhand sollten zwischen die Sitzbeinhöcker passen.

An die rektalen und vaginalen Tastuntersuchungen schließen sich meist die *Spiegeluntersuchungen* (Vaginoskopie, Kolposkopie, Proktoskopie) an; wenn Abstriche von Zervix und Scheide entnommen werden sollen, erfolgt die Spekulum-Untersuchung normalerweise vor den palpatorischen Untersuchungen. Die Reihenfolge wäre dann:

1. Inspektion bei diffusem Licht
2. Vaginale Spekulumuntersuchung (s.o.) mit Kolposkopie[16] und Abstrichentnahme
3. Vaginale Tastuntersuchung
4. Rektale Tastuntersuchung
5. Proktoskopie (s.o.).

16 Wenn häufiger gynäkologisch untersucht wird, ist die Anschaffung eines Photo-Kolposkops dringend anzuraten.

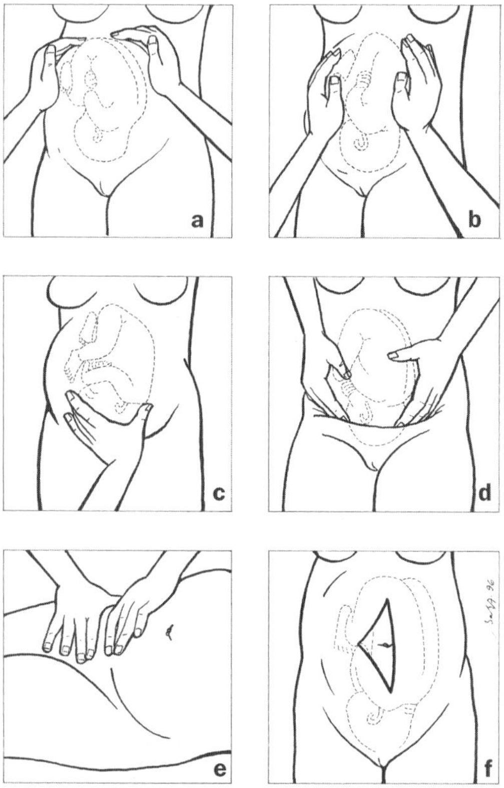

Abbildung B 77: Äußere Untersuchung einer Schwangeren: a) 1. Leopoldscher Handgriff, b) 2. Leopoldscher Handgriff, c) 3. Leopoldscher Handgriff, d) 4. Leopoldscher Handgriff, e) 5. Leopoldscher (oder Zangemeisterscher) Handgriff, f) die für die Bauchseite charakteristische Einsenkung zwischen Kopf und Steiß.

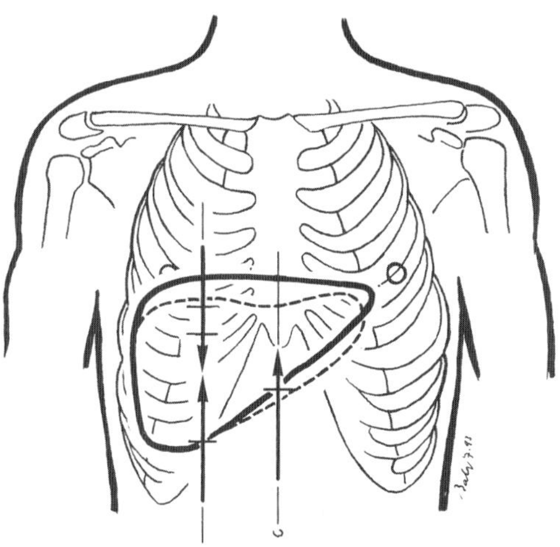

Abbildung B 78: Leberperkussion. Gestrichelt Verschiebung bei der Inspiration.

Da jeder Arzt in die Lage kommen kann, einer Schwangeren Beistand zu leisten, sollte jeder Arzt in der Lage sein, sich anhand der fünf Leopoldschen Handgriffe ein Bild über die Schwangerschaft zu machen (Einzelheiten siehe Lehrbücher der Geburtshilfe):

- *Erster Leopoldscher Handgriff* (**Abb. B 77.a**): Wo steht der Fundus uteri? Welcher Kindsteil befindet sich im Fundus?
- *Zweiter Leopoldscher Handgriff* (**Abb. B 77.b**): Auf welcher Seite liegt der Rücken, auf welcher die kleinen Teile?
- *Dritter Leopoldscher Handgriff* (**Abb. B 77.c**): Prüfung auf Ballotement zur Klärung der Frage: Welcher Teil geht voran? (Der Kopf läßt sich ballotieren, der Steiß nicht!)
- *Vierter Leopoldscher Handgriff* (**Abb. B 77.d**): Wie tief steht der Kopf im Becken?
- *Fünfter Leopoldscher Handgriff* (**Abb. B 77.e**): Ist ein Mißverhältnis zwischen Kopf und Becken vorhanden?

Die für die Bauchseite charakteristische Einsenkung zwischen Kopf und Steiß ist in **Abbildung B 77.f** dargestellt.

5.4 Perkussion

Zu perkutieren sind Leber, Milz, Traubescher Raum und Harnblase; außerdem ggf. Tumoren und beide Flanken.

Ein Status ohne perkutorische Bestimmung der *Leberbreite* in der MCL ist unvollständig, denn die alleinige Angabe, wie viele QF der Leberunterrand unter dem Rippenbogen zu tasten sei, sagt über die wirkliche Leberbreite wenig aus (Verschiebung möglich, z.B. durch Zwerchfellhoch- oder -tiefstand): beim Erwachsenen darf sie maximal 11 cm betragen. Wenn möglich, sollte auch die *Milzbreite* in der mittleren Axillarlinie angegeben werden: 7 cm oder ca. 4 QF. Die *Breite des Traubeschen Raumes* soll beim Erwachsenen mindestens 3 QF betragen.

Nachdem die Lungen-Leber-Grenze bereits bei der Untersuchung des Thorax bestimmt und angezeichnet wurde, muß nun der *Leberunterrand* an wenigstens zwei Stellen ermittelt werden, indem man von der Tympanie des Abdomens in die Leberdämpfung hinein perkutiert und den Plessimeterfinger parallel zur erwarteten Dämpfung **ganz** auflegt (**Abb. B 78**). (Falls Sie trotzdem nicht zum Ziel kommen, bleibt als letzter Ausweg immer noch die umstrittene

Kratzauskultation. Häufig liegt es aber nur daran, daß die Perkussionsschläge zu schwach sind. Dann bediene man sich mit Erfolg eines Perkussionshammers und eines Plessimeters.)

Sofern bei der Palpation eine unregelmäßige Oberfläche der Leber oder ein Druckschmerz konstatiert werden konnte, muß die Perkussion an weiteren Stellen so vorgenommen werden, daß nur das Endglied des Plessimeterfingers aufgelegt wird. Oft läßt sich dann die *Gallenblase (Vesica fellea)* perkussorisch abgrenzen (**Abb. B 79**).

Anschließend muß die *Milzbreite* bestimmt werden; die Untersuchung gilt als schwierig, ist es aber meist gar nicht, wenn man nur die Regeln beachtet: Man perkutiere mit mittelstarken Schlägen *in der mittleren Axillarlinie* nach kaudal; die Dämpfung ist etwa in Höhe der 9. Rippe zu erwarten. Dann perkutiert man weiter nach kaudal, bis tympanitischer Klopfschall wahrgenommen werden kann. Beide Punkte sind anzuzeichnen und anschließend bei der Perkussion des Traubeschen Raumes zu überprüfen (**Abb. B 80**).

Bei der Perkussion der Milz hat es sich also – entgegen der sonstigen Regel – eingebürgert, zur Ermittlung der richtigen Intensität des Klopfschalls zunächst von der Dämpfung in die Tympanie zu perkutieren (**Abb. B 80.b, Ziffer 2**) – das ist eine Ausnahme. Dann schließt sich bei der *Perkussion des Traubeschen Raumes* die übliche Perkussion von der Tympanie in die Dämpfung an, und zwar zunächst in Richtung Leber, dann in Richtung Milz: das gibt eine doppelte Sicherheit (**Abb. B 80.b, Ziffer 1**).

Vor der Perkussion des Traubeschen Raumes perkutiert man meist noch entlang der Längsachse der Milz, bis Tympanie eintritt: Der Abstand zum Rippenbogen soll 3 QF betragen (**Abb. B 80.b, Ziffer 3**).

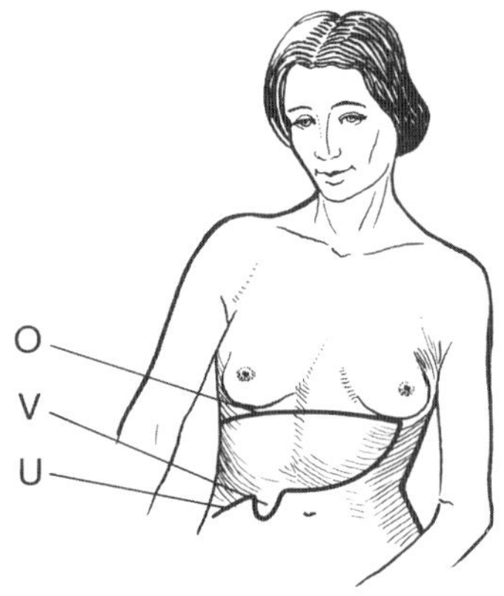

Abbildung B 79: Perkussion der Gallenblase bei Empyema vesicae felleae. O Lungen-Leber-Grenze, U Untere Lebergrenze, V Gallenblase.

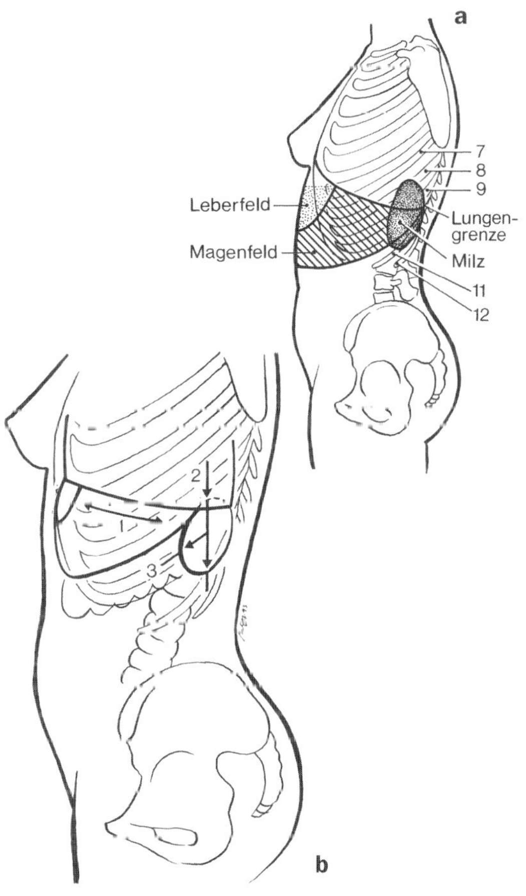

Abbildung B 80: Milztopographie und Milzperkussion. Oben: Lage der Milz mit Leberfeld (Dämpfung) und Magenfeld (Tympanie); unten: Perkussion von Traubeschem Raum (1) und Milz (2 und 3), Vorgehen siehe Text.

Milzperkussion (nach Karobath/Buchstaller)

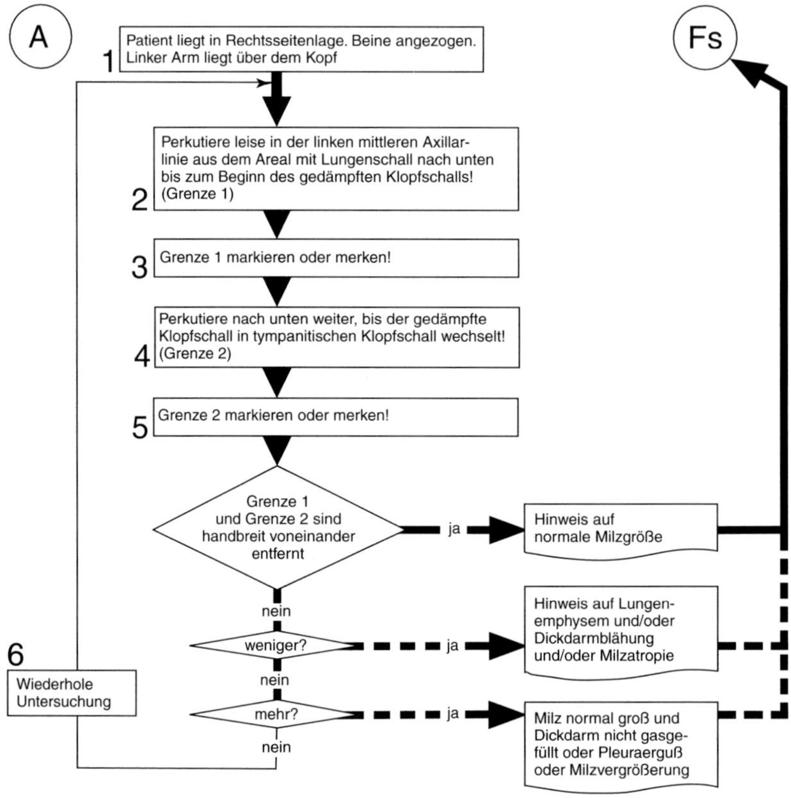

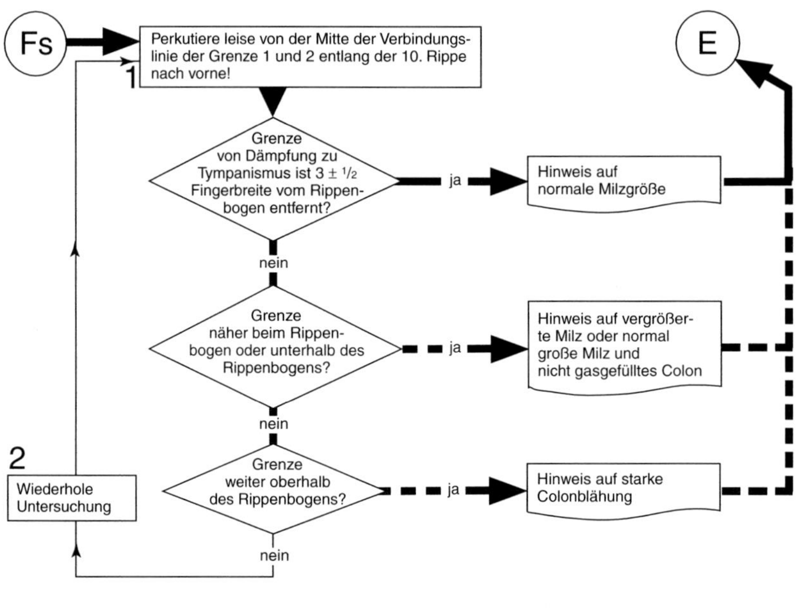

Perkussion des Traubeschen Raumes (nach Karobath/Buchstaller)

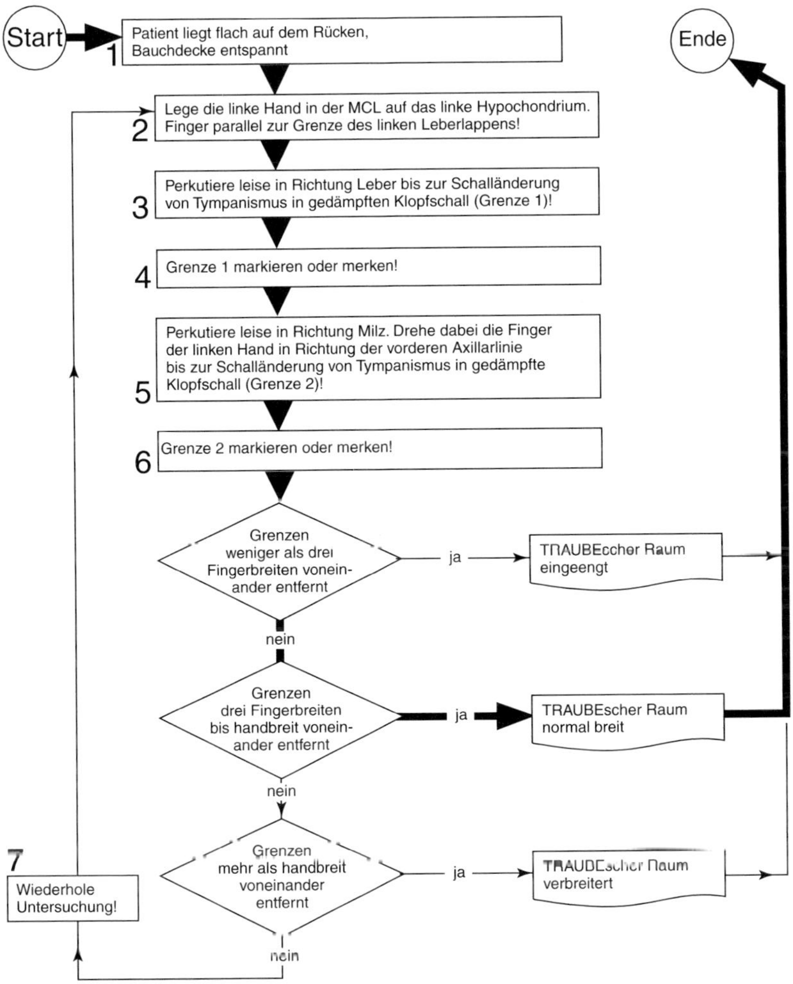

Normale Perkussionsbefunde zeigt die **Abbildung B 81**. Bei **Abbildung B 82** erreicht die Milz bereits den Rippenbogen, ist also vergrößert. Die **Abbildung B 83** zeigt eine perkutorisch stark vergrößerte Milz (M), die sich im Fieberanfall nochmals vergrößert (MR).

Bei keinem akuten Abdomen, bei keinem Frischoperierten und bei keinem Bewußtlosen darf die perkutorische Bestimmung der *Blasendämpfung* unterlassen werden (Kunstfehler!): Man perkutiert strahlenförmig auf die Symphyse zu und erhält eine mehr oder weniger große halbkreisförmige Dämpfungsfigur. (Nur ausnahmsweise wird die typisch halbkreisförmige Dämpfungsfigur durch ein großes Myom oder einen anderen Tumor hervorgerufen; im Zweifelsfall schafft der Katheterismus der Vesica urinaria Klarheit.)

Darüber hinaus ist bei allen Vorwölbungen des Leibes immer nach *Flankendämpfungen* zu fahnden, indem man bei Rückenlage des Patienten vom Nabel beginnend zu beiden Seiten nach den Flanken (und auch zur Symphyse) hin perkutiert und dabei den ganzen Plessimeterfinger *parallel zur erwarteten Dämpfung* auflegt. Beim leicht aufgerichteten Patienten erhält man eine aus der **Abbildung B 84.b** ersichtliche typische Dämpfungsfigur, die sich bei Lagewechsel verändert: Läßt man den Patienten sich zu einer Seite hin drehen, verschwindet die Dämpfung der dann oben liegenden Flanke (**Abb. B 85**)!

Ein *kleiner Aszites* kann *in Knie-Ellenbogen-Lage* perkutorisch nachgewiesen werden (**Abb. B 86**); diese Methode ist häufig empfindlicher als die Sonographie.

Die Perkussion der *Nieren (Renes)* wird heute selten geübt, weil sie häufig unsichere Befunde liefert und die Schwierigkeiten groß sind. Immerhin kann bei beweglicher Niere (*Ren mobilis* – Wanderniere) oft gezeigt werden, daß der helle KS in die Dämpfung übergeht, sobald die Niere zurückgebracht wird. Auch Tumoren lassen sich in manchen Fällen perkutorisch nachweisen. Doch wird man sich des Verfahrens heute nur dann erinnern, wenn weder geröntgt noch sonographiert werden kann.

Erfahrene Untersucher erkennen an der Lautheit des tympanitischen Klopfschalls, ob ein *Meteorismus* vorliegt und wie ausgeprägt er ist.

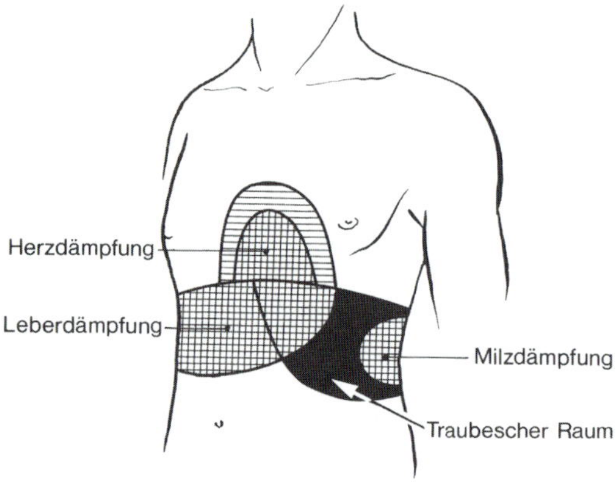

Abbildung B 81: Traubescher Raum.

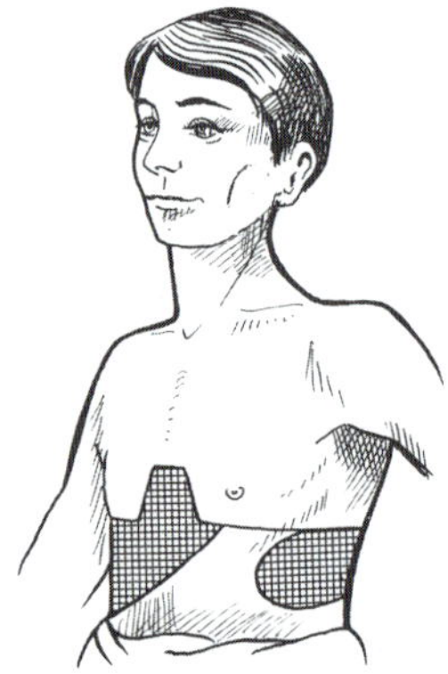

Abbildung B 82: Lungen-Leber- und Lungen-Milz-Winkel (nach Gerhardt).

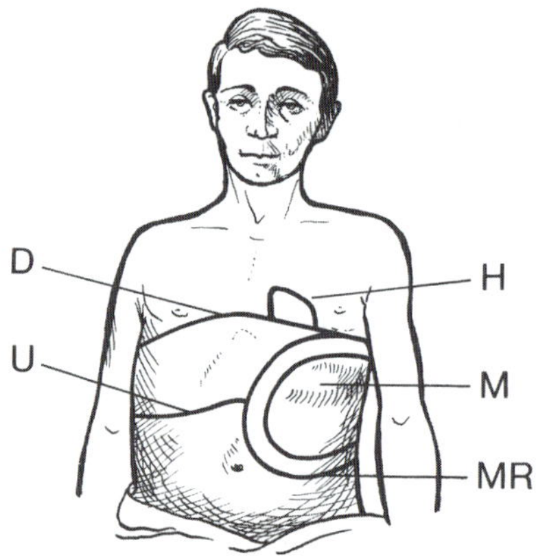

Abbildung B 83: Perkussionsbefund bei Intermittens (nach Gerhardt). D Diaphragma, H Herzdämpfung, M Milzdämpfung, MR Milzrand während des Fieberanfalls, U Unterrand der Leberdämpfung.

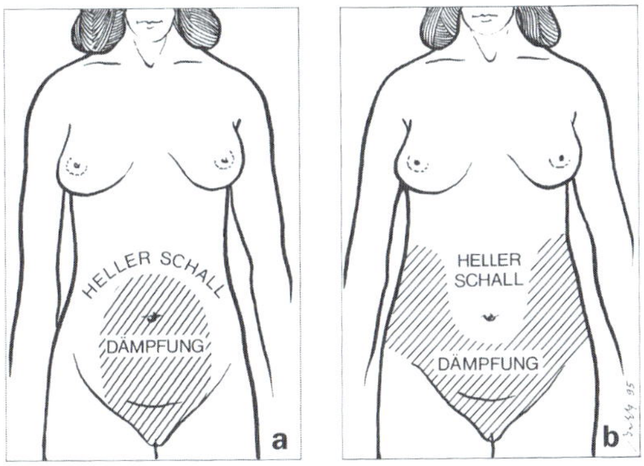

Abbildung B 84: Perkussorische Differentialdiagnose zwischen Ovarialzyste oder übervoller Blase (a) und Aszites (b) im Liegen.

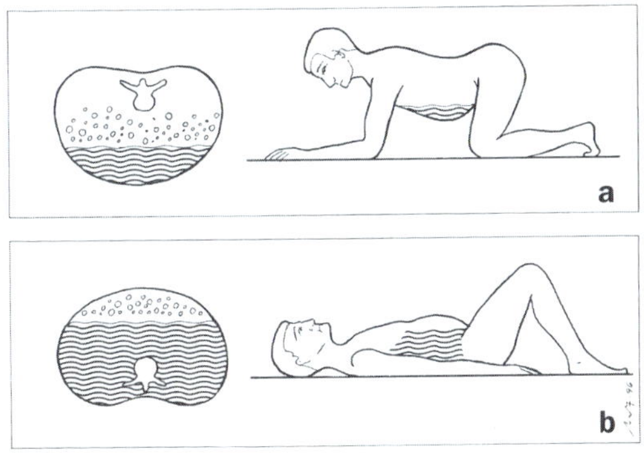

Abbildung B 86: Perkutorischer Aszitesnachweis: a) in Knie-Ellenbogen-Lage, b) in Rückenlage.

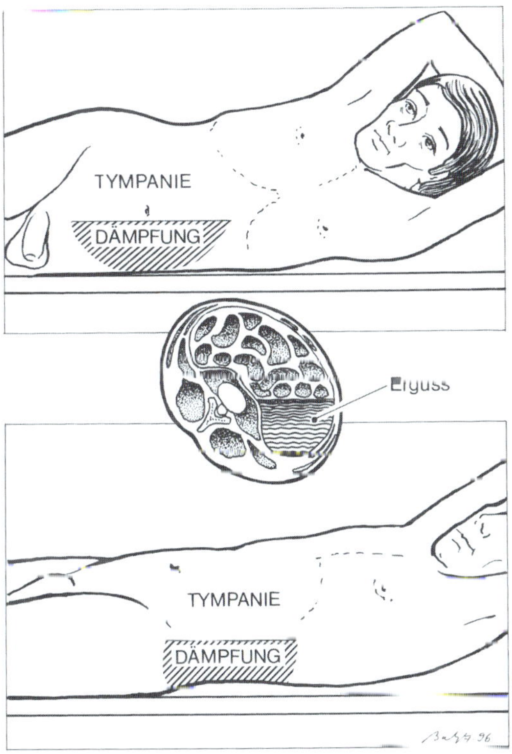

Abbildung B 85: Die **wandernde Dämpfung** als Zeichen der freien Flüssigkeit in der Bauchhöhle.

Zum Abschluß noch ein Wort zu unsicheren oder zweifelhaften Befunden: Vergessen Sie sie! Sie taugen zu nichts und werfen lediglich ein schlechtes Licht auf den Untersucher, denn meistens sind nicht die Befunde, sondern der Untersucher unsicher! Im Zweifelsfall muß man sich entscheiden: entweder – oder. (Sicherheit gewinnt man nur durch Erfahrung, und Erfahrung nur durch Übung.)

5.5 Auskultation

Beim Trinken von Wasser hört man normalerweise links neben dem Processus xiphoideus sterni und links und rechts neben dem Dornfortsatz des 10. Brustwirbels ein ziemlich lautes *Spritzgeräusch*, das bei Tumoren des unteren Ösophagus und bei Kardiospasmus verschwindet: Bei allen dysphagischen Beschwerden sollte man sich an diese einfache Untersuchung erinnern.

Über der Leber kann man in seltenen Fällen *Hydatidenschwirren* oder Reibegeräusche bei entzündlichen Veränderungen der Leberkapsel oder metastatisch veränderter Leberoberfläche wahrnehmen.

Bei Schmerzen im linken Oberbauch können atemsynchrone *Reibegeräusche* auf eine Perisplenitis hinweisen, die bei Milzinfarkt vorkommt.

Aneurysmen der Aorta abdominalis, Stenosen der Nierenarterien oder Veränderungen an der Aortenbifurkation können *systolische Ge-*

fäßgeräusche verursachen. Nach ihnen sollte man immer suchen.

Ganz besondere Beachtung ist jedoch den *Darmgeräuschen* zu schenken, die spärlich, normal oder lebhaft sein dürfen (H. Dentler).

Lebhafte, spritzende Darmgeräusche finden sich oft bei enteritischen Zustandsbildern.

Ununterbrochene, sehr intensive Geräusche ohne metallischen Beiklang und ohne Schwellneigung können Zeichen einer Teilstenose sein und sind kontrollbedürftig.

Hochgestellte, metallisch-schwellende Darmgeräusche, die oft mit einem leisen, dumpfen Ton charakteristisch beginnen und nach etwa 30 Sekunden ein hohes, metallisches Klingen zeigen, das um so höher ist, je mehr der Darminnendruck ansteigt, weisen auf einen mechanischen Ileus hin.

Plötzliches Verschwinden der Darmgeräusche findet sich bei Botulismus und nach Darmperforationen.

Fehlende Darmgeräusche sind Zeichen eines paralytischen (adynamischen) Ileus'. Um sicher sagen zu können, daß die Darmgeräusche fehlen, muß man zunächst alle vier Quadranten und anschließend dann **fünf** Minuten (!) am *«Lauscherposten»* rechts vom Nabel auskultieren; zur Untersuchung muß man sich setzen und das Stethoskop vollkommen ruhig halten (**Abb. B 87**).

Merke: Die Darmperistaltik wird gestört bei Anwesenheit von Eiter (pus), Darminhalt (faeces), Galle (fel) und Exsudat in der freien Bauchhöhle, *nicht* aber bei Anwesenheit von Blut (sanguis) oder Urin (urina).

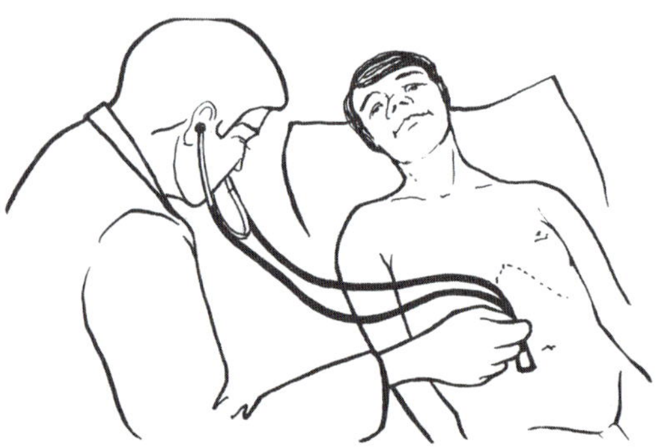

Abbildung B 87: Auskultation der Darmgeräusche am Lauscherposten.

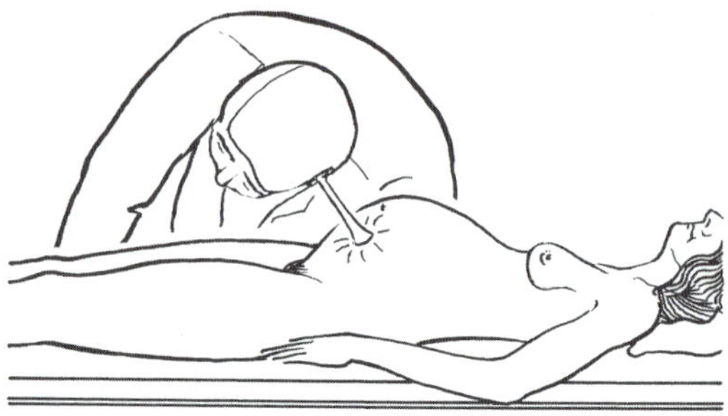

Abbildung B 88: Auskultation der kindlichen Herztöne bei der Schwangeren mit dem geburtshilflichen Stethoskop.

Bei Schwangeren sollte der Arzt in der Lage sein, die *kindlichen Herztöne* nachzuweisen und ihre Frequenz zu ermitteln. Dazu ist wegen der geringen Lautheit ein spezielles geburtshilfliches Holz-(oder Metall-)Stethoskop (mit breitem Trichter) erforderlich (**Abb. A 29.b und B 88**); mit dem Schlauchstethoskop gelingt der Nachweis nicht.

Man hört sie bei Kopflagen am besten unter, bei Beckenendlagen über dem Nabel, und zwar auf der Seite des Rückens (**Abb. B 89**). Manchmal vernimmt man synchron mit den fötalen Herztönen ein sausendes *Nabelschnurgeräusch,* das nicht mit dem Uteringeräusch verwechselt werden darf; dieses tritt synchron mit dem mütterlichen Puls auf.

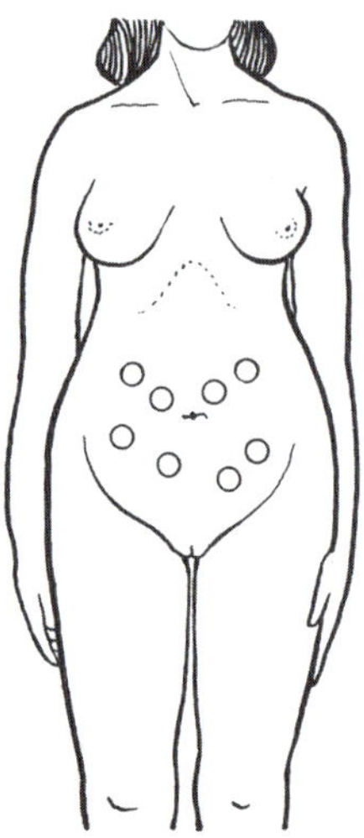

Abbildung B 89: Bevorzugte **Auskultationsstellen der kindlichen Herztöne** bei der Schwangeren.

6. Wirbelsäule (*Columna vertebrarum*)

Da eine Reihe Beschwerden, von denen man es zunächst gar nicht glauben möchte, in der Wirbelsäule ihre Ursache hat, sollte bei jeder allgemeinärztlichen Untersuchung die Wirbelsäule mit untersucht werden. Die Untersuchung ist einfach und rasch durchzuführen; sie besteht in der Hauptsache in Inspektion und Perkussion.

6.1 Messungen

Gemessen werden als leicht zu ermittelnde *Gradmesser der Wirbelsäulenbeweglichkeit und -elastizität* (**Abb. B 90**):

- Der *FBA* (Finger-Boden-Abstand bei gestreckten Kniegelenken und maximal gebeugten Hüftgelenken); dazu ist ein starrer Metall- oder Holzmaßstab (**Abb. A 1.b und c**) besser geeignet als ein Stoffbandmaß. (Der Gesunde sollte normalerweise den Fußboden mit den Fingerspitzen erreichen: FBA = 0 cm.)
- Das *Schobersche Zeichen:* Vergrößerung des Abstandes zweier Hautmarken über der Wirbelsaule, die von S 1 nach kranial im Abstand von 10 cm am aufrecht stehenden Patienten abgetragen sind, beim Vorneigen, z. B. «Schober 10/15 cm». (Normalwert: Verlängerung der Strecke an der LWS um mindestens 4,5 cm.)
- Das *Ottsche Zeichen:* Vergrößerung des Abstandes zweier Hautmarken von C 7 30 cm nach kaudal beim Vorneigen. (Normalwert: Verlängerung der Strecke um mindestens 3 cm.)

Weitere Messungen werden nur im Bedarfsfalle (z. B. Skoliose) vorgenommen und an Ort und Stelle aufgeführt.

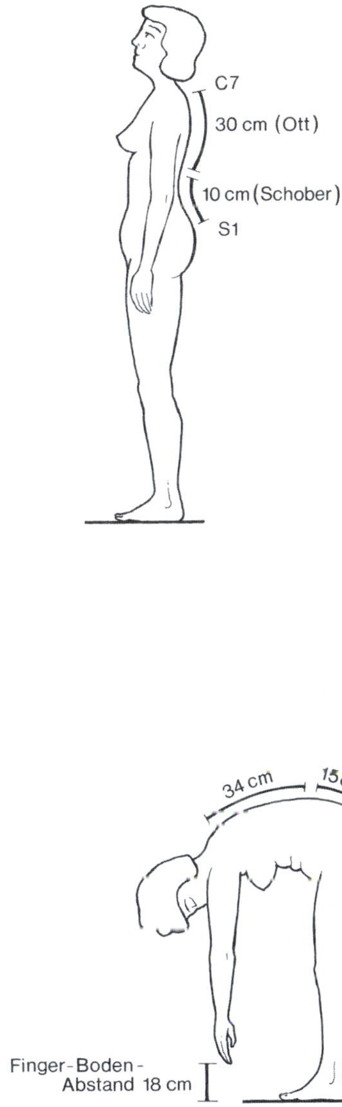

Abbildung B 90: Messung der Wirbelsäulenelastizität: a) Finger-Boden-Abstand, b) Ott, c) Schober.

6.2 Inspektion

Der Patient muß ausreichend entkleidet sein; orthopädische Schuhe und Einlagen sind abzulegen, die Füße sollen geschlossen beieinander stehen, einander aber nicht berühren; der Patient wird aufgefordert, gerade zu stehen und die Arme hängen zu lassen. Nun können Haltungstypen differenziert (**Abb. B 91**) und Fehlhaltungen erkannt werden.

Dann läßt man den Patienten zur orientierenden Feststellung der Leistungsfähigkeit der Muskulatur wie auch zur Differenzierung von Haltungsschwäche und Haltungsfehler die Arme nach vorne in die Waagerechte anheben *(Armvorhaltetest nach Matthiass):* Der Gesunde sollte diese Haltung länger als 30 Sekunden einnehmen können. – Manchmal werden Rippenbuckel erst beim Vorbeugen deutlich (*Vorbeugetest:* **Abb. B 92**).

Haltung Zunächst muß mit Hilfe einer ausreichend langen Wasserwaage (und ggf. eines Winkelmessers **Abb. A 9.b**) geprüft werden, ob das Becken

- nach vorne geneigt oder aufgerichtet ist (normal ist eine Neigung von 5-10° der Ebene von Spina iliaca posterior superior – Spina iliaca anterior superior zur Horizontalen),
- *auf einer Seite tiefer steht* (beide Darmbeinkämme werden mit den Zeigefingern getastet und an deren gedachte Verbindungslinie von hinten her die Wasserwaage angelegt). Bei Abweichungen kann entweder der Winkel zur Horizontalen gemessen werden oder – was im klinischen Alltag ausreicht – der Tiefstand in cm angegeben werden. (Ein Beckentiefstand kann durch Beinlängendifferenzen oder/und Beckenasymmetrien bedingt sein.)

Ein Beckentiefstand wird durch untergelegte Brettchen (**Abb. A 9.a**) ausgeglichen.

Nun wird mit Hilfe der Wasserwaage ein *Schulterhoch- bzw. -tiefstand* (im Vergleich zur Gegenseite) ermittelt; auch hier genügt die Angabe in cm.

Anschließend wird mit dem Lot (**Abb. A 9.c**) durch Dornfortsatz C 7 nach seitlichen Abweichungen gefahndet. Gegebenenfalls sind die seitlichen Abweichungen vom Lot in Höhe des Skoliosenscheitels und auch der Analfalte in cm auszumessen. (Fällt das Lot in die Analfalte, steht die Wirbelsäule trotz Skoliose im ganzen im Gleichgewicht.) Eine Handskizze kann die Beschreibung vereinfachen (**Abb. B 93.a**).

Bei Hyperkyphosierungen oder Hyperlordosierungen können Messungen der sagittalen Abweichung vom Lot, das den am weitesten dorsal liegenden Wirbelsäulenteil berührt, sehr hilfreich sein: tiefster Lordosenpunkt, Kyphosenscheitel im Vergleich zu D 1 (vgl. **Abb. B 93.b**). Auch hier kann eine Skizze die Beschreibung veranschaulichen.

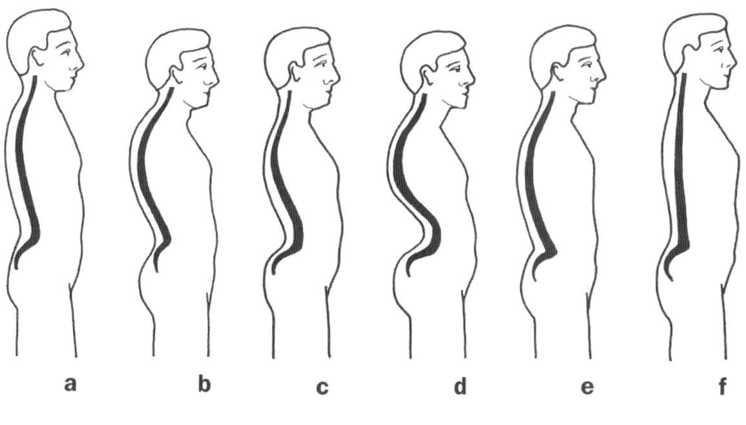

Abbildung B 91: Haltungstypen: a) physiologisch, b) Rundrücken: Hyperkyphose, c) Hohlkreuz: Hyperlordose, d) Kypholordose, e) Totalkyphose, f) Flachrücken.

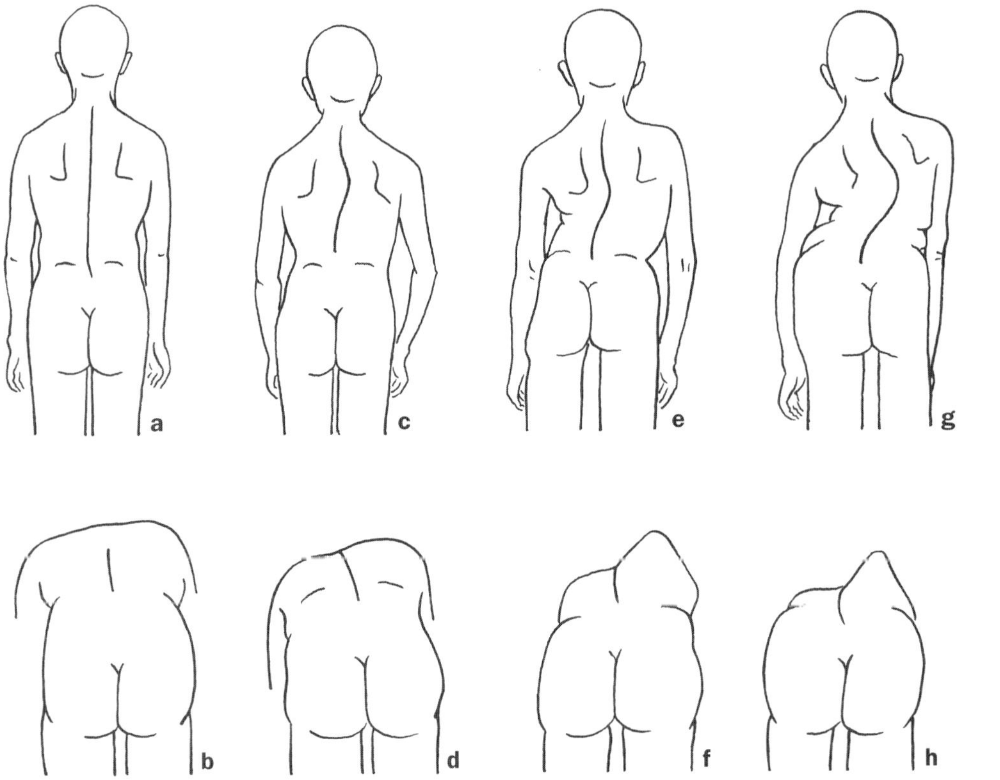

Abbildung B 92: Verschiedene Skoliosegrade (nach Debrunner). Jeweils aufrecht stehend (oben) und vornübergeneigt (unten).

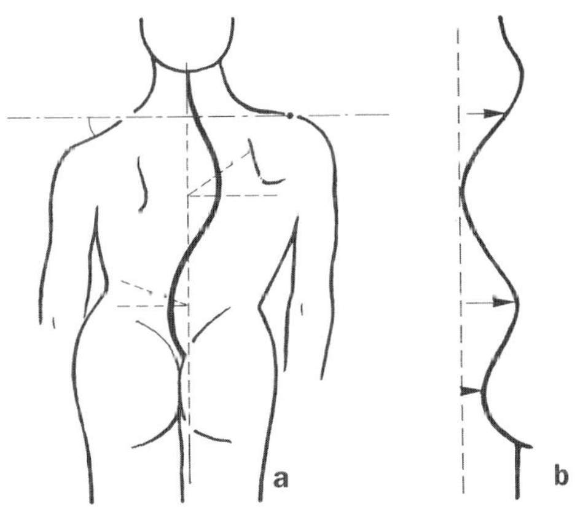

Abbildung B 93: Skoliosemessung (nach Debrunner). Vom Lot durch C_1 werden die Seitabweichungen im Skoliosenscheitel gemessen. Desgleichen werden im sagittalen Profil die Abweichungen vom Lot gemessen.

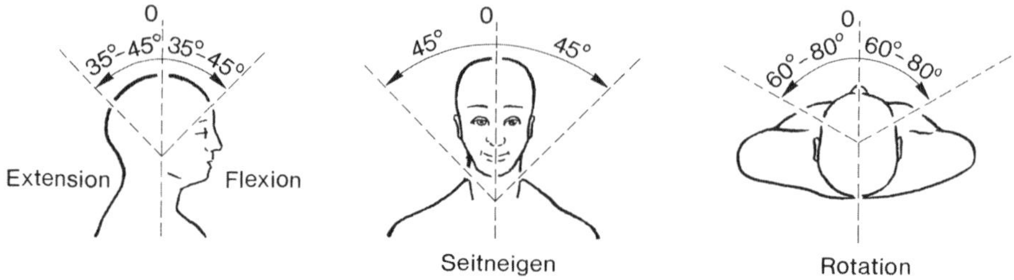

Abbildung B 94: Bewegungen des Kopfes. Bewegungsausmaß beim Gesunden.

Bewegungen Das Ausmaß der Bewegungen bezieht sich auf die Neutralstellung: aufrecht und Kopf gerade; es kann für den Gesunden den **Abbildungen B 94 und B 95** entnommen werden.

6.3 Palpation

Die Palpation spielt eine Rolle

- beim Nachweis eines Druckschmerzes im Bereich der *Sakroiliakalfugen* (sog. Sakroiliakalfugenarthrose oder Sakroiliakal-Syndrom, das häufig nach Schneeschippen oder Gartenarbeiten mit Umgraben auftritt und manchmal als Lumbago oder Ischias-Syndrom fehlgedeutet wird)
- zur Ermittlung des *Tonuszustandes der Paravertebralmuskulatur* und
- beim *Abzählen der Wirbel* (ausgehend vom gut tastbaren Dornfortsatz des 7. Halswirbels [sog. Vertebra prominens]).

Außerdem ist nach schmerzhaften Hautpartien (Headsche Zonen) zu suchen, die eine Schmerzhaftigkeit der Wirbel vortäuschen können.

6.4 Perkussion

Das Beklopfen sämtlicher Wirbel (Processus spinosi) und auch des Kreuz- und des Steißbeins (Os sacrum, Os coccygis) mit einem nicht zu leichten Reflexhammer (Reflexham-

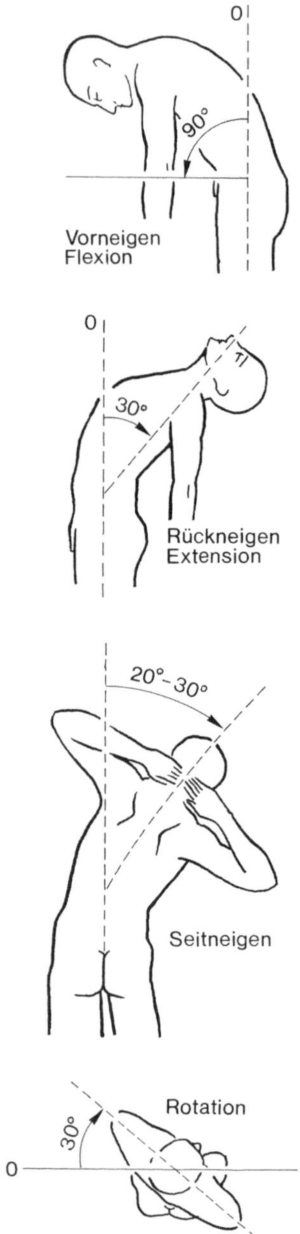

Abbildung B 95: Bewegungen der Wirbelsäule. Bewegungsausmaß beim Gesunden.

mer nach Trömner [schwere Ausführung] genügt allen Ansprüchen – siehe **Abb. A 32.i**) liefert wichtige – häufig die ersten und einzigen – Hinweise auf Erkrankungen einzelner Wirbel oder ganzer Wirbelsäulenabschnitte *(Klopfschmerz)* und sollte deshalb bei keiner allgemeinärztlichen Untersuchung übergangen werden: *Eine gesunde Wirbelsäule ist nicht klopfempfindlich!*

Die Untersuchung kann am stehenden oder am sitzenden Patienten vorgenommen werden; leicht nach vorne gebeugtes, bequemes Sitzen ist günstiger, weil die Paravertebralmuskulatur entspannt ist.

Es erfordert ein wenig Übung, die Intensität der Perkussionsschläge angemessen zu dosieren: bei einem durchtrainierten Kraftsportler vom pyknisch-athletischen Typ wird man anders hinlangen müssen, um einen Effekt zu erzielen, als bei einer bettlägerigen, marantisch-leptosomen Greisin.

Es empfiehlt sich folgendes Vorgehen: Man beginne zunächst mit leichteren bis mittelschweren Perkussionsschlägen und der Frage: «Tut Ihnen da etwas weh?» bei der Vertebra prominens (7. HWK) und gehe systematisch bis zum Steißbein weiter, ohne einen Dornfortsatz auszulassen. Kommt es dabei weder zu reflektorischen Schmerzaktionen noch zu Schmerzäußerungen, verstärke man beim zweiten Durchgang, der die gesamte HWS einbezieht, die Intensität der Hammerschläge.

Manchmal können Terminologieprobleme auftreten: Der Patient sagt auf Ihre Frage seelenruhig: «Ja», meint damit aber, daß er den Hammerschlag als solchen unangenehm empfindet; dann müssen Sie Ihre Frage differenzieren: «Ja, gut, Sie spüren den Schlag als Schlag, aber haben Sie auch einen richtigen Schmerz in der Tiefe, fährt es Ihnen gewissermaßen hinein?»

In seltenen verzweifelten Fällen ist auch damit keine hinreichende Klärung zu erlangen: Für einen krankheitsbedingten Schmerz spricht eine deutliche Abwehrreaktion in der Form einer reflektorisch einschießenden Überstreckung oder Versteifung.

Den *Stauchungsschmerz* der Wirbelsäule prüft man, indem man mit der geballten Faust auf die dem Patienten auf den Kopf gelegte Hand schlägt.

6.5 Auskultation

Manchmal lassen sich arthrotische Knirsch- oder Reibegeräusche nachweisen, besonders im Nackenbereich; sonst spielt die Auskultation bei der Untersuchung der Wirbelsäule keine Rolle.

7. Extremitäten (*Extremitates corporis*)

7.1 Messungen

Vgl. Bogen «Messungen» in der Anlage, der zum Gebrauch kopiert werden kann und bei Verlaufsbeobachtungen sehr hilfreich ist.

Funktionseinschränkungen können auf verschiedene Weise bezeichnet werden: Man kann die gestreckte Haltung in einem Gelenk mit 180° festsetzen und dann die Winkel angeben, bis zu denen Bewegung und Gegenbewegung möglich sind, z. B. 45°/190°. Der Vorzug dieser Methode besteht darin, daß die Winkelangaben eindeutig sind; der Nachteil, daß der Bewegungsumfang erst errechnet werden muß (hier 190° – 45° = 145°).

Man kann von einer definierten Ruhe- oder Neutralstellung ausgehen, die mit 0° bezeichnet wird, und dann die Bewegungsausschläge messen *(Neutral-Nullmethode)*, z. B. Extension 10°, Flektion 135° oder Streckung/Beugung 10°–0°–135°; bei Kontrakturen, die die Nullstellung nicht einnehmen lassen, schreibt man: Flektion 20°–135°. Diese Methode scheint sich immer mehr durchzusetzen.

Merke: 360° ≙ 400^g,
° = Altgrad, ^{g} = Neugrad = Gon

Weitere Einzelheiten mit Angaben zum normalen Bewegungsumfang gehen aus den **Abbildungen B 96 und B 97** hervor.

Merke: Die Messungen werden natürlich nicht routinemäßig bei allen Gelenken durchgeführt, sondern nur bei Funktionseinschränkungen, zur Verlaufskontrolle und – sofern gefragt – bei Versicherungs- oder Rentengutachten.

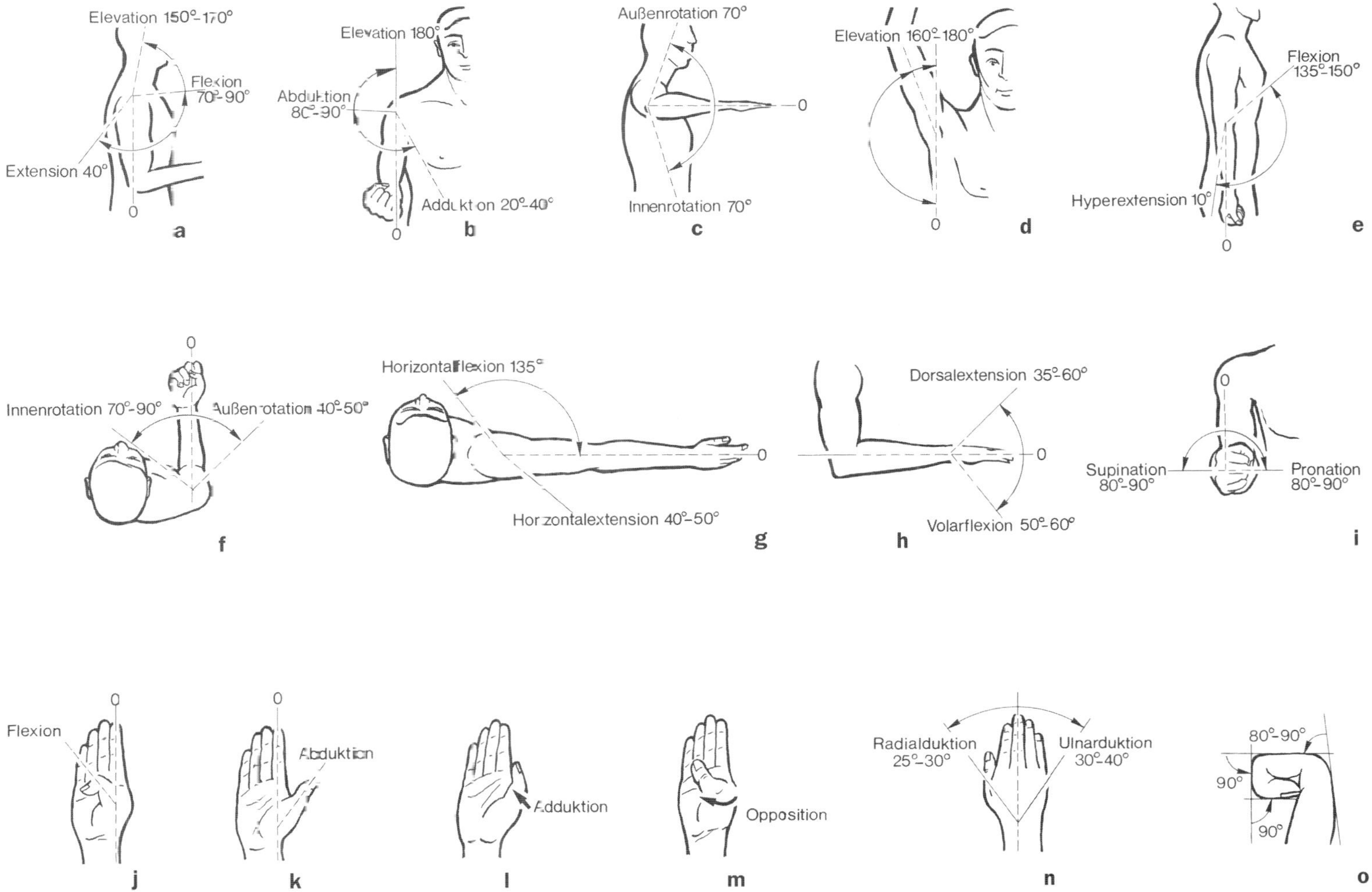

Abbildung B 96: Bewegungen der oberen Extremität. Bewegungsausmaß beim Gesunden.

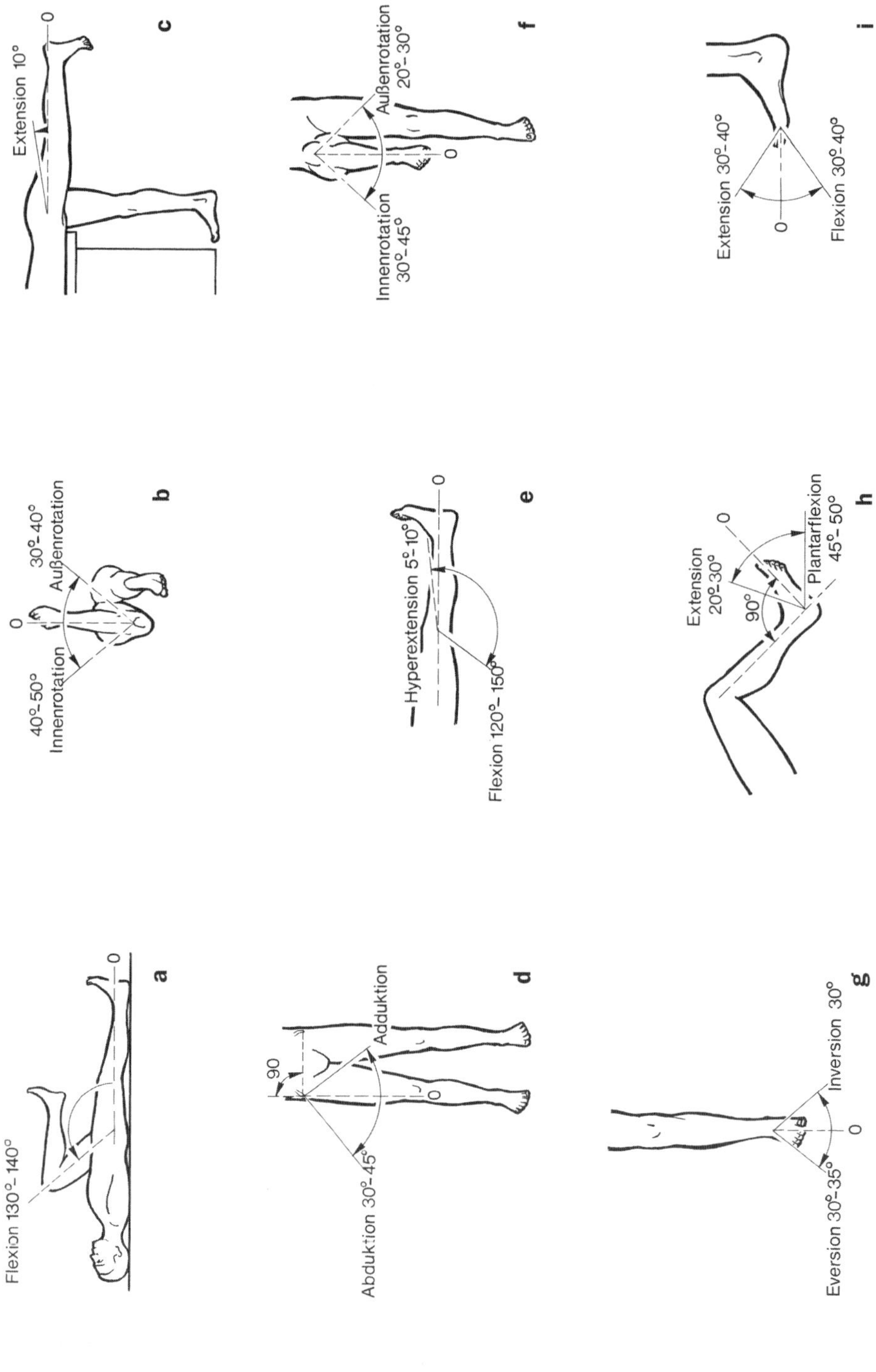

Abbildung B 97: Bewegungen der unteren Extremität. Bewegungsausmaß beim Gesunden.

7.2 Inspektion

Bei der Inspektion muß immer mit der Kontralateralseite verglichen werden. Auf veränderte Konturen, Muskelatrophien, Einziehungen, Gefäßzeichnung, Varizen, Pulsationen, Schwellungen von Gelenken oder Extremitätenteilen ist zu achten. Eine pulssynchrone Bewegung des Kehlkopfes findet sich bei hochgradiger Aorteninsuffizienz (Oliver-Cardarelli-Zeichen).

Verlagerungen von Gelenken, Verbiegungen oder Achsenabweichungen von Gliedern, Hautveränderungen hinsichtlich Farbe, Behaarung, Pigmentierung und Verschwielung entziehen sich häufig einer flüchtigen Betrachtung; man muß sich Zeit nehmen und eigens nach ihnen suchen.

Der belastete Rückfuß muß von dorsal hinsichtlich einer Achsenabweichung beurteilt werden (**Abb. B 98**): Valgusstellung über 6° = *Pes valgus,* Varusstellung über 0° = *Pes varus.*

Merke: wegen der großen praktischen Bedeutung die Nomenklatur der *Fußdeformitäten* (**Abb. B 99, 100, 101 und Kasten**).

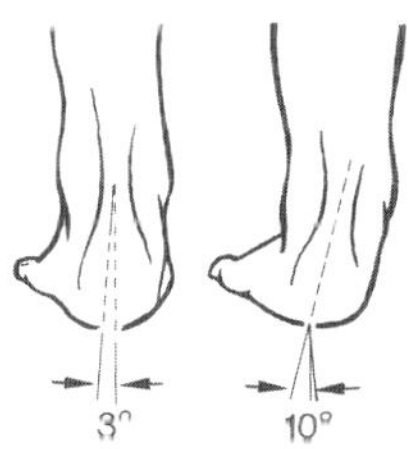

Abbildung B 98: Stellung des Rückfußes (nach Debrunner). Valguswinkel von 0 bis 6° physiologisch, Valguswinkel größer als 6° = Pes valgus, Varuswinkel über 0° = Pes varus.

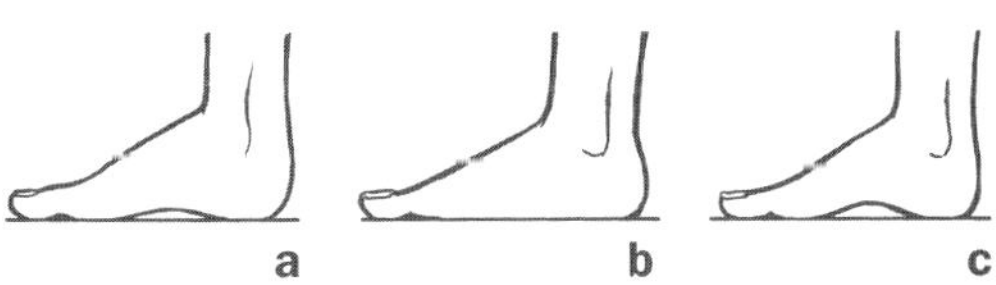

Abbildung B 99: Fußdeformitäten I: a) normal, b) Fußgewölbe aufgehoben = Pes planus, c) Fußgewölbe überhöht = Pes cavus.

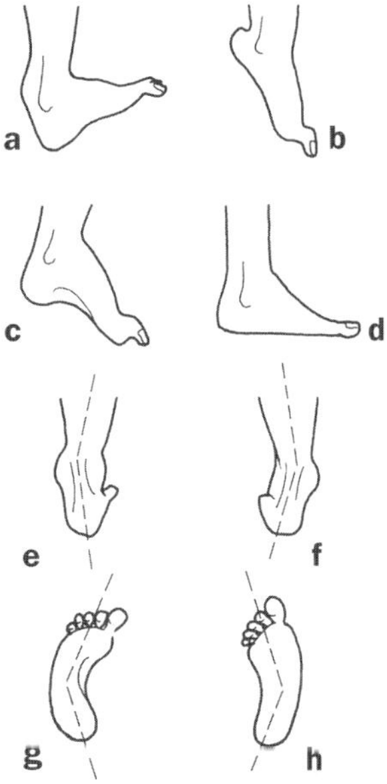

Abbildung B 100: Fußdeformitäten II: a) Hackenfuß, b) Spitzfuß, c) Hohlfuß, d) Plattfuß, e) Klumpfuß, f) Knickfuß, g) Pes adductus, h) Pes abductus.

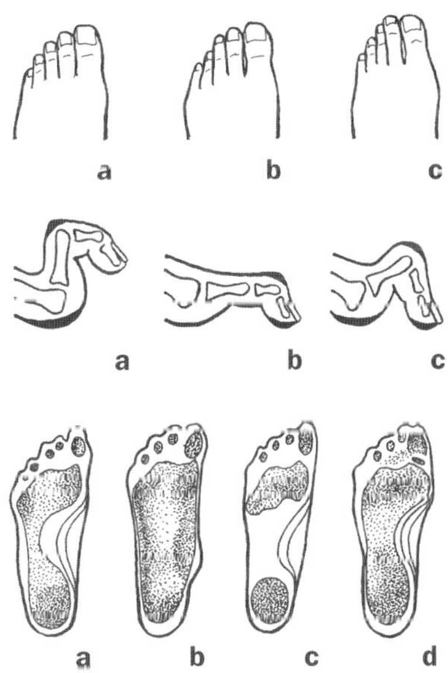

Abbildung B 101: Vorfußvarianten, Zehendeformitäten und Podogramme (nach Debrunner). Obere Reihe: a) griechischer, b) intermediärer, c) ägyptischer Typus; mittlere Reihe: a) Krallenzehe, b) Hammerzehe im Endgelenk, c) Hammerzehe im proximalen Interphalangealgelenk; untere Reihe: Podogramme von Normalfuß (a), Plattfuß (b), Hohlfuß (c) und Spreizfuß (d).

Nomenklatur der Fußdeformitäten	
Hohlfuß:	*Pes cavus*
Senk- oder Plattfuß:	*Pes planus*
Spreizfuß:	*Pes transversus (aut: metatarsus)*
Knickfuß:	*Pes valgus*
Klumpfuß:	*Pes varus (aut: equinovarus)*
Sichelfuß [os metatarsale I weicht von der Taluslängsachse nach medial ab]:	*Pes adductus*
(Fuß in Abduktionsstellung des Vorfußes) [os metatarsale I weicht von der Talusängsachse nach lateral ab]:	*Pes abductus*
Spitzfuß:	*Pes equinus*
Hackenfuß:	*Pes calcaneus*
Häufige Kombinationen	
a) *Pes cavoadductovarus*	(«Hohlfuß»)
b) *Pes planovalgoabductus*	(Knickplattfuß)
c) *Pes cavovalgus*	(Knickhohlfuß)
d) *Pes cavotransversus*	(Hohlspreizfuß)
Zehenabweichungen	
Abweichung der Großzehenachse nach medial:	*Hallux varus*
Abweichung der Großzehenachse nach lateral:	*Hallux valgus*
Abweichung der Kleinzehe nach medial:	*Digitus quintus varus*
Abweichung der Kleinzehe nach medial und gleichzeitig über die 4. Zehe geschlagen:	*Digitus quintus varus superductus*

Nagelveränderungen Veränderungen im Bereich der Finger- und Zehennägel *(Onychosen)* können entweder nur das Nagelbett (Entzündung: *Onychia*) bzw. die Umgebung des Nagelbetts, den Nagelwall, betreffen (Entzündung: *Paronychia*) oder nur den Nagel selber; manchmal sind Nagel, Nagelbett und Nagelwall gemeinsam betroffen.

Das Nagelwachstum kann gestört sein *(Onychodystrophia)*, der Nagel *(Unguis)* kann in die umgebenden Weichteile einwachsen *(Unguis incarnatus)*, die Nagelplatte kann verdickt *(Onychauxis)* oder zusätzlich krallenförmig gekrümmt und dunkel verfärbt sein (*Onychogryposis* = Krallennagel). Abnorm brüchige Nägel können sich aufsplittern: entweder in der Längsrichtung *(Onychorrhexis)* oder aber schichtweise parallel zu ihrer Oberfläche *(Onychoschisis)*. Schließlich kann sich die Nagelplatte mehr oder weniger vollständig vom Nagelbett lösen *(Onycholysis)*.

Große, uhrglasähnlich gewölbte Nägel nennt man Uhrglasnägel *(Ungues hippocratici)*; sie treten häufig zusammen mit kolbenartig aufgetriebenen Fingerendphalangen, sog. Trommelschlegelfingern *(Digiti hippocratici)*, und Akrozyanose auf. Konkav ausgehöhlte Nägel werden Löffelnägel genannt.

Es kommen auch Weißverfärbungen der Nägel *(Leukonychien)* vor: Sie können punktförmig, total oder streifenförmig auftreten; die streifenförmigen Leukonychien entweder als Längsstreifen oder als sog. *Meessche Querstreifen* (bei Arsen- und Thallium-Intoxikationen).

Bei Scharlach *(Scarlatina)* kann sechs bis acht Wochen nach Krankheitsbeginn eine als *Nagellinie* bezeichnete nach vorne konvexe Furche auftreten, die in etwa fünf Monaten bis zum Nagelende vorrückt.

Bei großer Blutdruckamplitude *(Pulsus celer et altus)* kann nach Druck auf das Nagelende in den Nägeln der *Kapillarpuls* sichtbar werden *(Müller-Zeichen)*.

7.3 Palpation

Auf Temperatur und Beschaffenheit der Haut, auf Schweißabsonderung, Druckschmerz, Ödeme, Konsistenz und Tonus der Muskulatur sowie auf Resistenzen, Stränge, Tumoren wird man achten müssen. Bei diskontinuierlich die Arterienwand durchsetzenden Verkalkungen, Sklerosierungen und Indurationen nimmt der palpierende Finger die Arterie höckerig wahr: *Gänsegurgelarterie*. – Arthrotisches Reiben in

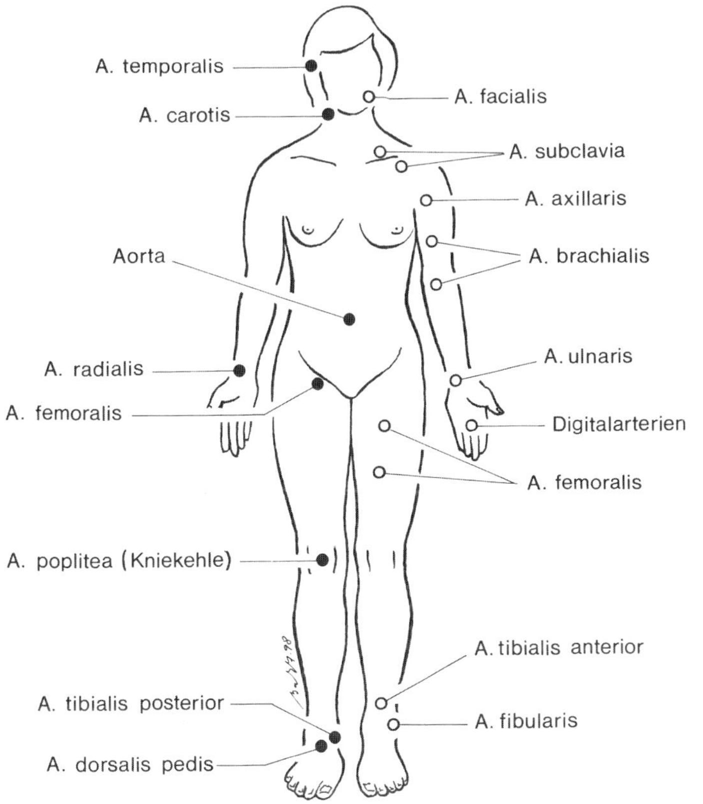

Abbildung B 102: Taststellen der Arterienpulse. An den (auf der rechten Körperseite dargestellten) Punkten lassen sich unter physiologischen Bedingungen die Pulse immer tasten; an den (auf der linken Körperseite dargestellten) Kreisen lassen sich die Pulse auch unter physiologischen Bedingungen nicht immer tasten.

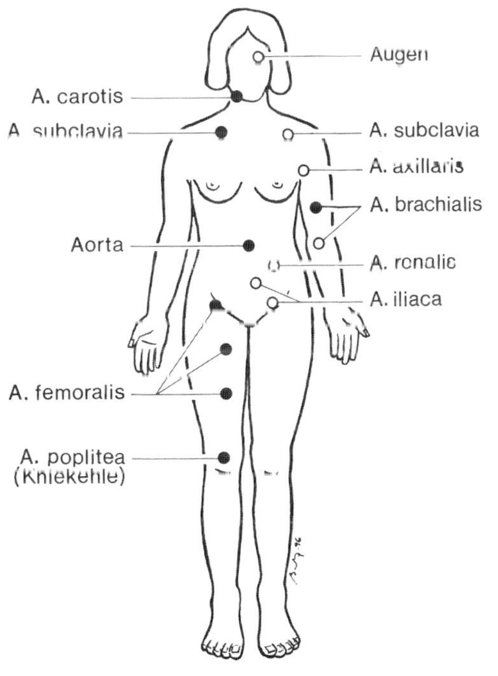

Abbildung B 103: Auskultationsstellen der Arterien. Stenose- oder Sklerosegeräusche lassen sich an den als Punkte gezeichneten Stellen regelmäßig, an den als Kreise gezeichneten Stellen nur manchmal nachweisen.

Gelenken kann häufig besser gefühlt als erhorcht werden.

Die Untersuchung des *Pulses* wurde bereits früher (siehe **S. 92**) besprochen; an den Extremitäten ist sie zur Beurteilung der Durchblutung und zum Nachweis von arteriellen Durchblutungsstörungen von großer Bedeutung (**Abb. B 102**).

Merke: Wenn ein Puls distal tastbar ist, kann er proximal nicht fehlen!

Das bedeutet: Hat man beidseits die Pulse von A. radialis, A. tibialis posterior und A. dorsalis pedis getastet, ist die Untersuchung beendet. Nur wenn einer der genannten Pulse nicht getastet werden konnte, muß man nach den weiter proximal gelegenen suchen.

7.4 Perkussion

Die Knochenperkussion ist bei Osteomyelitis außerordentlich nützlich, wenn festgestellt werden soll, welcher von zwei parallel verlaufenden oder benachbarten Knochen Sitz der Infektion ist.

7.5 Auskultation

Die Auskultation spielt bei den Gelenken zum Nachweis von Reibe- und Knirschgeräuschen nur eine untergeordnete Rolle. Bedeutungsvoll ist sie bei den Gefäßen, insbesondere bei den Arterien, weil sich Sklerose- bzw. Stenosegeräusche oft recht frühzeitig nachweisen lassen. Über die Auskultationsstellen informiert die **Abbildung B 103**.

Routinemäßig sollte man auskultieren: Karotis, Brachialis, Subclavia, Aorta und Femoralis (an den in der Zeichnung nur mit Kreisen dargestellten Stellen lassen sich weniger häufig Geräusche auskultieren). Bei Kompression der A. subclavia können Stenosegeräusche über ihr spontan (**Abb. B 108.c**) oder nach Provokation (**Abb. B 108.d**) vernommen werden.

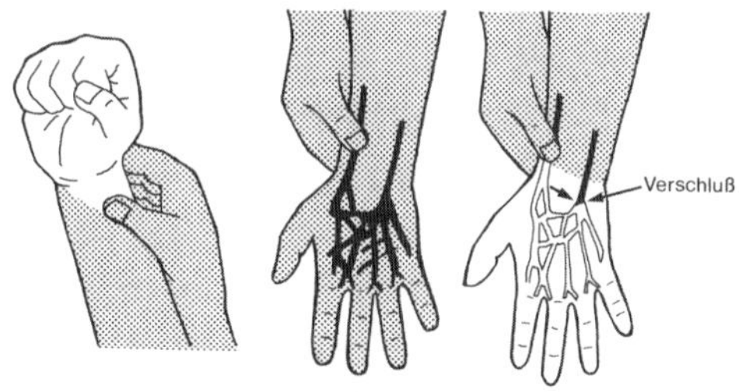

Abbildung B 104: Allen-Test. Nach Kompression der A. radialis (oder der A. ulnaris) kommt es bei Verschluß der A. ulnaris (bzw. der A. radialis) zu einer Abblassung der Hand, wenn der Patient die Faust kräftig öffnet und schließt.

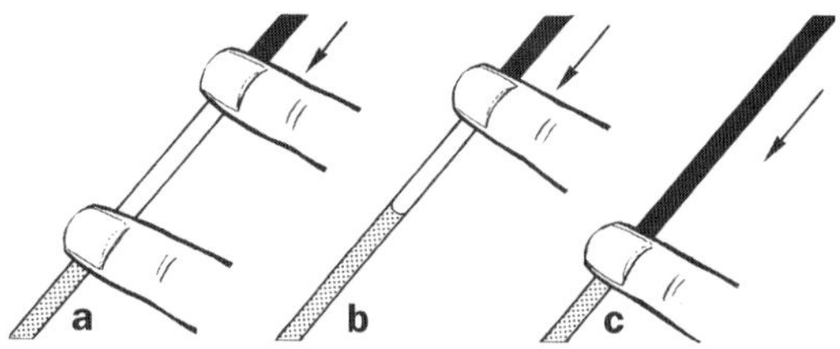

Abbildung B 105: Untersuchung des Venenabflusses: a) Ausstreichen der Vene. b) Der untere Finger wird weggenommen: Die Vene füllt sich nicht. c) Der untere Finger wird wieder angelegt und der obere entfernt: Die Vene füllt sich stoßartig, wenn der Venenfluß von oben nach unten gerichtet ist.

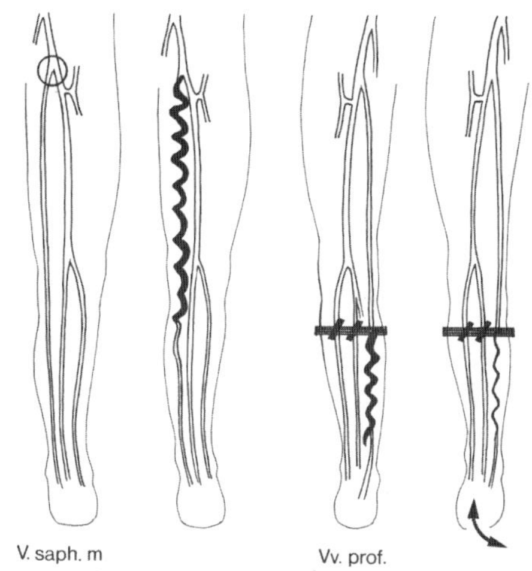

Abbildung B 106: Venenfunktionsprüfungen. Linke Seite Versuch nach Trendelenburg, rechte Seite Versuch nach Perthes (Erläuterungen siehe Text).

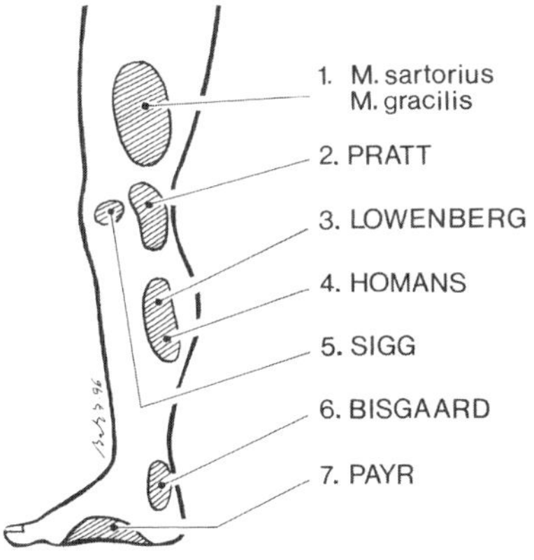

Abbildung B 107: Schmerzprovokationszeichen bei tiefen Beinvenenthrombosen. (Erläuterungen siehe Text S. 202).

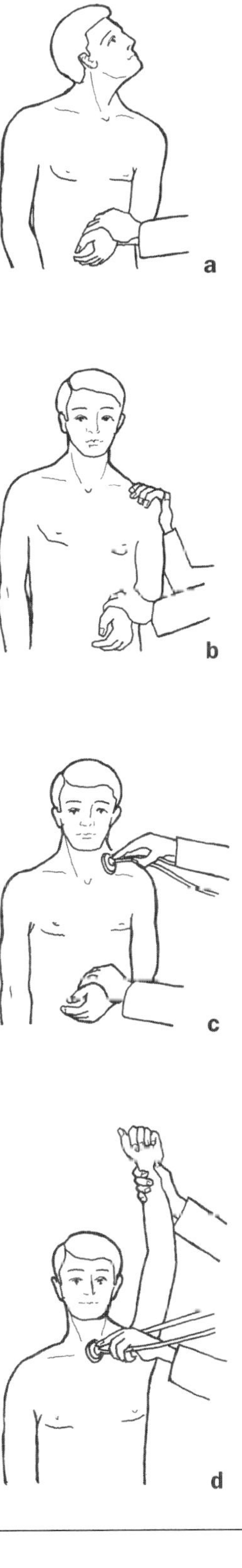

Abbildung B 108: Provokationsteste bei Engpaßsyndromen: a) Adson-Manöver, b) Schmerzen und Verschwinden des Radialispulses bei kräftigem Herabziehen der Schulter, c) Stenosegeräusch (spontan), d) Stenosegeräusch (nach Provokation durch maximale Elevation und Rückführung des Armes) (nach Krämer/Stock/Winter).

8. Funktionsprüfungen an Kopf, Hals, Rumpf und Wirbelsäule

Unter Mitarbeit von H. Schaden

Schirmer-Test Etwa 5 cm lange Filterpapierstreifen werden zur Funktionsprüfung der Tränendrüsen zwischen Bulbus und Unterlid eingehängt. Die Streifen sollten beim Gesunden innerhalb von fünf Minuten 15 mm weit angefeuchtet sein. Werden diese Werte nicht erreicht, besteht eine Hypolacrimie, die für ein Sjögren-Syndrom sprechen kann.

Schormitte-Zeichen Bei HWS-Flexion treten Parästhesien und Dysästhesien entlang der Wirbelsäule auf.

HWS-Kompressionstest Bei Druck auf den Kopf des sitzenden oder liegenden Patienten von oben her verstärkt sich der Schmerz in der Halswirbelsäule oder in der oberen Extremität. Dann ist der Test positiv und spricht für eine Einengung des Foramen intervertebrale.

Distraktions- oder Streckungstest Man legt die eine Hand flach unter das Kinn des Patienten, die andere auf das Okziput. Dann hebt man allmählich den Kopf. Der Zug mindert einen Schmerz, der durch das Foramen intervertebrale hervorgerufen wird.

Oliver-Cardarelli- oder Porter-Test Der Patient hebt bei geschlossenem Munde das Kinn möglichst hoch. Dann faßt man den Schildknorpel mit Daumen und Zeigefinger und drückt ihn leicht nach oben: Bei Aortenaneurysma oder Mediastinalgeschwülsten fühlt man deutlich Pulsationen (vgl. auch Oliver-Cardarelli-Zeichen **S. 154 u. 189**).

Adson-Test Der Arm des Patienten wird abduziert, gestreckt und auswärts rotiert. Dann wird der Patient aufgefordert, seinen Kopf in Richtung auf den untersuchten Arm zu drehen und tief einzuatmen (**Abb. B 108**). Bei Kompression der A. subclavia wird sich der Radialis-Puls deutlich abschwächen oder vollkommen verlieren. Kommt es zu Schmerzen, verstärken sich diese durch Zug am Arm nach kaudal (Skalenussyndrom).

Milgram-Test Der auf dem Rücken liegende Patient hebt seine gestreckten Beine 5 cm von der Unterlage. Kann er dies für 30 Sekunden schmerzfrei, läßt sich eine intrathekale Erkrankung ausschließen (Milgram negativ). Kann er das nicht oder empfindet er Schmerzen, spricht das für eine intra- oder extrathekale Erkrankung, z. B. einen Bandscheibenvorfall (Milgram positiv).

Fahrradtest Beim Gehen auftretende heftige, tief lumbal gelegene, ins Gesäß und in die Beine ausstrahlende Schmerzen bessern sich durch Vorbeugen, Hinsetzen oder Hinlegen. Dies spricht für eine Spinalkanal- oder Rezessus-Stenose.

8.1 Weitere Zeichen und Tests: Schulter und obere Extremität

Fallarm-Test Der Patient abduziert seinen Arm vollständig. Dann wird er aufgefordert, den Arm langsam seitlich herabzulassen. Bei Rupturen der Rotatorenmanschette ist der Patient dazu nicht in der Lage, und der Arm fällt herab. (Auch mit einem leichten Schlag auf den Unterarm kann man den Arm zum Herunterfallen bringen [= vgl. auch Armfalltest].)

Armfalltest Der vom Untersucher hochgehaltene «gelähmte» Arm des liegenden Patienten bleibt nach plötzlichem Loslassen kurz in der Luft «hängen», bevor er seitlich (nie ins Gesicht) nach vorn (selten nach hinten) fällt. Es handelt sich dann um eine psychogene (oder psychosomatische) Störung [= vgl. auch Fallarm-Test].

Nackengriff Der Nackengriff wird zur Prüfung von Außenrotation und Abduktion im Schultergelenk ausgeführt.

Kratztest nach Apley Der Patient wird aufgefordert, hinter seinen Kopf zu langen und dabei die obere mediale Ecke der gegenüberliegenden Skapula zu berühren. Dieser Test dient – ähnlich dem Nackengriff – zur Bestimmung der Abduktion und Außenrotation im Schultergelenk.

Schürzengriff Der Schürzengriff wird zur Prüfung von Innenrotation und Adduktion im Schultergelenk ausgeführt.

Apprehensionstest Bei Außenrotation und Abduktion im Schultergelenk wird ein Druck auf den vorderen Glenoidalrand ausgeübt. Bei vorderer Instabilität des Schultergelenks tritt eine schmerzhafte Subluxation des Humeruskopfes ein.

Yergason-Test Der im Ellbogengelenk auf 90° flektierte und pronierte Unterarm wird nach kaudal gezogen und supiniert, der Oberarm außenrotiert. Bei ungenügender Fixation der langen Bizepssehne springt sie aus dem Sulcus bicipitalis; dies bereitet dem Patienten Schmerzen.

Thomson-Zeichen Wenn man gegen den Widerstand des Patienten dessen im Ellbogengelenk gebeugten Vorderarm bei Faustschluß herunterdrückt, treten Schmerzen am radialen Epikondylus auf. Dies spricht für eine Epicondylitis humeri radialis (**Abb. B 109**).

Finkelstein-Test (Probe, Zeichen) Der Patient schlägt den Daumen in die Hohlhand ein und macht dann eine feste Faust. Der Untersucher fixiert nun mit der einen Hand den Unterarm und biegt mit der anderen die Faust ulnar-

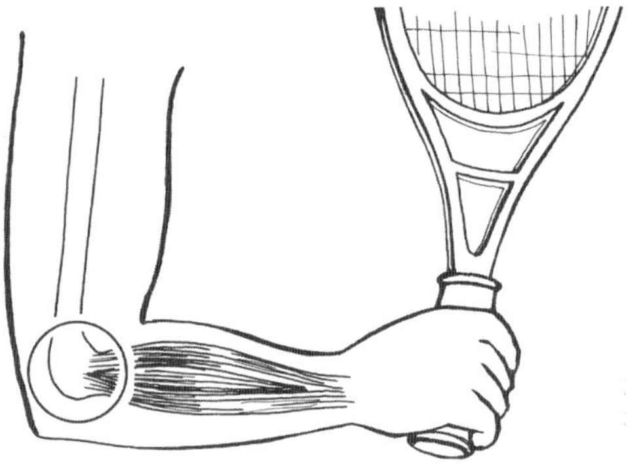

Abbildung B 109: Schmerzzone bei Epicondylitis humeri lateralis (sog. Tennis-Ellbogen). Provokation: Drückt man den gebeugten Vorderarm bei Faustschluß gegen den Widerstand des Patienten nach unten, treten an der gekennzeichneten Stelle ebenfalls Schmerzen auf (Thomson-Zeichen).

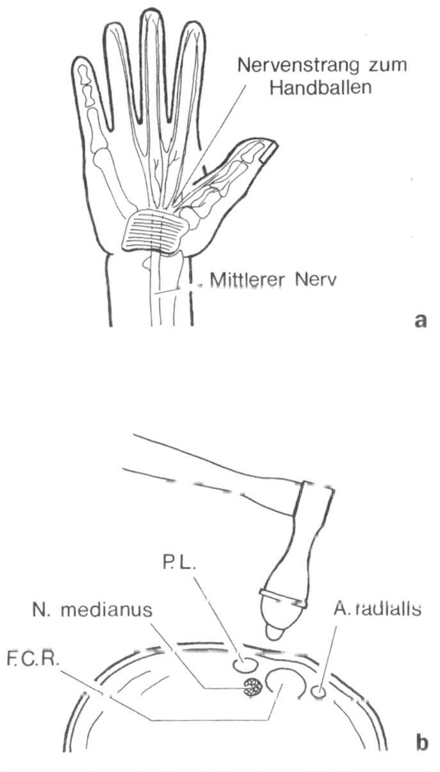

Abbildung B 110: Tinel-Zeichen (Hoffmann-Tinel-Zeichen): a) Verlauf des N. medianus auf der Volarseite von Hand und Unterarm, b) Perkussion des N. medianus an der radialen Seite der Sehne des M. palmaris longus führt zu einer Parästhesie an der volaren Handseite.

wärts ab. Kommt es dabei zu einem heftigen Schmerz, der manchmal bis in die Daumenspitze oder bis zum Ellbogengelenk einschießen kann, ist der Test positiv; er spricht für eine Tendovaginitis stenosans De Quervain.

Tinel-Zeichen (Hoffmann-Tinel-Zeichen) Eine Perkussion des N. medianus an der radialen Seite der Sehne des M. palmaris longus führt zu einer Parästhesie, manchmal auch zu Schmerzen, an der volaren Handseite (**Abb. B 110**) und weist auf ein Karpaltunnelsyndrom hin.

Phalen-Zeichen Nach maximaler Volarflexion im Handgelenk für mindestens eine Minute treten Parästhesien, manchmal auch Schmerzen, in den Fingern auf oder verstärken sich. Dies spricht für ein Karpaltunnelsyndrom. (Ein negativer Phalen-Test schließt ein solches aber nicht aus.)

Karpal-Kompressionstest (Durkan 1991) Nach 30 Sekunden Kompression des N. medianus im Karpaltunnel mit beiden Daumen kommt es zu Schmerzen und Parästhesien, wenn ein Karpaltunnelsyndrom vorliegt.

Froment-Zeichen Beim Festhalten eines Papiers zwischen Daumen und Zeigefinger wird das Daumenendglied stark gebeugt, wenn infolge einer distalen Läsion des N. ulnaris der M. adductor pollicis paretisch ist.

Flaschenzeichen (Flaschentest) Eine Flasche kann nicht richtig umfaßt werden, wenn infolge einer distalen Läsion des N. medianus Daumenopposition und -abduktion geschwächt sind (Parese des M. opponens und des M. abductor pollicis brevis): positives Flaschenzeichen.

Gaenslen-Handgriff Queres Zusammendrücken der Finger- und Zehengrundgelenke löst schon bei leichtem Druck einen heftigen Kompressionsschmerz aus. Dies weist auf eine rheumatoide (Poly-)Arthritis im Frühstadium hin, auch wenn andere klinische Zeichen noch fehlen.

8.2 Weitere Zeichen und Tests: Becken, Hüfte und untere Extremität

Obturator-Test (Z. Cope) Wenn durch Rotation des im Hüftgelenk gebeugten Oberschenkels Schmerzen im Unterbauch ausgelöst werden, spricht das für entzündliche Prozesse im kleinen Becken auf der Faszie des M. obturator internus (H. Kunz).

Trendelenburgsches Zeichen Beim Beinheben hebt sich unter physiologischen Bedingungen die gleichnamige Beckenhälfte durch Kontraktion des M. glutaeus medius der Standbeinseite (**Abb. B 111.a und b**): *Trendelenburg negativ*; bei Insuffizienz oder Parese des M. glutaeus medius der Standseite sinkt das Becken der Gegenseite beim Beinheben ab (**Abb. B 111.c und d**): *Trendelenburg positiv*.

Mennelsches Zeichen Ein umschriebener Schmerz im Bereich der Sakroiliakalgelenke auf den Mennelschen Handgriff hin spricht für eine entzündliche Erkrankung der Sakroiliakalgelenke (z.B. M. Bechterew). Der *Mennelsche Handgriff* wird ausgeführt, indem man

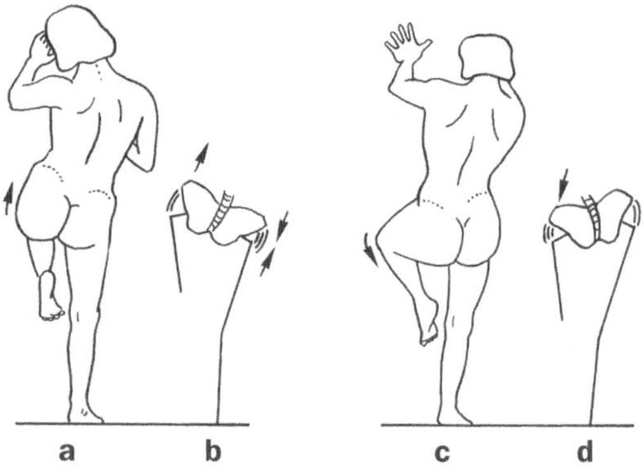

Abbildung B 111: Trendelenburgsches Zeichen bei Störungen der Funktion des M. glutaeus medius (in Anlehnung an Debrunner): a) Trendelenburg negativ: Beim Beinheben hebt sich durch Kontraktion des M. glutaeus medius der Standbeinseite die gleichnamige Beckenhälfte; b) Schema dieses Vorgangs; c) Trendelenburg positiv: Bei Insuffizienz des M. glutaeus medius der Standbeinseite sinkt beim Beinheben die gleichnamige Beckenhälfte ab; d) Schema dieses Vorgangs.

den Oberschenkel des in Seiten- oder Bauchlage liegenden Patienten ruckartig nach dorsal überstreckt, wobei die freie Hand das Becken fixiert.

Gaenslen-Zeichen Der auf dem Rücken liegende Patient zieht beide Beine bis an den Thorax an. Dann wird er so zur Tischkante gezogen, daß die eine Gesäßbacke über die Kante hängt. Nun wird der Patient aufgefordert, das nicht unterstützte Bein herunterfallen zu lassen, während das andere Bein angezogen bleibt. Wenn dabei ein Schmerz im Bereich der Iliosakralfuge auftritt, spricht das für ein pathologisches Geschehen in diesem Gelenk.

Ortolani-Zeichen Bei der Adduktion der im Knie- und Hüftgelenk um 90° gebeugten Beine wird der Hüftkopf subluxiert. Durch anschließende Abduktionsbewegung erfolgt eine Reposition des Hüftkopfes in die Pfanne, wobei ein Schnappen gespürt und gehört werden kann. Dies weist in den ersten Lebenswochen auf eine erhöhte Luxationsbereitschaft des betreffenden oder beider Hüftgelenke hin.

Thomasscher Handgriff Der Thomassche Handgriff dient der Bestimmung des Extensionsdefizits bzw. einer Beugekontraktur des Hüftgelenks. Die infolge Beugekontraktur bestehende kompensatorische Beckenkippung wird durch *passive maximale Beugung der Gegenseite* ausgeglichen (**Abb. B 112**). Aufgrund der Extensionseinschränkung kommt der Oberschenkel der erkrankten Seite in Beugestellung (Winkel entspricht Kontrakturausmaß).

Patrick-Test (oder Fabere-Test) Druck auf das außenrotierte, kniegebeugte und mit dem Außenknöchel der kontralateralen Patella aufliegende Bein des auf dem Rücken liegenden Patienten bewirkt bei Coxarthrose Schmerz im Hüftgelenk.

Amboßtest Das Bein des auf dem Rücken liegenden Patienten wird in gestreckter Stellung hochgehoben; dann erfolgt ein kräftiger Faustschlag auf das Fersenbein. Der Test ist positiv bei Schmerzangabe im Hüftgelenk und deutet dann auf eine Hüftgelenkserkrankung.

Zohlen-Zeichen Bei gestrecktem Bein und entspannter Muskulatur wird die Patella nach distal und dorsal gedrückt (**Abb. B 113**); spannt der Patient nun seinen M. quadriceps langsam an, kommt es zu einem heftigen Retropatellarschmerz (sog. Patellaanpreßschmerz): Nachweis einer Chondropathia patellae.

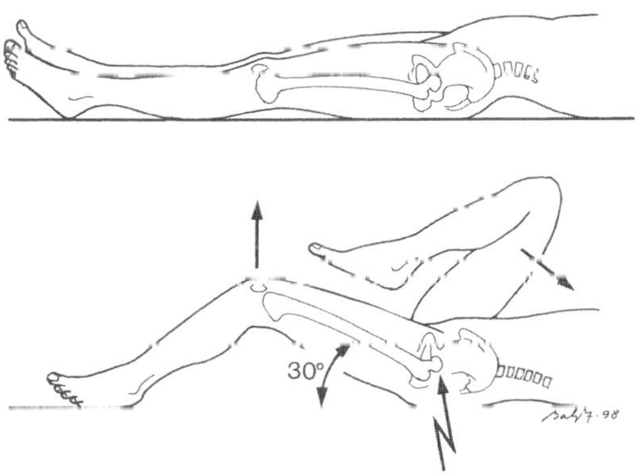

Abbildung B 112: Thomasscher Handgriff zum Lordose-Ausgleich: a) Durch Hyperlordosierung der Lendenwirbelsäule wird eine Bewegungseinschränkung im Hüftgelenk im Liegen kaschiert; b) nach maximaler passiver Beugung des kontralateralen Beines im Hüftgelenk wird die Lordose ausgeglichen, und das Streckdefizit wird offenbar.

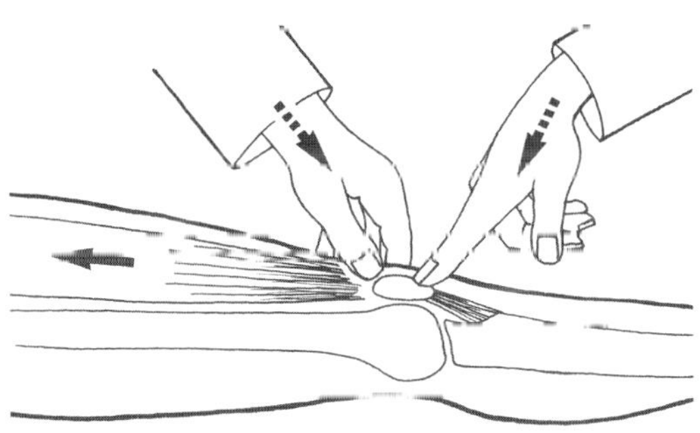

Abbildung B 113: Prüfung des Zeichens nach Zohlen zum Nachweis einer Chondropathia patellae: Bei gestrecktem Bein und entspannter Muskulatur wird die Patella nach distal und dorsal gedrückt. Spannt der Patient nun seinen Quadrizeps langsam an, kommt es zu einem heftigen Retropatellarschmerz.

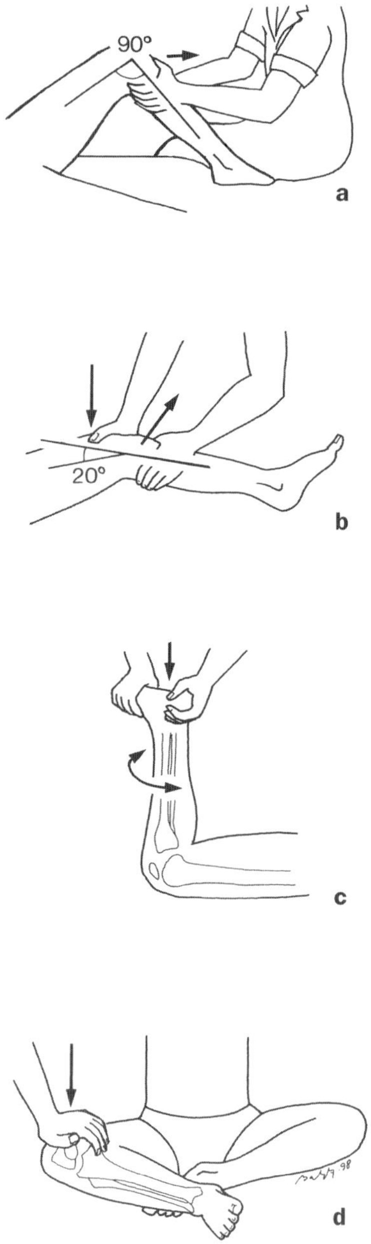

Abbildung B 114: Untersuchung des Kniegelenks I: a) Prüfung der anterior-posterioren Schublade (sog. vorderer Schubladentest), b) Lachmann-Test, c) Meniskustest nach Apley, d) Meniskustest nach Payr (Einzelheiten s. Test).

Erwartungstest Bei Luxations- oder Subluxationsneigung der Patella wird der Gesichtsausdruck des Patienten angstvoll und gequält, wenn man versucht, am liegenden Patienten die Patella nach medial oder lateral zu verbringen.

«Rückfall»-Test Man umfaßt die Ferse des auf dem Rücken liegenden Patienten und bringt dessen Knie in volle Beugestellung. Dann gestattet man dem Knie, sich passiv zu strecken oder in Streckstellung zurückzufallen. Ist dies nicht möglich oder leistet das Knie an irgendeiner Stelle elastischen Widerstand, so handelt es sich mit großer Wahrscheinlichkeit entweder um einen Meniskusriß oder um einen freien Gelenkkörper (Hoppenfeld).

Meniskuszeichen Mehrere Meniskuszeichen erhöhen die Diagnosesicherheit. Negative Meniskuszeichen sind kein Beweis für einen intakten Meniskus!

Steinmann I: Bei Außenrotation des im Kniegelenk gebeugten Unterschenkels entsteht bei Innenmeniskusläsion ein medialer Schmerz am inneren Gelenkspalt; bei Innenrotation des im Kniegelenk gebeugten Unterschenkels entsteht bei Außenmeniskusläsion ein lateraler Schmerz am äußeren Gelenkspalt.

Steinmann II: Beim passiven Beugen des Kniegelenkes wandert der Druckschmerz am zerrissenen Meniskus von ventral nach dorsal.

Apley-Zeichen (Apley-Test, auch Kompressionstest nach Apley): In Bauchlage wird der Oberschenkel fixiert, und das Knie wird rechtwinklig gebeugt. Dann werden ein axialer Druck von fußsohlenwärts und eine kräftige Rotation ausgeübt (**Abb. B 114.c**). Bei Innenmeniskusläsion tritt ein Außenrotationsschmerz auf; bei Außenmeniskusläsion ein Innenrotationsschmerz.

Payr-Zeichen (Payr-Test): Im Schneidersitz tritt am inneren Kniegelenksspalt ein Schmerz auf, der sich bei bodenwärts gerichtetem Druck auf das Knie (**Abb. B 114.d**) verstärkt (Verdacht auf Hinterhornschädigung des medialen Meniskus [vgl. auch **Payr-Zeichen auf S. 202**]).

Mc Murray-Test: Am liegenden Patienten wird das Bein im Kniegelenk vollständig gebeugt. dann legt man die freie Hand so auf das Kniegelenk, daß die Finger den medialen, der Daumen den lateralen Gelenkspalt berührt. Dann wird das Bein nach innen und außen rotiert, um das Kniegelenk zu lockern. Dann drückt man gegen die Lateralseite und rotiert gleichzeitig nach außen. Nun wird das Bein langsam gestreckt. Kommt es dabei zu einem Knacken, so handelt es sich um einen Innenmeniskusriß.

Finocchietto-Zeichen («signo del salto»): Hörbares Zurückspringen des Hinterhornes bei ruckartigem Vorziehen des Tibiakopfes (vordere Schublade) bei Meniskusläsionen mit Insuffizienz des vorderen Kreuzbandes und medialen Seitenbandes.

Apley-Grinding-Distraktionstest Dient zur Unterscheidung der Meniskus- von der Kapsel Band Läsion. Er wird durchgeführt wie der Apley-Test (s.o.), nur wird statt des Druckes ein Zug (Distraktion) ausgeübt. Schmerzen treten nur bei Bandläsion auf, nicht bei Meniskusschaden.

Wackelknie Bei Bandverletzungen oder Bandinsuffizienz am Kniegelenk kommt es auf der Seite der verletzten oder insuffizienten Bänder bei Dehnung im gestreckten Kniegelenk zu einer vermehrten Aufklappbarkeit (**Abb. B 115**).

Schubladenphänomen Bei Zerreißung oder Überdehnung der Kreuzbänder kann der rechtwinklig gebeugte Unterschenkel gegen den Oberschenkel wie eine Schublade vorwärts oder rückwärts bewegt werden. Der auf dem Rücken liegende Patient hat seine Knie rechtwinklig gebeugt. Die Füße ruhen flach auf dem Untersuchungstisch. Der Untersucher fixiert die Füße, indem er sich darauf setzt. Er umschließt sodann mit beiden Händen den proximalen Unterschenkel und zieht diesen auf sich zu (**Abb. B 114.a**: *vordere Schublade* → vorderes Kreuzband verletzt); dann schiebt er ihn von sich weg (**Abb. B 116**: *hintere Schublade* → Verletzung des hinteren Kreuzbandes).

Lachmann-Test Prüfung der Schublade in 20° Beugestellung des Kniegelenks: wichtigster Test einer frischen Knieverletzung und sicherster Nachweis einer Insuffizienz des vorderen Kreuzbandes (**Abb. B 114.b**). Schubladenbewegung bis 5 mm und harter eindeutiger Anschlag: negativ; Schubladenbewegung mehr als 5 mm und weicher oder fehlender Anschlag: positiv (immer Vergleich mit der Gegenseite durchführen).

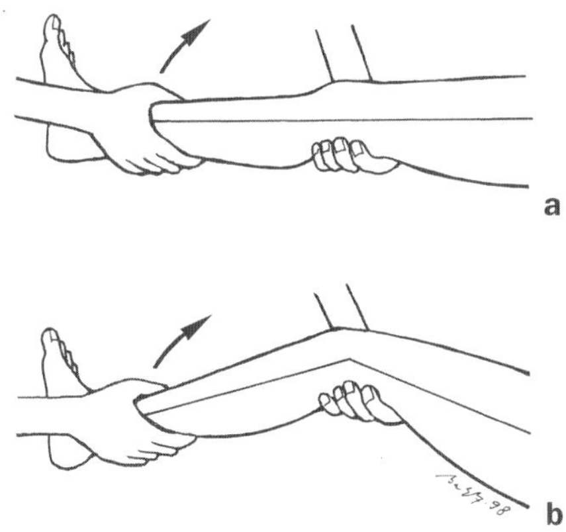

Abbildung B 115: Prüfung der seitlichen Aufklappbarkeit des Kniegelenks: a) in Streckstellung, b) in 20 bis 30° Beugestellung.

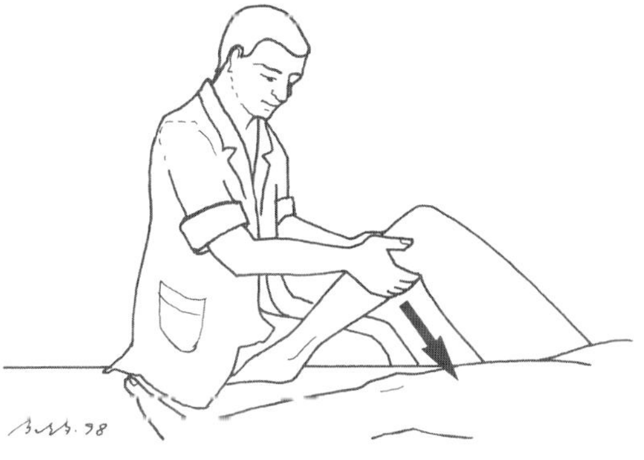

Abbildung B 116: Prüfung der anterior-posterioren Schublade (sog. hinterer Schubladentest).

Thompson-Zeichen Fehlende Plantarflexion des Fußes bei Kompression der Wade spricht für Achillessehnenruptur.

Hoover-Test Beim Verdacht auf eine scheinbare, also psychogene Beinlähmung legt man die Hand des Untersuchers unter die Ferse des gelähmten Beines und bittet den Patienten, sein gesundes Bein von der Untersuchungsliege abzuheben. Der Test ist positiv, wenn es dabei zu plötzlichen Abstützreaktionen des «gelähmten» Beines auf der Unterlage kommt, die von der untergeschobenen Untersucherhand deutlich wahrgenommen werden können.

Lasègue-Zeichen Bei Reizzuständen des Nervus ischiadicus treten bei Hebung des gestreckten Beines im *ganzen* Ischiadikusverlauf Schmerzen auf, bei Beugung im Kniegelenk lassen die Schmerzen nach. Der Winkel zur Horizontalen, bei dem der Schmerz beginnt, ist anzugeben (**siehe S. 218 und Abb. B 131.a**). Tritt der Schmerz beim Anheben des kontralateralen Beines auf, handelt es sich um einen *kontralateralen* oder *gekreuzten Lasègue* (Hinweis auf einen sequestrierten Bandscheibenvorfall). Treten bei der Prüfung *ausschließlich im Bereich des dorsalen Oberschenkels* Schmerzen auf (als Folge einer verkürzten ischiokruralen Muskulatur), nennt man das einen *Pseudo-Lasègue*. (Von einem «*umgekehrten Lasègue*» spricht man, wenn es in Bauchlage des Patienten bei Hüftüberstreckung mit gebeugtem Knie zur Schmerzverstärkung kommt; es handelt sich dabei um eine Dehnung des N. femoralis bzw. der Wurzeln $L_2 - L_4$.)

Bragard-Gowers-Zeichen Bei Dorsalflexion des Fußes im oberen Sprunggelenk (OSG) und gestrecktem sowie ggf. angehobenem Bein treten Schmerzen im Verlauf des Ischiasnerven auf (Nervendehnungszeichen, vgl. auch **Kapitel 10, S. 218**).

9. Funktionsprüfungen der Gefäße

Unter Mitarbeit von H. Schaden

9.1 Arterienfunktionsprüfungen

Faustschlußprobe Der Patient hebt die Arme in die Höhe. Er öffnet und schließt eine Minute lang einmal pro Sekunde fest die Fäuste. Bei Arterienstenosen blaßt die Hand ab; nach Ende der Tätigkeit tritt eine reaktive Hyperämie bei arterieller Durchblutungsstörung erst nach mehr als fünf Sekunden auf.

Allen-Test Der Allen-Test ermöglicht eine Lokalisation von Verschlüssen in Vorderarm-, Hand- oder Fingerarterien. Nachdem der Patient mehrere Male seine Faust schnell geöffnet und geschlossen hat, ballt er eine ganz feste Faust, damit das venöse Blut aus der Hohlhand gepreßt wird. Dann komprimiert man mit Daumen und Zeigefinger die A. radialis und die A. ulnaris auf den darunterliegenden Knochen. Wenn der Patient nun die Faust öffnet, sollte die Handfläche blaß aussehen. Dann gibt man eine der beiden Arterien frei; die Handfläche sollte sofort ein rosiges Aussehen annehmen. Wenn das der Fall ist, wiederholt man den Test, indem man die andere Arterie freigibt; bleibt nun die Handfläche blaß, ist diese Arterie verschlossen (**Abb. B 101**).

Lagerungsprobe nach Ratschow Beide Beine werden möglichst senkrecht hochgehalten, die Füße führen 20–40 kreisende Bewegungen aus. Anschließend setzt sich der Patient und läßt die Beine locker herabhängen. Bei Arterienverschlüssen kommt es beim Fußrollen zu starker Abblassung der Fußsohlen; beim Herabhängen ist die Rötung verzögert und tritt erst nach mehr als 20 Sekunden auf. Beim Gesunden ist die Fußrötung nach spätestens 5 Sekunden zu erwarten. Auf Seitendifferenzen muß geachtet werden. Die Probe eignet sich auch zur Verlaufsbeobachtung.

Gehtest Patient geht möglichst immer zur gleichen Tageszeit auf glattem, ebenem Boden mit immer gleicher, aber übernormaler Geschwindigkeit. Die Gehleistung wird gemessen: Mehr als 150 m sprechen für gute Kompensation, weniger als 50 m sprechen für sehr schlechte Kompensation.

Moszkowiczsches Zeichen Nach Hochhalten des Gliedes und Ausstreichen bis zur Blässe wird es möglichst hoch (proximal) für fünf Minuten abgebunden. Dann werden die anämischen und die (reaktiv) hyperämischen Areale ermittelt. Der Test eignet sich zur Ermittlung der arteriosklerotischen Ausfallbezirke an den Extremitäten.

9.2 Stadieneinteilung der Arteriellen Verschluß-Krankheit (AVK)

Die Gehstrecke ergibt einen Hinweis auf den Schweregrad der peripheren arteriellen Verschlußkrankheit *(Stadieneinteilung nach Fontaine)*:

Stadium I	Beschwerdefreiheit (bei fehlenden peripheren Pulsen)
Stadium IIa	Belastungsschmerz mit Claudicatio intermittens bei beschwerdefreier Gehstrecke über 200 m
Stadium IIb	Belastungsschmerz mit Claudicatio intermittens bei beschwerdefreier Gehstrecke unter 200 m
Stadium III	Nächtlicher Ruheschmerz
Stadium IV	Nekrose (trockene oder feuchte Gangrän)

9.3 Venenfunktionsprüfungen

Der venöse Abfluß wird wie in **Abbildung B 105** geprüft.

Perkussionsversuch Am stehenden Patienten werden die Varizen der Wade mit den Fingerspitzen palpiert. Beklopft man gleichzeitig die Varizen am Oberschenkel, pflanzt sich die Klopfwelle nur dann nach unten fort, wenn die Klappen insuffizient sind.

Perthes(scher Versuch) Am stehenden Patienten werden die Venen distal vom Kniegelenk gestaut. Nach raschem Umhergehen und einigen Kniebeugen entleeren sich die Venen, wenn die tiefen Venen durchgängig und die Vv. communicantes et perforantes intakt sind (**Abb. B 106 rechts**).

Trendelenburg(scher Versuch, auch Brodie-Trendelenburgsche Probe) Nach Hochlagerung des Beines und Ausstreichen des Venenblutes wird die V. saphena nahe ihrer Mündung komprimiert. Der Patient steht mit unveränderter Kompression auf. Füllt sich die V. saphena magna nach Aufheben der Kompression (**Abb. B 106 links**) sofort und rasch von oben her, sind die Klappen dieses Venenabschnittes insuffizient (Trendelenburg positiv); erfolgt die Füllung nur allmählich, sind die Klappen intakt (Trendelenburg negativ).

9.4 Spontan- und Schmerzprovokationszeichen bei tiefen Beinvenenthrombosen

Merke: Der Schmerz kann dem Ödem um Tage, ja manchmal sogar um ein bis zwei Wochen vorauseilen! Oft besteht ein *spontaner Fußsohlenschmerz* (Denecke), manchmal ein *Beinschmerz beim Husten* (Louvel) oder ein *Wadenzerreißungsschmerz beim Umhergehen* (Fischer).

Wegen der großen klinischen Bedeutung werden die Schmerzprovokationszeichen bei tiefen Beinvenenthrombosen im einzelnen aufgezeigt (**Abb. B 107**):

- Druckschmerz an der Oberschenkelinnenseite (M. sartorius et M. gracilis) und im Vena-femoralis-Bereich der Leiste (Rielander)
- Druckschmerz im Kniegelenksbereich (Pratt)
- Druckschmerz in und unterhalb der Kniekehle (Krieg)
- Überstreckschmerz im Kniegelenk (Sigg)
- Schmerz beim Ballotieren der entspannten Wade (Ducuing)
- Wadenzugschmerz bei forcierter Dorsalflexion des Fußes (Homans)
- Wadenschmerz bei Plantarflexion (Denecke)
- Wadendruckschmerz beim Aufpumpen einer um die Wade gelegten Blutdruckmanschette auf 100 mmHg (Lowenberg)
- Druckempfindliche Infiltrate in der Wade (Tschmarke)
- Schmerz bei Druck entlang der hinteren Tibiakante (Meyer)
- Kulissendruckschmerz von Infiltraten kalkaneomalleolär (Bisgaard)
- Fußsohlendruckschmerz an der Innenseite (Payr), manchmal auch Spontanschmerz ohne Druck (Denecke); man spricht dann auch vom Denecke-Payr-Zeichen.

10. Neurologische Untersuchung

Die übliche neurologische Untersuchung gliedert sich in sieben Teile.

10.1 Hirnnerven

Nervus olfactorius (I.) Zur Prüfung hält man verschiedene Geruchsproben in Weithalsflaschen (**Abb. A 32.a**) zur Verfügung; dabei hat es wenig Wert, die sechsundneunzig Kreationen eines französischen Parfumherstellers zu gebrauchen, weil der Patient sie kaum kennen wird. Geeignet sind vielmehr allseits bekannte Stoffe wie Kölnischwasser, Zimt o.ä. In der Not kann man auf Seife vom Waschbecken zurückgreifen, nur muß man den Patienten die Augen schließen lassen, bevor man zum Waschbecken tritt.

Beide Nasenseiten sind getrennt zu prüfen, indem die Gegenseite solange zugehalten wird. Da immer wieder Simulanten den Arzt betrügen möchten, empfiehlt es sich, als weitere Geruchsprobe einen Trigeminusreizstoff zur Verfügung zu halten, der dem Patienten angeboten wird, wenn er die anderen Proben nicht gerochen hat.

Der Simulant wird auch dann sagen, er rieche nichts, wenngleich ihm unterdessen die Tränen in die Augen treten. Der Kranke hingegen wird erfreut mitteilen, daß die Störung offenbar doch nicht mehr so gravierend sei, denn er könne nun doch wieder etwas riechen.

Als solche Trigeminusreizstoffe kommen beispielsweise Essigsäure oder Formalin in Betracht.

Nervus opticus (II.) Der II. Hirnnerv ist der einzige Nerv, der am lebenden Menschen eingesehen werden kann. Dies geschieht mit der direkten Ophthalmoskopie unter Zuhilfenahme eines Augenspiegels (**Abb. A 15.a und A 16.a und c**) und ist im allgemeinen Teil bei den ophthalmologischen Spiegeluntersuchungen eingehend beschrieben worden.

Bei der Untersuchung ist in erster Linie danach zu fahnden, ob die Papilla nervi optici teilweise oder vollständig abgeblaßt ist und ob eine Stauungspapille vorliegt.

Nervus oculomotorius (III.), Nervus trochlearis (IV.) und Nervus abducens (VI.) Der III., IV. und VI. Hirnnerv vermitteln die Augenbewegungen und werden zusammen geprüft. Man bittet den Patienten, auf den Zeigefinger des Untersuchers zu blicken, der kreisförmig vom Kinn aus über das Ohr zur Stirne und von dort über das andere Ohr zum Kinn zurückgeführt wird (**Abb. B 117**). Dabei fallen Lähmungen sofort auf. Man muß sich allerdings dann überlegen, welche Muskeln auf welcher Seite betroffen sind und welcher Nerv sie innerviert (**Abb. B 117**).

Nervus trigeminus (V.) Der V. Hirnnerv innerviert mit seinem ersten, zweiten und dritten Ast sensibel die Gesichtshaut. Man prüft ihn am einfachsten, indem man mit beiden Händen vergleichend über beide Gesichtshälften streicht und den Patienten fragt, ob er an irgendeiner Stelle eine Abschwächung des Gefühls spürt (**Abb. B 12**). Die Kornea wird vom 1. Trigeminusast versorgt; zur *Prüfung des Kornealreflexes* läßt man den Patienten in die Ferne blicken und berührt – nach Vorwarnung – mit einem zusammengedrehten Wattebausch vorsichtig die Kornea der einen und dann mit möglichst gleicher Intensität die der anderen Seite; meist kommt es zu einem reflektorischen Lidschluß; sonst soll der Patient die Empfindungen auf beiden Seiten mitein-

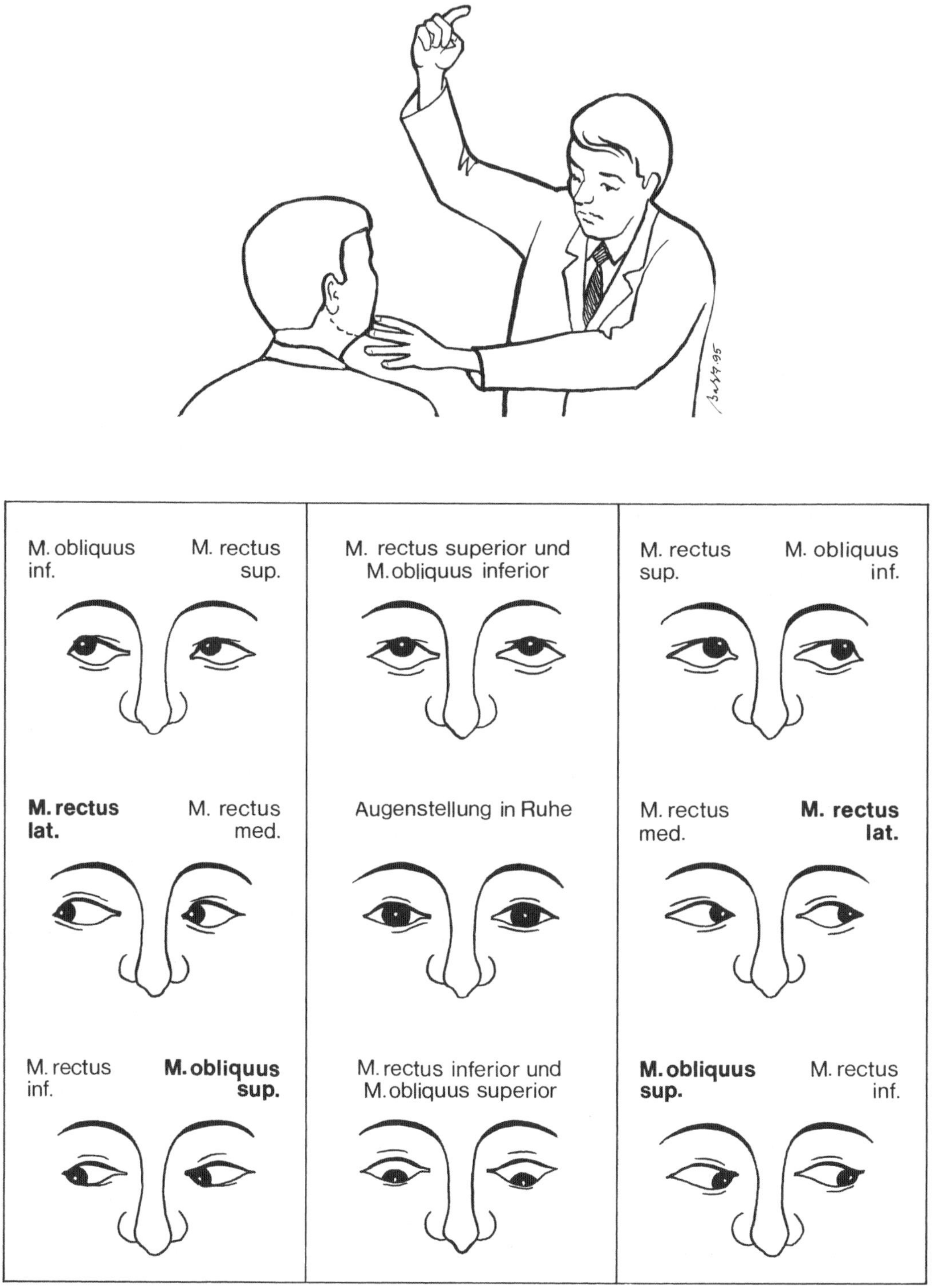

Abbildung B 117: Prüfung auf Augenmuskelparesen.

ander vergleichen. Die motorische Portio minor des N. trigeminus versorgt die Kaumuskeln; einseitige Ausfälle führen zu einer Verminderung des Kaudruckes.

Nervus facialis (VII.) Der VII. Hirnnerv versorgt vor allem die mimische Muskulatur. Eine einseitige vollkommene Leitungsunterbrechung des peripheren Nerven fällt meist von selber auf: der Mundwinkel hängt herab, das Auge tränt, die Lidspalte ist erweitert und der Lidschlag fehlt. Beim Sprechen wird der Unterschied zwischen beiden Gesichtshälften noch deutlicher. Schwerer zu erkennen sind die selteneren beidseitigen Lähmungen. Zur Prüfung läßt man den Patienten die Stirne runzeln, die Backen aufblasen und die geschlossene Zahnreihe zeigen. Der Versuch, das Auge der gelähmten Seite zu schließen, scheitert; es bewegt sich lediglich der Bulbus nach oben, so daß meist nur noch die Sklera zu sehen ist *(Bellsches Phänomen)*.

Bei den sog. zentralen Fazialisparesen ist die Lähmung vorwiegend eine «untere»: Stirnrunzeln und Lidschluß sind dann – wenigstens teilweise – noch möglich.

Der N. intermedius, dem Geschmacksfasern von den vorderen zwei Dritteln der Zunge angehören, ist mit dem Anfangsteil des N. facialis vereinigt, so daß bei einer Fazialisparese nicht selten auch das *Geschmacksvermögen* der homolateralen vorderen Zungenanteile beeinträchtigt ist. Man prüft das mit den Geschmacksproben süß, salzig, sauer und bitter (**Abb. A 32.b**), die auf die vorderen Zungenanteile sukzessive aufgetupft werden, nachdem der Patient jedesmal den Mund mit Wasser ausgespült hat. Bei dieser Untersuchung muß gewährleistet sein, daß jede Zungenhälfte getrennt und streng ventral geprüft wird, weil die Geschmacksempfindungen des hinteren Zungendrittels vom N. glossopharyngeus vermittelt werden.

Nervus stato-acusticus (VIII.) Das Gehör kann man orientierend mit Fingerreiben vor dem Patientenohr prüfen. Eine C^5-Stimmgabel deckt Lärmschäden auf, indem man sie abwechselnd vor das Patienten- und Untersucherohr hält: Wenn der Arzt den Ton wesentlich länger wahrnimmt als der Patient, ist eine audiometrische Untersuchung angezeigt. Flüstersprache (Doppelzahlen mit Reserveluft gesprochen) sollte vom Gesunden aus 6 m erkannt werden; dabei ist jede Seite getrennt durch Zuhalten der anderen zu prüfen und so, daß der Patient den Mund des Untersuchers nicht sehen kann.

Zur Differenzierung von Schalleitungs- und Schallwahrnehmungsschwerhörigkeit sind die Versuche nach Weber und Rinne für allgemeinärztliche Zwecke zunächst ausreichend.

Rinne-Versuch: Ob eine Schwerhörigkeit durch eine Schalleitungsstörung oder durch eine Schallempfindungsstörung verursacht wird, kann ermittelt werden, indem man das Hörvermögen für Luftleitung mit dem für Knochenleitung vergleicht. Dazu hält man eine Stimmgabel C^3 (oder A^1) zunächst vor das schwerhörige Ohr, bis der Patient den Ton nicht mehr hört (Luftleitung); dann setzt man den Stiel (Fuß) der Stimmgabel auf dem Warzenfortsatz auf (Knochenleitung). Der Normalhörende und der Schallempfindungsschwerhörige hören den Ton bei Luftleitung länger (Rinne positiv), der Schalleitungsschwerhörige hört den Ton bei Knochenleitung länger (Rinne negativ).

Weber-Versuch: Eine schwingende Stimmgabel C^1 (oder A^1) wird auf Scheitel- oder Stirnmitte aufgesetzt. Der Normalhörende wie auch der Schwerhörige mit annähernd seitengleicher Störung gleichen Typs hört den Ton symmetrisch in beiden Ohren. Bei einseitiger sensoneuraler oder Schallempfindungsschwerhörigkeit (Innenohrschwerhörigkeit) wird der Ton im besser hörenden Ohr, bei einseitiger konduktiver oder Schalleitungsschwerhörigkeit (Mittelohrschwerhörigkeit) wird der Ton im schlechter hörenden Ohr wahrgenommen.

Zur Prüfung des statischen Gleichgewichts benutzt man den *Romberg-Test*. Man läßt den Patienten mit horizontal vor der Brust ausgestreckten Armen und nach oben gerichteten Handflächen zunächst 60 Sekunden mit offenen Augen, dann 60 Sekunden mit geschlossenen Augen stehen und beobachtet das Ausmaß der Schwankungen und die Richtung einer eventuellen Fallneigung. Dabei sollen die Füße des Patienten eng aneinandergestellt sein; sie dürfen sich aber nicht berühren (**Abb. B 118**).

Eine Differenzierung zwischen zentralen und peripheren Störungen ist möglich: Bei peripher-vestibulären Störungen

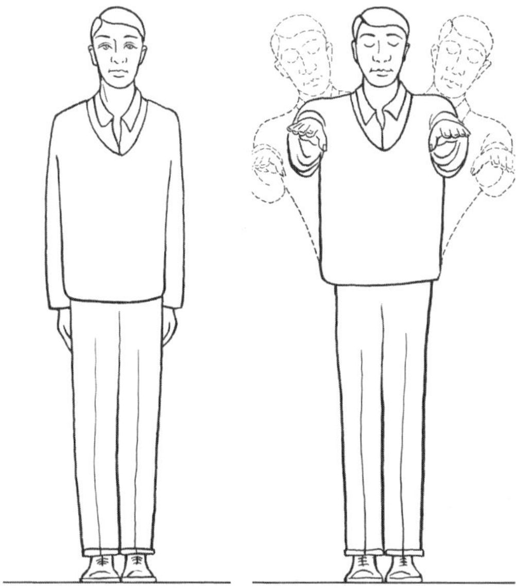

Abbildung B 118: Romberg-Test. Der Patient steht mit zur Horizontalen erhobenen Armen und geschlossenen Augen eine Minute. Dabei wird eine Schwank- oder Fallneigung beobachtet.

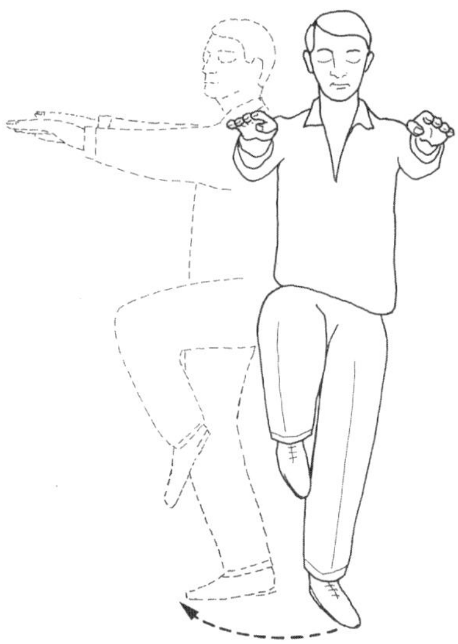

Abbildung B 119: Unterberger-Versuch. Der Proband tritt mit geschlossenen Augen und zur Horizontalen erhobenen Armen eine Minute auf der Stelle; dabei soll er seine Kniegelenke jeweils bis zur Horizontalen anheben.

ändert sich die Richtung der Fallneigung entsprechend der Kopfdrehung, bei zentralen Störungen bleibt die Fallrichtung nach Kopfdrehung unverändert.

Zur Prüfung des dynamischen Körpergleichgewichts hat sich der *Unterberger-Tretversuch* hervorragend bewährt. Er wird in ähnlicher Weise durchgeführt wie der Rombergsche Versuch, nur tritt der Proband auf der Stelle und soll dabei die Oberschenkel möglichst bis zur Horizontalen heben (**Abb. B 119**). Meist wird man den Versuch nur bei geschlossenen Augen durchführen lassen, sollte aber dafür sorgen, daß keine laut tickenden Uhren (oder sonstige Geräusche) im Raume sind, an denen der Patient sich womöglich orientieren kann. Der Proband soll vierzigmal treten, doch läßt man ihn meist ebenfalls eine Minute treten, damit man nicht mitzählen muß. In dieser Zeit gelten Abweichungen nach vorn bis zu einem Meter und eine Achteldrehung (40°) noch als physiologisch. Praktisch ist es, sich auf dem Boden des Untersuchungszimmers einen Kreis mit dem Radius von einem Meter und 45°-Winkeln einzeichnen zu lassen; dies präzisiert die Beurteilung. Während des Versuchs muß man immer bereit sein, den Patienten ggf. aufzufangen, falls er zu fallen droht.

Nervus glossopharyngeus (IX.) und Nervus vagus (X.) Nervus glossopharyngeus (IX.) und Nervus vagus (X.) werden gemeinsam geprüft.

Häufig berichten die Kranken, feste Bissen nicht ohne weiteres schlucken zu können, oder sie klagen, daß ihnen Getränke in die Nase hochsteigen würden.

Man wird auf Lähmungen des Gaumensegels achten und die Sensibilität von Gaumenbogen, Zungengrund und Rachen mit einem Holzspatel prüfen. Bei Heiserkeit ist eine laryngoskopische Beurteilung der Stimmbänder zur sicheren Diagnose einer Parese des N. recurrens unumgänglich.

Nervus accessorius (XI.) Der N. accessorius innerviert den M. trapecius und den M. sternocleidomastoideus. Häufig fallen Asymmetrien schon bei der Inspektion auf. Die Prüfung geschieht folgendermaßen: Man bittet den Patienten, die Schultern zu heben, und versucht dann, diese niederzudrücken. Dann bittet man den Patienten, den Kopf zunächst zur rechten Seite und später zur linken Seite zu

Nystagmus-Prüfungen

Spontannystagmus: Ein Spontannystagmus fällt oft schon dem unbewaffneten Auge auf. Eine genauere Prüfung wird man immer unter der Frenzelbrille (**Abb. A 32.f**) vornehmen, die die Akkommodation des Patienten ausschaltet und eine Betrachtung unter Lupenvergrößerung gestattet. Zunächst wird man bei Ruhestellung der Augen untersuchen, anschließend wird man den Patienten nach rechts, nach links, nach oben und nach unten blicken lassen. (Merke: Ein Nystagmus in extremer Endstellung der Augen ist physiologisch.)

Optokinetischer Nystagmus: Den optokinetischen Nystagmus prüft man mit einem scharz-weiß gefelderten neurologischen Spezialmaßband (**Abb. A 32.m**), dessen markierte Seite man vor den Augen des Patienten rasch von der Spule zieht. Der so provozierte Nystagmus entspricht dem sog. «Eisenbahn-Nystagmus»; die langsamen Phasen der Augenbewegungen weisen in die Richtung, in die das Maßband herausgezogen wird. Der optokinetische Nystagmus ist bei Intoxikationen meist vermindert; sein Fehlen ist immer pathologisch.

Kopfschüttel-Nystagmus: Kopfschütteln (um die vertikale Achse) kann einen latenten vestibulären Nystagmus manifest werden lassen, der erschöpfbar ist und unbedingt unter der Frenzelbrille beobachtet werden muß, weil Fixation ihn zu unterdrücken vermag (Burian).

Prüfung auf Suppression des vestibulo-okulären Reflexes: Normalerweise läßt sich durch passive Drehung des Oberkörpers (auf einem Drehstuhl oder im Stehen) über den vestibulo-okulären Reflex (VOR) ein Nystagmus auslösen. Fixiert der Patient hingegen während der Drehung die nach oben ausgestreckten Daumen seiner miteinander verschränkten Hände, wird dieser Nystagmus physiologischerweise unterdrückt (Th. Büttner und U. McMonagle). Fehlende Suppression spricht für eine Läsion im vestibulo-okulären Reflexbogen.

Lage-Nystagmus: Links- und Rechtslage (**Abb. B 120**), Rückenlage und Kopfhängelage nach Halpike müssen geprüft werden. Der echte Lagenystagmus tritt jeweils kurz nach Einnahme der entsprechenden Position ein.

Lagerungs-Nystagmus: Bringt man den sitzenden Patienten rasch unter Links- oder Rechtsdrehung des Kopfes in Rückenlage, kann es zu einem heftigen rotatorischen, aber kurzdauernden Nystagmus kommen, der als benigner peripherer Lagerungsnystagmus bezeichnet wird. Sofern man den Patienten nach Abklingen des Nystagmus wieder aufsetzt, kommt es regelmäßig zu einem neuerlichen rotatorischen Nystagmus mit gegensinniger Drehrichtung.

Zervikaler Nystagmus: Bei extremen Kopfdrehungen oder Retroflexionen kann es zu einem kurzdauernden, reproduzierbaren Nystagmus kommen. Als Ursache vermutet man Durchblutungsminderungen im Vertebrobasilarisbereich, die entweder mechanisch oder reflektorisch ausgelöst werden und bei Patienten mit traumatischen oder degenerativen HWS-Veränderungen, bei HWS-Fehlhaltungen oder bei vertebrobasilarer Insuffizienz vorkommen können (Burian).

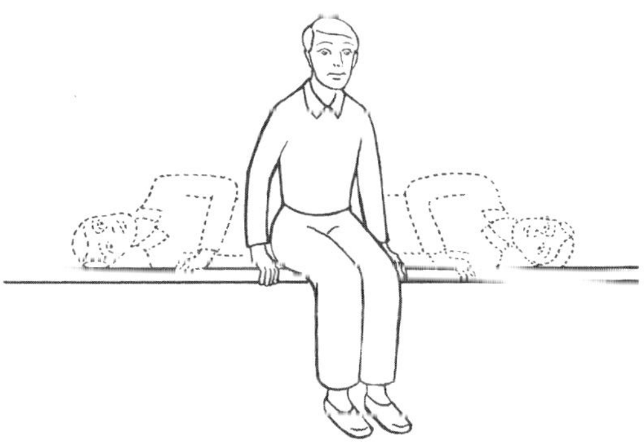

Abbildung B 120: Prüfung des Lage-Nystagmus.

wenden und in dieser Stellung zu fixieren. Der Untersucher versucht jeweils durch Zug am Kinn, den Widerstand zu überwinden. Bei einem Gesunden gelingt das nicht.

Nervus hypoglossus (XII.) Lähmungen des XII. Hirnnerven fallen meist schon dadurch auf, daß die Zunge auf der kranken Seite vermehrt gerunzelt und wie verkümmert aussieht. Beim Herausstrecken weicht sie zur kranken Seite ab.

10.2 Motorisches System

Eine orientierende Prüfung der Motorik führt man durch, indem man den Patienten bittet, den Arm zunächst auf der rechten, dann auf der linken Seite zu strecken und zu fixieren; der Untersucher versucht den Arm im Ellbogengelenk zu beugen. Dann bittet man den Patienten, zunächst den rechten Arm, später den linken Arm im Ellbogengelenk zu beugen und zu fixieren; der Untersucher versucht den Arm zu strecken. In gleicher Weise verfährt man mit den unteren Extremitäten. Bei den oberen Extremitäten kann ein kräftiger Untersucher den Widerstand manchmal überwinden – zumal wenn es sich um eine alte oder geschwächte Patientin handelt. Ansonsten sollte das Ausmaß vorhandener Paresen protokolliert werden, damit man bei späteren Untersuchungen eine Vergleichsmöglichkeit hat.

Man unterscheidet die folgenden Paresegrade:

5 = normale Kraft, auch nach längerer Tätigkeit
4 = Bewegungen gegen Widerstand möglich, aber maximale Kraftentfaltung des zu prüfenden Muskels gut überwindbar
3 = Bewegung gegen die Eigenschwere des distal vom Gelenk liegenden Gliedmaßenabschnittes möglich
2 = Bewegung bei Ausschaltung der Eigenschwere möglich
1 = Anspannung der Sehne ohne Bewegungseffekt
0 = völlige Lähmung

Man spricht von einer Monoparese, wenn nur *eine* Extremität betroffen ist, von einer Tetraparese, wenn alle vier Extremitäten betroffen sind. Ist eine Körperhälfte gelähmt, handelt es sich um eine Hemiparese, sind beide Arme oder beide Beine gelähmt, spricht man von einer Paraparese. (Mit Paralyse wird oft die vollständige Parese bezeichnet; meist wird das Wort Paralyse wie auch das Wort Plegie aber einfach synonym zu Parese gebraucht.)

Eine exakte *Messung der Handkraft* (Beugemuskulatur) auf beiden Seiten ist mit dem Handkraftmesser Dynatest (**Abb. A 10**) leicht durchzuführen und sollte den Befund ergänzen; nur so lassen sich geringe Verbesserungen oder Verschlechterungen bei Verlaufskontrollen erfassen.

Rhythmisch alternierende Kontraktionen von Agonisten und Antagonisten nennt man *Tremor;* er kann grob-, mittel- oder feinschlägig sein. Man unterscheidet einen *Ruhetremor,* der während der Willkürbewegungen schwindet, einen *Haltungstremor,* der am deutlichsten zum Tragen kommt, wenn Kopf oder Gliedmaßen in einer bestimmten Stellung fixiert werden, und einen *Intensionstremor,* der sich vornehmlich bei Bewegungsabläufen einstellt.

Bei den *Hyperkinesen* handelt es sich nicht um rhythmische, sondern um zufällige, ungeordnete motorische Entladungen. Man unterscheidet *choreatische Hyperkinesen,* bei denen es am Kopf, am Rumpf oder in Extremitätenabschnitten zu blitzartigen Zuckungen kommt, *athetotische,* die eher langsam wurmförmig schraubend ablaufen, wobei zuweilen die mimische Muskulatur grotesk verzerrt wird, *dystonische* mit langsam-kraftvoll drehenden Bewegungen und *ballistische* mit brutal schleudernden oder werfenden Abläufen.

Von *Myoklonien* spricht man, wenn Teile eines Muskels oder Muskelverbandes sich wiederholt kontrahieren, dabei meist aber nur einen geringen Bewegungseffekt bewirken. (Sind nur sehr umschriebene Areale betroffen, nennt man die Kontraktionen *faszikuläre Zuckungen.*)

Beim *Tic* handelt es sich um komplexe, unwillkürliche Abläufe, die nicht selten an groteske Willkürbewegungen erinnern und dann besonders beeindrucken.

Tonusveränderungen der Muskulatur nennt man *spastisch,* wenn der federnde Widerstand mit Zunahme der Winkelgeschwindigkeit, mit der geprüft wird, zunimmt. Besteht zugleich eine Parese, spricht man von einer spastischen Parese.

Einen zähen Widerstand, der bei der Prüfung mit Zunahme der Winkelgeschwindigkeit eher abnimmt, bezeichnet man als *Rigor.* Bei der Prüfung einschießende Impulse, die den Ablauf der passiven Bewegung ruckartig bremsen, nennt man *Zahnradphänomen.*

10.3 Reflexe

Die Reflexe können auf verschiedene Weise eingeteilt werden. Man teilt sie einerseits in Eigen- und Fremdreflexe, andererseits in physiologische und pathologische Reflexe ein. Die physiologischen Reflexe können beim Gesunden normal oder lebhaft ablaufen. Ein lebhafter Reflex kann Ausdruck einer vermehrten vegetativen Erregbarkeit sein, ist aber nicht pathologisch im strengeren Sinne. Pathologisch werden die physiologischen Reflexe, wenn sie gesteigert oder abgeschwächt auslösbar sind oder wenn sie erloschen sind. Den gesteigerten Reflex gibt man meistens mit +++ an, den lebhaften mit ++, den abgeschwächten mit –, den fehlenden mit Ø.

Die Beurteilung wird dadurch kompliziert, daß man bei Seitendifferenzen nicht sicher sagen kann, ob die schwächer reagierende Seite der Normalfall und die stärker reagierende der pathologische Fall ist oder ob die stärker reagierende Seite der Normalfall und die schwächer reagierende pathologisch ist. Zudem kann der lebhafte Reflex eines Gesunden mit einer ungemein heftigeren Intensität ablaufen als der gesteigerte Reflex eines Kranken. Dies kann die Beurteilung in manchen Fällen erschweren:

Man wird aber immer dann von einem gesteigerten Reflex sprechen dürfen, wenn gleichzeitig ein pathologischer Reflex auf derselben Körperseite ausgelöst werden kann.

An den oberen Extremitäten prüft man als physiologische Reflexe beiderseits den Radiusperiostreflex, den Bizepssehnenreflex und den Trizepssehnenreflex. An den unteren Extremitäten – ebenfalls vergleichend – den Patellarsehnenreflex, den Achillessehnenreflex und gelegentlich den Tibialis-posterior-Reflex. Die Prüfung der Bauchhautreflexe darf nie vergessen werden. An pathologischen Reflexen werden an den unteren Extremitäten das Phänomen nach Babinski und das Phänomen nach Rossolimo geprüft, an den oberen Extremitäten das Phänomen nach Trömner. Die Phänomene nach Rossolimo und Trömner kommen vereinzelt seitengleich auch beim Gesunden vor. Verwertbar sind deshalb nur einseitig positive oder deutlich seitendifferente Reflexabläufe.

Die Prüfung des Kremasterreflexes wie auch die Prüfung der Phänomene nach Gordon und Oppenheimer werden in der Allgemeinpraxis nicht routinemäßig durchgeführt. Wie in schlechten Anamnesen, die fast alles Wichtige vermissen lassen, regelmäßig die Kinderkrankheiten eines greisen Patienten aufgeführt sind, so findet man in allen dürftigen Untersuchungsbefunden die minutiöse Prüfung nach Gordon und Oppenheimer. Dies gehört zu den schwerverständlichen Ungereimtheiten der praktischen Medizin, weil die genannten Phänomene auch beim Gesunden vorkommen können und deshalb für sich allein überhaupt nichts besagen. Wenn ein positiver Babinski oder ein einseitig positiver Rossolimo vorhanden ist, dann ist dies für sich allein bereits hinreichend aussagekräftig; die zusätzliche Prüfung der Phänomene nach Gordon und Oppenheimer bedeutet dann nur sinnlose Zeitvergeudung im harten Praxisalltag.

Reflexprüfung Reflexe sollten grundsätzlich am entspannt auf einer Untersuchungsliege liegenden Patienten mit dem Reflexhammer nach Trömner (**Abb. A 32.i**) geprüft werden. Der Untersuchungsraum sollte ausreichend temperiert sein, damit es nicht beim entkleideten Patienten zu Kältezittern kommt.

RPR (Radiusperiostreflex): Man umfaßt mit der linken Hand den im Ellbogengelenk leicht gebeugten, entspannt liegenden Unterarm des Patienten und schlägt mit dem breiten Reflexhammerende auf den Radius dicht proximal vom Handgelenk (**Abb. B 121.a**). Es kommt zu einer sichtbaren und meist noch besser fühlbaren Beugung im Handgelenk.

BSR (Bizepssehnenreflex): Man sucht mit dem Daumen der linken Hand die Sehne des M. biceps am ebenfalls leicht im Ellbogengelenk gebeugten Arm auf und schlägt mit dem Reflexhammer auf den eigenen Daumen (**Abb. B 121.c**). Es kommt im Normalfall zu einer Beugung im Ellbogengelenk.

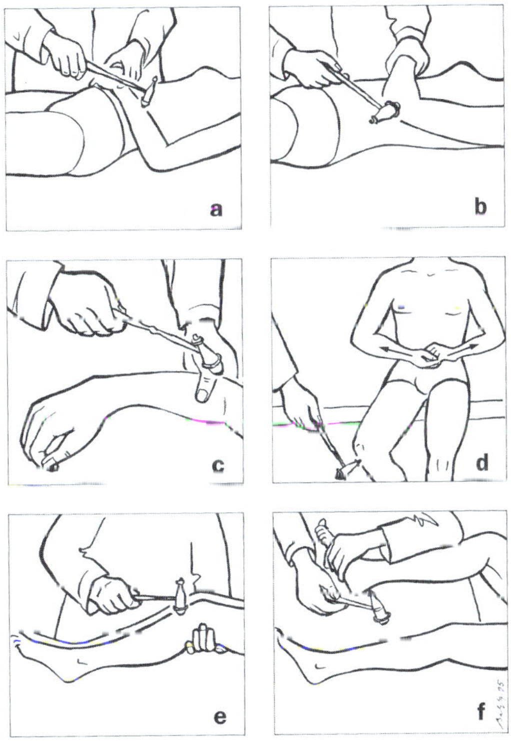

Abbildung B 121: Prüfung der physiologischen Reflexe: a) RPR, b) TSR, c) BSR, d) PSR mit Jendrassikschem Handgriff, e) PSR, f) ASR.

TSR: Der *Trizepssehnenreflex* ist von allen Reflexen am schwierigsten auszulösen. Man umfaßt den auf der Brust des Patienten liegenden, im Ellbogengelenk gebeugten Unterarm und zieht ihn leicht zur Gegenseite. Dann schlägt man mit dem Reflexhammer auf die Sehne des M. triceps dicht proximal vom Olecranon ulnae (**Abb. B 121.b**). Es kommt im Normalfall zu einer reflektorischen Streckung im Ellbogengelenk, die sich ebenfalls meist leichter fühlen als sehen läßt.

BHR: Die *Bauchhautreflexe* löst man in drei Etagen (Ober-, Mittel- und Unterbauch) aus, indem man seitenvergleichend mit einer Nadel von lateral nach medial auf den Nabel zu streicht (**Abb. B 122**). Da der Reflex rasch erlahmt, muß schon die allererste Prüfung «sitzen»: Alle Wiederholungen sind – sofern sie negativ ausfallen – nicht mehr verwertbar.

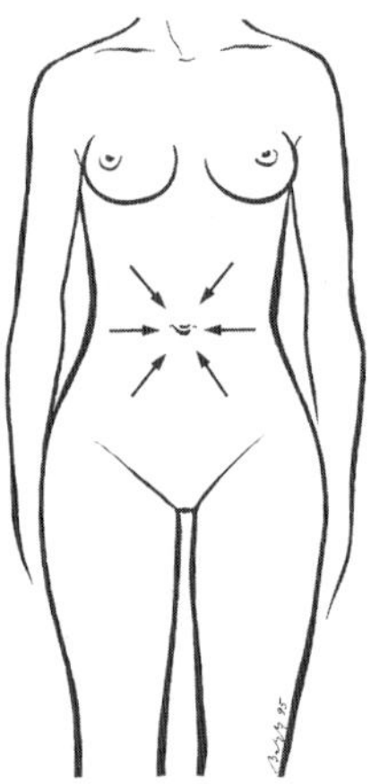

Abbildung B 122: Prüfung der Bauchhautreflexe (BHR).

PSR: Die Prüfung des *Patellarsehnenreflexes* erfolgt am liegenden Patienten. Der Untersucher führt seinen linken Unterarm unter beide Kniekehlen und bringt dadurch die Unterschenkel in eine leichte Beugestellung. Nun klopft er mit dem Reflexhammer auf das Ligamentum patellae dicht distal der Patella (**Abb. B 121.e**). Die Prüfung muß seitenvergleichend durchgeführt werden, d. h. mit möglichst gleicher Schlagintensität. Gelingt die Auslösung des Reflexes nicht, kann das daran liegen, daß der Patient dem Arzt helfen will und seine Beine in dieser Beugestellung fixiert. Oft reicht dann der Hinweis, der Patient möge seine Beine ruhig hängen lassen, der Arzt würde sie tragen. Genügt das nicht, hilft evtl. der *Handgriff nach Jendrassik*: Der Patient wird gebeten, die gebeugten Finger seiner Hände ineinander zu verschränken und auf ein vereinbartes Kommando kräftig nach außen zu ziehen (**Abb. B 121.d**). Gleichzeitig löst der Arzt den Reflex aus.

ASR: Der *Achillessehnenreflex* kann auf verschiedene Weise ausgelöst werden. Bewährt hat sich das folgende Verfahren: Man umfaßt mit der linken Hand die vordere Hälfte des Patientenfußes, beugt das Bein im Kniegelenk, so daß der Unterschenkel des Patienten zwischen dem Arm des Untersuchers und seinem Körper zu liegen kommt und gleichzeitig die Achillessehne leicht angespannt wird. Nun schlägt man von unten her mit dem Reflexhammer auf die Achillessehne (**Abb. B 121.f**). Es kommt zu einer ruckartigen Kontraktion, die sichtbar und fühlbar ist.[17]

TPR: Der *Tibialis-posterior-Reflex* wird ausgelöst durch einen Schlag auf die Sehne des M. tibialis posterior distal des medialen Malleolus. Es kommt zu einer Supination und Adduktion des Fußes, doch ist der Reflex nicht immer auslösbar. Nur einseitig abgeschwächte oder einseitig erloschene Reflexe dürfen als pathologische Zeichen gewertet werden, wenn es um eine Schädigung der motorischen Wurzel L5 geht.

Pathologische Reflexe Besonders wichtig ist das *Phänomen nach Babinski*, das ausgelöst wird, indem man mit der Spitze des Reflexhammergriffs (oder einer Nadel) an der lateralen Fußsohle hin und her streicht (**Abb. B 123.a**). Dabei sollte man den Reiz so dosieren, daß es nicht zu einer Beugekontraktion der Zehen kommt, und niemals auf die Großzehe zu streichen, sondern immer streng lateral und auch dorsal der Metatarsalia bleiben, weil nämlich sonst ein Fluchtreflex hervorgerufen werden kann, der dem Babinskischen Phänomen ähnlich ist und Anlaß zu diagnostischen

17 Ein anderenorts propagiertes Verfahren, statt mit dem gummiarmierten Hammerende mit dem Hammerstiel zuzuschlagen, kann nur ataktischen Kollegen empfohlen werden.

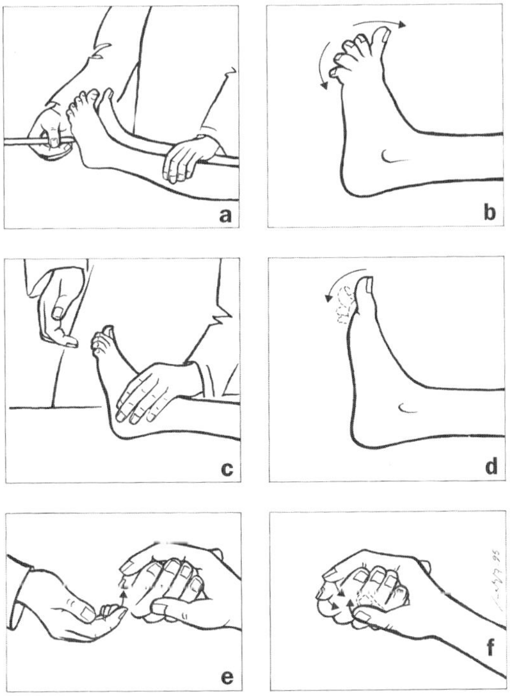

Abbildung B 123: Pathologische Reflexphänomene: a) Phänomen nach Babinski: Auslösung. b) Positives Phänomen nach Babinski: Die Großzehe hebt sich nach kranial, die übrigen Zehen werden plantar flektiert und spreizen sich. c) Phänomen nach Rossolimo: Auslösung. d) Positives Phänomen nach Rossolimo: Die Zehen werden plantar flektiert. e) Phänomen nach Trömner: Auslösung. f) Positives Phänomen nach Trömner: Die Finger werden reflektorisch gebeugt.

Irrtümern geben kann (W. Scheid). Im positiven Falle bewegt sich die Großzehe nach dorsal, während sich die übrigen Zehen spreizen und nach plantar beugen (**Abb. B 123.b**).

Das *Phänomen nach Rossolimo,* das zuweilen auch seitengleich beim Gesunden vorkommt, besteht in einem ruckartigen Nachgreifen der Zehen, unter die man mit den Fingerbeeren einen kräftigen Schlag gesetzt hat (**Abb. B 123.c und d**). Der einseitig positive oder eindeutig heftigere Reflex darf als sicheres spastisches Zeichen gewertet werden.

An den oberen Extremitäten kennen wir lediglich das *Phänomen nach Trömner,* das nur dann als pathologisch zu werten ist, wenn es einseitig oder deutlich seitendifferent auftritt. Man löst es aus, indem man den Handrücken des Probanden so umfaßt, daß der Daumen und die übrigen Finger in ihrer Bewegungsfreiheit nicht behindert werden und dann – ähnlich wie beim Auslösen des Rossolimo-Reflexes – von unten her mit den eigenen Fingerbeeren kräftig gegen die Endphalangen II bis V schlägt (**Abb. B 123.e**). Bei positivem Ausfall kommt es zu einer ruckartigen Beugung aller Finger, die sich am Daumen besonders schön erkennen läßt (**Abb. B 123.f**).

10.4 Sensibilität

Eine vollständige Sensibilitätsprüfung aller Qualitäten und aller Körperregionen ist verhältnismäßig zeitaufwendig. Man fragt den Patienten deswegen gezielt nach «Gefühlsstörungen» und – sofern diese verneint werden – begnügt man sich meist mit der Prüfung der Sensibilität im Gesicht und an den vier Extremitäten. Dies ist für eine orientierende allgemeinärztliche Untersuchung in aller Regel ausreichend. Werden Störungen geklagt oder ermittelt, muß in jedem Fall die Grenze der Störung genau bestimmt werden und am besten in ein Körperschema mit Farbstiften eingezeichnet werden. Man legt zu diesem Zweck die Grenze fest, an der die Sensibilität wieder eindeutig normal ist.

Oberflächensensibilität Das *Berührungsempfinden* prüft man am einfachsten und rationellsten, indem man symmetrisch mit den Händen über beide Gesichtshälften streicht und dann auch über die Arme und Beine, jeweils von proximal nach distal. An den Händen und Füßen muß man die Prüfung etwas differenzierter vornehmen, weil oft nur Teile von Fingern oder Zehen betroffen sind. Bei Störungen spricht man von einer taktilen Anästhesie oder Hypästhesie, je nachdem ob das Berührungsempfinden ganz erloschen oder nur abgeschwächt ist.

Auch das Gegenteil kann in Form einer Überempfindlichkeit, die bis zur Schmerzhaftigkeit gehen kann, vorkommen; man spricht dann von einer taktilen Hyperästhesie oder *Hyperpathie.*

Umschriebene Störungen lassen sich mit einem Wattetupfer oder mit einem weichen Pinsel genauer abgrenzen.

Das *Schmerzempfinden* prüft man mit einer Sicherheitsnadel (**Abb. A 32.e**), die sich bei Nichtgebrauch am Kittel des Untersuchers gefahrlos aufbewahren läßt. Ein Nadelrad ist nicht unbedingt erforderlich, erleichtert aber in manchen Fällen die Untersuchung (**Abb. A 32.j**). Nadeln und Nadelrad sollten nach Gebrauch vorsichtshalber sterilisiert werden. Natürlich sticht man mit der Nadel nicht wirklich zu, sondern übt lediglich einen gewissen Druck aus, den der Patient entweder als spitz oder stumpf angeben soll. Man spricht bei Störungen von einer *Hypalgesie oder Analgesie*, je nachdem ob die Schmerzempfindung vermindert oder ganz erloschen ist.

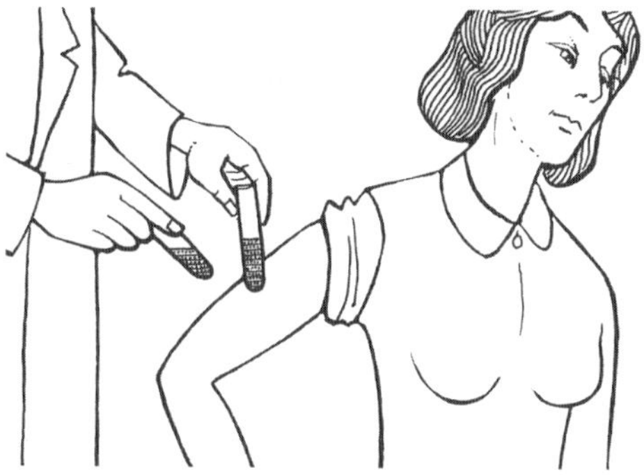

Abbildung B 124: Prüfung des Temperaturempfindens (Thermästhesie). Ein Reagenzglas ist mit kaltem, das andere mit heißem Wasser gefüllt.

Zur Prüfung des *Wärme- und Kälteempfindens (Thermästhesie)* sind zwei Reagenzgläser (**Abb. A 32.k**) erforderlich, in die man kaltes und warmes Wasser einfüllt. Dann läßt man den Patienten die Augen schließen und prüft abwechselnd in unregelmäßiger Reihenfolge mit dem einen oder anderen, nachdem der Patient aufgefordert wurde, die jeweilige Qualität zu benennen (**Abb. B 124**). Für diese Prüfung sind auch elektrische Geräte im Handel (**Abb. A 32.l**); man kann sie auf Hausbesuchen orientierend mit dem Tip-Tel (**Abb. A 32.g**) vornehmen, das von Wärme- oder Kältequellen unabhängig ist.

Tiefensensibilität Bei der Prüfung des *Bewegungsempfindens* beginnt man mit den distalen Extremitätengelenken von Kleinfinger oder Kleinzehe. Dazu faßt der Untersucher die Gliedmaßenabschnitte streng seitlich, damit er nicht gleichzeitig einen Druck in der Bewegungsrichtung ausübt, der dem Probanden die Wahrnehmung erleichtern könnte. Außerdem darf der Untersucher keine proximal gelegenen Gelenke mit bewegen. Der Kranke wird aufgefordert, die Augen zu schließen und jeweils anzugeben, ob der Finger oder die Zehe aufwärts oder abwärts bewegt wird. Wenn bei den kleinen Gelenken von Fingern und Zehen keine Störungen ermittelt werden, darf man die proximalen Gelenke übergehen; bei ermittelten Störungen müssen sie nach proximal hin geprüft werden, bis sich normale Befunde ergeben.

Das *Lageempfinden* wird geprüft, indem der Patient aufgefordert wird, bei geschlossenen Augen die eine Extremität in die gleiche Stellung zu bringen, in die der Untersucher die andere gebracht hat.

Das *Vibrationsempfinden* oder *Pallästhesie* wird meist an dieser Stelle geprüft, obgleich es sich dabei um eine gemeinsame Leistung der Oberflächen- und der Tiefensensibilität handelt. Zur Prüfung setzt man eine angeschlagene Stimmgabel nach Rydell-Seiffer auf die Zeigefinger- und später auf die Großzehengrundgelenke auf. Der Kranke wird aufgefordert anzugeben, wann er die Vibrationen nicht mehr wahrnimmt. Die Untersuchung wird symmetrisch durchgeführt und ist – wo nötig – auf proximale Abschnitte auszudehnen. Als Meßpunkte werden nach F. Bischof außer den Metatarsalköpfchen der Groß- und Kleinzehen Innen- und Außenknöchel sowie die Patella empfohlen. An den graduierten Dämpfern der Stimmgabel nach Rydell-Seiffer (**Abb. A 32.h**), die in acht Achtel unterteilt sind, kann die Intensität der Vibrationen abgelesen werden. Neben den Skalen befindet sich ein schwarzes und ein weißes Dreieck. Bei Vibration der Stimmgabel sind scheinbar jeweils zwei Dreiecke zu sehen; abgelesen wird dort, wo sich die beiden Dreiecke kreuzen; der Kreuzungspunkt bildet die Spitze eines weiteren Dreiecks, die mit abnehmender Schwingung nach oben wandert. Niedrige Werte lassen sich leichter am schwarzen, höhere leichter am weißen Dreieck ablesen. Der ganz Gesunde sollte die Vibrationen bis zur Stufe 7 wahrnehmen können. Störungen bezeichnet man mit Hypopallästhesie und fügt den jeweiligen Grad der Skala hinzu, z. B. 6/8. Dies bedeutet, der Patient hat den Reiz bis zur Stufe 6 der achtteiligen Skala wahrgenommen. Immer müssen auch Körperseite und Ort angegeben werden, an dem die Störung ermittelt wurde.

Die *Stereognosie* ist die *Fähigkeit, Gegenstände allein durch Betasten zu erkennen*. Diese höhere Leistung des Nervensystems wird geprüft, indem man dem Patienten, der zuvor die Augen geschlossen hat, einen Gegenstand in die Hand gibt, z.B. einen Bleistift oder einen Schlüssel. Störungen werden je nach ihrem Grad als Stereohypästhesie oder Stereoanästhesie bezeichnet. Werden die Gegenstände trotz erhalten gebliebener Funktion der Hand nicht erkannt, spricht man von einer *Stereoagnosie*.

Eine weitere gemeinsame Leistung von Oberflächen- und Tiefensensibilität, die bereits bei geringen Störungen schwindet, ist die Fähigkeit, bei geschlossenen Augen auf die Hand geschriebene Zahlen zu erkennen (*Zahlenschreibsinn*). Dies muß mit gleichmäßigem Druck und langsamer Geschwindigkeit geschehen. Man beginnt mit einer 4, weil sie am leichtesten zu erkennen ist. 0 und 6 wie auch 1 und 7 werden häufig verwechselt.

Die Sensibilitätsprüfung – das muß hier betont werden – ist eine subjektive Methode, die auf die Mithilfe des Patienten angewiesen ist. Manchmal bedarf es dazu einer großen Geduld des Untersuchers.

Es hat sich bewährt, die Grenzen der Störungen auf der Haut mit einem Fettstift oder Hautmarker zu punktieren und dann mit einem Satz von Farbstiften, der es gestattet, Art und Intensität zu visualisieren, in ein Körperschema (**Abb. B 125 bis B 128**) einzuzeichnen (vgl. **Teil IV «Dokumentation»**). Auch einfarbige Schraffuren in verschiedenen Richtungen lassen sich dazu verwenden.

10.5 Koordination

Geprüft werden am liegenden Patienten der Finger-Nasen- und der Knie-Hacken-Versuch. Beim *Finger-Nasen-Versuch* wird der Patient angehalten, die Zeigefingerspitze seines ausgestreckten Armes möglichst rasch auf die Nasenspitze zu führen. Wenn dies gelingt, wiederholt er den Versuch mit geschlossenen Augen. Beide Körperseiten werden nacheinander geprüft (**Abb. B 129**).

Beim *Knie-Hacken-Versuch* soll der Patient seine rechte Ferse auf das linke Knie führen. Anschließend die linke Ferse auf das rechte Knie. Auch das sollte schließlich ohne Sichtkontrolle gelingen.

Unsicherheiten können sich einerseits dadurch zeigen, daß der Patient bei der zielgerichteten Bewegung zittert oder zunächst von der angestrebten Richtung abweicht, andererseits dadurch, daß er sein Ziel deutlich verfehlt, also beispielsweise mit der Fingerspitze nicht die Nase, sondern das Ohr trifft.

Eine weitere Prüfung ist die *Diadochokinese*. Am besten macht man dem Patienten die rasch alternierenden Pro- und Supinationsbewegungen beider Unterarme vor und bittet ihn, diese Bewegungen möglichst rasch nachzumachen. Allfällige Seitenunterschiede werden dabei ohne weiteres deutlich.

Die folgenden Untersuchungen werden im Stehen durchgeführt: Beim *Seiltänzerschritt* setzt der Patient einen Fuß vor den anderen und geht auf einer Geraden; zunächst mit offenen, später mit geschlossenen Augen. Schwieriger auszuführen ist *monopedales Hüpfen*, das ebenfalls seitenvergleichend geprüft werden muß. Wenn der Patient dies vermag, kann man davon ausgehen, daß Koordination, Motorik der benötigten Muskelgruppen und auch Gleichgewicht zumindest keine gröberen Störungen aufweisen.

Die Versuche nach Romberg und Unterberger wurden bereits bei der Prüfung des VIII. Hirnnerven (siehe **S. 205, 206**) besprochen.

10.6 Sprache

Den Verlust der Sprache bezeichnet man als *Aphasie* und unterscheidet zwischen einer sensorischen und einer motorischen Aphasie. Bei der sensorischen hört der Patient zwar die Wörter, kann sie aber nicht mehr deuten; bei der motorischen versteht er die Worte, kann aber selbst nicht mehr sprechen. Ist Sprechen zwar noch möglich, aber die Aussprache gestört, so nennt man die Sprache *dysarthrisch*. Schwere Störungen fallen sogleich auf. Leichtere kann der Patient oft sehr gut kaschieren. Man prüft deshalb mit den bekannten Testwörtern: Rhein-Mainische Schleppschiffahrt, liebe Lilli Lehmann, dritte reitende Artilleriebrigade.

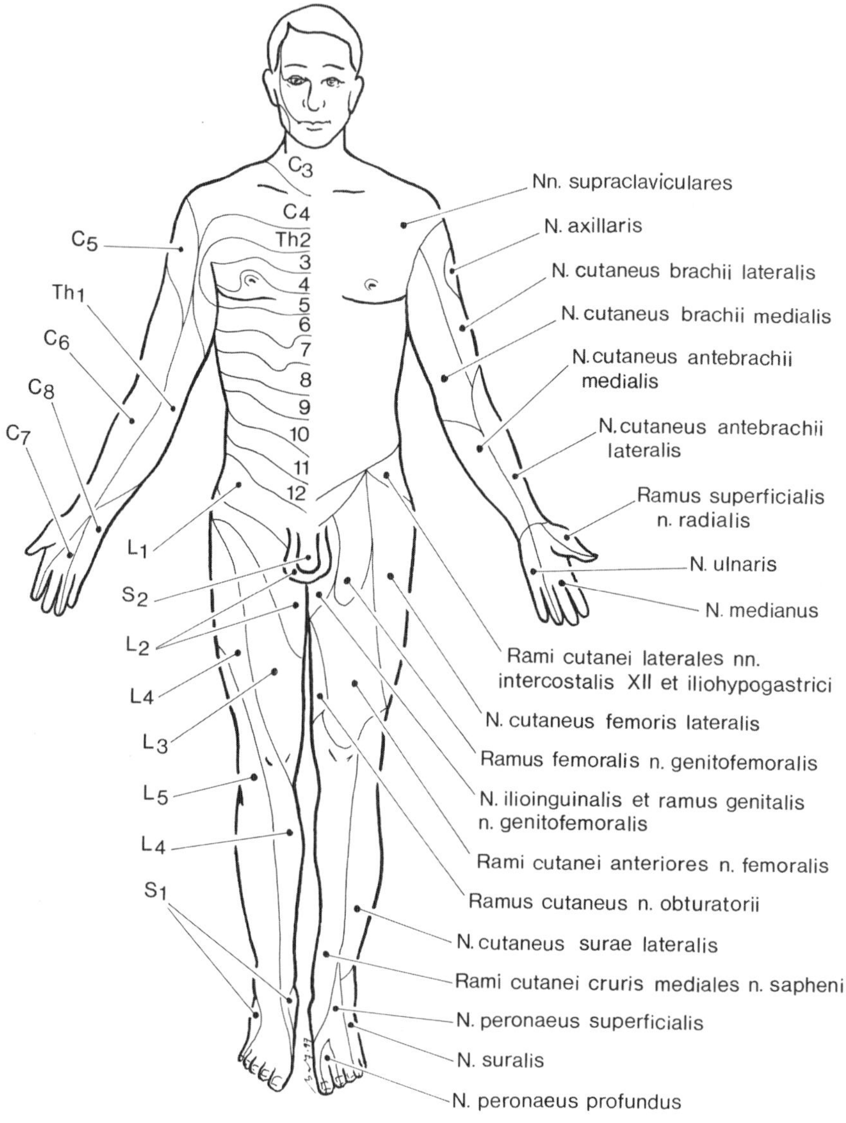

Abbildung B 125: Sensible Versorgung der Haut I: Ventralseite.
Rechte Körperhälfte: radikuläre Areale; linke Körperhälfte: Areale der peripheren Nerven.

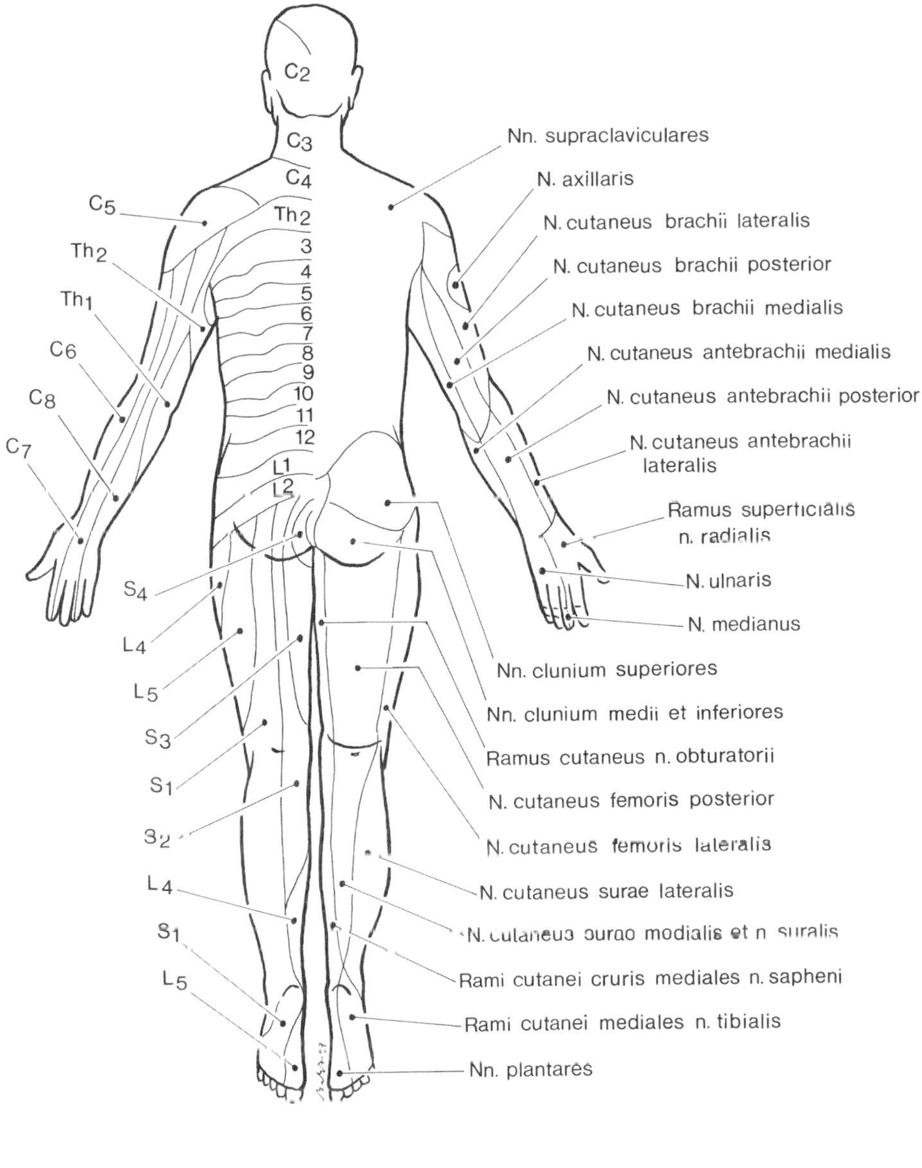

Abbildung B 126: Sensible Versorgung der Haut II: Dorsalseite.
Rechte Körperhälfte: Areale der peripheren Nerven; linke Körperhälfte: radikuläre Areale.

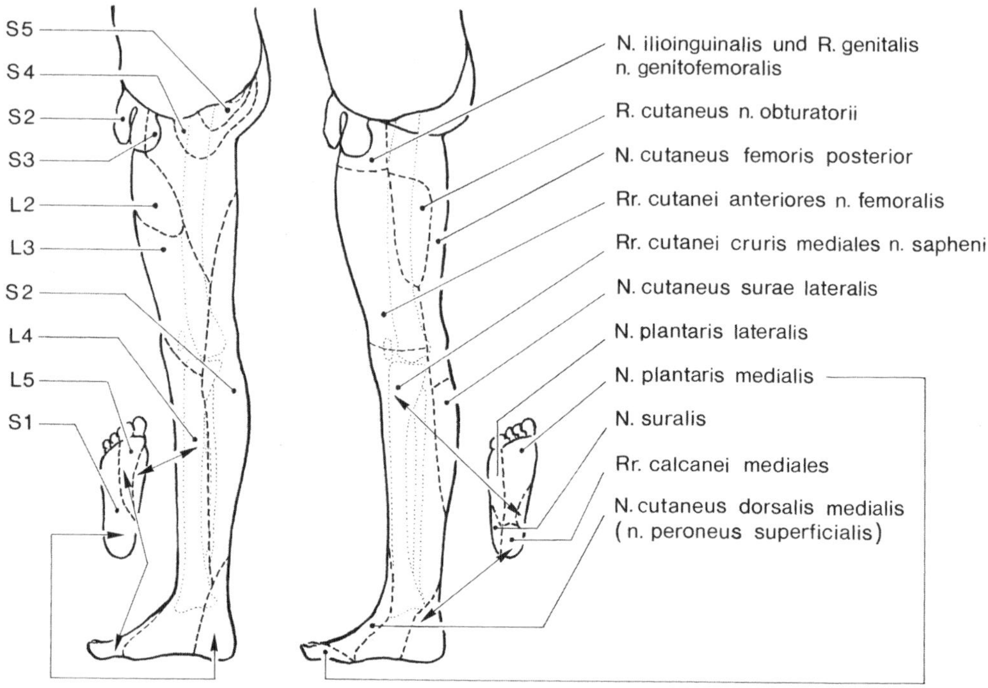

Abbildung B 127: Sensible Versorgung der Haut III: Medialseite des Beines und der Fußsohle.
Linke Bildseite: radikuläre Areale; rechte Bildseite: Areale der peripheren Nerven.

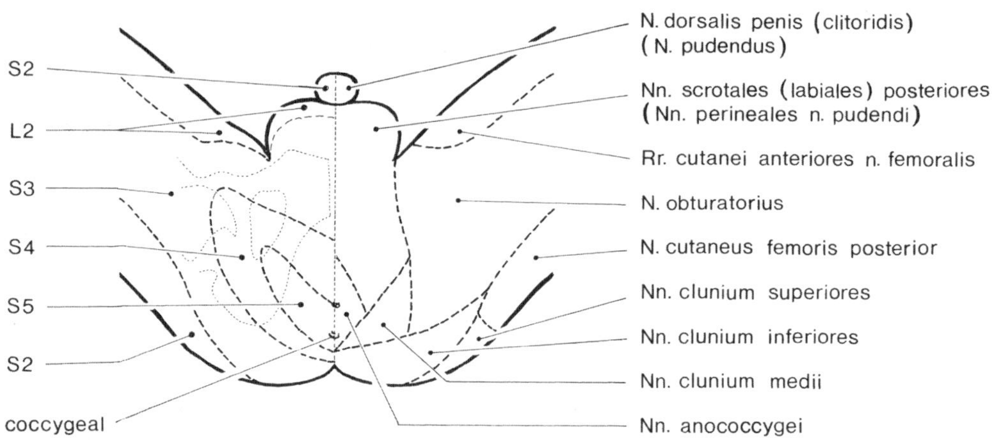

Abbildung B 128: Sensible Versorgung der Haut IV: Damm.
Rechte Körperhälfte: radikuläre Areale; linke Körperhälfte: Areale der peripheren Nerven.

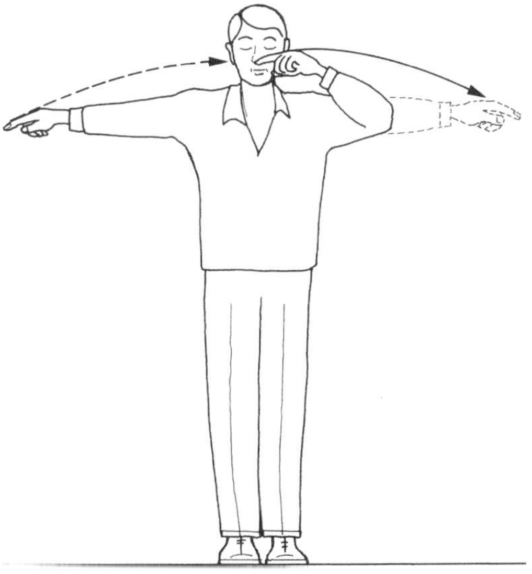

Abbildung B 129: Finger-Nasen-Versuch. Der Proband schließt die Augen, streckt den Arm waagerecht zur Seite und führt dann seine Zeigefingerspitze zur Nasenspitze. Er wiederholt dies mehrfach und wechselt dabei die Körperseite ab.

Paraphasien sind Sprachstörungen, bei denen einzelne Laute in einem Wort ersetzt, ausgelassen, hinzugefügt oder umgestellt werden oder ganze Wörter verwechselt werden. Unter *Sprechapraxie* versteht man zentral bedingte Störungen der Programmierung von Sprechbewegungen. Weitere Störungen, deren Klassifizierung mitunter Schwierigkeiten bereitet, werden in den Lehrbüchern der Neurologie beschrieben.

10.7 Vegetativum

Hier wird man zunächst die *Dermographie* prüfen, indem man mit der Spitze des Reflexhammergriffes über die Haut kratzt: Es entsteht eine *Dermographia alba*, der meist eine *Dermographia rubra* folgt. In Extremfällen können sich sogar Quaddeln bilden.

Dann wird man versuchen, das *Phänomen nach Chvostek* nachzuweisen. Es geschieht, indem man den Patienten bittet, den Mund halb zu öffnen und ganz locker zu lassen. Nun schlägt man mit dem Reflexhammer auf den M. masseter dicht vor dem Ohr (**Abb. B 130**). Kommt es zu einer Zuckung des gleichseitigen Mundwinkels und evtl. auch des Augenwinkels, so spricht man von einem positiven *Chvostek*. Er findet sich bei vegetativer Übererregbarkeit. Weiterhin muß man ggf. nach einer *Incontinentia urinae et/aut alvi* fahnden. Bei bettlägerigen Patienten berichten oft schon die Angehörigen oder Pflegekräfte, daß sie unter sich lassen. Im Zweifelsfalle wird man sich durch rektale Untersuchung selbst ein Bild vom Sphinktertonus machen.

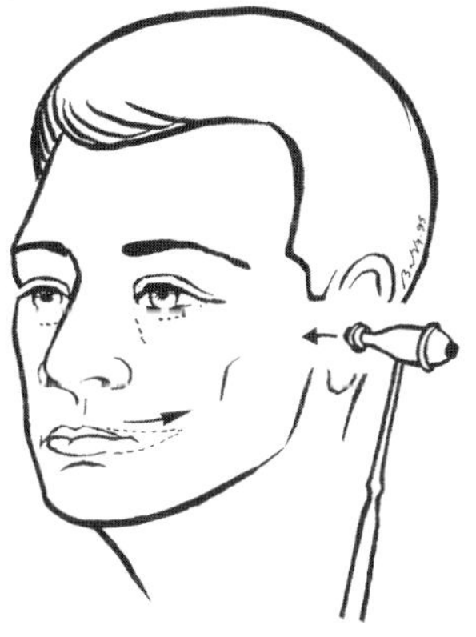

Abbildung B 130: Phänomen nach Chvostek. Bei halbgeöffnetem Mund und entspannter Kaumuskulatur führt ein Schlag mit dem Reflexhammer auf die Region vor dem Ohr – bei positivem Ausfall – zu einem Zucken des Mundwinkels und manchmal auch des Auges.

10.8 Weitere Prüfungen

Hinzu kommen ggf. weitere Prüfungen auf Nervendehnungsschmerz, die nur im Bedarfsfalle vorgenommen werden.

Meningismen Die Prüfung auf *Nackensteifigkeit* geschieht, indem man den Kopf des Kranken nach ventral beugt. Bei meningealer Reizung läßt sich nur ein (von der Schwere des Krankheitsbildes abhängiger) bescheidener Bewegungseffekt erzielen, dann wird der Kranke Schmerzen äußern (**Abb. B 131.b oben**).

Bei der Prüfung kommt es nicht selten zu einer reflektorischen Beugung in den Hüft- und Kniegelenken (**Abb. B 131.b unten:** *Zeichen nach Brudzinski*).

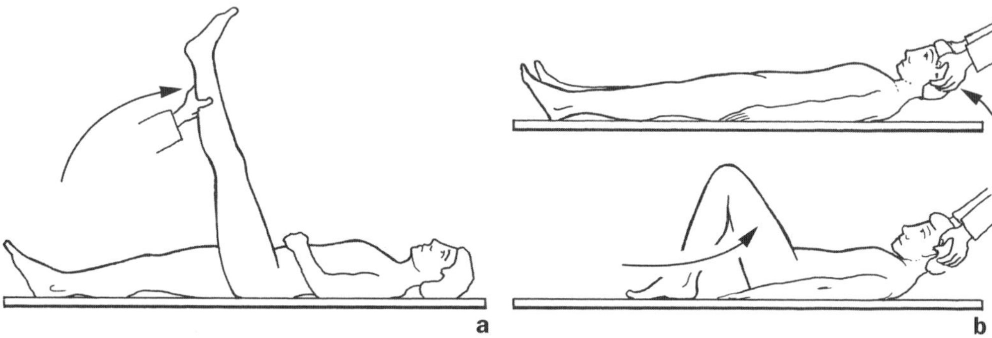

Versucht man, das gestreckte Bein des Kranken von der Unterlage abzuheben und in der Hüfte zu beugen oder das in Hüft- und Kniegelenk gebeugte Bein im Kniegelenk zu strecken, kommt es alsbald zu einer reflektorischen Sperre *(Zeichen nach Kernig)*.

Ischiadikus-Reizung Bei einer Wurzelreizung L4/5 kommt es – ähnlich dem Zeichen nach Kernig – beim passiven Anheben des gestreckten Beines zu lumbalen Schmerzen, die in das angehobene Bein ausstrahlen (**Abb. B 131.a**: *Zeichen nach Lasègue*). Der Winkel ist zur Verlaufskontrolle anzugeben. Außerdem ist der N. ischiadicus in seinem Verlauf druckschmerzhaft *(Valleixsche Druckpunkte)*.

Abbildung B 131: Prüfung auf Nervendehnungszeichen: a) Prüfung des Zeichens nach Lasègue: Am flach auf dem Rücken liegenden Patienten wird das im Kniegelenk gestreckte Bein angehoben: Bei einem bestimmten Winkel kommt es zu Schmerzen im Verlauf des N. ischiadicus (positiver Lasègue). b) Prüfung des Zeichens nach Brudzinski: Beim passiven Beugen des Kopfes kommt es zu einem reflektorischen Anziehen der Beine (positiver Brudzinski).

11. Psychiatrische Untersuchung

Jeder differenzierte körperliche Untersuchungsbefund muß in der Allgemeinmedizin immer auch durch einen psychischen Befund komplettiert werden, will er dem Menschen als einer Einheit von Körper, Seele und Geist gerecht werden. Den psychischen Befund gewinnt man mit der psychiatrischen und der psychologischen Untersuchung.

Die psychiatrische Untersuchung dient dazu, krankhafte Geistes- und Gemütszustände aufzudecken oder auszuschließen, die *Psychosen* genannt werden und regelmäßig einer medikamentösen Therapie bedürfen.

Solange nicht eindeutige körperliche Befunde wie in den übrigen Teilgebieten der Medizin eine überzeugende Systematik der Psychosen gestatten, ist immer neuen Spekulationen und Deutungen Tür und Tor geöffnet.

Für praktische diagnostische wie therapeutische Belange ist deshalb bislang die Sonderung psychischer Zustände und Zustandsbilder in Psychosen einerseits und Spielarten normalen seelischen Seins andererseits nach Kurt Schneider ungemein hilfreich.

Bei den Psychosen gibt es – wie bei allen anderen Krankheiten auch – leichter und schwerer verlaufende Fälle. Bei manchen Zustandsbildern wird die Symptomatik (noch?) nicht zur Annahme einer Psychose ausreichen, und häufig gibt dann erst der Verlauf weiteren Aufschluß; schließlich kann sich auf eine präexistente auffällige Spielart normalen seelischen Seins eine Psychose aufpfropfen: dies alles kann beträchtliche Verwirrung stiften, die Ausdruck unserer wenig vollkommenen Diagnostik ist.

Die psychiatrische Untersuchung soll dem Allgemeinarzt helfen, sich die folgenden *drei Kardinalfragen* zu beantworten:

I. Ist der Patient seelisch auffällig *oder* nicht?
(Psychiatrische Initialfrage nach H. H. Wieck)

II. Liegt eine Psychose vor *oder* handelt es sich um eine Variante normalen seelischen Seins?
(Psychopathologische Grundfrage nach H. H. Wieck)

III. Ist die Psychose körperlich begründbar *oder* endogen?
(Psychosefrage nach H. H. Wieck)

Bevor wir zu einer solchen Sonderung kommen können, ist eine Reihe von Daten zu gewinnen; taktvolles Vorgehen ist dabei unerläßlich, will man sich den Patienten nicht auf unbestimmbare Zeit, wenn nicht gar für immer, vergrämen. Manche Punkte lassen sich bereits bei der Anamnese klären; andere wird man im Gespräch zu erfahren trachten.

Tabelle B 3: Systematik

A. Abnorme Spielarten seelischen Seins	B. Psychosen (Psychose = Morbus = psychische Krankheit)
I. Abnorme Verstandesanlagen II. Abnorme Persönlichkeiten III. Abnorme Erlebnisreaktionen	I. Körperlich begründbare Psychosen II. Körperlich noch nicht begründbare Psychosen a) Zyklothymie b) Schizophrenie

11.1 Bewußtseinslage

Von *Bewußtlosigkeit* (oder Koma) spricht man, wenn auf grobe Schmerzreize keine Reaktionen zu erhalten sind.

In allen anderen Fällen reden wir von *Bewußtseinstrübungen*: Schwere Grade (Präkoma) reagieren wenigstens noch mit Stöhnen oder Abwehrbewegungen auf grobe Schmerzreize; leichte Grade von Benommenheit fallen oft kaum auf und wirken lediglich verlangsamt, schwer besinnlich, umständlich und unkonzentriert oder müde.

Schläfrigkeit oder *Somnolenz* muß aber nicht in jedem Falle Ausdruck einer Bewußtseinstrübung sein.

Einen Zustand, in dem der Patient nach dem Wecken durch Schmerzreize noch einfache Fragen beantworten kann, dann aber sofort wieder in seinen vormaligen Zustand zurückfällt, bezeichnet man häufig als *Sopor*.

11.2 Orientierung

Nahezu immer ist der Patient über die *eigene Person* orientiert, kann also seinen Vor- und Nachnamen nennen, meist auch das Geburtsdatum; verheiratete Frauen nennen manchmal ihren Mädchennamen.

Häufiger ist die Orientierung über den *Ort* gestört: Patienten sagen dann beispielsweise, sie seien in einem Hotel statt im Krankenhaus oder bei Verwandten.

Am häufigsten und meist auch am frühesten ist die Orientierung über die *Zeit* gestört. Können Patienten das Datum nicht benennen, wird man nach dem Wochentag, dem Monat, dem Kalenderjahr und der Jahreszeit gesondert fragen. Oft kann ein Blick aus dem Fenster dem Patienten helfen, wenigstens die Jahreszeit einzugrenzen.

11.3 Wahrnehmung

Die reibungslose Funktion der Sinnesorgane sollte gewährleistet sein und muß – sollten sich Zweifel ergeben – (wenigstens orientierend) überprüft werden; dies ist insonderheit von Bedeutung, wenn Sinnestäuschungen oder Fehlinterpretationen von Sinneseindrücken berichtet werden.

Bei den *Sinnestäuschungen oder Trugwahrnehmungen* handelt es sich um *Wahrnehmungen ohne entsprechenden Außenreiz* (im Unterschied zur Fata morgana); man unterscheidet

- akustische Halluzinationen (z. B. Stimmenhören)
- optische Halluzinationen
- olfaktorische Halluzinationen (Geruchshalluzinationen)
- gustatorische Halluzinationen (Geschmackshalluzinationen) und
- Zönästhesien (Halluzinationen im Bereich der Körperwahrnehmung)

Halluzinationen, die im Halbschlaf, in der Einschlaf- oder Aufwachphase auftreten, nennt man *hapnagoge Halluzinationen;* sie kommen auch beim Gesunden vor.

Unter *Illusionen* versteht man Mißdeutungen von realen Sinneseindrücken, bei denen tatsächlich Wahrgenommenes verkannt wird (illusionäre Verkennung).

Wahrnehmungsveränderungen nennt man Veränderungen der Sinneseindrücke hinsichtlich Intensität, Größe (Mikro- oder Makropsie) oder Gestalt und Farbe (Dysmorphopsie oder Metamorphopsie).

Nur selten werden Halluzinationen spontan berichtet; deshalb muß der Untersucher gezielt danach fragen. (Hinweise kann auch die Fremdanamnese liefern, z. B. wenn aufgefallen ist, daß der Patient sich manchmal lauschend abwendet.)

11.4 Auffassung

Unter Auffassung verstehen wir die Fähigkeit, Wahrnehmungserlebnisse in ihrer Bedeutung zu begreifen und sinnvoll miteinander zu verbinden sowie in den Erfahrungsbereich einzuordnen.

Die Prüfung geschieht fortlaufend im Gespräch. Nur ausnahmsweise ist eine Prüfung durch das Nacherzählen kleiner Fabeln notwendig. (Aphasien und Paraphasien sind bereits bei der neurologischen Untersuchung geprüft worden.)

11.5 Denken

Die Fähigkeit zum begrifflichen und abstrakten Denken wird – sofern erforderlich – meist bei der psychologischen Untersuchung im Rahmen des Intelligenztests geprüft (siehe Kapitel 12.3).

Hier geht es in erster Linie darum, auffällige *formale Denkstörungen* zu erfassen, wie etwa ein umständliches, verlangsamtes oder eingeengtes, ein gehemmtes, zerfahrenes, abschweifendes, ideenflüchtiges Denken, und *inhaltliche Denkstörungen* mit Wahneinfällen, Wahnwahrnehmungen und Wahnideen zu bemerken.

Formale Denkstörungen Das Denken kann gestört sein in bezug auf:

- Die Geschwindigkeit: Das Denken kann verzögert sein und nur schleppend erfolgen *(Denkverlangsamung),* es kann gehemmt sein *(Denkhemmung)* und plötzlich abbrechen *(Gedankenabbruch oder Sperrung),* und es kann beschleunigt sein; dabei können Assoziationen und Ideenflucht sich so weit steigern, daß das eigentliche Denkziel nicht mehr festgehalten werden kann und das Denken dem Untersucher als inkohärent oder zerfahren (s.u.) erscheint. (Unter *Assoziation* versteht man die nicht durch den Intellekt gesteuerte Verknüpfung und Aufeinanderfolge von Vorstellungen, Ideen und Gefühlen. *Ideenflucht* ist ein zielloses Denken mit ständig wechselnden Assoziationen bei starker Ablenkbarkeit.)
- Den Ablauf: Der Denkablauf kann umständlich sein, wenn Nebensächliches nicht mehr vom Wesentlichen unterschieden wird, wenn also alle bei einem Thema entstehenden Assoziationen als gleichwertig behandelt werden *(umständliches Denken)*; er kann perseverierend sein, wenn das Denken an einem bestimmten Wort oder einem bestimmten Denkinhalt haften bleibt *(Perseveration),* und er kann eingeengt sein, wenn das Denken auf einige wenige Themen eingeschränkt ist *(eingeengtes Denken).* Das *Grübeln* ist ein ständiges Nachdenken über ganz bestimmte unangenehme Inhalte aus der aktuellen Lebenssituation, die sich nur sehr schwer oder gar nicht mehr ändern lassen.
- Die logische Struktur: Die Assoziationen können gelockert werden *(Assoziationslockerung)*; heterogene Sachverhalte ohne logischen Zusammenhang können miteinander verbunden und bestimmte Begriffe durch andere ersetzt werden *(Paralogie)*; wird das Denkziel nicht mehr festgehalten, erscheint dem Untersucher das Denken inkohärent (d.h. mit noch gerade erkennbarem Zusammenhang) oder zerfahren (d.h. ohne erkennbaren Zusammenhang): *inkohärentes oder zerfahrenes Denken.*

Verwandt zu den Wahrnehmungsveränderungen sind die sog. *Ich-Störungen,* bei denen die Ichhaftigkeit des Erlebens verändert ist und die Grenze zwischen Ich und Umwelt durchlässiger wird (Laux/Möller).

Man spricht von *Depersonalisation,* wenn das eigene Ich oder der eigene Körper als fremd erlebt wird, von *Derealisation,* wenn die Umgebung fremd oder verändert erscheint.

Von großer diagnostischer Bedeutung ist das Gefühl, daß die Gedanken nicht mehr einem selbst gehören *(Gedankenausbreitung),* daß die eigenen Gedanken als fremd, von außen eingegeben erlebt werden *(Gedankeneingebung),* daß die eigenen Gedanken entzogen werden *(Gedankenentzug)* und daß das Fühlen, Streben und Handeln als von anderen gemacht oder gesteuert erlebt wird *(Fremdbeeinflussungserlebnisse).*

Auch danach sollte der Untersucher eigens fragen, weil derartige Symptome nicht immer spontan referiert werden.

Inhaltliche Denkstörungen Unter inhaltlichen Denkstörungen versteht man die *unkorrigierbare* falsche Beurteilung der bestehenden Realität mit absoluter Gewißheit *(Wahn).*

Vom Wahn sind Erlebnisinhalte abzugrenzen, die auch das Denken beherrschen, sich aber mit Anstrengung noch korrigieren lassen; wir nennen sie *überwiegende Ideen.*

Man unterscheidet u.a.

- *Wahneinfälle:* plötzliche wahnhafte Überzeugungen
- *Wahnwahrnehmungen:* tatsächlich erlebte Wahrnehmungen, denen eine abnorme, wahnhafte Bedeutung beigemessen wird
- *Wahnerinnerungen,* wenn die Erinnerung wahnhaft verfälscht wird, und

- *Bedeutungswahn,* wenn einem zufälligen Ereignis abnorme Bedeutung beigemessen wird.

Hinsichtlich der *Wahninhalte* lassen sich verschiedene Formen abgrenzen, z.B. Eifersuchtswahn, Verfolgungswahn, Vergiftungswahn, Verarmungswahn, Größenwahn.

Auch hier sind oft gezielte Fragen des Untersuchers notwendig, um einen Verdacht zu bestätigen, z.B. «Wie kommen Sie denn mit Ihren Nachbarn zurecht?» Nicht: «Leiden Sie an Verfolgungswahn?» Handelt es sich tatsächlich um einen Wahn, hat es keinen Sinn, den Patienten belehren oder umstimmen zu wollen: Sie werden keinen Erfolg haben.

11.6 Antrieb und psychomotorische Äußerungen

Unter *Antrieb* verstehen wir die vom Willen weitgehend unabhängige Kraft, welche die Bewegung aller seelischen Leistungen hinsichtlich Geschwindigkeit, Intensität und Ausdauer bewirkt. Mit *Psychomotorik* bezeichnen wir die durch psychische Vorgänge geprägten Bewegungsabläufe.

Man unterscheidet die folgenden sich von einem uns vorschwebenden Mittelmaß abhebenden Qualitäten:

- vollkommen reglos (stuporös)
- antriebsgehemmt
- antriebsarm
- antriebsgesteigert
- motorisch unruhig.

Unter *Stupor* versteht man einen Zustand geistig-körperlicher Erstarrung bei Aufhebung aller Willensleistungen. Die motorische Unruhe kann sich bis zur Tobsucht *(Raptus)* steigern.

Stereotypien (Äußerungen, Bewegungen oder Handlungen, die immer in der gleichen Weise oft über längere Zeit wiederholt werden), *Echolalien* oder *Echopraxien* (Nachmachen des Gehörten oder Gesehenen); *Katalepsie* (Erstarren in schreckhafter Haltung); *Parathymien* (Mißverhältnis zwischen Ausdruck und Gefühlslage), *Paramimie* (Diskrepanz zwischen mimischem Ausdruck und affektivem Erlebnis); *Mutismus* (Wortkargheit bis zum Nichtsprechen), *Logorrhö* (pathologisch gesteigerter Redefluß) und *Akathisie* (Bewegungsunruhe der Beine) werden hier beschrieben.

11.7 Intelligenz

Grobe Störungen fallen spätestens bei der Anamnese auf; manchmal durch ihre charakteristische Gestik und Mimik auch schon früher. Leichtere Störungen manifestieren sich in der Unbeholfenheit des sprachlichen Ausdrucks und in der Bescheidenheit der gedanklichen Leistungen. Man unterscheidet einen angeborenen Schwachsinn oder *Oligophrenie* (nach dem Ausmaß in Debilität *[Debilitas],* Imbezillität *[Imbecillitas]* und Idiotie *[Idiotia]* unterteilt) von einem erworbenen, den wir *Demenz (Dementia)* nennen.

Verschiedene Leistungsprüfungen zur Quantifizierung sind entwickelt worden (vgl. psychologische Untersuchung). Hinweise auf das intellektuelle Niveau ergeben sich aus der biographischen Anamnese (Schulabschluß, Beruf, Interessen) und dem Allgemeinwissen.

11.8 Mnestische Leistungen (Gedächtnis, Merkfähigkeit, Aufmerksamkeit und Konzentration)

Mnestische Leistungen sind Leistungen des Gedächtnisses und der Merkfähigkeit unter Mitwirken von Aufmerksamkeit und Konzentration. Unter *Aufmerksamkeit* versteht man die Intensität der Zuwendung, mit der Wahrnehmungen, Erzählungen und Gedanken aufgenommen werden. *Konzentration* ist das Vermögen, die Aufmerksamkeit einem bestimmten Thema oder einem bestimmten Gegenstand längere Zeit zuzuwenden.

Das *Altgedächtnis (Langzeitgedächtnis)* wird man am einfachsten im Gespräch mit Fragen nach allgemein bekannten Ereignissen des Zeitgeschehens, wie dem letzten Weltkrieg oder dem Fall der Mauer, prüfen können.

Zur Prüfung des Immediatgedächtnisses, der Aufmerksamkeit, Konzentration und der *Merkfähigkeit* bittet man den Patienten, sich eine genannte mehrstellige Zahl zu merken, und fragt ihn nach einigen Minuten der Unterhaltung wieder nach dieser Zahl. Auch kleinere fortlaufende Rechenaufgaben kann man unterdessen lösen lassen, so z.B. immer wieder die 3 – bei 100 beginnend – abziehen: 100 – 97 – 94 – 91 – 88 – 85...

Ein ganz unauffälliger Proband sollte eine siebenstellige Zahl über mindestens zehn Minuten behalten können.

Unter *Amnesien* versteht man zeitlich begrenzte Erinnerungslücken; man unterscheidet *retrograde* (für die Zeit vor dem Ereignis) und *anterograde* (für die Zeit nach dem Ereignis). Manchmal werden derartige Erinnerungslücken mit phantasierten Erlebnissen ausgefüllt *(Konfabulation)*. Das Gefühl, bestimmte Situationen schon einmal (Déjà-vu-) oder noch nie (Jamais-vu-Erlebnisse) erlebt zu haben, bezeichnet man mit *Paramnesie* (*Paramnesia* = Erinnerungsverfälschung).

11.9 Stimmungslage und Affekt

Unter *Affekt* versteht man plötzlich auftretende, kurz dauernde Gefühlswallungen, z.B. Wut oder Zorn; unter *Stimmung* eher länger anhaltende Gemütszustände oder Gefühlsregungen von einer gewissen Kontinuität, z.B. Heiterkeit, Verzweiflung, Besinnlichkeit, ohne daß eine scharfe zeitliche Grenze zu ziehen wäre.

Die Stimmungslage zum Zeitpunkt der Untersuchung kann beispielsweise wie folgt beschrieben werden:

- euphorisch – kritiklos
- lustig – ausgelassen
- fröhlich – heiter
- angemessen – ausgeglichen
- lustlos – gleichgültig
- besinnlich – gedrückt
- betrübt
- ängstlich – besorgt
- verzweifelt – ratlos
- weinerlich – depressiv
- klagsam – jammerig
- mißmutig – nörgelnd (dysphorisch)
- gereizt – aggressiv.

Anschauliche Schilderungen, nicht starre Schematismen kennzeichnen dabei einen guten Befundbericht.

Mit *Affektinkontinenz* bezeichnet man eine mangelhafte Beherrschung der Affekte. Unter *Affekt- oder Stimmungslabilität* versteht man einen auffallend raschen Wechsel der Affekte oder Stimmungen. *Gereiztheit* ist die Bereitschaft zu affektiven Ausbrüchen.

Eine geringe Gefühlsansprechbarkeit oder emotionale Verhaltenheit nennt man *Affektarmut;* sie kann sich bis zur *Gefühllosigkeit,* einem oft qualvoll erlebten Mangel an Gefühlsregungen, steigern. Das Wort *Ambivalenz* kennzeichnet ein Nebeneinander gegensätzlicher Gefühle, z.B. Liebe und Haß. Stimmen Gefühlsäußerung und Erlebnisinhalt nicht überein, spricht man von *Parathymie.*

Unter *Euphorie* versteht man einen Zustand übersteigerten Wohlbefindens mit Heiterkeit und ungerechtfertigter Zuversicht, unter *Dysphorie* eine mißmutige Stimmungslage und unter *Deprimiertheit oder Depressivität* eine Niedergeschlagenheit mit Freud-, Lust- und Hoffnungslosigkeit, die Ausdruck einer Sinnentleerung des Daseins ist. Von den depressiven Elementargefühlen *Schuld, Schwermut und Angst* ist die Schuld auf die Vergangenheit, die Schwermut auf die Gegenwart und die Angst – ein Gefühl der Bedrohung – auf die Zukunft gerichtet.

11.10 Charakterliche Besonderheiten

Hier gilt es, die «Spielarten normalen seelischen Seins» als Typen zu erkennen, also die abnormen oder psychopathischen Persönlichkeiten nicht als Krankheiten zu verkennen. Am einfachsten kann man sich mit ihnen anhand einer kurzen Beschreibung vertraut machen (s.u.); allerdings sind in der Wirklichkeit Kombinationen von zwei oder mehr solcher geschilderten Typen (mit unterschiedlich starken Anteilen) eher die Regel als die Ausnahme.

Abnorme Persönlichkeiten und Psychopathen Abnorme Persönlichkeiten nennt man dann Psychopathen, wenn sie oder ihre Umwelt an ihrem Anderssein leiden.

Der betriebsame oder hyperthymische Psychopath: Der Hyperthymiker ist in gewisser Weise das Gegenstück zum Selbstunsicheren. Er verfügt über ein gehobenes Selbstgefühl, ist von fröhlicher, optimistischer Grundstimmung, lebhaftem Temperament und kaum bremsbarer Aktivität. Oft reicht die Mitgliedschaft bei *einem* Verein nicht aus, es müssen mindestens drei oder vier sein. Der Hyperthymiker ist als «Betriebsnudel» beliebt, weil hilfsbereit, tüchtig und gütig, aber nicht selten ist er auch wenig kritisch und unzuverlässig.

Aufgeregte, wie gehetzt wirkende Hyperthymiker, bei denen die fröhliche Grundstimmung eher in den Hintergrund tritt, lassen sich nicht gerne etwas gefallen und mischen sich streit- und händelsüchtig häufig in fremde Angelegenheiten ein.

Der depressive Psychopath: Der depressive Psychopath befindet sich in einer depressiven Grundstimmung und leidet an einer ständigen Lebensangst, die ihm die Fähigkeit zur harmlosen Freude vergällt. Ein Kummer wird nicht durch eine Freude, sondern von einem anderen Kummer abgelöst. Es gibt schwermütige und mißmutige Ausprägungen: Die schwermütigen werden schnell mutlos, die mißmutigen oft boshaft und schadenfroh. Manche Depressive wirken ausgesprochen fröhlich, wieder andere gehen als strenge Pflichtmenschen unermüdlich ihrem Beruf nach, doch die Freude am beruflichen Erfolg bleibt aus oder kann nicht genossen werden.

Der selbstunsichere Psychopath: Selbstunsichere Psychopathen sind Menschen mit mangelndem Selbstbewußtsein und fehlender Selbstsicherheit, die immer auch leicht depressiv sind und häufig ein schlechtes Gewissen haben. Nicht selten versuchen sie ihre daraus resultierende Schüchternheit nach außen hin durch auffallende Kleidung und ein allzu forsches, manchmal arrogantes Auftreten zu larvieren.

Der anankastische oder Zwangspsychopath: Zwangspsychopathen rekrutieren sich oft aus den Reihen der selbstunsicheren Persönlichkeiten, die keine Lebensgenüsse und doch immer ein schlechtes Gewissen haben: Obwohl sie ihr Leben mit der größten Gewissenhaftigkeit führen, befinden sie sich doch in ständiger Sorge, etwas Schlimmes verschuldet oder etwas Gutes unterlassen zu haben. Diesem dauernden Schuld- und Versagensgefühl können dann Zwangsvorgänge, wie Zwangseinfälle und Zwangsgedanken, entspringen, die häufig auch von körperlichen Mißempfindungen, wie Herzklopfen oder Schwindel, begleitet werden. Oft löst nur ein neuer Zwang den alten ab: Der anankastische Psychopath wird seines Lebens nicht mehr froh, obwohl er nun über den alten Zwang lächeln kann.

Erfreulicherweise kommt es nur ganz selten zur Ausführung von *Zwangsantrieben*, etwa sich selbst vor einen fahrenden Zug oder das geliebte Kind vom Turm des Ulmer Münsters in die Tiefe zu werfen *(Zwangshandlungen)*.

Während Patienten ihre *Phobien* (objekt- und situationsbedingte Ängste) meist spontan referieren, muß man Zwangsgedanken und Zwangsantriebe in der Regel explorieren.

Der fanatische Psychopath: Der fanatische Psychopath ist in der Regel eine aktive Persönlichkeit, die für ihre Idee, ihr Programm oft nicht nur demonstriert oder für ihr wirkliches oder vermeintliches Recht streitet und dabei der Umwelt als Querulant lästig wird – so nicht selten in Rentenangelegenheiten. (Es gibt aber auch sog. *matte Fanatiker*, die wenig kämpferisch, sondern eher still und weltabgewandt ihren Ideen und Phantasien nachhängen; man findet sie manchmal unter religiösen Sonderlingen und bestimmten Sektierern.)

Der geltungssüchtige Psychopath: Der geltungssüchtige Psychopath möchte für mehr gelten, als er im wirklichen Leben darstellt, um von der Umwelt bewundert zu werden. Dem klassischen Hochstapler kommt es dabei mehr auf die Rolle als auf den materiellen Gewinn an.

Der stimmungslabile Psychopath: Stimmungslabile Persönlichkeiten nennt man Menschen mit unversehens auftretenden Stimmungsschwankungen, unter deren reizbar-depressiven Launen die Umwelt leidet; längst nicht immer kann ein Anlaß für die plötzliche Stimmungsänderung gefunden werden. Nicht selten kommt es dabei zu Trinkexzessen, als wolle der Stimmungslabile seiner Laune davonlaufen.

Der explosible Psychopath: Explosible Psychopathen sind leicht reizbare, oft jähzornige Mitmenschen, die beim geringsten widrigen Anlaß überschießend reagieren und gleich aufbrausen oder gar gewalttätig werden.

Der gemütlose Psychopath: Unter gemütlosen Psychopathen verstehen wir gewissen- und mitleidlose Nebenmenschen, die ohne Scham, Reue oder Ehrgefühl zu brutalen Handlungen fähig sind und über Leichen gehen. Da jede Grundlage fehlt, auf der eine Psychotherapie aufbauen könnte, ist mit einer Besserung kaum je zu rechnen.

Der willenlose Psychopath: Willenlose Psychopathen sind leicht verführbare Mitmenschen, die guten wie bösen Einflüssen kritiklos zugänglich und sozial meist haltlos sind.

Der asthenische Psychopath: Asthenische Psychopathen neigen zum seelischen wie körperlichen Versagen. (Bei letzterem spricht man auch von «*Somatopathen*».) Sie klagen über Konzentrationsmangel, geringe Leistungsfähigkeit und Abnahme des Gedächtnisses, über Schlaflosigkeit, rasches Ermüden, Kopf- oder Herzschmerzen, Blasen- oder Menstruationsstörungen.

Der Astheniker neigt zur gewohnheitsmäßigen Selbstbeobachtung, verfolgt angstvoll belanglose Funktionsstörungen seelischer wie körperlicher Art und wartet bei nächster Gelegenheit schon auf deren Wiederholung. In dem Maße, in dem er den vom vegetativen Nervensystem fernab des Bewußtseins gesteuerten Körpervorgängen Aufmerksamkeit schenkt und sie womöglich gar unter seine Kontrolle bringen möchte, werden die Beschwerden und Störungen nur zunehmen. Es kommt nicht selten zu hypochondrischen Zustandsbildern, die sich durch eine vollkommen übertriebene, weil sachlich gänzlich unbegründete Sorge um die eigene Gesundheit auszeichnen.

Abnorme Erlebnisreaktionen Eine (normale) Erlebnisreaktion ist nach Kurt Schneider eine «sinnvoll motivierte gefühlsmäßige Antwort auf ein Erlebnis». Eine abnorme Erlebnisreaktion weicht «vom Durchschnitt normaler Erlebnisreaktionen ab, vor allem durch ungewöhnliche Stärke... oder durch Abnormität der Dauer oder des Aussehens oder durch abnormes Verhalten».

Wenn eine alte Frau sich nach dem Tod ihrer Katze die Pulsadern öffnet, handelt es sich um eine gefühlsmäßige *Antwort auf ein Erlebnis*; die Antwort ist *abnorm*, weil sie sich vom Durchschnitt normaler Erlebnisreaktionen durch ihre ungewöhnliche Stärke abhebt. – Wenn man dann aber erfährt, daß die Katze der einzige und letzte Bezug war, den die alte Frau noch hatte, weil alle Angehörigen und Freunde bereits gestorben waren, dann wird die abnorme Reaktion immerhin verständlich, d.h. im Gegensatz zu psychotischen Vorgängen für den Untersucher *einsehbar*.

11.11 Organische Wesensänderungen

Organische Wesensänderungen bedeuten Abbau des Charakters und können sich manifestieren in einem Antriebsmangel, einer Schwerfälligkeit, Oberflächlichkeit, Gleichgültigkeit, in Stimmungsschwankungen und ungebremsten Affektäußerungen, ja Taktlosigkeiten.

Sind die Wesensänderungen durch ein Hirntrauma hervorgerufen, spricht man auch von einer *Dementia traumatica*.

11.12 Psychopathologische Syndrome und Diagnostik körperlich noch nicht begründbarer Psychosen

Die Zusammenschau der ermittelten Symptome läßt – wie bei krankhaften Körperzuständen – in aller Regel ein *Syndrom* erkennen, mit dessen Hilfe dann zu einer Diagnose zu finden ist.

Nicht immer gelingt dies allerdings bei der Erstuntersuchung; manchmal muß der *Verlauf* herangezogen werden. Dennoch ist auch bei psychischen Leiden eine rasche Diagnose anzustreben. Ein sog. «abwartendes Offenlassen der Diagnose» sollte im Interesse des Patienten seltene Ausnahme bleiben, bevor man sich dazu entschließt, ist mindestens ein zweiter erfahrener Psychiater zu konsultieren.

Wenn an dieser Stelle der Rahmen der Zielsetzung dieses Buches nun ein wenig gesprengt wird, indem einige häufige Syndrome aufgezählt und kurz charakterisiert werden, und auch, indem charakteristische Symptome endogener Psychosen aufgeführt werden, so geschieht das aus gegebenem Anlaß und rein praktischen Erwägungen; es versteht sich von selbst, daß diese eher tabellarischen Übersichten nicht die Lehrbücher der Psychiatrie ersetzen können und auch nicht sollen. Vielmehr soll der Untersucher damit für wichtige Symptome endogener Psychosen, die immer einer raschen medikamentösen Therapie bedürfen, sensibilisiert werden, und das Formulieren des Syndroms soll ihm mit den folgenden Beispielen erleichtert werden:

- *Depressives Syndrom* mit Antriebshemmung, gedrückter Stimmung, Denkhemmung und depressiven Ideen
- *Angstsyndrom* mit Verfolgungsideen, illusionären Verkennungen, stellenweise getrübtem Bewußtsein und mitunter gestörter Orientierung und erregter Antriebslage
- *Manisches Syndrom* mit gehobener Stimmung, erregtem Antrieb und Ideenflucht
- *Paranoid-halluzinatorisches Syndrom* mit Beeinträchtigungsideen und akustischen Halluzinationen; die Patienten sind erregt, gespannt, ängstlich und mißtrauisch
- *Delirantes Syndrom* mit getrübtem Bewußtsein und getrübter Orientierung, mit Erinnerungslücken, optischen Halluzinationen und Wahnideen; die Kranken befinden sich regelmäßig in einem ängstlichen Erregungszustand
- *Hyperkinetisches Syndrom* mit Erregung und Sinnestäuschungen und nicht selten auch mit Denkstörungen, Erinnerungslücken und Störungen von Bewußtsein und Orientierung sowie gehobener, ängstlicher oder zorniger Stimmung
- *Syndrom des Dämmerzustandes* mit Bewußtseinstrübung und Orientierungsstörungen sowie Erinnerungslücken; Sinnestäuschungen und Wahnideen werden vordergründig; die Kranken sind erregt und gespannt, manchmal ängstlich, nicht selten zornig und gefährlich
- *Akinetisch-stuporöses Syndrom* mit Antriebssperrung und Denkhemmung; die Stimmung ist gleichgültig und gedrückt, manchmal auch gespannt
- *Amnestisches oder Korsakow-Syndrom* mit Erinnerungslücken, Merkschwächen und Konfabulationen bei gestörter Orientierung, Antriebsmangel und wechselnder Stimmungslage.

Man muß sich dabei immer wieder klar machen: Die gerade beschriebenen *Syndrome sind nichts anderes als Meilensteine auf dem Weg zur Diagnose*, die helfen sollen, das rechte Ziel zu erreichen. Wer bei ihnen stehenbleibt, wird das Ziel nie erreichen; wer an ihnen vorbeigeht, wird wahrscheinlich auch am Ziel vorbeilaufen.

Aber nur das Ziel, nämlich die Diagnose, wird dem Arzt gestatten, therapeutische Ansätze zu finden, die allein dem Patienten rasche Heilung oder wirksame Hilfe versprechen. Deshalb ist die Forderung nach einer Diagnose legitim; sie will dem Patienten keinen Makel anhängen, sondern ist conditio sine qua non jeder kausalen Behandlung.

Als *Kennzeichen einer schizophrenen Psychose* gelten, sofern keine körperlichen Grundkrankheiten gefunden werden können:

- Gedankenlautwerden
- Hören von Stimmen in der Form von Rede und Gegenrede
- Hören von Stimmen, die das eigene Tun mit Bemerkungen begleiten
- leibliche Beeinflussungserlebnisse
- Gedankenentzug und andere Gedankenbeeinflussungen
- Gedankenausbreitung
- Wahnwahrnehmung sowie
- alles von anderen Gemachte und Beeinflußte auf dem Gebiet des Fühlens, Strebens (der Triebe) und des Wollens *(Symptome 1. Ranges nach Kurt Schneider)*.

Diese Symptome 1. Ranges haben auch für die Differentialtypologie zwischen Schizophrenie *(Schizophrenia)* und Zyklothymie *(Cyclothymia)* ein entscheidendes Gewicht, doch müssen sie für die Diagnose einer Schizophrenie nicht unbedingt vorhanden, zumindest nicht stets sichtbar sein.

Auch die *Symptome 2. Ranges* können im klinischen Gesamtzusammenhang in der Hand des Erfahrenen für sich allein zur Diagnose einer Schizophrenie berechtigen; zu ihnen gehören alle übrigen Sinnestäuschungen, der Wahneinfall, erlebte Gefühlsverarmung und manche andere. Hier sollte der Allgemeinarzt – auch wenn er in der Diagnostik auffälliger Geisteszustände erfahren ist – bestenfalls einen Verdacht äußern und die weiterführende Diagnostik in die Hand von Fachpsychiatern, nicht von Psychologen, legen, weil die Krankheit – zumindest bis zu ihrem Ausschluß – in die Hand des Arztes gehört: alle Psychologismen können hier höchstens unterstützend helfen, sind aber für sich allein in allen Fällen zu einer ausreichenden Therapie untauglich. Erst wenn ein Morbus, also eine Psychose, ärztlicherseits sicher, d.h. zweifelsfrei, ausgeschlossen werden konnte, darf der Patient einem Psychologen zur Weiterbetreuung überwiesen werden.

Bei den zyklothymen Psychosen ist die *Diagnose einer endogenen Depression (Depressio mentalis [sive animae] idiopathica)* im Idealfall dadurch leichter, daß es für sie im Unterschied zu einer reaktiven Depression *(Depressio mentalis reactiva)* keinen wirklichen Grund gibt – auch wenn zuweilen irgendein Ereignis als Auslöser angeschuldigt wird – und daß die Depression regelmäßig mit *Vitalstörungen* einherzugehen pflegt; darunter versteht man Schlafstörungen, Inappetenz, Gewichtsabnahme, Libidoverlust und Obstipation; auch Schweißausbrüche, Schwindelzustände und Tachykardien kommen vor. Nicht selten wird diese vitale Verstimmung in den Kopf, in die Brust oder in die Magengegend lokalisiert, ohne daß eine eigentliche Depression auffällt; erst nachdem alle technischen Untersuchungen unauffällig verlaufen sind, ergibt sich der Verdacht auf eine psychogene Entstehung des Leidens, der den Patienten meist noch mehr überrascht als den Arzt und der deswegen manchmal nicht geglaubt und nicht angenommen wird *(larvierte Depression)*.

«Trotz Verbesserung der Diagnostik werden viele Depressionen infolge der Maskierung des depressiven Geschehens durch eine Vielfalt somatisch-vegetativer Symptome nicht rechtzeitig erkannt» (P. Kielholz).

Hier wird der Allgemeinarzt nicht selten mit erheblichen Problemen konfrontiert, deren Lösung seine ganze Kraft fordert.

Im Gegensatz zu manchen larvierten Depressionen werden *manische Phasen* nur selten verkannt und sind meist sogar dem Laien auffällig. Da die Kranken aber häufig keinerlei Krankheitseinsicht besitzen und deshalb jede Behandlung ablehnen, ist es für die Angehörigen nicht selten schwierig, den Kranken zum Arzt zu bringen.

Die Symptomatik der zyklothymen Manie *(Mania)* besteht in:

- manischen Elementargefühlen
- manischer Gefühlsverflachung
- leiblichem Wohlempfinden
- Störungen der Erlebnisweisen und
- vegetativen Funktionsstörungen

(H.H. Wieck).

Der Maniker fühlt sich «unsagbar glücklich», heiter, fröhlich gelaunt, wirkt manchmal albern, doch werden dabei die anderen Gefühlsregungen mehr oder minder eingeschränkt. Der Maniker fühlt sich alles andere als krank, sondern rundum gesund, «so gesund wie noch nie». Die Erlebnis- und Denkinhalte überstürzen sich, es kommt zur «Ideenflucht», die der Kranke nicht mehr für sich behalten, sondern mit einem unstillbaren Rededrang von sich geben muß. Vom Arzt darin gebremst oder unterbrochen, schreckt der Maniker vor groben Taktlosigkeiten nicht zurück, beschimpft oft sogar den Untersucher mit den übelsten Verbalinjurien. Bedenken, Zweifel oder Skrupel läßt die gehobene Stimmung erst gar nicht aufkommen.

Zu Fuß aufgebrochen, um *einen* Kochtopf zu erwerben, kehrt die Manikerin mit 60 Kochtöpfen im Taxi zurück, weil die doch im Dutzend billiger seien und man davon nie genug haben könne...

Der Maniker ist umtriebig und körperlich recht leistungsfähig. Er kann die Nacht zum Tage machen, ohne am folgenden Morgen müde zu sein.

11.13 Soziale Besonderheiten

Immer wird man sich nach familiären und freundschaftlichen Bindungen erkundigen, nach besonderen Interessensgebieten und Steckenpferden, nach der Mitgliedschaft in Vereinen; nach dem Berufs- und Arbeitsleben, bei Rentnern und Arbeitslosen, was sie wann zuletzt gearbeitet haben, welchen Beruf sie erlernt haben und ggf. weswegen sie vorzeitig in Rente gegangen sind. Manchmal kann auch die *Kleidung* beredten Aufschluß vermitteln.

11.14 Suizidalität

Immer sollte man an Suizidalität denken, und wenn sich in Eigen- oder Fremdanamnese die geringsten Hinweise auf Todessehnsucht oder *Selbstmordwünsche* ergeben, sollte man sie *ernst nehmen* und den Patienten direkt danach fragen.

Lassen sich die Verdachtsmomente in einem Gespräch nicht zerstreuen oder entkräften, bleibt meist nur die rechtzeitige, d.h. *unverzügliche Einweisung* in eine geschlossene Anstalt, notfalls gegen den Willen des Patienten und seiner Angehörigen: nur dort ist ein einigermaßen sicherer Schutz gewährleistet.

11.15 Gefährlichkeit

Bei Drohungen oder Aggressionen muß sorgsam geprüft werden, aus welchen Motiven heraus sie entstanden und wie ernst sie gemeint sind. Auch hier sollte der Patient dazu befragt werden; allerdings kann man sich nicht immer darauf verlassen, daß er auch die Wahrheit spricht. Sollten sich im Gespräch begründete Zweifel nicht zerstreuen lassen, bleibt ohne unverzügliche fachpsychiatrische Konsiliarexploration oft auch nur die Zwangsunterbringung in einer geschlossenen Abteilung, will man sich nicht an potentiellen Straftaten mitschuldig machen.

12. Psychologische Untersuchung – Psychologische Testverfahren und Diagnostik in der Allgemeinpraxis

Von J. Haisch

12.1 Allgemeine Anwendungsvoraussetzungen für die Allgemeinpraxis

Psychologische Testverfahren können dem Arzt unzweifelhaft wichtige Vororientierungen verschaffen, wie diagnostisch und therapeutisch weiter zu verfahren ist (Überblick bei Westhoff 1993). Sollen die aus psychologischen Testverfahren gewonnenen Befunde gültig und verläßlich sein, ist es aber unbedingt erforderlich, die strengen Rahmenbedingungen zu kennen und zu erfüllen, die viele Testverfahren voraussetzen. Das Kapitel über die psychologischen Testverfahren wird daher mit der Prüfung der Möglichkeiten beginnen, die Voraussetzungen der Testverfahren in der Allgemeinpraxis zu erfüllen. Als allgemeine Orientierung empfiehlt sich die Enzyklopädie der Psychologie, Bände «Grundlagen psychologischer Diagnostik», «Intelligenz- und Leistungsdiagnostik», «Persönlichkeitsdiagnostik» und «Verhaltensdiagnostik», herausgegeben von Groffmann & Michel (1982, 1983).

Die Rahmenbedingungen einer Allgemeinpraxis erlauben es auf den ersten Blick nicht, Patienten unter standardisierten Bedingungen zu testen oder zu befragen. Eine standardisierte Befragungs- und Testsituation ist aber für gültige und verläßliche Befunde zumeist unerläßlich. Beispielhaft können dazu angeführt werden:

- *Arzteffekte.* Der durchführende Arzt kann Fehler im Antwortverhalten der Patienten provozieren. Zuvorderst gilt dies für die Tendenz zum erwünschten Verhalten; danach kann das «private» Urteil des Patienten von dem mitgeteilten Urteil abweichen, wenn die Bemühungen des Patienten um positive Selbstdarstellung dies nahelegen. Dazu kann der Patient sich dementsprechend äußern oder präsentieren. Die Gefahr einer solchen Erwünschtheitstendenz ist besonders groß bei einem «guten Verhältnis» von Arzt und Patient. Aber auch das andere Extrem kann im Patientenverhalten provoziert werden, wenn der Patient dem (allzu «überlegenen», allzu «konzilianten») Arzt seine Macht demonstrieren will. Der sogenannte «Therapeuten-Killer» zeigt und äußert sich dementsprechend immer so, daß er annehmen kann, der Arzt sei mit diesem Problem überfordert. Zwischen den beiden Extremen gibt es eine breite Palette verfälschender Tendenzen, die durch das je spezifische Arztverhalten und das Arzt-Patienten-Verhältnis determiniert sind.
- *Befragungseffekte.* Das Befragungsinstrument kann dem Patienten Hinweise darauf geben, wie er antworten «soll». Wird beispielsweise nach der Häufigkeit des Auftretens psychosomatischer Beschwerden gefragt, dann steuert die jeweilige Antwortvorgabe das Antwortverhalten der Patienten: Auf Skalen mit hohen Häufigkeitsvorgaben geben die Patienten eine höhere Symptombelastung an als auf Skalen mit geringen Häufigkeitsvorgaben. Interessanterweise gilt dieselbe Tendenz für die ärztliche Beurteilung: Ärzte beurteilen beispielsweise zweimal die Woche auftretende Rückenschmerzen als bedenklicher und empfehlen nachdrücklicher eine eingehende Untersuchung, wenn die gleiche absolute Symptomhäufigkeit vom Patienten auf einer Liste mit geringeren Häufigkeitsvorgaben angekreuzt wird. Die Expertise des Arztes erweist sich in diesem Zusammenhang nicht als Schutz vor dem

Einfluß der Skala, denn Ärzte mit mehr als fünfjähriger Berufserfahrung wurden von der Skalenvorgabe genauso beeinflußt wie Medizinstudenten (Schwarz & Scheurig 1991).

- *Patienteneffekte.* Verfälschende Tendenzen im Patientenurteil sind zahlreich und können nicht vollständig aufgezählt werden. Zentral ist aber die Tendenz zur Konsistenz, die Patienten bei wiederholten Befragungen entsprechend der Erinnerung an die frühere Befragung und nicht entsprechend der aktuell tatsächlichen Lage antworten läßt. Eine andere Urteilstendenz gründet in der Anwendung subjektiver Theorien durch Patienten. Folgender Befund kann dies demonstrieren: Frauen führten über mehrere Wochen ein Tagebuch, in dem sie ihre Beschwerden festhielten. Einige Zeit später wurden sie gebeten, sich an ihre Beschwerden zu erinnern. Dabei zeigte sich ein ausgeprägter Einfluß der subjektiven Theorien der Frauen. Frauen, die annahmen, daß ihr Wohlbefinden von ihrem Menstruationszyklus beeinflußt wird, «erinnerten» beispielsweise eine Häufung von Beschwerden in bestimmten Phasen ihres Zyklus, obwohl die Tagebucheintragungen aus der entsprechenden Zeit eine solche Häufung nicht erkennen ließen (McFarland, Ross & De Courville 1988).
- *Praxiseffekte.* Die Bedingungen einer Allgemeinpraxis erlauben es kaum, gängige psychologische Testverfahren mit einem Patienten durchzuführen. Der Hauptgrund für diese Schwierigkeiten liegt in den engen zeitlichen und räumlichen Grenzen, die dem Arzt für einen Patienten zur Verfügung stehen. Eine Bearbeitung der Tests durch den Patienten außerhalb der Praxis kann eine Standardisierung der Testbedingungen unmöglich machen. Dasselbe gilt für eine Bearbeitung der Tests durch den Patienten im vollen Wartezimmer. Vor der «Anpassung» psychologischer Testverfahren an die beschränkenden Bedingungen der Allgemeinpraxis – etwa Kürzung von Fragebögen – muß aber in diesem Zusammenhang dringend gewarnt werden, weil jegliche Veränderung der Tests den Test nicht mehr auswertbar macht.

Alle genannten Effekte scheinen den Einsatz psychologischer Testverfahren in der Allgemeinpraxis unmöglich zu machen. Dies gilt insbesondere, wenn man zusätzlich die testtheoretischen Durchführungsvoraussetzungen ernst nimmt. Diese Voraussetzungen sind

- *Standardisierung,* also die Einheitlichkeit von Test, Testdurchführung und Testauswertung
- *Reliabilität,* also die Stabilität eines Testergebnisses über die Zeit, sowie die Übereinstimmung verschiedener Testformen untereinander
- *Validität,* also die Genauigkeit einer Messung
- *Normierung,* also die Vergleichbarkeit eines individuellen Testergebnisses mit einer Normstichprobe.

Wichtige Indikatoren für die Einsetzbarkeit eines Tests in der Allgemeinpraxis sind damit die vorgegebenen Reliabilitäts- und Validitätskoeffizienten; diese sollte sich der Anwender anhand der jeweiligen Testmerkmale kritisch ansehen. Und der Anwender kann ein weiteres tun. Soweit es die Durchführung des Tests erlaubt, kann der allgemeinmedizinische Anwender Gruppen in seiner Abendsprechstunde testen und so die engen zeitlichen Grenzen der «Normalsprechstunde» aufheben. Möglich ist eine Durchführung von vielerlei Testverfahren mit Hilfe eines Personal-Computers; hierbei wird der Patient vor den Bildschirm des PC gesetzt und bearbeitet selbstständig den Test; außerdem liefert ein entsprechend über PC durchgeführter Test die gleichzeitige Auswertung der Testergebnisse, die dem Auswerter auf dem Bildschirm präsentiert werden. Möglich ist eine Durchführung von für die Selbstbearbeitung vorgesehenen Tests; hier kann der Patient den Test eventuell auch außerhalb der Praxis bearbeiten, wenn nur gewährleistet ist, daß *er* den Test selbst bearbeitet. Möglich (und meistens wünschenswert) ist aber auch eine Kooperation mit Diplom-Psychologen (Kassen-Psychologen), die unter adäquaten Bedingungen die erforderlichen Tests durchführen können, hierbei ist dem Psychologen allerdings ein klares Ziel zu nennen, dem die einzusetzenden Testverfahren dienen sollen. Und möglich ist schließlich die vorgeschaltete Erfassung einer zentralen gesundheitsbezogenen psychologischen Variablen in der Allgemeinpraxis, nämlich der gesundheitsbezogenen Kontrollüberzeugungen von Patienten. Sie kann anzeigen, ob und gegebenenfalls welche weiteren psychologischen Testverfahren durchzuführen sind. Objektive Tests zur Messung von Persönlichkeits- und Motivationsvariablen sind Verfahren, die unmittelbar das Verhalten eines Patienten in einer standardisierten Situation erfassen; der Patient muß sich hierbei nicht selbst beurteilen, der Patient erkennt nicht, mit welcher Absicht der Test vom Arzt durchgeführt wird. Sollen solche Verfahren zum Einsatz kommen, ist unbedingt zu einer Delegation des Patienten an einen niedergelassenen Kassen-Psychologen zu raten.

12.2 Erfassung einer zentralen Gesundheitsvariablen in der Allgemeinpraxis: Die Kontrollüberzeugungen von Patienten

Die Überzeugung des Patienten darüber, ob seine Gesundheit oder der Verlauf seiner Krankheit von ihm selbst (internal), von anderen Personen (etwa Ärzten) oder vom Zufall kontrolliert werden (beide für den Patienten external), ist entscheidend für den Erhalt seiner Gesundheit sowie für die Bewältigung einer Krankheit. Eine Vielfalt empirischer Untersuchungen beweist diese Zusammenhänge, einige von ihnen werden herausgegriffen und kurz referiert (vgl. Greve & Kampen 1991).

Läßt man Altenheimbewohnern die Möglichkeit, ihre alltäglichen Entscheidungen (etwa über Fernsehzeiten) selbst und verantwortlich zu treffen, dann geht es ihnen gesundheitlich signifikant besser und ihre Sterberate ist geringer als in Vergleichsgruppen ohne die Möglichkeit selbstverantwortlicher Entscheidungen. Tierexperimentelle Befunde ergeben, daß sich das Wachstum von Krebszellen unter Streßbedingungen, die nicht kontrollierbar sind, beschleunigt. Patienten mit geringen internalen Kontrollmöglichkeiten sind anfälliger für Schmerz, eher depressiv und ängstlich; internal kontrollüberzeugte Patienten dagegen können außerdem Streßsituationen besser bewältigen als external Kontrollüberzeugte.

Aus den Kontrollüberzeugungen eines Patienten läßt sich darüber hinaus sein gesundheitsbezogenes Verhalten vorhersagen. So können internal kontrollüberzeugte Patienten das Rauchen leichter aufgeben als externale. Internal kontrollüberzeugte Patienten verhindern aktiver das Ansteckungsrisiko für AIDS, achten mehr auf Empfängnisverhütung und bereiten sich im Schwangerschaftsfalle aktiver auf die Geburt vor (etwa durch Gymnastik). Internal orientierte Patienten wissen mehr über Krankheiten und entsprechend angemessenes Verhalten und sind motivierter zur Krankheitsbewältigung. Wegen dieser breit abgesicherten Bedeutung der Kontrollüberzeugungen für Gesundheits- und Krankheitsverhalten ist eine entsprechende Erhebung der Überzeugungen durch den Allgemeinarzt wesentlich. Für den Einsatz in der Allgemeinpraxis scheinen insbesondere die Tests mit wenigen Items von Ferring & Filipp (1989) und Lohaus & Schmitt (1989) geeignet.

Vorsicht ist bei der Interpretation der Testergebnisse zu den Kontrollüberzeugungen geboten. Keinesfalls darf der Allgemeinarzt diejenigen Patienten mit den (aus prognostischen Gründen) wünschenswerten internalen Kontrollüberzeugungen bevorzugt behandeln. Zwar ist es richtig, daß internale Kontrollüberzeugungen eines Patienten systematisch bessere Behandlungserfolge erwarten lassen als externale, doch ist das kein Grund für den Ausschluß der external Kontrollüberzeugten. Nicht wünschenswerte Kontrollüberzeugungen (etwa die externalen) lassen sich nämlich systematisch in therapeutisch wünschenswerte verändern. Dazu sind Trainingsprogramme zur Selbstbearbeitung durch Patienten entwickelt worden, die Patienten mit unerwünschten Kontrollüberzeugungen von ihrem Arzt erhalten (vgl. Haisch & Zeitler 1993).

12.3 Objektive Testverfahren[18]

Intelligenztests Bei Intelligenztests handelt es sich um objektive Tests. Der Allgemeinarzt sollte sich daher stets überlegen, ob er wegen der strengen Anwendungsvoraussetzungen

18 Alle Angaben dieses Kapitels folgen dem Katalog der Testzentrale des Berufsverbandes Deutscher Psychologen, Göttingen.

diese nicht von einem erfahrenen Psychologen oder Psychiater durchführen läßt (vgl. Kind 1996). Auch der erhebliche Zeitaufwand für den Test (ca. 1 bis 2 Stunden) legt diese Überlegung nahe. Am bekanntesten ist wohl der *Hamburg-Wechsler-Intelligenz-Test*, der in einer Form für Erwachsene (HAWIE) und einer Form für Kinder (HAWIK) vorliegt (Tewes 1990). Neben der Bestimmung des Intelligenzquotienten in einem Verbal-Teil und einem Handlungs-Teil gibt der Test Hinweise auf Auffassung, Gedächtnis und Merkfähigkeit eines Patienten, auf Streßverarbeitung und Problemlösung. Ein sprachfreier Intelligenztest, der einfacher in der Durchführung ist, ist der *Progressive Matrizentest* – ein Multiple-choice-Verfahren. Wegen der Sprachfreiheit ist dieser Test weniger von der Sozialschicht des Probanden beeinflußt als der HAWIE.

Leistungstests Bei diesen Tests handelt es sich ebenfalls um objektive Verfahren, die besser vom erfahrenen Psychologen/Psychiater durchgeführt werden. Ein häufig angewandter Leistungstest ist der Aufmerksamkeitsbelastungstest d 2. Der Test ist vom Patienten unter Zeitdruck durchzuführen; er erfaßt die Fähigkeit des Probanden, rasch und sicher ähnliche Wahrnehmungsreize zu differenzieren. Mit dem d 2 ist damit die Konzentrationsfähigkeit des Patienten unter (Zeit-)Belastung prüfbar (Brickenkamp).

12.4 Krankheitspezifisch einzusetzende Testverfahren

Die Anwendung psychologischer Testverfahren in der Allgemeinpraxis unterliegt also Beschränkungen. Positiv formuliert können psychologische Testverfahren aber dem Arzt eine ganze Reihe von Vorteilen bei der Diagnostik und Therapie bringen. Am Beispiel häufiger Krankheitssymptome und Krankheitsbilder soll dies im folgenden dargestellt werden.

Anamneseerhebung Zur Unterstützung der ärztlichen Anamnese sind Fragebogen zur Erfassung der Patientenbeschwerden hilfreich; sie erlauben eine gezieltere Anamneseerhebung des Arztes, sie sind in der Regel vom Patienten selbst zu bearbeiten. Für den psychosomatisch arbeitenden Allgemeinarzt kann diese Unterstützung der *Psychosomatische Einstellungs-Fragebogen* PEF von Hehl & Wirsching leisten. Allgemeiner ist im deutschsprachigen Rahmen beispielsweise der *Beschwerdeerfassungsbogen* von Kasielke und Hänsgen oder der *Gießener Beschwerdebogen* (Brähler & Scheer) oder die *Beschwerdeliste* von v. Zerssen & Koeller zu nennen. Eine mehrdimensionale Methode zur Beschreibung von Aspekten des Patientenempfindens liefert die *Eigenschaftswörterliste* EWL von Janke & Debus. Speziell der Qualität der Krankheitsbewältigung sind die *Trierer Skalen zur Erfassung der Krankheitsbewältigung* TSK von Filipp gewidmet. Stehen Verhaltensstörungen von Patienten im Vordergrund, dann kann das *Biographische Inventar zur Diagnose von Verhaltensstörungen* BIV von Jäger, Lischer, Münster & Ritz eingesetzt werden. Vorrangig bei psychotherapeutischen Problemstellungen des Patienten kann das *Berliner Verfahren zur Neurosediagnostik-Selbstbeurteilung* BVND-SB zur Einschätzung des Beschwerdenerlebens und psychopathologisch relevanter Selbstkonzeptmerkmale bei Erwachsenen (Hänsgen) sowie der Anamnesefragebogen von Lazarus angewandt werden. Ein Familieninterview (vgl. Watzlawik 1966) kann darüber hinaus zur Diagnostik von Kommunikationsstörungen in Familien verwendet werden. Soweit die Fragebögen von den Patienten zu Hause bearbeitet werden, muß sichergestellt werden, daß der Patient den Fragebogen recht zügig, ungestört und vor allem selbständig ausfüllt; hierfür sind nicht allzu großzügige Bearbeitungszeiten vorteilhaft sowie der Hinweis, daß bei Fragen, die der Patient nicht bearbeiten will, lediglich «Frage uninteressant» auf dem Bogen vermerkt werden soll.

Persönlichkeitsstörungen Das *Freiburger Persönlichkeitsinventar* FPI von Fahrenberg, Hampel & Selg soll die wichtigsten Persönlichkeitsmerkmale klinischer und nichtklinischer Gruppen auf 16 Skalen erfassen. Im Vordergrund stehen dabei insbesondere die Nervosität, Aggressivität, Depressivität, Erregbarkeit, Geselligkeit, Gelassenheit des Patienten, sein Dominanzstreben, seine Gehemmtheit sowie seine Extraversion, emotionale Stabilität und

Maskulinität/Feminität. Der Test erfaßt insbesondere zeitlich stabile Persönlichkeitsmerkmale und ist recht arbeitsintensiv; es existiert allerdings eine Kurzform des FPI. Ähnlich aufwendig, aber auch ähnlich breit aussagekräftig, ist die *Deutsche Personality Research Form* PRF von Stumpf, Angleitner, Wieck, Jackson & Beloch-Till. Praxisnaher scheint der *Gießen Test* GT (Beckmann, Brähler & Richter), ein Verfahren zur Erfassung von Selbst-, Fremd- und Idealbildern; er ist innerhalb von 10 bis 15 Minuten durchführbar. Der Gießen Test erhebt emotionale Grundstimmungen, erfragt grundlegende Ich-Qualitäten und ermittelt die sozialen Beziehungen des Probanden. Der speziellen Frage der Selbstakzeptierung des Patienten widmet sich die *Skala zur Erfassung der Selbstakzeptierung* SESA von Lukesch & Lukesch.

Die deutschsprachigen Persönlichkeitsinventare wurden auf Übereinstimmung der Befunde untersucht. Danach mißt vor allem das Freiburger Persönlichkeitsinventar die klinisch relevanten Variablen sehr zuverlässig und gibt die Möglichkeit, zwischen diesen Variablen (Depressivität, Gehemmtheit, Erregbarkeit etc.) zu differenzieren. Der Gießen Test zeigt in seinen Ergebnissen nur eine geringe Korrelation mit dem FPI, so daß der Gießen Test seinem Anspruch, andere Persönlichkeitsmerkmale als das Freiburger Persönlichkeitsinventar zu messen, offenbar gerecht wird. Im angloamerikanischen Sprachraum zeichnet sich darüber hinaus die Entwicklung eines klinisch relevanten Persönlichkeitsinventars NEO-PI (Neo Personality Inventory) ab, das mit fünf Persönlichkeitsfaktoren die klinisch relevanten Persönlichkeitsmerkmale erfaßt; hier muß allerdings die Entwicklung im deutschsprachigen Raum abgewartet werden, bis über die Einsetzbarkeit in der Allgemeinpraxis Aussagen möglich sind (vgl. Costa & McCrae 1992).

Projektive Verfahren sind von besonderer Bedeutung für eine aus psychodynamischen Theorien abgeleitete Psychodiagnostik. Dennoch kommen projektive Verfahren in der Forschung nur noch wenig zum Einsatz. Das hängt damit zusammen, daß Untersuchungsergebnisse zur Reliabilität und Validität projektiver Verfahren sehr ungünstig ausfallen. Hinzu kommt, daß die Interpretation projektiver Verfahren nicht ausschließlich rational vermittelt werden kann, sondern sich auf das «Gespür» des Interpretierenden verläßt (Leichner 1979). Dem steht der recht häufige Einsatz projektiver Verfahren in der *Praxis* entgegen. Dieser häufige Einsatz in der Praxis mag damit zusammenhängen, daß projektive Verfahren diagnostische Informationen liefern, deren Interpretation zwar schwierig und wenig valide ist, die aber andere Verfahren nicht liefern. Ähnliches scheint für zeichnerische Verfahren (etwa «draw a person» Test, Zeichne Deine Familie etc.) zu gelten (zur Übersicht vgl. Sehringer 1982). Beim *Thematischen Apperzeption Test* TAT (zur Übersicht vgl. Kornadt & Zumkley 1982) beispielsweise besteht ein Stimulusaspekt darin, daß der Patient eine Person des Stimulusmaterials als Helden betrachtet und sich mit ihr identifiziert. Durch diese Identifizierung soll der Patient eigene Gefühle, Motive und Verhaltensweisen auf den Helden übertragen, weswegen das Testverhalten des Probanden auch Aufschluß über seine eigenen Gefühle, Motive und Verhaltensweisen geben soll.

Alkoholismus Regelmäßiger Alkoholkonsum ist ein in der Allgemeinpraxis häufiges, aber auch häufig übersehenes Problem, insbesondere wenn regelmäßig nur geringe Alkoholmengen konsumiert werden. Bei der Bestimmung entsprechend belasteter Patienten und als Grundlage für eine eventuelle (therapeutische) Intervention können psychologische Testverfahren zum Alkoholismus hilfreich sein. Ein solches ist das *Trierer Alkoholismusinventar* von Funke, Funke, Klein & Scheller; bei ausgeprägterem Alkoholismus des Patienten kann der *Fragebogen zum Trinkverhalten Alkoholabhängiger* FTA von Roth gegeben werden. Einen Selbstbeurteilungsteil und einen Fremd-(Arzt-)Beurteilungsteil umfaßt der *Münchener Alkoholismus-Test* MALT von Feuerlein, Küfner, Ringer & Antons. Da Alkoholismus zumindest subjektiv sehr häufig im Zusammenhang mit erheblicher Streßbelastung des Patienten steht, kann die Ergänzung eines Fragebogens zum Alkoholismus durch den *Streßverarbeitungsbogen* SVF von Janke sinnvoll sein. Sinnvoll erscheint ebenfalls die Ergänzung eines Fragebogens zum Alkoholkonsum durch einen Fragebogen zum Sozialverhalten (etwa um die häufigen «Geselligkeitstrinker» isolieren zu können); hierfür kann beispielsweise die *Selbstbeurteilung des Sozialverhaltens* SBS von Zimmermann herangezogen werden. Zusätzliche Interventionsschritte können so erkannt und eingeleitet werden.

Sexualstörungen Zur Abklärung von Sexualstörungen in der Allgemeinpraxis kann allgemein der *Fragebogen zur Messung von Einstellungen zu Schwangerschaften, Sexualität und Geburt* von Lukesch & Lukesch den Patienten zur Bearbeitung gegeben werden. Für eine Klärung spezieller Probleme im Zusammenhang mit der Geburt bietet sich die Geburtsangstskala von Lukesch an.

Depressionen Setzt der Allgemeinarzt als «Breitband-Diagnostikum» beispielsweise das *Freiburger Persönlichkeitsinventar* ein, dann hat er vom Patienten auch dessen Depressivitätswerte mit erfaßt. Speziell auf depressive Patienten zugeschnitten sind unterschiedliche Ebenen zu beachten, damit es nicht zu verwirrenden und widersprüchlichen Resultaten kommt. Auf der kognitiven Ebene drückt sich Depression als ein Gefühl der Traurigkeit, als herabgesetzte Motivation und Aktivität, als Pessimismus, als Schuldgefühl aus; auf der motorischen Ebene drückt sich eine Depression als verminderte Aktivität und reduziertes Sprechverhalten aus; im physiologischen Bereich findet sich ein reduziertes Erregungsniveau. Etabliert hat sich hier das *Beck Depressions-Inventar* BDI (Beck). Eine Selbstbeurteilungsskala für den Patienten ist die *Self Rating Depression Scale* SDS von Zung. Bei vielen Untersuchungen werden Hautwiderstandsmessungen als Indikator für das Aktivierungsniveau vorgenommen, ein objektives Verfahren, das auch in der Allgemeinpraxis einsetzbar erscheint. Sollen Kinder und Jugendliche untersucht werden, dann kann das *Depressionsinventar für Kinder und Jugendliche* DIKJ von Stiensmeier-Pelster, Schürmann & Duda eingesetzt werden.

Streß und Belastungssituationen Als spezieller Streßfragebogen hat sich der *Streßverarbeitungsfragebogen* von Janke gerade auch in der allgemeinärztlichen Praxis besonders bewährt. Ein bewährter Selbstbeurteilungs-Fragebogen zur Erfassung sozialer Ängste ist der *Unsicherheitsfragebogen* (U) von Ullrich de Muynck & Ullrich.

Eßstörungen Eßstörungen, also Adipositas, Anorexia nervosa und Bulimia nervosa, gewinnen zunehmend an Bedeutung auch unter den Patienten des Allgemeinarztes. Weil es sich hier teilweise um sehr «versteckte» Krankheiten handelt, die zumindest im Entstehungsstadium völlig unauffällig sind (Bulimia nervosa), ist eine ausreichende Diagnostik bei diesen Patienten von großer Bedeutung. Hier empfiehlt sich der *Fragebogen zum Eßverhalten* FEV von Pudel & Westenhöfer für die Anwendung bei den Patienten in der Allgemeinpraxis. Störungsspezifisch eingesetzt werden können das *Anorexia nervosa Inventar zur Selbstbeurteilung* (ANIS) von Fichter & Keeser sowie der *Bulimie-Bogen* BB von Potreck-Rose.

12.5 Testverfahren bei Kindern

Kinder sind für den Hausarzt häufige und häufig besonders anspruchsvolle Patienten. Eine Häufung kindlicher Patienten an Wochenenden und als Notfälle (Besel 1992) sind hierfür typischer Ausdruck. Asperger (1966) fordert in diesem Zusammenhang, daß der behandelnde Arzt neben der somatischen Seite *immer* die psychische Seite beim Kind berücksichtigen muß. Eine wichtige Hilfestellung geben hierbei selbstverständlich psychologische Tests, wobei die Anwendung beim Kind im Rahmen eines Notfalles kaum in Frage kommt. Gerade bei der Anwendung psychologischer Testverfahren bei Kindern scheint die Kooperation des Allgemeinarztes mit einem niedergelassenen (Kinder-)Psychologen in besonderem Maße angezeigt zu sein. Objektive Tests für Kinder sollte nach Möglichkeit immer der erfahrene Psychologe/Psychiater durchführen.

Anamneseerhebung Zentraler Teil der Anamneseerhebung beim Kind ist die Familiensituation des Kindes. Hilfreich hierbei kann zunächst der *Anamnestische Elternfragebogen* von Deegener sein. Der Fragebogen wird von *Eltern* psychisch gestörter und erkrankter Kinder bearbeitet; er erfaßt alle Faktoren von Erziehung und Sozialisation, die Fehlentwicklungen im Erleben, Verhalten oder Lernen begünstigen können. Neben der Erfassung zahlreicher biographischer Daten werden krankmachende Einflüsse sowohl organischer als auch psychosozialer Provenienz erhoben. Darüber hinaus werden gezielt Verhaltensstörungen des Kindes- und Jugendalters abgefragt. Dagegen ist das *Mannheimer Elterninterview* (MEI von Esser, Blanz, Geisel & Laucht) ein strukturiertes Interview zur Erfassung von Art und Ausmaß kinder- und jugendpsychiatrischer Störungen. Besonders erfolgreich ist in diesem Zusammenhang die *Marburger Verhaltensliste* (MVL von Ehlers, Ehlers & Makus). Hierbei handelt es sich um einen Elternfragebogen zur Erfassung des Problemverhaltens 6- bis 12jähriger Kinder. Neben klinisch auffälligem Verhalten wird in Subskalen die emotionale Labilität, Kontaktangst, das unrealistische Selbstkonzept, unangepaßtes Sozialverhalten und instabiles Leistungsverhalten der Kinder erfaßt.

Der *Familien-Beziehungs-Test* (FBT von Howells & Lickorish) besteht aus einer Serie mehrdeutiger Bilder zu Situationen in der Familie. Das *Kind* beschreibt die Bilder gemäß seiner eigenen Familiensituation, stellt seine Anschauung der Familienbeziehungen dar, deutet die bildliche Darstellung also aus seiner Erfahrung. Die Symptome einer Störung lassen sich so aus dem Familienfeld heraus erklären. Ebenfalls an das Kind direkt wendet sich das *Erziehungsstil-Inventar* (ESI von Krohne & Pulsack), das das vom Kind erlebte Erziehungsverhalten von Vater und Mutter erfaßt. Im Zentrum stehen hier die erziehungsbedingten Ursachen von Verhaltensproblemen. An Kinder und Jugendliche wendet sich der *Problemfragebogen* (PF 11-14 von Westhoff, Gensen-Asenbaum, Leutner & Schmitt). Dieser Fragebogen will insbesondere das Erleben von Problemen und Bedürfnissen in und außerhalb der Familie mit dem Zweck sichern, daß eine Grundlage für problembezogene Beratungsgespräche geschaffen ist.

Persönlichkeits- und Entwicklungsstörungen
Zahlreiche Tests für Kinder sind mit Lernschwierigkeiten und ihrer Überwindung befaßt; der pädagogische und schulpsychologische Ansatz solcher Tests läßt sie für die Allgemeinmedizin weniger geeignet erscheinen. Neben der Intelligenzentwicklung sind aber für die Allgemeinmedizin auch die Entwicklungen weiterer Fähigkeiten und Persönlichkeitsmerkmale des Kindes bedeutsam, weshalb hier eine geeignete Auswahl dieser Tests vorgestellt wird.

Von Kindern sicherlich gerne bearbeitet wird der *Kinder Apperzeptions-Test* (CAT von Bellak & Bellak). Es handelt sich um einen projektiven Persönlichkeitstest nach dem Prinzip, daß Kinder beim Geschichtenerzählen sich gerne mit Tieren identifizieren. Daher sind hier Tiere in verschiedenen sozialen Situationen dargestellt, die die Kinder erläutern sollen. Die Fähigkeit des Kindes, ein fragmentarisches Bild zu einem Ganzen zu gestalten, gibt wichtige Hinweise auf etwaige Gehirnschäden. Diese Fähigkeit mißt der *Visual Gestalt Ability Test* (VGA von Borg). Speziell für die Diagnose einer Hirnschädigung bei verhaltensgestörten Kindern ist der *Göttinger Formreproduktions Test* (GFT von Schlange, Stein, von Boetticher & Tandi) entwickelt worden.

Um allgemeine Persönlichkeitsfragebogen für Kinder handelt es sich beim *Hamburger Persönlichkeitsfragebogen für Kinder* (HAPEF-K von Wagner & Baumgärtel) sowie beim *Persönlichkeitsfragebogen für Kinder* (PFK von Seitz & Rausche). Beide Fragebogen sind für Kinder von 9 bis 14 Jahren geeicht. Während der PFK Dimensionen des Verhaltensstils, Bedürfnisse und Einstellungen sowie das Selbstbild des Kindes erhebt, erfaßt der HAPEF-K die Persönlichkeitsbereiche Neurotizismus, Extraversion, Aggression und Leistungsmotivation, weshalb der HAPEK-K für die Bedürfnisse der Allgemeinpraxis geeigneter erscheint.

Die Griffiths Entwicklungsskalen (GES, deutsche Bearbeitung von Brandt) erlauben eine genaue Feststellung des Entwicklungsstandes in den ersten zwei Lebensjahren des Kindes. Die Subskalen erfassen Motorik, Persönliches und Soziales, Hören und Sprechen, Auge und Hand sowie Leistungen. Das aus den Subskalen resultierende Entwicklungsprofil ermöglicht die Beurteilung des Entwicklungsmusters normaler Kinder und kann zur Differentialdiagnose von Behinderungen genutzt werden. Bis zum Alter von 5 Jahren leistet dieses Entwicklungsprofil die *Selektive entwicklungsphysiologische und -psychologische Tabelle* von Kiese. Speziell der Erfassung des kindlichen Bewegungsverhaltens von Antrieb, Motivation, Übereifer sowie Ängstlichkeit im Bewegungszusammenhang dient die *Checkliste motorischer Verhaltensweisen* (CMV von Schilling), die Gesamtkörperbeherrschung erfaßt der *Körper-Koordinationstest für Kinder* (KTK von Kiphard & Schilling).

Die Intelligenzentwicklung eines Kindes erfaßt der *Hamburg-Wechsler-Intelligenztest für Kinder* (HAWIK-R, Version 1983), der *Grundintelligenztest* von Cattell, Weiß & Osterland sowie der *Mannheimer Intelligenztest für Kinder und Jugendliche* (MIT-K von Conrad, Eberle & Hornke). Während der HAWIK-R für Kinder von 6 bis 15 Jahren und der Grundintelligenztest für Kinder von 5 bis 9 Jahren anwendbar ist, kann der MIT-K bei Kindern und Jugendlichen von 9 bis 15 Jahren eingesetzt werden. Für geistig behinderte Kinder existiert eine *Testbatterie für Kinder im Vorschulalter* (TBGB-VA von Beulshausen, Rahe & Eggert) sowie für Kinder von 7 bis 12 Jahren (TBGB von Bondy). Sie erlaubt jeweils Aussagen über die Intelligenz, über Wortschatz und Motorik und ermöglicht die Begründung geeigneter Fördermaßnahmen.

Ängstlichkeit Der *Kinder-Angst-Test* (KAT von Thurner & Tewes) erfaßt die Ängstlichkeit von Kindern in einem Alter ab 9 Jahren. An dieselbe Altersgruppe wendet sich der *Angstfragebogen für Schüler* (AFS von Wieczerkowski & Nickel), der Prüfungsangst, manifeste Angst sowie Schulunlust erhebt und damit insbesondere für pädagogische Zusammenhänge geeignet ist.

Depressivität Das *Depressionsinventar für Kinder und Jugendliche* (DIKU von Stiensmeier-Pelster, Schürmann & Duda) erfaßt eine große Bandbreite depressiver Symptome, etwa der emotionalen und somatischen Befindlichkeit, negativer Selbstbewertungen, Schuldgefühle.

Selbstwertstörungen Die *Aussagenliste zum Selbstwertgefühl für Kinder und Jugendliche* (ALS von Schauer) bestimmt mit Hilfe von Selbstverbalisationen Art und Ausmaß des Selbstwertgefühls von Kindern und Jugendlichen. Allgemeiner werden Aspekte des Selbstwertes durch die *Frankfurter Selbstkonzeptskalen* (FSKN von Deusinger) erhoben, die für Jugendliche ab 13 Jahren geeicht sind.

12.6 Möglichkeiten der Therapieevaluation

Der Erfolg einer Behandlung kann systematisch evaluiert werden (Qualitätssicherung). Möglich ist es, nach Abschluß einer Behandlung die hier vorgestellten Testverfahren den Patienten noch einmal vorzulegen. Die Veränderungen in den Testergebnissen zeigen dann Verbesserungen, Verschlechterungen oder Stillstand im Befinden des Patienten an.

Der «Königsweg» der Therapieevaluation ist aber gerade auch für den Allgemeinarzt die Verhaltensbeobachtung. Nur bei der wiederholten Beobachtung der tatsächlichen häuslichen Interaktionen und Beziehungsmuster des Patienten kann sich der Allgemeinarzt ein vollständiges Bild über den Zustand der Erkrankung des Patienten machen. Um die Validität sowie die Reliabilität seiner Verhaltensbeobachtungen zu erhöhen, kann der Allgemeinarzt beispielsweise einen Praxis-Assistenten oder eine Helferin bitten, seine eigenen Beobachtungen vom Verhalten des Patienten zu notieren. Manches, was sonst übersehen würde, kann so noch festgehalten werden. Aber auch Verhaltensbeobachtungen von Verwandten und Freunden des Patienten sind hierfür wertvoll. Anleitungen für eine systematische Verhaltensbeobachtung finden sich in einer sehr praxisgerechten Darstellung bei Sulz (1992).

12.7 Durchführung von Testverfahren am Personal Computer

In sehr vielen allgemeinärztlichen Praxen hat der Personal Computer Einzug gehalten. Diese Entwicklung kann man beim Einsatz von psychologischen Testverfahren nutzen. Das Konzept für die computerunterstützte Diagnostik ist recht neu. Als Basisgerät wird ein IBM-Computer oder IBM-kompatibler Rechner verwandt. In einem der Steckplätze wird das psychologische Subsystem eingesteckt, das speziell für die psychodiagnostischen Anforderungen entwickelt wurde. An dieses Subsystem können dann ein Patientenmonitor, ein

Patientenpanel und über ein Peripherie-Interface verschiedene Peripherie-Geräte angeschlossen werden. Mit dieser Anordnung sind vielerlei Möglichkeiten verbunden:

- Die Darbietung herkömmlicher psychologischer Tests über einen flimmerfreien Monitor
- Die Anwendung von ausschließlich für den Computereinsatz entwickelten Testverfahren
- Die sofortige Testauswertung nach Testende
- Die Abspeicherung und Wiederverwendung der Befunde
- Die Erfassung ergänzender Daten wie Arbeitsrhythmus, Arbeitszeiten
- Die zusätzliche Registrierung psychologischer Parameter wie Atmung, Hautwiderstand, Puls etc.
- Die Darstellung von Verlaufskurven über Bildschirm
- Aufbau einer Einzelanlage oder einer Gruppenanlage.

Der computergestützte Testablauf berücksichtigt die persönlichen Eigenarten des Patienten. Die Gefahr eines Einflusses des Arztes auf die Testergebnisse (Arzteffekt) wird weitgehend ausgeschaltet. Die Patienten geben ihre Antworten mit dem Lichtgriffel oder einer Antworttastatur. Auch die Artikulationsfähigkeit des Patienten beeinflußt bei diesem Vorgehen das Testergebnis nicht.

Die folgenden Anwendungsprogramme sind verfügbar (Apparatezentrum Dr. C. J. Hogrefe, Göttingen). Weitere vom Patienten am Monitor zu bearbeitende Testverfahren sind ständig in Entwicklung. Interessierte mögen sich direkt mit dem Apparatezentrum in Verbindung setzen.

Anamnese Die *Eigenschaftswörterliste* EWL ist ein Verfahren zur quantitativen Erfassung zeitlich begrenzten (aktuellen) Befindens durch die sprachliche Selbstbeurteilung des Patienten anhand von Eigenschaftswörtern.

Persönlichkeitsvariablen Der *16 Persönlichkeitsfaktoren-Test* (16 PF) ist ein objektiver Test zur mehrdimensionalen Persönlichkeitsdiagnostik im Erwachsenenalter. Mit 192 Items werden 16 Primärdimensionen der Persönlichkeit erfaßt.

Der *Gießen Test* ist ein Verfahren zur Erfassung von Selbst-, Fremd- und Idealbildern.

Der *Grazer Assertivitätstest* wurde ursprünglich als klassisches Screening-Instrument zur raschen Identifizierung von Defiziten im Bereich selbstsicheren und sozialkompetenten Verhaltens konzipiert. Er erwies sich gleichzeitig auch als sehr brauchbares Instrument für die Erfassung von Persönlichkeitsvariablen.

Die *Hamburger Neurotizismus- und Extraversionsskala für Kinder und Jugendliche* dient der Selbstbeschreibung bei Kindern und Jugendlichen.

Depressivität und Suizidgefahr Die *Paranoid-Depressivitäts-Skala* erfaßt das Ausmaß subjektiver emotioneller Beeinträchtigung, insbesondere ängstlich-depressive Verstimmungen. Erfaßt wird auch eine Mißtrauenshaltung und Realitätsfremdheit bis zu einer ausgeprägten Wahnhaftigkeit.

Der *Fragebogen zur Beurteilung der Suizidgefahr* ermöglicht die frühzeitige Erfassung von zu Suizidhandlungen neigenden Patienten. Der Test umfaßt 52 Items und kann als Orientierungshilfe bei der Diagnose dienen.

12.8 Zur Bedeutung der Psychodiagnostik in der Allgemeinpraxis

Die Zahl psychologischer Problemfälle wächst auch in der Allgemeinpraxis schnell. Dabei ist der Allgemeinarzt in erster Linie gefordert, wenn es um die Verhinderung von Patientenkarrieren (von Uexküll 1989) geht. Er stellt die Weichen für eine rasche und erfolgreiche Behandlung – oder eine erfolglose Dauerbehandlung mit vielen Arztwechseln. Um diese Weichen richtig stellen zu können, bedarf es psychologischen Geschicks, aber auch psychologischen Wissens. Ohne fachpsychologische Hilfe kann der Allgemeinarzt hier leicht überfordert sein.

Betrachten wir hierzu noch ein Beispiel. Noch vor weniger als einem Jahrzehnt war die Diagnose Bulimia nervosa (Eß-/Brechsucht) unter Allgemeinärzten wenig bekannt. Trotz eines rapiden Anstiegs in den Inzidenzraten der Erkrankung bleiben viele der Bulimien vom Hausarzt unerkannt. Dies ist leicht erklärlich, wenn man weiß, daß das Erscheinungsbild der entsprechenden Patienten dem gesellschaftlichen Idealbild entspricht und zumindest bei Krankheitsbeginn sich keine krankheitsbedingten körperlichen Veränderungen feststellen lassen. Chronifiziert eine Bulimie allerdings, dann treten solche körperlichen Veränderungen durchaus auf, die Behandlungserfolge schwinden jedoch in diesem Krankheitsstadium erheblich. Rechtzeitige Diagnose und Behandlung sind also entscheidend. Dazu ist es für den Allgemeinarzt von zentraler Bedeutung, gezielt das psychosoziale Feld der Patienten, etwa nach deren übersteigerter Normkonformität, zu durchforsten, die wesentliches Indiz für eine beginnende Bulimie sein kann. Hierbei helfen psychologische Testverfahren. Aufgeklärte Allgemeinärzte können mit Hilfe psychologischer Testverfahren heute einen Bulimie-Verdacht schnell begründen oder verwerfen – und den Patienten nötigenfalls gezielt einer Psychotherapie zuführen.

Will der Allgemeinarzt psychosozial orientiert arbeiten, ist die Nutzung psychologischer Kompetenz unerläßlich (Haisch & Zeitler 1991). Um das bio-psycho-soziale Modell von Gesundheit und Krankheit inhaltlich zu füllen, ist eine Kooperation der mit diesem Modell benannten wissenschaftlichen Fächer vonnöten. Die kompetente Anwendung psychologischer Testverfahren durch den Allgemeinarzt ist ein Ansatz hierfür.

13. Körperausscheidungen (*Excrementa*)

13.1 Erbrochenes (*Vomitatum*)

Es handelt sich um aus dem Gastrointestinaltrakt durch Mund (oder Nase) zurückbeförderte (regurgitierte, ruminierte oder vomitierte) Inhaltstoffe.

- Schleimerbrechen *(Vomitus matutinus)*: Es wird – meist morgens nüchtern – nur Schleim erbrochen, keine Nahrungsteile.
- Materialerbrechen oder Nahrungsbrechen *(Emesis)*: Postprandial wird mehr oder weniger verdaute Nahrung erbrochen; das Erbrochene hat saure Reaktion (riecht und schmeckt sauer). Auch Eingeweidewürmer können erbrochen werden.

Merke: Bei Verdacht auf Intoxikation sind Proben zur chemischen Analyse und (in sterilem Gefäß) zur bakteriologischen Untersuchung zu asservieren!

- Bluterbrechen *(Haematemesis, Vomitus cruentus)*: Man unterscheidet
  - Erbrechen von frischem (roten) Blut
  - Erbrechen von altem (durch Einwirkung von Magensäure schwarz gewordenen) Blut, das – wenn es sich um zersetzte Gerinnsel handelt – kaffeesatzartig imponiert.

  Cave: Auch Rotwein und eisenhaltige Arzneien können kaffeesatzartiges Erbrechen bewirken oder vortäuschen.
- Galliges Erbrechen oder Gallebrechen *(Vomitus biliosus)*: Das Erbrochene ist *gelbgrün bis schwarzgrün* gefärbt oder enthält derartig gefärbte Beimengungen. Manchmal können Zweifel aufkommen, ob es sich um schwarzes Blut *(Sanguis niger)* oder um schwarze Galle *(Fel nigrum, Bilis nigra)* handelt; eine *Verdünnung mit Wasser* läßt dann ggf. die grüne Farbe der Galle deutlich erkennen.
- Koterbrechen *(Miserere, Kopremesis)*: Koterbrechen ist unschwer am fäkulenten Geruch zu erkennen (fäkales Erbrechen: *Vomitus faeculentus*); nur ganz ausnahmsweise werden geformte Stuhle erbrochen.
- Spezifisches Erbrechen bei akuter Magenlähmung oder -dilatation *(Gastrectasia acuta)*: Ohne krampfhaftes Würgen (Kunz) werden enorme Mengen schwarzbrauner, nicht fäkulenter Flüssigkeit erbrochen, die nach kräftigem Schütteln bei der Betrachtung im Reagenzglas gegen helles Licht Myriaden suspendierter Kleinteilchen erkennen läßt (Bailey).

13.2 Stuhl (*Faeces, Stercus humanum, Merda:* Kot)

Es handelt sich um die vom Darm per vias naturales (aut praeternaturales) ausgeschiedenen Stoffwechselprodukte. Beschrieben werden:

Farbe: weiß – hellgrau – gelb – goldgelb – lehmfarben – mittelbraun – dunkelbraun – schwärzlich – schwarz, aber auch grünlich schwarz, rötlich-schwarz; grün – braungrün – grünbraun

Konsistenz: ungeformt: breiig, flüssig, serös, schleimig, eitrig, blutig, schaumig; geformt: weich, fest, hart, schafskotartig

Beschaffenheit: homogen – inhomogen – unverdaute Nahrungsreste (Zellulosefasern, Muskelfasern, Kartoffelstückchen u. a.) enthaltend

Auflagerungen und Beimengungen: keine – Schleim – Fett – Blut – Eiter – Parasiten
Geruch: geruchlos – normal – säuerlich (Gärung) – säuerlich-ranzig (Sprue) – nach Schwefelkohlenstoff – fäkulent (Fäulnis) – jauchig (Rectum-Ca).

Im einzelnen unterscheidet man:
- Normale Stühle: mittel- bis dunkelbraun, geformt, homogen, ohne Auflagerungen oder Beimengungen
- Diarrhoische Stühle: lehmfarben bis mittelbraun, ungeformt
- Obstipationsstühle: dunkelbraun, hart bis schafskot-ähnlich sowie
- Bleistift- oder Pfeifenstielstuhl: im Durchmesser der Stuhlsäule stark eingeengter Stuhl
- Fettstuhl: umfangreicher, übelriechender, Öl oder Fett aufweisender Stuhl; das Fett erinnert an ausgelassene und wieder erstarrte Butter
- Johannisbeergeleestuhl: roter, johannisbeergeleeähnlicher Stuhl
- Lehmstuhl: durch Verminderung oder Fehlen von Gallenfarbstoffen mehr oder weniger entfärbter, manchmal fast weißer Stuhl
- Mekonium (*Meconium:* Kindspech): halbflüssiger, grünlich-schwarzer, klebriger, geruchloser Stuhl des Neugeborenen
- Meläna (*Melaena:* Teerstuhl, Schwarzruhr): durch Beimengung von Blut aus dem oberen Gastrointestinaltrakt schwarzgefärbter, teerähnlicher, klebriger Stuhl

Merke: Schwarze Stühle nach Einnahme von Eisen, Wismut, Mangan, Tierkohle u.a. sind nicht klebrig und in der Regel geformt.

- Reiswasserstuhl: reiswasser- oder mehlsuppen- bis milchkaffeeähnlicher Stuhl
- Silberstuhl: zeigt eine *Aluminiumtönung*, die durch Mischung von schwarzem Melänastuhl und weißem Fettstuhl entsteht
- Zahnpastastuhl: zahnpastaähnliche Stühle im Kindesalter und
- *blutige oder schleimige Auflagerungen;* es kann auch blutig verfärbter (sanguinolent tingierter) Schleim allein (oder mit Stuhl vermischt) abgesetzt werden. Auf streifenförmige Auflagerungen hellroten Blutes ist gesondert zu achten.

13.3 *Sputum* (Auswurf, Expektorat)

Unter Sputum versteht man die bei der Expektoration ausgehustete Absonderung der Atemwegsschleimhäute mit Beimischung von Zellen (Epithelien, Leukozyten), Speichel, Nahrungsresten, Staub und Rauchteilchen, evtl. auch von Mikroorganismen, Eiter, Blut. Beschrieben werden:

Farbe: glasig, weiß, weißgrau, grau, grauschwarz, weißgelb, gelb, safrangelb *(Sp. croceum);*
gelbgrün, gelblichgrün, grünlich, graugrün, blau;
himbeergeleefarben, rosa, hellrot, gelblichrot, rot;
semmelbraun, bräunlich, schokoladefarben, rostbraun (rubiginös)
Konsistenz: flüssig, fadenziehend, klebrig, zäh (am Glase haftend)
Beschaffenheit: homogen – inhomogen; transparent (klar) – nicht transparent (trübe); schaumig – nicht schaumig
Beimengungen: Fäden, Klumpen
Geruch: geruchlos, süßlich-fad, putride-übelriechend
Menge: gering, maulvoll, produktiv

Nach den Hauptbestandteilen unterscheidet man:
- seröses *(Sputum serosum)*
- schleimiges *(Sp. mucosum)*
- eitriges *(Sp. putridum sive foetidum)* und
- blutiges *(Sp. cruentum).*

Häufig kommen Mischformen vor:
- *Sputum pituitosum*: dünnflüssig, serös-schleimig
- *Sputum fibrinosum:* zähklebrig, mit Fibrinkörnchen oder -ausgüssen
- *Sputum coctum*: eitrig-schleimig

Meist ist der Eiter von Schleim umgeben und hat dann ein balliges *(Sp. globosum)* oder linsenförmiges Aussehen *(Sp. nummulare).*

Für manche Erkrankungen charakteristisch ist die sich im Glase einstellende *Zwei- oder Dreischichtung* (**Abb. B 132**):

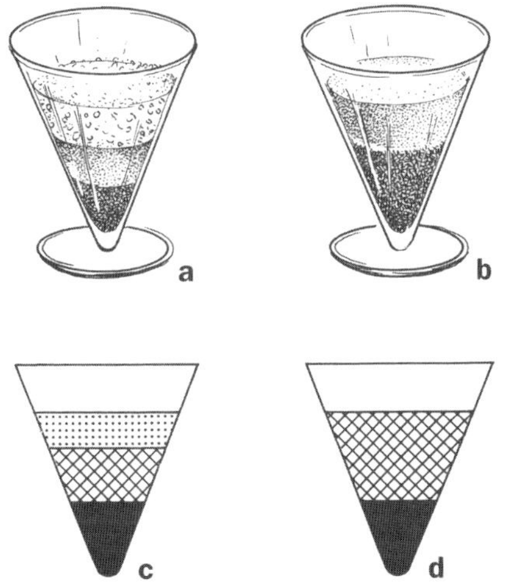

Abbildung B 132: Sputumuntersuchung auf Zwei- oder Dreischichtung im Spitzglas: a) und c) Dreischichtung: unten Eiter mit Zelltrümmern, darüber homogene Flüssigkeit, oben Schaum; b) und d) Zweischichtung: unten feste Bestandteile, oben Flüssigkeit.

- *Sputum fundum petens:* unten sammelt sich der Eiter mit Zelltrümmern, darüber trübe homogene Flüssigkeit (beim Lungenabszeß) und evtl. noch darüber eine Schicht Schaum (bei Bronchiektasen).

Weiterhin sind von diagnostischer Bedeutung ein safrangelbes Sputum *(Sp. croceum)* bei sich lösender Pneumonie und rostbraunes Sputum *(Sp. rubiginosum)* bei Lobärpneumonie.

Bei den blutigen Sputen *(Spp. rubra aut cruenta)* unterscheidet man inhomogene und homogene; bei den inhomogenen, ob die Blutbeimengungen ungeformt oder geformt (Fäden, Klumpen) sind; bei den homogenen, ob sie nur blutig gefärbt (sanguinolent tingiert: *Hämoptyse*) oder ob sie (fast) rein blutig (sanguinolent: *Hämoptoe*) sind *(Sp. sanguinolentum). Allerdings sind die Übergänge fließend,* und die Begriffe Hämoptoe und Hämoptyse werden nicht selten synonym gebraucht.

Erdbeer- oder himbeergeleeartiges Sputum entsteht, wenn Blut und Schleim sich mischen. *Pflaumenbrühsputum* nennt man ein durch hämolysiertes Blut stark bräunlich gefärbtes serös-blutiges Sputum.

Bei genauer Betrachtung, am besten mit einer Leselupe, kann man ggf. *Curschmannsche Spiralen* erkennen: durchscheinende spiralige Körper von weißlicher Farbe, die bis 5 mm lang sein können. Manchmal sieht man gelblich-graue *Dittrichsche Pfröpfe,* seltener kleine rundliche bis maulbeerartige *Aktinomyzeskörner,* sehr selten Kalkbröckel, die bis kirschkerngroß werden können *(Lungensteine).*

13.4 Urin (*Urina:* Harn)

Urin ist das von den Nieren *(Renes)* aus dem Blut gefilterte, in der Harnblase *(Vesica urinaria)* gesammelte und durch die Harnröhre *(Urethra)* ausgeschiedene Stoffwechselprodukt.

Farbe

«In der Medizin ist der Urin das diagnostisch wichtigste Scheidewasser, und am Beginn seiner Untersuchung muß die Beurteilung der Harnfarbe stehen» (J. Waldenström).

farblos	
gelb	blaßgelb, hellgelb, grünlichgelb, strohgelb, mittelgelb, goldgelb, rotgelb
rot	gelbrot (orange), rosarot, ziegelrot, mittelrot, blutrot, dunkelrot, burgunderrot, braunrot
braun	rotbraun, bierbraun, mittelbraun, schwarzbraun, braunschwarz, grünlichbraun
grün	gelbgrün, grasgrün, mittelgrün, dunkelgrün, schwarzgrün, grünlichschwarz
blau	grünblau, grünlichblau, mittelblau
nachdunkelnd	
Geruch:	normal = leicht aromatisch, ammoniakalisch (bei vorzeitiger Gärung), obstartig (wie Aceton), schwefelwasserstoffähnlich (nach faulen Eiern), veilchenartig, merkaptanartig (nach Spargelgenuß), pfefferminzartig (Prüfung immer an möglichst frischem Urin vornehmen!)

Beschaffenheit: klar, trübe, mit Bodensatz *(Sedimentum)*, z. B. Ziegelmehlsediment *(S. lateritium)*, mit Schaumbildung (Farbe des Schaumes beachten!)

Beimengungen: Schleim, Schleimhautfetzen, Prostatafäden; Blut, Koagula; Urolithen, Fremdkörper *(Corpora aliena)* u. a.

Bei Trübungen, Satzbildungen oder Beimengungen ist eine *Zweigläserprobe* zur Differenzierung, ob dieselben initial, terminal oder total sind, empfehlenswert: der Pat. läßt etwa zwei Eierbecher voll ins erste, den Rest ins zweite Glas. Zuvor sollte er drei Stunden nicht urinieren.

Eine *Geschmacksprüfung* ist heute in der Regel entbehrlich. Wenn allerdings in Krisenzeiten Teststreifen und Laboruntersuchungen nicht zur Verfügung stehen, kann sie die einzige Möglichkeit zur Diagnostik der Zuckerkrankheit (*Diabetes mellitus:* Zuckerharnruhr) darstellen.

Vierter Teil
Dokumentation, Diagnose und Archivierung

1. Dokumentation der Befunde

Anamnese- und Befundbögen, auf denen man nur noch anzukreuzen braucht, mögen die Arbeit vereinfachen und für die computermäßige Erfassung der Daten zur wissenschaftlichen Auswertung unumgänglich sein; sie führen aber zwangsläufig zur Schematisierung und tun der Lebendigkeit und Anschaulichkeit der Darstellung immer bis zu diesem oder jenem Grade Gewalt an. Wenn eine derartige Erfassung dennoch unumgänglich ist, dann sollten in Ergänzung dazu die Anamnese in den Worten des Patienten und der Befund in den Worten des Untersuchers fixiert werden.

«Es ist gefährlich (und allenfalls dem Erfahrenen im zeitbeschränkten ‹Einmann-Betrieb› erlaubt), sich bei den Befunden auf die ‹Pathologica› zu beschränken. Nach Monaten und Jahren ist es gewöhnlich unmöglich (aber in manchen Fällen wichtig), festzustellen, ob damals ein Zeichen gesucht und nicht gefunden oder überhaupt nicht geprüft wurde… *Quod non in tabula, non factum!*» (R. Gross).

Wenn trotzdem ein *Untersuchungsbogen* als Anlage beigegeben wird, so ist er natürlich auch eine Art Schema und erfaßt längst nicht alle Eventualitäten; doch kann er als Gedankenstutze den Einsteiger davor bewahren, Wesentliches zu übersehen oder zu vergessen: darin hat er sich in Jahren bewährt; nur darf der Benutzer nicht den Einruck gewinnen, er habe seine Pflicht schon vollkommen erfüllt, wenn er alle vorgegebenen Punkte bedacht hat.

Wird der Befund in freier Form niedergeschrieben (oder diktiert) – was anzustreben ist –, sollte man ihn übersichtlich in Abschnitte (Thorax, Abdomen usw.) gliedern, mit den entsprechenden Überschriften versehen und *wesentliche Pathologica hervorheben*: dadurch werden das spätere Lesen und Suchen erheblich erleichtert.

Der in Worten formulierte Befund hat vor allen anderen Dokumentationsformen Vorrang und darf nicht durch diese ersetzt, sondern nur ergänzt oder illustriert werden. Er sollte deshalb

- klar
- exakt
- lebendig
- anschaulich
- wahrheitsgetreu
- den besonderen Fall treffend und
- systematisch in transparenter Reihenfolge

abgefaßt sein. Die Befunde sind so anschaulich zu dokumentieren, daß ein späterer Gutachter allein aus der Beschreibung heraus zu einer Diagnose kommen kann. Anschauliche Befunde sind neben einer lebensnahen Anamnese auch Voraussetzung eines guten Arztbriefes.

«Man sollte sich immer darüber im klaren sein, daß das Abfassen eines Arztbriefes zur Hohen Schule des klinischen Denkens gehört» (R. W. Heckl).

Den schriftlich niedergelegten Befund in geeigneter Form zu ergänzen oder zu illustrieren, ist nicht Zeitverschwendung, sondern wertvolle Hilfe bei der Verlaufskontrolle und in allen forensischen Fragen.

Akustische Phänomene lassen sich mit Hilfe eines elektronischen Stethoskops in der Regel problemlos auf Kassette mitschneiden und archivieren. Datum, Patientenname und Auskultationsort sollten zuvor aufgesprochen werden, um die spätere Identifizierung zu erleichtern.

Wie schon mehrfach erwähnt, können dem Befundbericht beigegebene *Skizzen oder Zeichnungen* die Beschreibung noch anschaulicher und übersichtlicher machen; zudem lassen sich visualisierte Befunde rascher in die Erinnerung zurückrufen als geschriebene. Man halte deshalb immer Zeichenpapier und einen *Satz von Farbstiften* (gelb, rot, grün, blau, braun, violett) bereit. Hauteffloreszenzen, Naevi, Hauttumoren und auch Lymphknotenschwellungen lassen sich ohne großen Aufwand auf Transparentpapier oder transparentes Millimeterpapier durchpausen (weicher Bleistift!): mit dem Datum versehen stellen solche Pausen ein wertvolles Hilfsmittel zur Verlaufskontrolle dar. (Eine ausgezeichnete Anleitung zum Umgang mit Farbstiften findet sich bei José M. Parramon: Richtig zeichnen mit Farbstiften. 2. Aufl. Stuttgart: Edition Michael Fischer 1986). Eine ganze Reihe von Körperschema-Stempeln, in deren Abdruck man Befunde einzeichnen kann, ist im Handel erhältlich. Auch manche Software-Programme (z. B. easymed von pro medico) bieten bereits die Möglichkeit, Befunde zeichnerisch festzuhalten.

Um die zeichnerischen Fertigkeiten der jungen Kolleginnen und Kollegen zu verbessern und zu fördern, wäre ein entsprechender Pflicht-Kurs im vorklinischen Studienabschnitt ungemein hilfreich.

Sahli hatte schon 1894 eine Zeichenschrift publiziert, mit der man Lungen- und Herzbefunde visualisieren konnte. Seither ist es üblich, absolute Dämpfungen mit blauer Schraffur, relative mit roter Schraffur einzuzeichnen. Für die Tympanie bietet sich die Farbe Gelb an, weil sich über ihr weitere Befunde (Narben, Resistenzen u. a.) problemlos erkennen lassen. Schwarz bleibt palpatorischen Befunden (Organ- oder Tumorgrenzen) vorbehalten.

Da ein Bild oft mehr sagt als tausend Worte und als *Beweismittel* dienen kann, wurde auch die *Photographie* schon früh zur medizinischen Befunddokumentation eingesetzt – allerdings nur sehr vereinzelt und dann vornehmlich im forensischen Bereich, weil der Umgang mit den damals üblichen großformatigen Plattenkameras aufwendig war und viel Sachkenntnis voraussetzte. Erst Karl Nüchterleins (1904–1945) geniale Konstruktion der legendären *Kine-Exakta* für die Ihagee in Dresden im Jahre 1936, der ersten Kleinbild-Spiegelreflexkamera, die ihrer Zeit um wenigstens 35 Jahre voraus war, und die Erfindung des Agfacolor-Films im selben Jahr verhalfen der Photographie zu einer breiteren Anwendung in Klinik und Praxis. «...I had never had the opportunity to look through the reflex viewfinder of such a camera... it was rather like discovering a new world!» (J. P. Salanick). Während andere sich noch mit der Parallaxe ihrer Suchersysteme abmühten, konstruierte Johannes Landgraf anfangs der fünfziger Jahre für die Exakta sein berühmtes

Die Sahlische Zeichenschrift

Die Regeln dieser graphischen Darstellung sind einfach und leicht im Gedächtnis zu behalten: das *Atemgeräusch*, welches über einer bestimmten Stelle der Lunge zu hören ist, wird durch ein kleines, nach rechts und oben offenes Winkelzeichen dargestellt, das an der betreffenden Stelle eines Situsschemas eingezeichnet und je nach der Qualität des Atemgeräusches in verschiedener Weise ausgeführt wird. Der vertikale Schenkel des Winkels bedeutet das Inspirationsgeräusch, der horizontale das Exspirationsgeräusch und man hat es somit in der Hand, die Beschaffenheit des Inspiriums und des Exspiriums getrennt zum Ausdruck zu bringen. Die Länge der Schenkel stellt die Länge, die Stärke der Linien die Intensität des Respirationsgeräusches dar. Einfache glatte und geradlinige Schenkel bedeuten Vesikuläratmen, punktierte Linien sakkadiertes Atmen, gezähnelte Linien rauhes Vesikuläratmen. Ein kleiner Querstrich in der Linie bedeutet gemischtes, zwei Querstriche bedeuten rein bronchiales Atemgeräusch. Aus diesen Regeln ergeben sich ohne weiteres folgende spezielle Bezeichnungen für die Atemgeräusche:

 Vesikuläratmen,

 abgeschwächtes Vesikuläratmen,

 scharfes Vesikuläratmen,

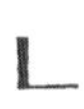 scharfes Vesikuläratmen mit verlängertem Exspirium,

 rauhes Vesikuläratmen,

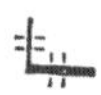 bronchiales Atmen,

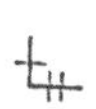 gemischtes Inspirium mit bronchialem Exspirium,

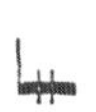 vesikuläres Inspirium mit bronchialem Exspirium,

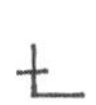 gemischtes Inspirium mit verlängertem Exspirium,

 sakkadiertes Vesikuläratmen,

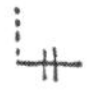 sakkadiertes Inspirium mit bronchialem Exspirium,

 unbestimmtes Atmen

Die Rasselgeräusche werden in folgender Weise bezeichnet:

Trockenes Rasseln:

∽ Schnurren und Pfeifen,

∧ Knacken.

Feuchtes Rasseln:

a) klangloses:

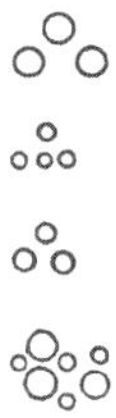

groß-, klein-, mittelgroß-, gemischt- } blasig;

b) klingendes:

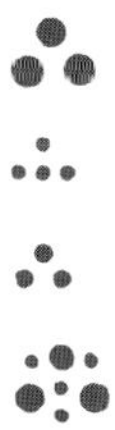

groß-, klein-, mittelgroß-, gemischt- } blasig.

Inspiratorisches Rasseln wird durch den Zusatz des Buchstabens *i*, exspiratorisches durch Zusatz von *e* bezeichnet, z. B.:

Inspiratorisches klangloses gemischtblasiges Rasseln: *i*

In- und exspiratorisches Schnurren und Pfeifen: *ie*,

Knistern wird mit *Kn* bezeichnet.

Pleuritisches Reiben wird wie das perikarditische durch das Zeichen 〰 dargestellt. Wo Mißverständnisse möglich sind, wird zur Unterscheidung zwischen pleuritischem und perikarditischem Reiben *pl* respektive *pe* zugesetzt, also *pl* 〰, *pe* 〰.

Sonstige Schallphänomene werden in das Schema mit Worten hineingeschrieben, wobei gewisse Abkürzungen gebraucht werden können, so z. B.:

ty = tympanitischer Schall,
hty = hochtympanitischer Schall
tty = tieftympanitischer Schall usw.

Herztöne und Herzgeräusche:

Wir pflegen deshalb, während die Herztöne durch die metrischen Zeichen ⊥ und ◡ symbolisch dargestellt werden, die endokardialen Geräusche durch Crescendo- und Decrescendozeichen auszudrücken. Man kann nach dem Gesagten folgende zwei elementare Geräuschformen unterscheiden:

1. > Geräusch, welches scharf einsetzt und allmählich ausläuft;
2. < Geräusch, welches allmählich einsetzt und scharf aufhört.

Durch Zusammensetzung dieser Geräusche entstehen dann die Kombinationsformen:

3. <> Geräusch, welches allmählich zu- und wieder abnimmt;
4. >< Geräusch, welches scharf einsetzt und aufhört und in der Mitte ein Minimum von Intensität besitzt.

Es sind in dem Folgenden die Geräusche der Klappenfehler samt den Tönen in ihrem richtigen zeitlichen Verhältnis aufgezeichnet:

Mitralinsuffizienz / Trikuspidalinsuffizienz }
Aortenstenose / Pulmonalstenose }
Aorteninsuffizienz / Pulmonalinsuffizienz }
Mitralstenose / Trikuspidalstenose }

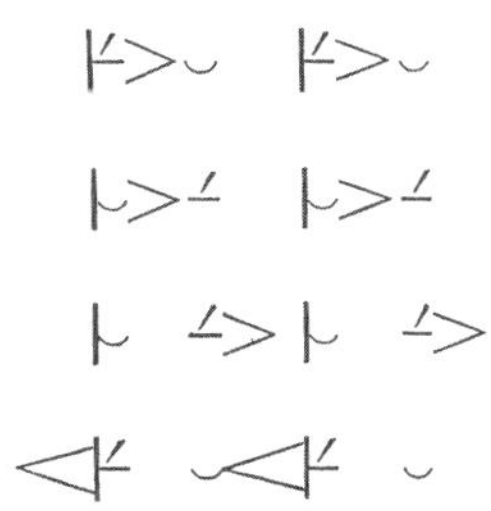

Auch hier bezeichnen die senkrechten Striche, wie früher, jeweilen den Beginn der Systole.
Es ergibt sich aus dieser Zusammenstellung, daß das akustische Bild der Klappenfehler ein sehr verschiedenes ist. Der Anfänger kann sich diese Schallerscheinungen einigermaßen vergegenwärtigen, wenn er die Töne durch die Silben tá-ta respektive ta-tá reproduziert, die Geräusche durch den Laut f. Hiernach würde man hören bei der Mitralsuffizienz und Trikuspidalinsuffizienz: táfta táfta,
Aortenstenose und Pulmonalstenose: taftá taftá,
Aorteninsuffizienz und Pulmonalinsuffizienz: tatáf tatáf,
Mitralstenose und Trikuspidalstenose: ftáta ftáta.

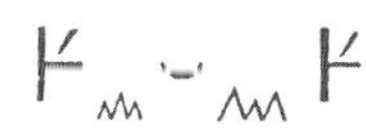

Perikardiales Reiben mitten in der Systole und mitten in der Diastole.

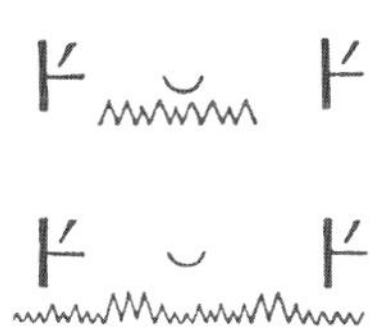

Perikardiales Reiben, von der Systole in die Diastole übergreifend.

Perikardiales Reiben, kontinuierlich schabend, jeweilen mitten in der Systole und der Diastole sich steigernd.

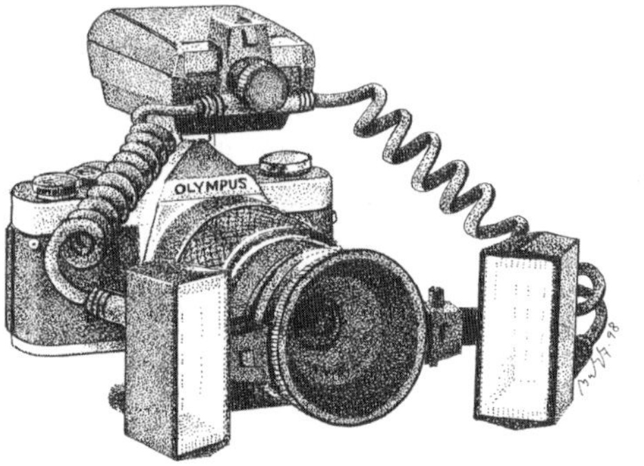

Abbildung B 133: Photographische Befunddokumentation mit der Kleinbildkamera. Olympus OM 4 Ti mit Makroobjektiv und OM-TTL-Makroblitzgerät T-28 Twin.

Kolpofot, das nicht nur Aufnahmen in der Vagina und in der Mundhöhle, sondern auch solche der vorderen Augenabschnitte in bisher unerreichter Qualität ermöglichte. Endoskop- und Mikroskop-Anschlüsse erweiterten die Einsatzmöglichkeiten dieser einzigartigen Kamera, die bis zum Jahre 1970 praktisch unverändert gebaut wurde, im medizinischen Bereich immer mehr und erschlossen der Photographie bisher unzugängliche Gebiete, nachdem auch die Farbfilme «dem Augengrund immer verwandter» wurden (E. Jünger). Werner Wurst (1912–1986) förderte mit seinem immer wieder aufgelegten Lehrbuch der *Exakta-Kleinbild-Fotografie* die Verbreitung der Kamera im wissenschaftlichen Einsatz.

Inzwischen hat neben der Leica Camera AG in D-35606 Solms (vorm. Ernst Leitz in Wetzlar) die japanische Kameraindustrie schon längst die Führung auf dem Weltmarkt übernommen. Durch Belichtungs- und Blitzautomatik ist die medizinische Befunddokumentation immer noch einfacher geworden. Zum Zeitpunkt der Drucklegung dieses Buches bietet die Firma Olympus mit ihrem *OM-System* das für medizinische und wissenschaftliche Belange wohl umfangreichste und professionellste Zubehör zur Makro- und Mikrophotographie einschließlich der entsprechenden Spezialblitzgeräte an (vgl. **Abb. B 133**); ihre Abteilung AWF (Angewandte Wissenschaftliche Fotografie, Wendenstraße 14–16, D-20097 Hamburg, Tel. 040/23 77 32 84, Fax 040/23 07 58) führt Anwender-Seminare durch und berät in allen Fragen wissenschaftlicher und medizinischer Photographie rasch, sachkundig, produktunabhängig und kostenlos – ein Service, mit dem kaum ein anderer Anbieter aufwarten kann. Ansprechpartner ist Eugen F. Dehner, Ber. Ing. AWF, Voßbarg 10, D-21217 Seevetal, Tel. 04105/33 03, Fax 04105/1 20 39.

Kleinbildkameras werden in der Allgemeinmedizin bei endoskopischen, mikroskopischen und makroskopischen Befunddokumentationen hauptsächlich zur Herstellung von Druckvorlagen und von Diapositiven für die Lehre eingesetzt; eine Datenrückwand erleichtert dabei das Identifizieren der Einzelbilder des meist 36 Aufnahmen umfassenden Kleinbildfilms. Kommt es auf höchste Schärfe und größtmögliche Archivfestigkeit an, wird man sich des unübertroffenen Kodachrome 25-Filmes bedienen, der zur Entwicklung in ein Kodak-Laboratorium eingeschickt werden muß. Ansonsten haben sich auch der Velvia 50 (Dalicho), der Ektachrome E 100 S (Dehner) und der Ektachrome E 100 SW (Mader) in diesem Aufgabenbereich bewährt; für den s/w-Sektor steht der neue Agfa Scala 200-Diafilm zur Verfügung. Versehentliche oder absichtliche Fehlbelichtungen dieser Filme können in Speziallaboratorien bei der Entwicklung ausgeglichen werden (z.B. Photo Studio 13, Postfach 23 02 40, D-70622 Stuttgart-Flughafen). Zum raschen Anfertigen von Diapositiven sind verschiedene Polaroid-Filme in s/w und color im Handel; darunter ein Film, der von Schriftvorlagen oder Graphiken weiße Schrift bzw. weiße Zeichnung auf blauem Grund liefert: das wirkt sehr ansprechend und bei der Projektion augenfreundlich. Mit Hilfe eines Entwicklungsgerätes kann man diese Filme in wenigen Minuten selbst entwickeln.

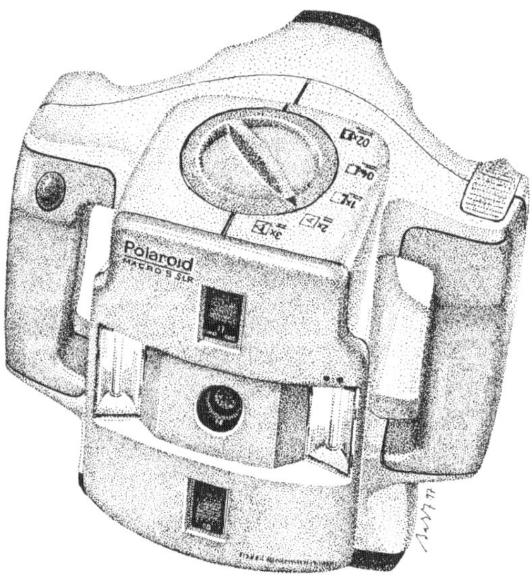

Abbildung B 134: Photographische Befunddokumentation mit der Sofortbildkamera. Polaroid Macro 5 SLR.

«Es wäre falsch, anzunehmen, daß der Farbfilm an die Stelle der Schwarz-Weiß-Fotografie treten, diese gewissermaßen ersetzen soll. Die Farbfotografie wird niemals die Schwarz-Weiß-Fotografie verdrängen können..., weil der Schwarz-Weiß-Film eine ganze Reihe von Aufgaben besser als der Farbfilm löst. ... Nach allen unseren bisherigen Erfahrungen wird... das vergleichende Studium der Befunde erleichtert, wenn sowohl das Schwarz-Weiß-Bild als auch das Farbbild vorliegt» (R. Ganse).

Werden ausschließlich Papierbilder für Kartei oder Krankenakte benötigt, haben sich *Sofortbildkameras* hervorragend bewährt, allen voran die Polaroid Macro 5 SLR (**Abb. B 134**). Ähnlich dem in **Abbildung B 133** gezeigten OM-TTL-Makroblitzgerät T-28 Twin an der Olympus OM 4 Ti verfügt diese Sofortbildkamera über zwei eingebaute elektronische Blitze, die sich einzeln oder zusammen abschalten lassen, wenn ein externer oder gar kein Blitz benutzt werden soll. Diese Anordnung der Lichtquellen ist für die meisten Anwendungen günstiger als das völlig schattenfreie, unplastische Licht eines echten Ringblitzes. Die Kamera wird mit zwei zur Deckung zu bringenden Leuchtpunkten problemlos fokussiert. Sie gestattet die Aufnahme von Objekten vom Maßstab 1 : 5 (etwa Kopfgröße) bis zum Maßstab 3 : 1 (dreifache Vergrößerung) und deckt damit die meisten der in der Allgemeinpraxis vorkommenden Situationen ab. Die Kamera belichtet vollautomatisch, doch kann die Belichtung im Bedarfsfalle korrigiert werden. Das Datum oder die Uhrzeit läßt sich in die Aufnahme einbelichten; ggf. sollte ein Maßstab zum Größenvergleich mit aufgenommen werden.

Außer dem üblichen Film Typ 990 ist für diese Kamera auch ein *Grid-Film* erhältlich, der ein Raster mit abbildet und dadurch eine genaue Definition von Lage und Größe der Objekte gestattet (**vgl. Tab. B 4**).

Die Archivfestigkeit der Sofortbilder steht konventionellen Materialien nicht nach. Der Vorteil des Verfahrens, das keines Labors bedarf, liegt in seiner Schnelligkeit: Mißlungene Darstellungen flüchtiger Befunde können sofort wiederholt werden, und die Sofortbilder lassen sich problemlos und unverzüglich archivieren oder versenden.

Zur Ablage haben sich EKG-Taschen-ähnliche Klappmappen im Format DIN A 5 quer bewährt, die entweder in die üblichen Karteitaschen eingelegt oder mit ihrer Perforierung am linken Rand auch gesondert in handelsüblichen Ordnern abgeheftet werden können. Die Bilder werden mit je vier Doppelklebeecken in der Klappmappe befestigt; die vordere Klappe der Mappe, auf der sich Patienten- und Aufnahmedaten unterbringen lassen, ist an ihrem freien linken Rand etwas schmaler, damit sie die Heftung nicht behindert und sich auch in eingeheftetem Zustand öffnen läßt.

Eine solche oder eine ähnliche Sofortbildkamera, die Nahaufnahmen wenigstens bis zum Maßstab 1 : 1 (natürliche Größe) zuläßt, sollte heute zur Befunddokumentation in keiner Allgemeinpraxis mehr fehlen.

«Auf vielen Gebieten der Medizin hat uns die Fotografie bereits unschätzbare Hilfe erwiesen. Für die Frühdiagnose und Prophylaxe... ist sie im Begriff, uns bei der Erweiterung unserer Erfahrungen große Dienste zu leisten und uns zu helfen, in der Diagnostik noch größere Sicherheit zu erreichen» (R. Ganse).

Tabelle B 4: Abbildungsmaßstäbe und -bedingungen der Polaroid Macro 5 SLR-Sofortbildkamera.

Abbildungsmaßstab	Vergrößerungsfaktor	Entfernung Objektiv–Objekt (cm)	Tiefenschärfe (cm)	Größe des Rasterquadrats bei Gridfilm (mm)
1 : 5	0,2 x	132	22	25
1 : 2,5	0,4 x	66	10	13
1 : 1	1 x	25	2,2	5
2 : 1	2 x	12	0,8	2,5
3 : 1	3 x	8	0,5	1,7

2. Diagnose

Ziel und Aufgabe von Anamnese und Befund ist es, zu einer Diagnose zu gelangen, auf der eine Therapie aufgebaut werden kann.

«Beschreiben und Deuten sind in der Wissenschaft wie in der praktischen Medizin zwei völlig verschiedene Leistungen: Der Befund darf für den Erhebungszeitpunkt keine spätere Berichtigung zulassen, wohl aber die Deutung» (R. Gross).

In vielen Fällen wird es gelingen – und das sollten wir anstreben –, allein aus einer guten Anamnese und einem versierten körperlichen Untersuchungsbefund die Diagnose zu stellen: Je erfahrener der Untersucher, desto weniger Zusatzuntersuchungen wird er benötigen.

Andererseits wird es immer wieder Fälle geben, in denen Anamnese und Status praesens nur zu einer Verdachts- oder Differentialdiagnose führen; dies wird immer dann der Fall sein, wenn das Syndrom, also die Zusammenschau aller Symptome, mehrdeutig ist.

In manchen Fällen wird man zur Bestätigung der Diagnose noch einige Laboratoriumsuntersuchungen veranlassen, in wieder anderen bedarf es bildgebender Verfahren oder zusätzlicher Teste, um den erhobenen Verdacht zu bestätigen oder zu zerstreuen. Nicht selten wird man vor einer endgültigen Diagnose noch das konsiliarische Urteil eines geeigneten Gebietsarztes einholen wollen: Dies ist kein Eingeständnis eigener Schwäche, sondern ein Zeichen von Verantwortungsbewußtsein; doch wäre das bereits die nächste Stufe der Diagnostik, die jenseits der Zielsetzung dieses Buches liegt. – Gelingt es also nicht, allein mit Anamnese und Untersuchungsbefund zu einer suffizienten Diagnose zu gelangen, so sollte man sich vor allen weiteren Maßnahmen wenigstens mit einer *Verdachts- oder Syndrom-Diagnose* als Arbeitshypothese über den Stand des Verfahrens Rechenschaft geben.

Beim Formulieren der Diagnosen sollte man sich – so sehr auch immer wieder von allen möglichen Seiten in dieser Richtung Anstrengungen unternommen werden – nicht in die Sprache einer Populärwissenschaft abdrängen lassen, sondern – wie in der Botanik und Zoologie lange weltweit bewährt – *ausschließlich die international verständlichen wissenschaftlich-lateinischen Bezeichnungen gebrauchen;* also nicht «trockene Rippenfellentzündung», sondern *Pleuritis sicca;* nicht «Gallenblasenentzündung», sondern *Cholecystitis.*

Nicht nur, daß Diagnosen wie «Lungenblähung», «Speichenbruch» oder «Zuckerharnruhr» laienhaft-unärztlich wirken, sie stoßen auch bereits im europäischen Ausland auf Unverständnis. Dem Patienten gegenüber wird man selbstverständlich – wo immer möglich – die deutschen bzw. landessprachlichen Begriffe benutzen; man darf dabei aber nicht voraussetzen, daß sie auch wirklich verstanden werden, sondern sollte im Zweifelsfalle mit Erläuterungen nicht sparen.

3. Archivierung

Auch im Computerzeitalter wird der Allgemeinarzt zumindest vorerst um eine konventionelle Analogablage nicht herumkommen, in der er die gebietsärztlichen Befundberichte archiviert. Sinnvoll ist es, außerdem auch einen Ausdruck von Anamnese und Befund dort abzulegen, damit er bei Stromausfällen, Computerstörungen und für Hausbesuche zur Verfügung steht.

Das Einscannen von gebietsärztlichen Befundberichten in den PC bindet erhebliche Speicherkapazitäten, und nicht immer lassen sich die Informationen dort problemlos und zeitsparend abrufen. Auch die Mikroverfilmung hat sich auf diesem Sektor nicht durchsetzen können, weil entsprechende Lesegeräte nicht auf Hausbesuche und Visiten mitgenommen werden können und weil die Originale für den Fall eines Arztwechsels doch archiviert werden müssen.

Mit einer technischen Weiterentwicklung der *Datenfernübertragung* im Zuge der Vernetzung von Praxen und Krankenhäusern ist statt dessen zu rechnen; allerdings gibt es bislang noch eine ganze Reihe schwer lösbarer Probleme, insbesondere auch im Hinblick auf den Datenschutz.

Für die Ablage haben sich Karteitaschen im Format DIN C 5 quer mit einer Markierungsleiste am oberen Kartenrand sehr bewährt, weil sie ein blitzschnelles Auffinden ermöglichen und weil falsch eingeordnete Karten sogleich auffallen.

Für jeden Buchstaben des Alphabets sind zwei nebeneinander liegende Felder vorgegeben, die farbig gekennzeichnet werden: Der erste Buchstabe des Nachnamens wird über beide Felder schwarz markiert; der zweite Buchstabe des Nachnamens wird im linken Feld rot und der erste Buchstabe des Vornamens wird im rechten Feld grün markiert. (Sollte der erste Buchstabe des Vornamens gleich dem ersten Buchstaben des Nachnamens sein, wird ausnahmsweise nur das linke Feld des Buchstabens schwarz markiert, damit Platz für die grüne Markierung bleibt.) In der Kartei laufen dann – von oben sichtbar – drei farbige Linien jeweils von links vorn nach rechts hinten; das Aufsuchen und Einordnen der Karten erfolgt nicht mehr nach den Buchstaben des Alphabets, sondern ausschließlich nach den Markierungen bzw. nach den Markierungslinien: Schwarz stellt dabei das übergeordnete Ordnungsprinzip, gefolgt von Rot und an letzter Stelle Grün.

Innerhalb der Karteitaschen sollten – chronologisch geordnet – die älteren Berichte hinten, die neuen vorne einsortiert werden; bei umfangreichen Konvoluten kann man auch alle orthopädischen und alle ophthalmologischen Befunde etc. zusammenfassen, wobei auch da wiederum der älteste Bericht hinten, der jüngste vorne liegen sollte: dann ist ein rasches Auffinden gewährleistet.

Fünfter Teil
Anhang

1. Weiterführende Literatur und Quellen

Abholz, H.-H.: Editorial. *Z. Allg. Med.* 73 (1997), 849.
Abholz, H.-H.: Was ist Allgemeinmedizin? In: Kochen, M. M. (Hrsg.): *Allgemeinmedizin,* S. 12-16.
Abholz, H.-H. & H. Pillau: Anamnese, körperliche Untersuchung und Dokumentation. In: Kochen, M. M. (Hrsg.): *Allgemeinmedizin,* S. 110-116.
Adler, R. & W. Hemmeler: *Anamnese und Körperuntersuchung.* Der biologische, psychische und soziale Zugang zum Patienten. 3. Aufl. Stuttgart, Jena, New York: G. Fischer 1992.
Aguila, C. & M. Rouah: *Exakta Cameras 1933-1978.* First Edit. Hove: Hove Foto Books 1987.
Ahrens, G.: *Naturwissenschaftliches und medizinisches Latein.* 6., unveränderte Aufl. Leipzig: VEB Verlag Enzyklopädie 1977.
Alken, C.-E. & J. Sökeland: *Urologie.* 7. Aufl. Stuttgart: G. Thieme 1976.
Altenkämper, H. et al.: *Phlebologie für die Praxis.* Berlin, New York: W. de Gruyter 1991.
Altmeyer, B. & H. Dobbelstein: *Harnfibel.* Hrsg. von Heyden GmbH. 2. Aufl. München: Schwarzeck o. J.
Anschütz, F.: *Ärztliches Handeln.* Grundlagen, Möglichkeiten, Grenzen, Widersprüche. Darmstadt: Wissenschaftliche Buchgesellschaft 1987.
Anschütz. F.: *Die chronische Herzinsuffizienz.* Erkennung und Behandlung in der Praxis. Basel: Aesopus 1988.
Anschütz, F.: *Die körperliche Untersuchung.* Unter Mitarbeit von H. Marx und B. Strahringer. Berlin, Heidelberg, New York: Springer 1973.
Antoine, T. (Hrsg.): *Weibels Lehrbuch der Frauenheilkunde.* 8., neubearb. Aufl. Wien: Urban & Schwarzenberg 1948.
Aschoff, J.: Pers. Ausspruch bei einer Sitzung der Gem. Kommission «Arbeitsgemeinschaft Allgemeinmedizin» (Ulm: 1993).
Asperger, H.: Die psychologische Untersuchung des Kindes. In: Feer, E. & G. Joppich (Hrsg.): *Lehrbuch der Kinderheilkunde.* Stuttgart: Fischer 1966.
Auenbrugger, L.: *Inventum novum ex percussione thoracis humani ut signo abstrusos interni pectoris morbos detegendi.* Vindobonae: J. Th. Trattner MDCCLXI.
Aust, G.: Schwindel aus hals-nasen-ohren-ärztlicher Sicht. *Z. Allg. Med.* 69 (1993), 613-617.
Axt, E.: *Diagnostik ohne klinische Hilfsmittel.* Berlin, Heidelberg, New York: Springer 1990.
Bärschneider, M.: *Kleines Diagnostikon.* Differentialdiagnose klinischer Symptome. 15., neubearb. Aufl. Stuttgart, New York: Gustav Fischer 1979.
Bärschneider, M.: *Kleines Diagnostikon.* Differentialdiagnose klinischer Symptome. 16., völlig überarb. u. erw. Aufl. Berlin, New York: W. de Gruyter 1996.
Bahrs, O., M. Köhle & G. B. Wüstenfeld: Diagnosis in general practice – videotapes of doctor-patient-interaction. *Allgemeinmedizin* 19 (1990), 86-93.
Bahrs, O. & M. Köhle: Die Strukturierung der Arzt-Patient-Beziehung im Erstgespräch. *Medicina Generalis Helvetica* 10 (1990), 19 ff.
Bailey, H.: *Die chirurgische Krankenuntersuchung.* Demonstration der klinischen Krankheitszeichen in der Chirurgie. Übersetzt von J. Kastert. 5. Aufl. München, Leipzig: J. A. Barth 1967.
Bailey, H.: *Chirurgische Krankenuntersuchung.* Bearb. u. in engl. Sprache hrsg. von A. Clain. In deutscher Sprache hrsg. von E. Rauchfuß. 8. Aufl. Leipzig, Heidelberg: Johann Ambrosius Barth 1991.
Bankl, H. & H. Jesserer: *Die Krankheiten Ludwig van Beethovens.* Pathographie seines Lebens und Pathologie seiner Leiden. Wien, München, Berlin: Wilhelm Maudrich 1987.
Bates, B.: *Klinische Untersuchung des Patienten.* 2., überarb. Aufl. Stuttgart, New York: Schattauer 1989.
Bauch, J.: Fehleranalyse. Definition, Methodik, Konsequenzen. *Z. Allg. Med.* 74 (1998), 341-344.
Beck, M.: Pers. Mitt. an den Verf. (Ehingen/Do.: 1968 ff.).
Beckmann, D., E. Brähler & H.-E. Richter: *Der Gießen-Test.* Ein Test für die Individual- und Gruppendiagnostik. Bern: Huber 1990.
Benn, G.: *Gedichte in der Fassung der Erstdrucke.* Mit einer Einführung hrsg. von B. Hillebrand. Frankfurt am Main: Fischer Taschenbuch 1982.
Benn, I.: Pers. Mitt. an den Verf. (Wilflingen: 29. 03. 1985)
Berlit, P.: *Neurologie in der Praxis.* Weinheim: Ed. Medizin VCH 1988
Besel, K.: *Kriseninterventionen in der Allgemeinpraxis.* Vortrag an der Universität Innsbruck 1992.
Besel, K. & J. Haisch (Hrsg.): *Das Menschenbild in der modernen Allgemeinmedizin.* Ulm: Universitätsverlag 1989.
Besel, K. in: Haisch, J., H.-P. Zeitler & K. Besel: Symptomwahrnehmung, Krankheitsbewußtsein, Arztkonsultation. *Münch. med. Wschr.* 133 (1991), 226.
Besel, K.: Pathische Betroffenheit des Patienten – hat sie Auswirkungen auf hausärztliches Handeln? In: Besel, K. (Hrsg.): *Psychosomatisches Handeln in der Allgemeinmedizin,* S. 48-55.
Besel, K. (Hrsg.): *Psychosomatisches Handeln in der Allgemeinmedizin.* Festschrift für Professor Siegfried Häußler zum 70. Geburtstag. Redaktionelle Mitarbeit von Jochen Haisch. Berlin, Heidelberg, New York, London, Paris, Tokyo: Springer 1987.
Birnmeyer, G.: *HNO-ärztlicher Spiegelkurs.* 2. Aufl. Stuttgart: G. Thieme 1972.
Birnmeyer, G.: *HNO-ärztlicher Spiegelkurs.* Leitfaden für Studenten. 4., überarb. u. erw. Aufl. Stuttgart, New York: Georg Thieme 1987.
Bischof, F. et al.: *Der diabetische Fuß.* Diagnose, Therapie und schuhtechnische Versorgung. Geislingen (Steige): C. Maurer 1996.
Blersch, M.: Pers. Mitt. an den Verf. (Riedlingen: 1983).
Bock, H. E.: Ein Partner, der auch trösten kann. *Ärztl. Praxis* 37 (1985) Nr. 12, 398-400 und 37 (1985) Nr. 13, 450-452.
Bock, H. E.: Das Gewicht der ärztlichen Erfahrung. *Ther. Gegenw.* 120 (1981), 763-787.
Bodechtel, G.: *Differentialdiagnose neurologischer Krankheitsbilder.* 3., neubearb. u. erw. Aufl. Stuttgart: G. Thieme 1974.
Bohnstedt, R. M.: *Dermatologie.* Köln: Tropon 1965.
Bolt, W. & H. Venrath: Nicht tuberkulöse Erkrankungen der Lunge und der Pleura. In: Gross, R. & D. Jahn (Hrsg.): *Lehrbuch der Inneren Medizin.* S. 483-540.

Brähler, E. & J. W. Scheer: *Der Gießener Beschwerdebogen (GBB)*. Bern: Huber 1989.

Brandt, Th.: Schwindel. Die häufigsten Formen. *Praxis med.* 1 (1997), 55-64.

Braun, H. (Hrsg.): *Ärztliche Diagnostik ohne klinische Hilfe*. Stuttgart, Wien, Zürich, Amsterdam: Medica 1971.

Braun, R. N.: *Lehrbuch der ärztlichen Allgemeinpraxis*. München: Urban & Schwarzenberg 1970.

Braun, R. N.: *Wissenschaftliches Arbeiten in der Allgemeinmedizin*. Eine Einführung in die eigenständige Forschungsmethodik. Berlin, Heidelberg: Springer 1988.

Braunsteiner, H. & W. Weissel: Untersuchungsgang bei inneren Erkrankungen. In: Gross, R. & D. Jahn (Hrsg.): *Lehrbuch der Inneren Medizin*. S. 5.

Braus, H. & C. Elze: *Anatomie des Menschen*. Berlin, Göttingen, Heidelberg: Springer 1954 ff.

Bredemeier, K. & H. Schlegel: *Die Kunst der Visualisierung*. Erfolg durch zeitgemäße Präsentation. Düsseldorf, Wien: Econ-Taschenbuch-Verlag 1994.

Bresser, H.-J. & U. H. Peters: Sprache und Wahrnehmung in einer gespaltenen Nervenheilkunde. In: K.-J. Neumärker et al. (Hrsg.): *Grenzgebiete zwischen Psychiatrie und Neurologie*. Berlin, Heidelberg: Springer 1991.

Brickenkamp, R.: *Test d2. Aufmerksamkeits-Belastungs-Test*. 7. Aufl. Göttingen: Hogrefe 1981.

Brühl, W.: *Diagnostik und Therapie häufiger Analerkrankungen*. 2. Aufl. Berlin: Kade 1995.

Bucher, H. W.: *Klinische Diagnostik erworbener und angeborener Herzfehler*. Basel, Stuttgart: Schwabe & Co. 1969.

Bürger-Prinz, H. (Hrsg.): *Kranksein in seiner organischen und psychischen Dimension*. Symposion der Psychiatrischen- und Nervenklinik der Universität Hamburg, vom 17.-18. Mai 1968. Grenzach/Baden: Hoffmann-La Roche AG. 1968.

Büttner, T. & U. McMonagle: *Schwindelanalyse*. Tabellarische Differentialdiagnose des Symptoms Schwindel. Karlsruhe: W. Schwabe o. J. [1995].

Burian, K.: *HNO-Erkrankungen*. München, Wien, Baltimore: Urban & Schwarzenberg 1981.

Buxton, P. K.: *ABC der Dermatologie*. Aus dem Englischen übersetzt von W. Vanscheidt. Ulm: Reusche 1991.

Carossa, H. (1955): Der Tag des jungen Arztes. In: Carossa, H.: *Jubiläumsausgabe zum hundertsten Geburtstag*. 2. Bd. Frankfurt am Main: Insel 1978.

Chan-Ordoñez, J.: Editorial. *Der Allgemeinarzt* 4/1995, 391.

Clasing, D. & I. Siegfried (Hrsg.): *Sportärztliche Untersuchung und Beratung*. Erlangen: perimed 1986.

Comberg, H.-U.: Allgemeinmedizin und allgemein-medizinische Lehre. Aufgaben, Möglichkeiten und Schwierigkeiten. *Münch. med. Wschr.* 137 (1995), 359-363.

Costa, P. F. & R. R. McCrae: Normal personality assessment in clinical practice: The NEO Personality Inventory. *Psychological Assessment* 4 (1992), 5-13.

Cramer, A.: *Gerichtliche Psychiatrie*. Ein Leitfaden für Mediziner und Juristen. 2., verm. u. verb. Aufl. Jena: G. Fischer 1900.

Croy, O.: *Reproduktion und Dokumentation*. Seebruck am Chiemsee: Heering 1975.

Dahmer, J.: *Anamnese und Befund*. Didaktisch-methodische Anleitung. Stuttgart: G. Thieme 1970.

Dahmer, J.: *Anamnese und Befund*. Die systematische ärztliche Untersuchung. 4., neubearb. u. erw. Aufl. Stuttgart: G. Thieme 1981.

Dahmer, J.: *Anamnese und Befund*. Die ärztliche Untersuchung als Grundlage klinischer Diagnostik. 7., überarb. u. neugestalt. Aufl. Stuttgart, New York: G. Thieme 1994.

Dalicho, [A. H.] W.: Ars medicinas praescribendi. *Münch. med. Wschr.* 135 (1993), 692-694.

Dalicho, A. H. W.: Ars morbos detegendi. *Münch. med. Wschr.* 140 (1998), 731 f.

Dalicho, A. H. W.: Projektion und Herstellung großformatiger Diapositive. *international photo technik* 2 (1980), 15–22.

Dalicho, W. A.: *Wahrnehmung und Darstellbarkeit von Details im Röntgenbild*. Leipzig: Edition Leipzig 1967.

Daniels, L. & C. Worthingham: *Muskelfunktionsprüfung*. Manuelle Untersuchungstechniken. 5., durchgesehene Aufl. Stuttgart, New York: G. Fischer 1985.

Daunderer, M.: *Akute Intoxikationen*. 3., neub. u. erw. Aufl. München, Wien, Baltimore: Urban & Schwarzenberg 1984.

Debrunner, H. U.: *Orthopädisches Diagnostikum*. Stuttgart: G. Thieme 1966.

Dehner, E. F.: *Handbuch des OLYMPUS OM-Systems*. Hrsg.: Olympus Optical Co. (Europa) GmbH – Angewandte Wissenschaftliche Fotografie. Hamburg: Olympus o. J. [1997].

Dehner, E. F.: Pers. Mitt. an den Verf. (Hamburg: 1997 f.).

Dentler, H.: Pers. Mitt. an den Verf. (Ehingen/Do.: 1968-1994).

Deutsch, E.: Hämorrhagische Diathesen. In: Gross, R. & D. Jahn (Hrsg.): *Lehrbuch der Inneren Medizin*, S. 215-237.

Doenecke, P.: Synkopendiagnostik in der inneren Medizin. *Z. Allg. Med.* 69 (1993), 609-611.

Doenecke, P.: *Z. Allg. Med.* 68 (1992) Nr. 12, 3.

Dotzauer, G.: *Günther Dotzauer 1913-1978*. Festschrift zum 65. Geburtstag. Privatdruck, o. O. u. J. [Köln: Institut für Rechtsmedizin der Universität zu Köln 1978].

Dotzauer, G.: Pers. Mitt. an den Verf. (Köln: 1966-1971).

Dotzauer, G. & J. Hirschmann (Hrsg.): *Fehldiagnose Trunkenheit*. Stuttgart, New York: F. K. Schattauer 1968.

Dryden, W. A.: *Der Hausbesuch beim alten Patienten*. Alsdorf: Trommsdorff o. J.

Duvenhorst, W.: Pers. Ausspruch auf einem Treffen der Ulmer Lehrbeauftragten für Allgemeinmedizin (Ulm: 1993).

Eckart, W. U. & C. Gradmann (Hrsg.): *Ärztelexikon*. Von der Antike bis zum 20. Jahrhundert. München: C. H. Beck 1995.

Edens, E.: *Lehrbuch der Perkussion und Auskultation* mit Einschluß der ergänzenden Untersuchungsverfahren der Inspektion, Palpation und der instrumentellen Verfahren. Berlin: Julius Springer 1920.

Eggeling, F.: Pers. Mitt. an den Verf. (Ehingen/Do.: 1968 ff.).

Eichenauer, R. & H. Vanherpe (Hrsg.): *Klinikleitfaden Urologie*. Untersuchung, Diagnostik, Therapie, Notfall. Neckarsulm, Stuttgart: Jungjohann 1992.

Eigler, G.: *Ohren-, Nasen-, Rachen- und Kehlkopfkrankheiten*. 35. u. 36., neu bearb. u. erg. Aufl. Berlin: W. de Gruyter 1966.

Eiselt, G.: *Ihagee EXAKTA – Glanz und Elend einer legendären Kamera*. VHS-Video 90 min. Dresden: eiselt film 1997.

Emond, R. T. D.: *Farbatlas der Infektionskrankheiten*. Ins Deutsche übertragen von W. D. Germer. Stuttgart, New York: F. K. Schattauer 1976.

Eppstein, O. et al.: *Bild-Lehrbuch der klinischen Untersuchung*. Deutsche Übersetzung von H. J. Deuber. Stuttgart, New York: Georg Thieme 1994.

Ewerbeck, H.: *Differentialdiagnose von Krankheiten im Kindesalter*. Ein Leitfaden für Klinik und Praxis. Berlin, Heidelberg, New York: Springer 1976.

Fahrenberg, J., R. Hampel & H. Selg: *Das Freiburger Persönlichkeitsinventar (FPI)*. Göttingen: Hogrefe 1989.

Fassl, H.: Anamnese. In: König, B. (Hrsg.): *Die Allgemeinmedizin*. Ein Lehrbuch. Bd. 1.

Faust, G.: Allgemeine körperliche Untersuchung. In: König, B. (Hrsg.): *Die Allgemeinmedizin*. Ein Lehrbuch. Bd. 1.

Faust, V.: *Manie*. Eine allgemeinverständliche Einführung in Diagnose, Therapie und Prophylaxe der krankhaften Hochstimmung. Stuttgart: F. Enke 1997.

Faust, V. (Hrsg.): *Psychiatrie*. Ein Lehrbuch für Klinik, Praxis und Beratung. Stuttgart, Jena, New York: G. Fischer 1995.

Faust, V., G. Hole, M. Wolfersdorf: *Psychiatrie für den Allgemeinarzt*. Auxilium Psychiatricum. Kurzfassung. Ravensburg: Stein 1984.

Feer, E. & G. Joppich (Hrsg.): *Lehrbuch der Kinderheilkunde*. Stuttgart: G. Fischer 1966.

Feininger, A.: *Licht und Beleuchtung in der Fotografie*. Düsseldorf und Wien: Econ 1980.

Fellinger, K. (Hrsg.): *Lehrbuch der Inneren Medizin*. Wien, Innsbruck: Urban & Schwarzenberg 1951.

Ferlinz, R.: *Lungen- und Bronchialerkrankungen*. Ein Lehrbuch der Pneumonologie. Stuttgart: G. Thieme 1974.

Ferring, D. & S.-H. Filipp: Der Fragebogen zur Erfassung gesundheitsbezogener Kontrollüberzeugungen (FEGK). *Zeitschrift für Klinische Psychologie* 8 (1989), 285-289.

Filipp, S. H.: *Trierer Skalen zur Erfassung der Krankheitsbewältigung*. Göttingen: Hogrefe 1992.

Fischer, G. C. et al. (Hrsg.): *Allgemeinmedizin*. Berlin, Heidelberg: Springer 1993.

Fischer, G. C.: Berufsziel «Arzt». Überlegungen zur Reform des Medizinstudiums. *Forschung & Lehre* 11 (1995), 623-627.

Flammer, R.: *Differentialdiagnose der Pilzvergiftungen*. Stuttgart, New York: G. Fischer 1980.

Füsgen, I.: *Untersuchung älterer Patienten*. Diagnostische Besonderheiten. München: MMV Medizin-Verl. 1994.

Funke, W., J. Funke, M. Klein & R. Scheller: *Trierer Alkoholismusinventar (TAI)*. Göttingen: Hogrefe 1987.

Ganse, R.: *Kolpofotogramme zur Einführung in die Kolposkopie*. (I. u. II. Bd.) Berlin: Akademie-Verlag 1953.

Ganse, R.: *Zur Pathogenese des Portiokarzinoms und Erleichterung seiner Frühdiagnose durch farbige Kolpofotogramme*. (III. Bd. mit farbigen Kolpofotogrammen in Kassette.) Berlin: Akademie-Verlag 1955.

Ganz, H.: *Hals-Nasen-Ohren-Heilkunde*. Köln: Tropon 1967.

Gefeller, O. & H. Steinberg: Blutdruckmessung in der Praxis. Wozu führen Abweichungen vom standardisierten Meßvorgang? *Z. Allg. Med.* 69 (1992), 192-196.

Gerhardt, C.: *Lehrbuch der Auscultation und Percussion* mit besonderer Berücksichtigung der Besichtigung, Betastung und Messung der Brust und des Unterleibes zu diagnostischen Zwecken. 5., verm. u. verb. Aufl. Tübingen: H. Laupp 1890.

Geue, B.: *Individuelle Patientenführung*. Erfolgsorientierte Kommunikationsstrategien für die tägliche Praxis. Stuttgart: Enke 1993.

Goerke, K. et al.: *Klinikleitfaden Gynäkologie Geburtshilfe*. Untersuchung, Diagnostik, Therapie, Notfall. 4., neu bearb. Aufl. Ulm, Stuttgart, Jena, Lübeck: G. Fischer 1997.

Goethe, J. W. v.: *Faust*. Eine Tragödie. Hrsg. u. erl. von E. Trunz. 5. Aufl. Hamburg: Christian Wegner 1959.

Goldeck, H.: *Das Symptom*. Differentialdiagnostisches Skizzenbuch der Inneren Medizin. 2., umgearb. u. erw. Aufl. Stuttgart: F. Enke 1970.

Gresham, G. A.: *Farbatlas der gerichtlichen Medizin*. Stuttgart, New York: F. K. Schattauer 1977.

Greve, W. & G. Krampen: Gesundheitsbezogene Kontrollüberzeugungen und Gesundheitsverhalten. In: Haisch, J. & H.-P. Zeitler (Hrsg.): *Gesundheitspsychologie*. Zur Sozialpsychologie der Prävention und Krankheitsbewältigung. Heidelberg: Asanger 1991.

Groffmann, K. J. & L. Michel: *Grundlagen psychologischer Diagnostik (Bd. 1), Persönlichkeitsdiagnostik (Bd. 3)*. Göttingen: Hogrefe 1982.

Groffmann, K. J. & L. Michel: *Intelligenz- und Leistungsdiagnostik (Bd. 2), Verhaltensdiagnostik (Bd. 4)*. Göttingen: Hogrefe 1983.

Gross, R.: *Medizinische Diagnostik – Grundlagen und Praxis*. Berlin, Heidelberg, New York: Springer 1969.

Gross, R. & D. Jahn (Hrsg.): *Lehrbuch der Inneren Medizin*. Stuttgart: F. K. Schattauer 1966.

Grund, G.: *Die Anamnese*. Psychologie und Praxis der Krankenbefragung. 2., verb. Aufl. Leipzig: Johann Ambrosius Barth 1947.

Gulich, M. & H.-P. Zeitler: Die zahlenmäßige Relation von Studierenden zu Dozenten an Medizinischen Fakultäten in Baden-Württemberg. *ÄBW* 1 (1998), 13-15.

Hadorn, W. et al. (Hrsg.): *Vom Symptom zur Diagnose*. Lehrbuch der medizinischen Symptomatologie. 6. Aufl. Basel, New York: S. Karger 1969.

Hänsgen, K.-D.: *Berliner Verfahren zur Neurosediagnostik-Selbstbeurteilung (BVND-SB)*. Göttingen: Hogrefe 1982.

Härter, G.: *Lehrinhalte und Lehrmethoden des Studienfaches Allgemeinmedizin*. Vortragsmanuskr. Arbeitskreis «Lehre & Didaktik», S. 3 (Baden-Baden: 20.07.1991).

Härter, G. & H.-D. Klimm: Methodik der allgemeinärztlichen Diagnostik. In: Klimm, H.-D.: *Allgemeinmedizin*, S. 60 ff.

Häußler, S.: «Braucht die praktizierende Medizin ein neues Menschenbild?» In: Besel, K. & J. Haisch: *Das Menschenbild in der modernen Allgemeinmedizin,* S. 7-9.

Häußler, S.: Der Student ist keine Ratte im Lernkäfig – Oder: verfehltes Gesetz im Hauruck-Verfahren. *Ärztliche Praxis* XXXVI (1984), 2854-2857.

Häußler, S.: Die Anamnese als Entscheidungshilfe. *Allgemeinmedizin* 4 (1974), 162-165.

Haisch, J.: Arztverhalten und Gesundheitseinschätzungen durch Patienten. Grundlegung, Entwicklung und Durchführung einer Fortbildungsmaßnahme für Allgemeinmediziner. In: Besel, K. (Hrsg.): *Psychosomatisches Handeln in der Allgemeinmedizin,* S. 56-64.

Haisch, J.: Einschätzung von Arzteigenschaften in einer modernen Gesellschaft. In: Besel, K. & J. Haisch (Hrsg.): *Das Menschenbild in der modernen Allgemeinmedizin,* S. 39-50.

Haisch, J.: Introduction. In: Wegener, H., F. Lösel & J. Haisch: *Criminal Behavior and the Justice System,* p. 129.

Haisch, J.: Symptomwahrnehmung durch Arzt und Patient. Eine Verkettung nicht wirklichkeitsgetreuer Wahrnehmungshypothesen? *Münch. med. Wschr.* 137 (1995), 31-36.

Haisch, J.: Wie läßt sich die Patienten-Compliance verbessern? Ein Modell zur Förderung von Vertrauen und Zufriedenheit in der Arzt-Patienten-Beziehung. *naturamed* 9 (1994) Nr. 3, 30-36.

Haisch, J. & H. P. Zeitler: *Patientenmotivierung in der Gesundheitsberatung.* Attributionstraining für die psychosoziale Praxis. Heidelberg: Asanger 1993.

Haisch, J., H.-P. Zeitler & K. Besel: Symptomwahrnehmung, Krankheitsbewußtsein, Arztkonsultation. *Münch. med. Wschr.* 133 (1991), 224-227.

Haisch, J. & K. Besel: Das Menschenbild in der Arzt-Patient-Interaktion. In: Besel K. & J. Haisch (Hrsg.): *Das Menschenbild in der modernen Allgemeinmedizin,* S. 53-56.

Haisch, J., K. Besel & H.-P. Zeitler: Symptomwahrnehmung. Wahrnehmungsurteile des Patienten und Qualität der medizinischen Versorgung. *Z. Allg. Med.* 69 (1993), 392-396.

Hamann, K.-F. (Hrsg.): *Screening-Untersuchung bei Schwindel.* 2., durchges. Aufl. Zülpich: Biermann 1991.

Hamm, H.: *Allgemeinmedizin.* Ein kurzgefaßtes Lehrbuch für Studium und Weiterbildung. 4., neubearb. u. erw. Aufl. Stuttgart, New York: G. Thieme 1988.

Hamm, H. (Hrsg.): *Allgemeinmedizin, Familienmedizin.* Lehrbuch und praktische Handlungsleitwege für den Hausarzt. 2., neubearb. u. erw. Aufl. Stuttgart, New York: G. Thieme 1986.

Harris-Vogt, K. M.: Pers. Mitt. an den Verf. (Offenbach/M.: 1997 f.).

Heckl, R. W.: *Der Arztbrief.* Eine Anleitung zum klinischen Denken. 2., durchgesehene Aufl. Stuttgart, New York: G. Thieme 1990.

Hegglin, J.: *Chirurgische Untersuchung.* 4., überarb. Aufl. Stuttgart, New York: G. Thieme 1988.

Hegglin, R.: *Differentialdiagnose innerer Krankheiten.* 10., überarb. u. erw. Aufl. Stuttgart: G. Thieme 1966.

Hehl, F. J. & M. Wirsching: *Psychosomatischer Einstellungs-Fragebogen (PEF).* Göttingen: Hogrefe 1984.

Heimpel, H.: Medizinische Ausbildung und primärärztlicher Versorgung. In: Besel, K. (Hrsg.): *Psychosomatisches Handeln in der Allgemeinmedizin,* S. 9-12.

Heiß, A. & M. Soballa: *Neuperlacher Pocket Guide Logopädie.* Sprach-, Sprech- und Schluckstörungen infolge Schlaganfall. O. O. [Blaubeuren]: Merckle GmbH & ipg o. J.

Helfer, C.: *Lexicon auxiliare.* Editio altera. Saraviponti: Societas Latina MCMLXXXV.

Helfer, C.: *Lexicon auxiliare.* Editio tertia valde emendata. Saraviponti: Societas Latina MCMXCI.

Hellner, H., R. Nissen, K. Voßschulte (Hrsg.): *Lehrbuch der Chirurgie.* 4., überarb. u. erw. Aufl. Stuttgart: G. Thieme 1964.

Helmchen, H. & H. Hippius (Hrsg.): *Psychiatrie für die Praxis 15.* München: MMV Medizin Verlag 1992.

Helmich, P. (Hrsg.): *Allgemeinmedizin.* Grundlagen hausärztlichen Handelns. München, Wien, Baltimore: Urban & Schwarzenberg 1993.

Helmich, P.: Allgemeinmedizin. In: Helmich, P. (Hrsg.): *Allgemeinmedizin,* S. 3 f.

Helmich, P.: Arzt-Patient-Beziehung. In: Helmich, P. (Hrsg.): *Allgemeinmedizin,* S. 5.

Helmich, P. & A. Greifenhagen: Psychiatrie. In: Helmich, P. (Hrsg.): *Allgemeinmedizin,* S. 227 ff.

Heydenreich, A.: *Innere Erkrankungen und Auge.* Stuttgart: F. Enke 1975.

Hoffmann, H. L.: *Vademecum pathologischer Zungenbilder.* 5. Aufl. Hamburg: Nordmark 1968.

Holldack, K.: *Lehrbuch der Auskultation und Perkussion, Inspektion und Palpation.* 5., überarb. Aufl. Stuttgart: G. Thieme 1965.

Holldack, K. & K. Gahl: *Giemen und Brummen.* Auskultationsbeispiele. Audiokassette. Stuttgart: G. Thieme 1991.

Hoppenfeld, S.: *Klinische Untersuchung der Wirbelsäule und der Extremitäten.* 2., unveränd. Aufl. Deutsche Übersetzung von J. Püschel. Stuttgart, Jena, New York: G. Fischer 1992.

Huber, G.: *Psychiatrie.* Stuttgart: Schattauer 1995.

Hünecke, R.: *Olympus Fotoschule.* Schaffhausen: Verlag Photographie o. J.

Illing, S. & S. Spranger: *Klinikleitfaden Pädiatrie.* Untersuchung, Diagnostik, Therapie, Notfall. 4., neu bearb. Aufl. Lübeck, Stuttgart, Jena, Ulm: Gustav Fischer 1998.

Irrgang, B.: *Grundriß der medizinischen Ethik.* München, Basel: E. Reinhardt 1995.

Jäger, R. S., S. Lischer, B. Münster & B. Ritz: *Biographisches Inventar zur Diagnose von Verhaltensstörungen (BIV).* Göttingen: Hogrefe 1976.

Jaensch, P. A. & F. Hollwich: *Einführung in die Augenheilkunde.* 5., überarb. Aufl. Stuttgart: G. Thieme 1966.

Jagić, N. (v.): *Perkussion und Auskultation.* 9. Aufl. Wien: Urban & Schwarzenberg 1948.

Jaksch, W. & E. Glawischnig: *Klinische Propädeutik der inneren Krankheiten und Hautkrankheiten der Haus- und Heimtiere.* 3., neubearb. u. erw. Aufl. Berlin u. Hamburg: P. Parey 1990.

Janke, W.: *Streßverarbeitungsfragebogen (SVF).* Göttingen: Hogrefe 1985.

Janke, W. & G. Debus: *Die Eigenschaftswörterliste (EWL).* Göttingen: Hogrefe 1978.

Jansen, H. H.: Krankheitsbegriff. In: Becker, V., K. Goerttler, H. H. Jansen (Hrsg.): *Konzepte der Theoretischen Pathologie*. Berlin, Heidelberg, New York: Springer 1980.
Janzen, R.: *Entstehung von Fehldiagnosen* – nach den Erfahrungen eines Neurologen. Stuttgart: G. Thieme 1970.
Jaspers, K.: *Gesammelte Schriften zur Psychopathologie*. Berlin, Göttingen, Heidelberg: Springer 1963.
Jipp, P.: *Differentialdiagnose: Internistische Erkrankungen*. Stuttgart: F. Enke 1994.
Jores, A. (Hrsg.): *Praktische Psychosomatik*. 2., überarb. u. erw. Aufl. Bern, Stuttgart, Wien: Hans Huber 1981.
Jork, K.: *Gesundheitsberatung*. Berlin, Heidelberg, New York, London, Paris, Tokyo: Springer 1987.
Jünger, E.: *Annäherungen*. Drogen und Rausch. Stuttgart: Ernst Klett 1970, S. 317 f.
Jünger, E.: *Die Schere*. Stuttgart: Klett-Cotta 1990, S. 252.
Jünger, E.: Geleitwort. In: Möhres, F. P. & E. Reitter: *Käfer*. Form und Farbe – Fülle und Pracht. Stuttgart: Belser 1963.
Jünger, E.: *Ortners Erzählung mit Illustrationen von Beate Dalicho-Springer*. Isny/Württ.: C. U. Springer MCMLXXIX.
Jünger, E.: Pers. Mitt. an den Verf. (Wilflingen: 1973-1998).
Jünger, E.: *Siebzig verweht II*. Sämtliche Werke Bd. 5. Stuttgart: Klett-Cotta 1982, S. 537.
Jünger, E.: *Siebzig verweht III*. Stuttgart: Klett-Cotta 1993, S. 225.
Jünger, F. G.: *Der Arzt und seine Zeit*. Frankfurt a. M.: Vittorio Klostermann 1970.
Karobath, H. & W. Buchstaller: *Physikalische Krankenuntersuchung*. Baden-Baden, Brüssel: G. Witzstrock 1974.
Karobath, H., M. Redtenbacher & W. Firbas: *Die Krankenuntersuchung*. 4. Aufl. Erlangen: perimed 1989.
Kasielke, E. & K. D. Hänsgen: *Beschwerdenerfassungsbogen (BEB)*. Göttingen: Hogrefe 1982.
Kielholz, P. (Hrsg.): *Depressive Zustände*. Erkennung, Bewertung, Behandlung. Bern, Stuttgart, Wien: Hans Huber 1972.
Kielholz, P.: Pers. Mitt. an den Verf. (Reykjavik: 1984).
Kielholz, P. & C. Adams: *Der alte Mensch als Patient*. Köln: Deutscher Ärzte-Verlag 1986.
Kind, H.: *Psychiatrische Untersuchung*. Ein Leitfaden für Studierende und Ärzte in Praxis und Klinik. 4., erw., teilw. umgearb. Aufl. Berlin, Heidelberg, New York, London, Paris, Tokyo, Hong Kong, Barcelona: Springer 1990.
Kirch, W. et al.: Medizinische Fakultät, Universität Dresden. *Medicine* 75 (1996) No. 1, 29-40; zit. n. Trotz High-Tech-Diagnostik: Fehldiagnosen werden nicht weniger. *Medical Tribune* 50 (1996), 11.
Kirckhoff, M.: *Mind Mapping*. 2. Aufl. Berlin: Synchron 1989.
Klimm, H.-D.: *Allgemeinmedizin*. Stuttgart: F. Enke 1994.
Klingelhöfer, J. & M. Spranger (Hrsg.): *Klinikleitfaden Neurologie Psychiatrie*. Untersuchung, Diagnostik, Therapie, Notfall. Ulm, Stuttgart, Jena, Lübeck: G. Fischer 1997.
Kochen, M. M. (Hrsg.): *Allgemeinmedizin*. Stuttgart: Hippokrates 1992.
Kochen, M. M.: Forschung in der Allgemeinmedizin. In: Kochen, M. M. (Hrsg.): *Allgemeinmedizin*, S. 519-529.
Kochen, M. M.: Mitt. auf dem Fachsymposium «Problemorientiertes Lernen» in der ärztlichen Aus-, Weiter- und Fortbildung. (Würzburg: 9./10.09.1994).
König, B. (Hrsg.): *Die Allgemeinmedizin*. Ein Lehrbuch. Bd. 1. Erlangen: perimed 1988.
Koller, F. & K. Neuhaus (Hrsg.): *Internistische Notfallsituationen*. 5., vollständig überarb. Aufl. Stuttgart, New York: G. Thieme 1992.
Konradt, H.-J. & H. Zumkley: Thematische Apperzeptionsverfahren. In: Groffmann, K. J. & L. Michel (Hrsg.): *Enzyklopädie der Psychologie*. Bd. 3: Persönlichkeitsdiagnostik. Göttingen: Hogrefe 1982.
Kopp, W. et al.: *Auskultation von Geräuschen im Bereich des Thorax*. Audio-Kassette. Minden: Minden Pharma 1992.
Krämer, K.-L. et al. (Hrsg.): *Klinikleitfaden Orthopädie*. Untersuchung, Diagnostik, Therapie, Notfall. 3., erw. Aufl. Ulm, Stuttgart, Jena, Lübeck: G. Fischer 1997.
Kruse, W.: Rede am 26. 10. 1991 in Berlin.
Kruse, W.: Suchtfragen unter dem Aspekt der Gesundheitsberatung. *Münch. med. Wschr.* 127 (1985), 279 ff.
Kruse, W. & G. Schettler (Hrsg.): *Allgemeinmedizin*. Berlin, New York: Walter de Gruyter 1995.
Kügelgen, B. & A. Hillemacher (Hrsg.): *Problem Halswirbelsäule*. Aktuelle Diagnostik und Therapie. Berlin, Heidelberg, New York, London, Paris, Tokyo, Hong Kong: Springer 1989.
Kügelgen, B. & A. Hillemacher (Hrsg.): *Die lumbale Bandscheibenerkrankung in der ärztlichen Sprechstunde*. Berlin, Heidelberg, New York, Tokyo: Springer 1985.
Kügler, S.: *Praktische Proktologie*. Stuttgart: G. Thieme 1976.
Küng, H.: *Große christliche Denker*. München, Zürich: Piper 1994.
Küng, H.: *Theologie im Aufbruch*. Eine ökumenische Grundlegung. München, Zürich: Piper 1987.
Küng, H.: *Was ist Christentum?* Bleibende Botschaft – wechselnde Konstellationen. Theologische Vorlesung. (Tübingen: SS 1992).
Kunz, H.: *Das akute Abdomen*. 2. Aufl. München, Berlin: Urban & Schwarzenberg 1960.
Landes, G.: *Grundriß der Perkussion und Auskultation*. Berlin: W. de Gruyter & Co. 1964.
Lange, A.: *Anamnese und klinische Untersuchung*. Unter Mitarb. v. P. Wunderlich. 5., völlig überarb. Aufl. Berlin, Heidelberg, New York: Springer 1998.
Laux, G. & H.-J. Möller: *MEMO Psychiatrie und Psychotherapie*. Stuttgart: F. Enke 1998.
Lazarus, A. A.: *Multimodale Verhaltenstherapie*. Frankfurt: Fachbuchhandlung für Psychologie 1978.
Lederbogen, K.: *Rektoskopie – Sigmoidoskopie – Koloskopie*. Methodik, Indikation, Kontraindikation, anokolische Erkrankungen. Stuttgart: G. Thieme 1979.
Lehr, U.: *Der ältere Mensch und die Familie – die Familie und der ältere Mensch*. Vortrag Universität Ulm am 10.06.1997. Manuskript.
Leichner, R.: *Psychologische Diagnostik*. Weinheim: Beltz 1979.
Lentze, F.: Pers. Mitt. an den Verf. (Köln: 1966).
Lodewick, L.: *Die körperliche Untersuchung*. Ein Atlas für

die allgemeine Praxis und Ausbildung. Stuttgart, New York: G. Fischer 1981.

Lohaus, A. & G. M. Schmitt: *Fragebogen zur Erhebung von Kontrollüberzeugungen zu Krankheit und Gesundheit (KKG)*. Göttingen: Hogrefe 1989.

Lohmann, D., W. Schubert, M. Kawalle: *Symptome und Diagnostik innerer Krankheiten*. 2. Aufl. München, Wien, Baltimore: Urban & Schwarzenberg 1978.

Luban-Plozza, B.: Befinden – Befindensstörung – Befund. In: Besel, K. & J. Haisch: *Das Menschenbild in der modernen Allgemeinmedizin,* S. 19-22.

Luban-Plozza, B.: Das Bündnis mit dem Patienten – Beziehungsdiagnose und Beziehungstherapie. In: Besel, K. (Hrsg.): *Psychosomatisches Handeln in der Allgemeinmedizin,* S. 65-72.

Luban-Plozza, B. & W. Pöldinger: *Der psychosomatisch Kranke in der Praxis*. Erkenntnise und Erfahrungen. 2., erw. Aufl. Basel: Editiones Roche 1972.

Ludes, H.: Lungentuberkulose. In: Gross, R. & D. Jahn (Hrsg.): *Lehrbuch,* S. 127-149.

Lukas, E.: Der seelisch kranke Mensch und die Arznei für seine Seele. In: Besel, K. & J. Haisch (Hrsg.): *Das Menschenbild in der modernen Allgemeinmedizin,* S. 25-35.

Lukesch, H.: *Geburtsangstskala (GAS)*. Göttingen: Hogrefe 1983.

Lukesch, H. & M. Lukesch : *SSG. Ein Fragebogen zur Messung von Einstellungen zu Schwangerschaft, Sexualität und Geburt*. Göttingen: Hogrefe 1976.

Mach, K.: *Dermatologie*. Stuttgart: F. Enke 1995.

Mader, F. H. & H. Weißgerber: *Allgemeinmedizin und Praxis*. Anleitung in Diagnostik und Therapie. 2. überarb. Aufl. Berlin, Heidelberg, New York, London, Paris, Tokyo, Hong Kong, Barcelona, Budapest: Springer 1995.

Mader, F. H.: Pers. Mitt. an den Verf. (Köln: 1996).

Mäulen, B. et al.: Abhängigkeit bei Ärzten. In: Helmchen, H. & H. Hippius (Hrsg.): *Psychiatrie für die Praxis 15*. München: MMV 1992.

Mäulen, B.: Arzt: Beruf oder Martyrium? *Münch. med. Wschr.* 140 (1998) Nr. 21, 14-16.

Marshall, M. (Hrsg.) & P. Wüstenberg: *Klinik und Therapie der chronisch venösen Insuffizienz*. Karlsruhe: G. Braun 1994.

Martius, H.: *Lehrbuch der Gynäkologie*. 8. Aufl. Stuttgart: G. Thieme 1964.

Mattern, H.: Arzt und Patient in einer sich wandelnden medizinischen Welt. In: Besel, K. & J. Haisch (Hrsg.): *Das Menschenbild in der modernen Allgemeinmedizin,* S. 13-18.

Mattern, H.: Der ethische Auftrag einer anthropologisch orientierten Allgemeinmedizin. In: Besel, K. (Hrsg.): *Psychosomatisches Handeln in der Allgemeinmedizin,* S. 19-26.

McFarland, C., M. Toss & N. de Courville: Retrospective versus current reports of menstual distress. Zitiert nach: Schwarz, N. & B. Scheuring: Die Erfassung gesundheitsrelevanten Verhaltens: Kognitionspsychologische Aspekte und methodologische Implikationen. In: Haisch, J. & H.-P. Zeitler (Hrsg.): *Gesundheitspsychologie*. Zur Sozialpsychologie der Prävention und Krankheitsbewältigung. Heidelberg: Asanger 1991.

Mechanic, D.: Effects of physical distress on perceptions of physical health and use of medical and psychiatric facilities. *Journal of Human Stress* 4 (1978), 26-32.

Meyer, H., R. Dreykluft & H.-H. Abholz: Schwindel in der hausärztlichen Praxis. *Z. Allg. Med.* 69 (1993), 622-626.

Meyer-Sabellek, W. & R. Gotzen (Hrsg.): *Indirekte 24-Stunden-Blutdruckmessung*. Darmstadt: Steinkopff 1990.

Meyner, E. A.: *Berichte und Protokolle schreiben*. Einfach, klar, verständlich. 4. Aufl. Düsseldorf, Wien: Econ Taschenbuch Verlag 1993.

Möller, H.-J.: *Psychiatrie*. Ein Leitfaden für Klinik und Praxis. Stuttgart, Berlin, Köln: Kohlhammer 1992.

Moll, H.: *Pädiatrische Krankheitsbilder*. Farbatlas für Klinik und Praxis. Stuttgart: G. Thieme 1975.

Müller-Brunke, H.: *Liebe zur Exakta*. Ein Buch für alle Freunde des schönen Lichtbildes. München: F. Bruckmann 1953.

Müller, F. & C. Seifert: *Taschenbuch der medizinisch-klinischen Diagnostik*. 71., völlig neubearb. Aufl. Hrsg.: G. A. Neuhaus. München: J. F. Bergmann 1985.

Müller, R.: *Medizinische Mikrobiologie*. Parasiten, Bakterien, Immunität. 4., neubearb. Aufl. München, Berlin: Urban & Schwarzenberg 1950.

Müller, W. & H. Zeidler: *Die Klinisch-rheumatologische Untersuchung*. (Medizin von heute Nr. 29.) Köln: Tropon 1993.

Muthny, F. A.: Krankheitsverarbeitung bei chronisch körperlich Kranken. *Prax. Psychother. Psychosom.* 34 (1989), 64-72.

Naunyn: zit. n. Zöllner, N.: *Grundlagenforschung,* S. 99.

Neiger, A.: *Atlas der praktischen Proktologie*. Bern, Stuttgart, Wien: Hans Huber 1973.

Neiger, A.: *Atlas of Practical Proctology*. 2nd completely rev. and expanded ed. Toronto, Lewiston/NY: Hogrefe & Huber 1990.

Neumärker, K.-J., M. Seidel, D. Janz, H. W. Kölmel (Hrsg.): *Grenzgebiete zwischen Psychiatrie und Neurologie*. Berlin, Heidelberg: Springer 1991.

Niebauer, G. & H. G. Bardach: *Urlaubsdermatosen einschließlich tropischer Dermatosen bei Touristen*. Stuttgart, New York: G. Thieme 1982.

Novak, P.: *Conditions of Regional Health Care in Research and Practice*. In: Bergerhoff, P., D. Lehmann, P. Novak (Eds.): *Primary Health Care*. Berlin, Heidelberg: Springer 1990.

Novak, P.: Gesund durch Maximalversorgung! Bleibt der «normale Patient» auf der Strecke? In: *Ulmensien 7:* Schriftenreihe der Universität Ulm. Hrsg. vom Rektor der Universität Ulm. Ulm: Univ.-Verlag 1993, S. 75.

Novak, P.: Wie steht es in Ulm mit der Entwicklung und mit den Perspektiven der Allgemeinmedizin? In: Besel, K. (Hrsg.): *Psychosomatisches Handeln in der Allgemeinmedizin,* S. 6-8.

Nover, A.: *Der Augenhintergrund*. Untersuchungstechnik und typische Befunde. Stuttgart: F. K. Schattauer 1964.

Oedingen, K.: Das ungelöste Problem des Mönches von Heisterbach: das Problem der Rückkehr. *Kant-Studien* 70 (1979), 471-490.

Orbach, H.: *Medizinische Fotografie und Kinematografie.* Stuttgart: G. Thieme 1971.

Ostwald, W. zit. n. Reiners, L.: *Stilkunst.* S. 412.

Ottenjann, R., K. Elster & S. Witte: *Gastroenterologische Endoskopie, Biopsie und Zytologie.* Stuttgart: G. Thieme 1970.

Otto, P. & K. Ewe: *Atlas der Rectoskopie und Coloskopie.* Berlin, Heidelberg, New York: Springer 1976.

Pangerl, F.: *Die Welt des OM-Systems.* Hamburg: Olympus 1975.

Paquet, K.-J. & K. Dieckhöfer (Hrsg.): *Allgemeine physikalische und klinische Untersuchungen.* 2. Aufl. (1. Aufl. v. B. Savić.) Berlin, Heidelberg: Springer 1993.

Parramon, J. M.: *Richtig zeichnen mit Farbstiften.* 2. Aufl. Stuttgart: M. Fischer 1986.

Pawel, E.: *Das Leben Franz Kafkas.* München, Wien: C. Hanser 1986, S. 496 f.

Peters, U. H.: *Wörterbuch der Psychiatrie und medizinischen Psychologie.* München, Berlin, Wien: Urban & Schwarzenberg 1971.

Peters, U. H.: *Wörterbuch der Psychiatrie und medizinischen Psychologie.* 4., überarb. u. erw. Aufl. München, Wien, Baltimore: Urban & Schwarzenberg 1990.

Pillau, H.: Die Anamnese in der Allgemeinmedizin. *Der Allgemeinarzt* 8/1995, 890-897.

Pillau, H.: Die Sinne verkümmern: Ärzte ohne «Riecher». *Münch. med. Wschr.* 140 (1998), Nr. 5, 51.

Pillau, H.: *Der Arzt und sein Patient.* Stuttgart: Hippokrates 1982.

Pillau, H.: Geschwindigkeit ist (k)eine Hexerei: Schneller gefaxt als gedacht. *Münch. med. Wschr.* 139 (1997) Nr. 36, 54.

Pokorny, F. (Hrsg.): *Konsilium.* Diagnostisch-therapeutisches Taschenbuch nach der Wiener Medizinischen Schule. 7., neubearb. u. erw. Aufl. Wien, Innsbruck: Urban & Schwarzenberg 1966.

Ponsold, A.: *Lehrbuch der Gerichtlichen Medizin.* 3., neubearb. Aufl. Stuttgart: G. Thieme 1967.

Pschyrembel, W.: *Praktische Geburtshilfe.* 11. Aufl. Berlin: W. de Gruyter & Co. 1966.

Pschyrembel, W.: *Praktische Gynäkologie.* 3., überarb. Aufl. Berlin: W. de Gruyter & Co. 1966.

Pschyrembel, W. & J. W. Dudenhausen: *Praktische Geburtshilfe* mit geburtshilflichen Operationen. 15., neubearb. Aufl. Berlin, New York: W. de Gruyter 1986.

Pudel, V. & J. Westenhöfer: *Fragebogen zum Eßverhalten (FEV).* Göttingen: Hogrefe 1989.

Puhr, F.: Pers. Mitt. an den Verf. (Brielhof b. Hechingen: 19. 04. 1997).

Radnót, M.: *Atlas der Augenkrankheiten.* 2 Bde. Stuttgart: G. Fischer 1964.

Ravin, A.: *Kardiale Auskultation.* 6 Audio-Kassetten. Frosst-Pharma, o. O. u. J.

Rein, H. & M. Schneider: *Physiologie des Menschen.* 13./14. Aufl. Berlin, Göttingen, Heidelberg: Springer 1960.

Reiners, L.: *Die Kunst der Rede und des Gesprächs.* 3. Aufl. Bern und München: Francke 1959.

Reiners, L. (1943): *Stilkunst.* Ein Lehrbuch deutscher Prosa. 27. bis 32. Tausend. München: C. H. Beck'sche Verlagsbuchhandlung 1957.

Rilke, R. M. (1910): Die Aufzeichnungen des Malte Laurids Brigge. In: Rilke, R. M.: *Sämtliche Werke.* Werkausgabe. Bd. 11. Frankfurt am Main: Insel 1975.

Ringli, W.: Neue Ansätze der Lehre im Fach Allgemeinmedizin. In: Kochen, M. M. (Hrsg.): *Allgemeinmedizin,* S. 510-518.

Rodeck, G.: *Urologische Erkrankungen.* (Praxis der Allgemeinmedizin, Bd. 18.) München, Wien, Baltimore: Urban & Schwarzenberg 1987.

Rohde, B.: *Dermatologie in Stichworten.* Bad Oldesloe: Glaxo 1987.

Rohen, J. W.: *Topographische Anatomie.* Kurzlehrbuch für Studierende und Ärzte. Stuttgart: F. K. Schattauer 1966.

Rosenkranz, K.-A.: *Die traumatische Herzschädigung.* Ludwigshafen: Giulini o. J. [1970].

Roschke, W.: *Die proktologische Sprechstunde.* 4., überarb. u. erw. Aufl. München, Berlin, Wien: Urban & Schwarzenberg 1976.

Roth, J.: *Fragebogen zum Trinkverhalten Alkoholabhängiger (FTA).* Göttingen: Hogrefe 1987.

Rudofsky, G.: *Zirkulation.* Angewandte Angiologie. Erlangen: perimed 1981.

Rudolf, A.: Editorial. *Fortschr. Med.* 115 (1997) Nr. 25, 1.

Rüdel, R. in Zerres, K. & R. Rüdel (Hrsg.): *Selbsthilfegruppen.*

Ruiz-Torres, A.: *Symptome bei inneren Erkrankungen.* Erkennung, Pathophysiologie, Behandlung. Stuttgart: G. Thieme 1973.

Sahli, H.: *Lehrbuch der klinischen Untersuchungs-Methoden für Studierende und praktische Ärzte.* 6., umgearb. u. erg. Aufl. Leipzig und Wien: Franz Deuticke 1913.

Salanick, J. P.: Preface. In: Aguila, C. & M. Rouah: *Exakta Cameras 1933-1978,* p. IV.

Sandoz AG (Hrsg.): *Lexikon der Diagnostik nach Leitsymptomen und Leitbefunden.* 3 Bde. [A-G, unvollständig.] O. O. [Nürnberg] u. J.

Scheid, W.: Diagnose, Aufbau der Diagnose und Differentialdiagnose in der Neurologie. *Der Nervenarzt* 30 (1959), 97-110.

Scheid, W.: Gedenkrede auf Kurt Schneider. *Ruperto-Carola* 43/44 (1968), 198-205.

Scheid, W.: *Lehrbuch der Neurologie.* 2., überarb. Aufl. Stuttgart: G. Thieme 1966.

Scheid, W.: *Lehrbuch der Neurologie.* 5., überarb. Aufl. Stuttgart, New York: G. Thieme 1983.

Scheid, W.: Pers. Mitt. an den Verf. (Köln: 1966-1969).

Schell, H.: *Erkrankungen der Haare.* Leitfaden zur rationellen Diagnostik und Therapie. Stuttgart, Berlin, Köln: W. Kohlhammer 1997.

Schellong, F.: *Die Regulationsprüfung des Kreislaufs.* Dresden: Steinkopff 1938.

Schettler, G. (Hrsg.): *Innere Medizin.* Ein kurzgefaßtes Lehrbuch. 2., überarb. Aufl. Stuttgart: G. Thieme 1970.

Schmidt, G. W.: *Leitfaden der Säuglings- und Kinderheilkunde.* 4. Aufl. Köln: Tropon 1976.

Schmidt, S. et al. (Hrsg.): *Praxisleitfaden Allgemeinmedizin.* Untersuchung, Ganzheitliche Therapie, Diagnostik, Interdisziplinäre Zusammenarbeit. Ulm, Stuttgart, Jena, Lübeck: G. Fischer 1996.

Schneider, K.: *Klinische Psychopathologie.* 7., verb. Aufl. Stuttgart: G. Thieme 1966.

Schneider, K.: *Klinische Psychopathologie.* 14., unveränderte Aufl. mit einem Kommentar von G. Huber & G. Gross. Stuttgart, New York: G. Thieme 1992.

Schneider, W. & J. Walker: *Kompendium der Phlebologie*. Die chronische Veneninsuffizienz in Theorie und Praxis. München: C. Wolf & Sohn 1984.

Schönbauer, L.: *Das medizinische Wien*. 2., umg. u. erw. Aufl. Wien: Urban & Schwarzenberg 1947.

Scholze, J. (Hrsg.): *Hypertonie*. Risikokonstellationen & Begleiterkrankungen. Praxisnahe Diagnostik und Individualtherapie. Berlin, Wien: Blackwell Wissenschafts-Verlag 1997.

Schoop, W.: *Praktische Angiologie*. 2., überarb. u. erw. Aufl. Stuttgart: G. Thieme 1975.

Schrader, J. & G. Schoel: *24-Stunden-Blutdruckmessung*. Einsatz in Diagnostik und Therapie. O. O.: Hoechst 1991.

Schwarz, N. & B. Scheuring: Die Erfassung gesundheitsrelevanten Verhaltens: Kognitionspsychologische Aspekte und methodologische Implikationen. In: Haisch, J. & H.-P. Zeitler (Hrsg.): *Gesundheitspsychologie*. Zur Sozialpsychologie der Prävention und Krankheitsbewältigung. Heidelberg: Asanger 1991.

Schweizer, M.: Pers. Mitt. an den Verf. (Ehingen/Do.: 1968 ff.).

Sehringer, W.: Zeichnerische und spielerische Gestaltungsverfahren. In: Groffmann, K.-J. & L. Michel (Hrsg.): *Enzyklopädie der Psychologie*. Psychologische Diagnostik (Bd. 3), Persönlichkeitsdiagnostik. Göttingen: Hogrefe 1982.

Seidel, H. J.: *Umweltmedizin*. Stuttgart: G. Thieme 1996.

Seidel, H. J. et al.: Umweltmedizinische Patientenfragen in der Allgemeinpraxis. *Z. Allg. Med.* 68 (1992), 229-233.

Seidel, H. J. et al.: «Umwelt und menschliche Gesundheit» in der Lokalpresse und in ärztlichen Allgemeinpraxen. In: Laaser, U. & F. W. Schwartz (Hrsg.): *Gesundheitsberichterstattung und Public health in Deutschland*. Berlin, Heidelberg: Springer 1992.

Sirach (seu Ecclesiasticus): *Liber Jesu filii Sirach 38*. In: *Biblia Sacra* iuxta Vulgatam versionem adiuvantibus Bonifatio Fischer OSB, Johanne Gribomont OSB, H. F. D. Sparks, W. Thiele recensuit et brevi apparatu instruxit Robertus Weber OSB. Editio altera emendata. Tomus II. Stuttgart: Württembergische Bibelanstalt 1975.

Skoda, J.: *Eigh. Brief vom 2. 7. 1876*. Autograph im Besitz des Verf. (Wien: 1876).

Sökeland, J.: *Urologie*. Begründet von C.-E. Alken. 10., überarb. Aufl. Stuttgart, New York: G. Thieme 1987.

Sohn, W.: Arzttasche. In: Helmich, P. (Hrsg.): *Allgemeinmedizin*, S. 10.

Spengel, F. A.: Arterieller Gefäßstatus. *Internist* 36 (1995), 181-190.

Staenglen, K.: Pers. Mitt. an den Verf. (Ehingen/Do.: 1969).

Stafford-Clark, D. & A. C. Smith: *Psychiatrie*. Ein Kompendium. Übersetzung und Bearbeitung von K. Dieckhöfer. 2., überarb. u. erg. Aufl. Stuttgart, New York: G. Thieme 1991.

Steigleder, G. K.: *Dermatologie und Venerologie*. Stuttgart: G. Thieme 1972.

Steigleder, G. K.: *Dermatologie und Venerologie*. 6. Aufl. Stuttgart, New York: G. Thieme 1992.

Steigleder, G. K.: *Therapie der Hautkrankheiten mit Hinweisen zur Differentialdiagnose*. 2. Aufl. Stuttgart, New York: G. Thieme 1981.

Steurer: *Lehrbuch der Hals-, Nasen- und Ohrenkrankheiten*. Überarb. u. erg. von K.-H. Vosteen & B. Schlosshauer. 16. Aufl. München: J. F. Bergmann 1969.

Stiensmeier-Pelster, J., M. Schürmann & K. Duda: *Depressionsinventar für Kinder und Jugendliche (DIKJ)*. Göttingen: Hogrefe 1989.

Stierle, U. & C. Niederstadt: *Klinikleitfaden Kardiologie*. Arbeitstechniken, Diagnostik, Therapie, Rehabilitation. Lübeck, Stuttgart, Jena, Ulm: Gustav Fischer 1997.

Stock, D.: *Praxismarketing*. Eine Fortbildung für Lehrpraxeninhaber und Lehrbeauftragte. Arbeitsunterlage. Ulm: Abteilung Allgemeinmedizin der Universität Ulm am 11.12.1996.

Stoll, W.: Otogener Schwindel. Differenzierung und Therapie. *Laryngo-Rhino-Otol.* 72 (1993), 311-315.

Stoll, W., D. R. Matz, E. Most: *Schwindel und Gleichgewichtsstörungen*. Diagnostik – Klinik – Therapie. Ein interdisziplinärer Leitfaden für die Praxis. Stuttgart, New York: G. Thieme 1986.

Striegl, M. E.: Pers. Mitt. an den Verf. (Ehingen/Do.: 1977).

Strobel, M., J. Haisch & G. Böcking: Herzneurotiker in der Allgemeinpraxis und in der Klinikambulanz. Eine Pilotstudie. *Münch. med. Wschr.* 134 (1992), 66-68.

Stumpf, H., A. Angleitner, T. Wieck, D. N. Jackson & H. Beloch-Till: *Deutsche Personality Research Form (PRF)*. Göttingen: Hogrefe 1985.

Szecsenyi, J. & M. M. Kochen: Qualitätssicherung in der Allgemeinmedizin. In: Kochen, M. M. (Hrsg.): *Allgemeinmedizin*, S. 530-541.

Tesch, M. & B. Holdorff: Schwindel aus neurologischer Sicht. *Z. Allg. Med.* 69 (1993), 618-621.

Testzentrale des Berufsverbandes Deutscher Psychologen: *Katalog 1997/98*. Göttingen: Hogrefe 1997.

Tewes, U.: *Intelligenzmessung bei Erwachsenen mit dem HAWIE-R*. Bern: Huber 1990.

Theopold, W. & R. Koeberich: *Vorsorgeuntersuchungen bei Kindern*. Hinweise für die Praxis der gesetzlichen Früherkennungsmaßnahmen. Köln-Lövenich: Deutscher Ärzte-Verlag 1979.

Thielicke, H.: Das Recht des Menschen auf seinen Tod. *Fortschr. Med.* 86 (1968), 1067 f.

Thimme, W. et al. (Hrsg.): *Anamnese und allgemeine Krankenuntersuchung*. Stuttgart: Enke 1996.

Thomä, H.: *Heilen und Forschen in der Psychoanalyse*. Abschiedsvorlesung, gehalten am 16.06.1989 im Rahmen der 12. Ulmer Werkstatt für empirische Forschung in der Psychoanalyse. Manuskript.

Thomä, H. & H. Kächele: *Lehrbuch der psychoanalytischen Therapie*. Berlin: Springer 1988.

Thomae, K. (Hrsg.): *Klinische Visite. Bildtafeln Thomae*. Biberach a.d.R.: Dr. Karl Thomae GmbH 1966 ff.

Timko, C.: Seeking medical care for a breast cancer symptom: determinants of intentions to engage in prompt or delay behavior. *Health Psychology* 6 (1987), 305-328.

Tischendorf, F. W. (Hrsg.): *Der diagnostische Blick*. Atlas zur Differentialdiagnose innerer Krankheiten. Begr.

v. G. F. Klostermann, H. Südhof u. W. Tischendorf. 5., neu bearb. u. stark erw. Aufl. Stuttgart, New York: Schattauer 1993.

Toldt, C., F. Hochstetter & H. Hayek: *Anatomischer Atlas*. 23. Aufl. 3 Bde. München, Berlin, Wien bzw. Wien, Innsbruck: Urban & Schwarzenberg 1957; 1960, 1961.

Trakl, G.: *Dichtungen und Briefe*. Hrsg. v. W. Killy & H. Szklenar. 3. Aufl. Salzburg: Otto Müller 1974.

Tutsch, W.: Das ärztliche Gespräch, Bedeutung und Aufbau in der Allgemeinmedizin. In: Besel, K. (Hrsg.): *Psychosomatisches Handeln in der Allgemeinmedizin*, S. 42-47.

Uexküll, T. von: Allgemeinmedizin und Psychosomatik – Gedanken über die «ärztliche Identität». In: Besel, K. (Hrsg.): *Psychosomatisches Handeln in der Allgemeinmedizin*, S. 29-37.

Uexküll, T. von: Patienten-Karrieren. In: Nedelmann, C. & H. Ferstl (Hrsg.): *Die Methode der Balint-Gruppe*. Stuttgart: Klett-Cotta 1989.

Uexküll, T. von & W. Wesiak: *Theorie der Humanmedizin*. Grundlagen ärztlichen Denkens und Handelns. 3., völlig überarb. Aufl. München, Wien, Baltimore: Urban & Schwarzenberg 1998.

Ullrich de Muynck, R. & R. Ullrich: *Der Unsicherheitsfragebogen*. Testmappe und Anleitung für den Therapeuten. München: Pfeiffer 1979.

Universität Wien (Hrsg.): *Aufgaben der Universität Wien in Gegenwart und Zukunft*. Aufsätze zur 600-Jahrfeier. Wien: Verlag der Österreichischen Hochschulzeitung 1965.

Vogl, H.: *Differentialdiagnose der medizinisch-klinischen Symptome*. Lexikon der klinischen Krankheitszeichen und Befunde. 2., überarb. Aufl. 4 Bde. UTB. München, Basel: E. Reinhardt 1981.

Waldenström, J.: Harnfarbe. In: Hadorn, W. et al. (Hrsg.): *Vom Symptom zur Diagnose*. S. 505-507.

Watzlawik, P.: A structured family interview. *Family Process* 5 (1966), 256-271.

Wegener, H., F. Lösel, J. Haisch (Edit.): *Criminal Behavior and the Justice System – Psychological Perspectives*. New York: Springer 1989.

Wegner, U.: *Sportverletzungen*. Symptome, Ursachen, Therapie. Hannover: Schlütersche 1993.

Weibel, W.: *Lehrbuch der Frauenheilkunde*. 5. u. 6. Aufl. Berlin, Wien: Urban & Schwarzenberg 1943

Weibel, W. & T. Antoine: *Weibels Lehrbuch der Frauenheilkunde*. Hrsg. v. T. Antoine. 8., neubearb. Aufl. Wien: Urban & Schwarzenberg 1948.

Weihe, H. J. & W. Rönsberg: *Zeitmanagement*. Berlin: Synchron 1991.

Weitkunat, R., J. Haisch & M. Kessler (Hrsg.): *Public Health und Gesundheitspsychologie*. Konzepte, Methoden, Prävention, Versorgung, Politik. Bern, Göttingen, Toronto, Seattle: Hans Huber 1997.

Westhoff, G.: *Handbuch psychosozialer Meßinstrumente*. Göttingen: Hogrefe 1993.

White, G.: *Levenes Farbatlas der Dermatologie*. 4., völlig neubearb. Aufl. übersetzt von E. & W. Meigel. Stuttgart: F. Enke 1998.

Wieck, H. H.: *Lehrbuch der Psychiatrie*. Stuttgart: F. K. Schattauer 1967.

Wieck, H. H. : *Neurologie und Psychiatrie in der Praxis*. 2., verb. Aufl. Stuttgart, New York: F. K. Schattauer 1974.

Wieck, H. H.: *Neurologie und Psychiatrie in der Praxis*. 3. Aufl. Stuttgart, New York: F. K. Schattauer 1976.

Wieck, H. H.: Psychopathologie der Funktionspsychosen. In: Dotzauer, G.: *Festschrift zum 65. Geburtstag*. S. 73-112.

Wieck, H. H. (Hrsg.): *Tabulae Neurologicae*. Ein Nachschlagewerk für die Sprechstunde und für die Klinik. Lugano, Milano, München: Aesopus 1976.

Wiener, N.: God and Golem Inc., zit. n. Gross, R.: *Med. Diagnostik*, S. 179.

Wiesenauer, M.: Arzneimittel der besonderen Therapierichtungen. *Fortschr. Med.* 107 (1989), 741 f.

Wolfersdorf, M.: *Depression*. Berlin: Springer 1994.

Wolter, H. H.: *Auskultationsbefunde des Herzens*. 4 Schallplatten 45 U/min. Mannheim: C. F. Boehringer & Söhne GmbH o. J.

Wüllenweber, G.: *Ärztliches Denken am Krankenbett*. 2. Aufl. Stuttgart: G. Thieme 1947.

Wurst, C.: Pers. Mitt. an den Verf. (Dresden: 1997 f.).

Wurst, W.: *Exakta-Kleinbild-Fotografie*. 8. Aufl. Halle (Saale): VEB Fotokinoverlag Halle 1963.

Zarnico zit. nach Birnmeyer, G.: *HNO-ärztlicher Spiegelkurs*.

Zatouroff, M.: *Farbatlas zur Blickdiagnostik in der Allgemeinmedizin*. 2. Aufl. Stuttgart, New York: F. K. Schattauer 1982.

Zeitler, H.-P.: *Brauchen wir heute überhaupt noch eine Allgemeinmedizin?* (Allgemeinmedizin versus Spezialistentum.) Vortragsmanuskript Herbstakademie Ulm 1995.

Zeitler, H.-P.: Das «Weißkittel-Syndrom». Nicht nur ein Arzt-Effekt, sondern auch ein Geräte-Effekt. *Z. Allg. Med.* 72 (1996), 401-404.

Zeitler, H.-P.: *Der Allgemeinarzt – ein Auslaufmodell?* Brauchen wir heute noch einen Allgemeinarzt oder: allgemeine versus spezialisierte Medizin. Rundfunkvortrag des SDR vom 02.11.1997 (Sendereihe Aula). Manuskript.

Zeitler, H.-P.: Pers. Mitt. an den Verf. (Ulm/Do.: 1989 ff).

Zerres, K. & R. Rüdel (Hrsg.): *Selbsthilfegruppen und Humangenetiker im Dialog*. Erwartungen und Befürchtungen. Stuttgart: Enke 1993.

Zerssen, D. von & D. M. Koeller: *Die Beschwerdenliste*. Weinheim: Beltz 1975.

Zielke, W.: *Handbuch der Lern-, Denk- und Arbeitstechniken*. Bindlach: Gondrom 1991.

Zimmermann, W.: *Selbstbeurteilung des Sozialverhaltens (SBS)*. Göttingen: Hogrefe 1985.

Zöllner, N.: *Grundlagenforschung als Voraussetzung medizinischer Fortschritte*. Einführung. Verh. Dtsch. Ges. f. Inn. Med. 92. Kongreß. Wiesbaden 1986, S. 99.

2. Verzeichnis der Mitarbeiter

Prof. Dr. phil. Jochen *Haisch* (A), Dipl.-Psychologe, Leiter der Forschungsstelle Allgemeinmedizin der Universität Ulm, D-89174 Altheim/Alb, Wanne 20, Tel. 07340/61 86

Dr. med. Helmut *Schaden* (M), Facharzt und Lehrbeauftragter für Allgemeinmedizin der Universität Ulm, Sportarzt, D-89129 Langenau, Klinkentorgasse 4, Tel. 07345/9 63 50

Dr. med. dent. Christoph *Schomburg* (A), Zahnarzt, D-35452 Heuchelheim, Sonnenstraße 7, Tel. 0641/6 15 86

Prof. Dr. med. Hans-Peter *Zeitler* (M), Facharzt für Allgemeinmedizin und Leiter der Abteilung Allgemeinmedizin der Universität Ulm, D-73329 Kuchen, Neckarstraße 62, Tel. 07331/80 33

Mitarbeit (M) bzw. Autorschaft (A) ist bei den jeweiligen Kapiteln vermerkt. Alle nicht namentlich gekennzeichneten Kapitel stammen vom Verfasser:

Dr. med. univ. A. H. Wilfent *Dalicho*, Facharzt und Lehrbeauftragter für Allgemeinmedizin der Universität Ulm, Sprecher der Lehrbeauftragten für Allgemeinmedizin der Universität Ulm, D-89584 Ehingen/Do., Hauptstraße 33, Tel. 07391/5 39 33, Fax 7 36 93.

3. Kopiervorlagen

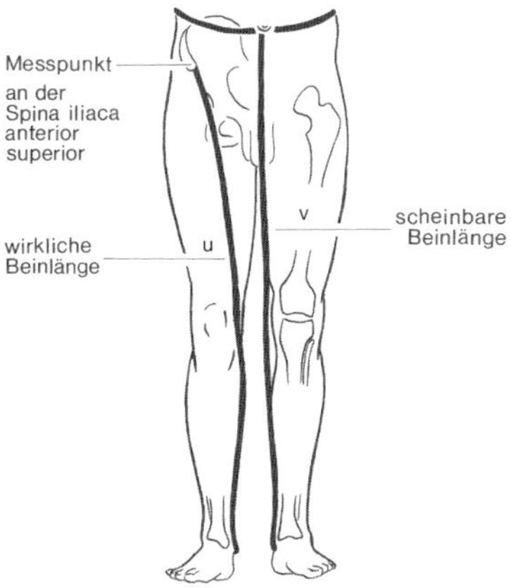

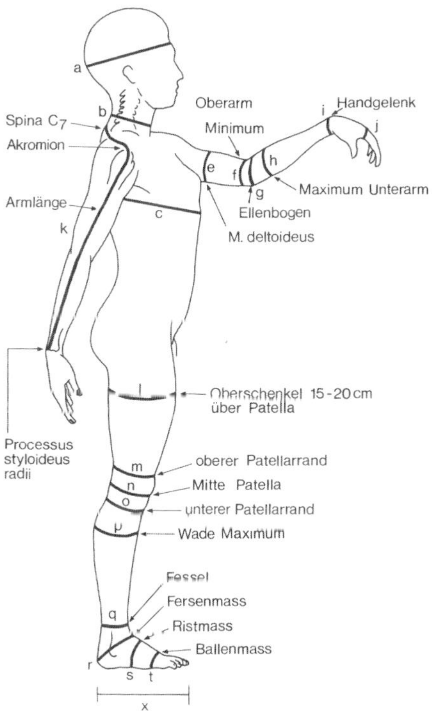

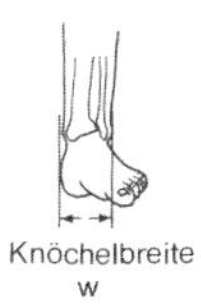

Messungen (*Mensurationes*) ME

Name:................................ Vorname: ....

geb. am .... Datum:..............................

Umfangs- und Längenmessungen (in cm)

a) Kopfumfang	cm
b) Halsumfang (Maximum in flacher Rückenlage)	cm
c) Brustumfang bei max. Inspir. bei max. Exspir.	cm cm cm
d) Bauchumfang (in Nabelhöhe bei Rückenlage)	cm

Arm	rechts	links	Differenz
e) Oberarm			
f) Oberarm Minimum			
g) Ellbogen			
h) Unterarm (max.)			
i) Handgelenk (distal v. proc. styl.)			
j) Mittelhand			
k) Armlänge			

Weitere Angaben und Bemerkungen:

Bein	rechts	links	Differenz
l) Oberschenkel (...cm üb. Patella)			
m) oberer Patellarrand			
n) Mitte Patella			
o) unterer Patellarrand			
p) Wade (Maximum)			
q) Fessel (Minimum)			
r) Fersenmaß			
s) Ristmaß			
t) Ballen			
u) wirkl. Beinlänge			
v) scheinbare Beinlänge			
w) Knöchelbreite*			
x) Fußlänge**			
y)			
z)			

* mit Beckenzirkel ** mit Schuhmacher-Maßstab

α)			
β)			
γ)			

Dalicho: Allgemeinärztliche Untersuchung

AOK | LKK | BKK | IKK | VdAK | AEV | Knappschaft | UV

Name, Vorname des Versicherten

geb. am

Kassen-Nr. | Versicherten-Nr. | Status

Vertragsarzt-Nr. | VK gültig bis | Datum

Fieber- und Pulsmessungen F

vom ______.______.______ bis ______.______.______

Datum															
Wochentag															
Uhrzeit															
Temp. (°C)															
Puls / Min.															
Datum															
Wochentag															
Uhrzeit															
Temp. (°C)															
Puls / Min.															

Messen Sie Fieber und Puls bitte dreimal täglich (morgens, mittags, abends) immer zur gleichen Zeit! Die Temperatur sollte möglichst rektal (im Darm) gemessen werden. Messungen in der Achselhöhle sind nicht so genau, und es müssen jeweils 0,5° C (d.h. 5 Teilstriche) hinzugezählt werden! Wenn die Temperatur über 39° C steigt oder die Pulsschläge über 130 in der Minute, verständigen Sie bitte telefonisch den Arzt. Führen Sie die Messungen solange durch, bis die Temperaturen 3 Tage lang nicht mehr über 37,5° C ansteigen. - Zeigen Sie dieses Blatt bitte dem Arzt beim Hausbesuch bzw. in der Sprechstunde vor und geben Sie es nach Abschluß der Behandlung in der Praxis ab.

AOK | LKK | BKK | IKK | VdAK | AEV | Knappschaft | UV

Name, Vorname des Versicherten

geb. am

Kassen-Nr. | Versicherten-Nr. | Status

Vertragsarzt-Nr. | VK gültig bis | Datum

Temperatur- und Frequenzkurve

vom ______.______.______ bis ______.______.______

Diagnose und Bemerkungen:

Pulskurve rot, Temperaturkurve blau einzeichnen!

F/Min. °C

Krankheitstag		1.	2.	3.	4.	5.	6.	7.	8.	9.	0.
140	40,5										
130	40,0										
120	39,5										
110	39,0										
100	38,5										
90	38,0										
80	37,5										
70	37,0										
60	36,5										
50	36,0										
Datum											

Dalicho: Allgemeinärztliche Untersuchung

Allgemeinärztliche Erstuntersuchung A

Datum:...

Name: .... Vorname: .... Geb.-Dat.:..

Beruf: .... Untersucher:.....................................

Anamnese

Familienanamnese:

Eigene Anamnese:

1. Frühere Krankheiten
2. Jetzige Beschwerden

Appetit:	Belast.-Dyspnoe:
Stuhlgang:	Alkohol:
Durst:	Nikotin:
Wasserlassen:	Coffein:
Nykturie:	Drogen:
Gewichtszu- oder -abnahme:	Venerische Erkrankungen:
Diät:	Menarche:
Schlaf:	Periode: unregelm./regelm. / Tage
Berufliche Noxen:	Geburten:
	Fehlgeburten:
Ovulationshemmer:	L. R.: Dysmenorrhoe:
Medikamentenanamnese (mit Dosierung):	*Allergien:*

Dalicho: Allgemeinärztliche Untersuchung [Formblatt nach Schweizer & Dalicho, modif.]

Status praesens

Allgemeinzustand:
Ernährungszustand:
Kräftezustand:
Körperbautyp:
Cyanose:
Dyspnoe:
Orthopnoe:
path. Atemtyp:
Stridor:
Ödeme:

Bewußtseinslage:
Erregung:
Verwirrung:
Delir:
Meningitische Zeichen:
Nackensteife
Kernig:
Brudzinski:
Rumpel-Leede:
Trommelschlegelfinger:

Derma:

warm/kühl; feucht/trocken; blaß; ikterisch
Pigmentierung: normal/vermehrt (wo?)
Behaarung: normal/vermindert/vermehrt; maskulin/feminin
Exanthem:
wo?
Effloreszenzen:
Läsionen:

Dermographismus:
Lebersternchen:
Erythem:
wie?
Hautunterblutungen:
Vulnera:

Nägel: Uhrglas, Koilonychie, Onychogryposis; Rillen, Leukonychien; Unguis incarnatus; vermehrte Brüchigkeit (Onychorrhexis/Onychoschisis); Onycholysis; Panaritium

Lymphonoduli: unauffällig/vergrößert

Wo? Nacken: Hals: Axillen: Ellenbogen: Leisten:
Größe:
Konsistenz:

Caput:

Schädelform:
Nervenaustrittspunkte:
Augen: Exophthalmus/Enophthalmus; Horner
Visus:
Doppelbilder (Paresen):
Nystagmus:

Narben:
Nasennebenhöhlen:
Lidschlag: normal/selten/häufig
Fundus:
Stabismus: nein/convergens/divergens

Pupillen: re. mittel/weit/eng; entrundet; Reaktion auf Licht: , auf Konvergenz:
li. mittel/weit/eng; entrundet; Reaktion auf Licht: , auf Konvergenz:
Konjunktiven: Skleren: Kornea: Iris: Xanthome:
Nase: Ohren:
Lippen: feucht/trocken; glatt/rissig/belegt; gerötet/blaß; pigmentiert; Rhagaden; Herpes

Cavum oris: Foetor ex ore:

Zunge: feucht/trocken; atrophisch/geschwollen; gerötet/blaß; glatt/borkig/belegt:
Wangenschleimhaut: Zahnfleisch:
Speicheldrüsen und Ausführungsgänge:
Tonsillen: normal/vergrößert/atrophisch/fehlen; zerklüftet/Sekret ausdrückbar; Beläge:
Gebiß: normal, kaufähig, saniert; sanierungsbedürftig, lückenhaft, zahnlos; OK-/UK-Voll-/Teil-Prothese
Pharynx und Gaumenbögen: unauffällig; blaß/gerötet; Granulationen; Belag; Enanthem
Larynx: nicht untersucht; unauffällig/gerötet; Stimmbänder beweglich

Collum:

Venenstauung: Pulsationen:
Nonnensausen: Halsumfang: .... cm
Thyreoidea: normal; weich/hart; allgemein/umschrieben vergrößert; schluckverschieblich
Knoten (Größe, Form, Konsistenz, Lage):

Thorax:

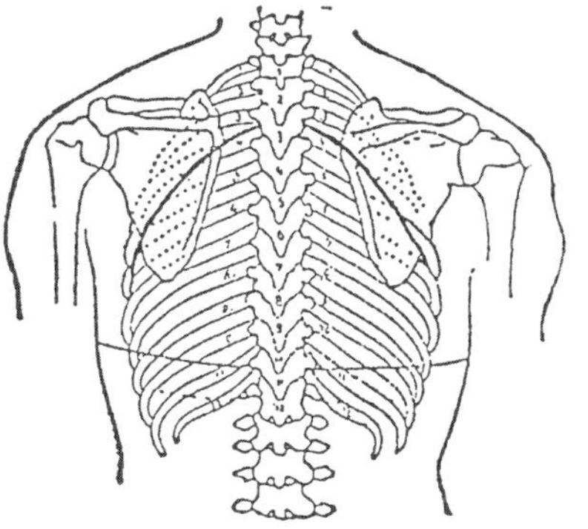

normal/deformiert:
Rosarium rachiticum, Chondropathia tuberosa TIETZE
Thoraxkompressionsschmerz:
Mammae: Ablatio: Narben: Schwellung:
Rötung: Knotenbildung:
Atemexkursionen: normal/vermindert/li./re. nachschleppend

Pulmones:

Grenzen in normaler Höhe/tiefstehend/hochstehend li./re.
Zwerchfellverschieblichkeit: li. ausreichend/wenig/fehlt ... QF
re. ausreichend/wenig/fehlt ... QF
Klopfschall: sonor/hypersonor/gedämpft wo:
Dämpfungsfigur*:
Atemgeräusch: vesikulär/bronchial/verschärft/abgeschwächt/
fehlend wo:
R. G.: klein-/mittel-/groß-blasig; nicht-klingend; feucht/trocken
wo:
Reibegeräusche: Exspirium: normal/verlängert
Bronchophonie: Stimmfremitus:

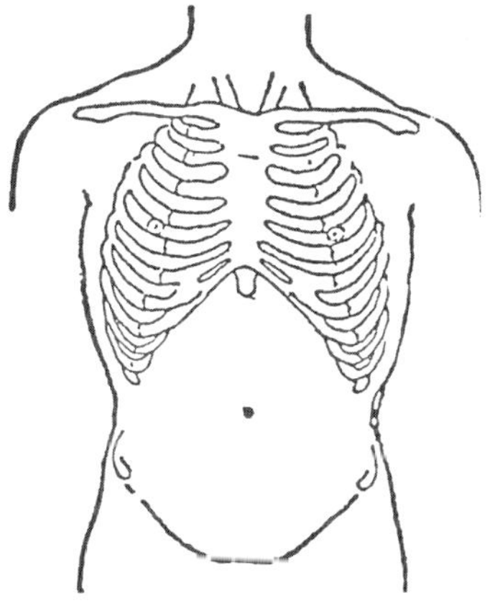

Cor:

Pulsationen: Schwirren:
Aktionen: regelmäßig; zeitweise/ständig unregelmäßig
Pulsfrequenz: peripher ..../min., zentral ..../min.
Blutdruck: re./li. Arm: RR ..../......... mmHg,
li./re. Bein: RR ..../......... mmHg; nicht gemessen
Spitzenstoß: innerhalb/in/außerhalb der MCL sichtbar, fühlbar,
hebend; Größe:
Herzgröße: re. normal/verbreitert; li. normal/verbreitert um ......QF
Dämpfungsfigur*:
1. Ton normal/laut/leise/gespalten/fehlend
2. Ton normal/laut/leise/gespalten/fehlend
zusätzliche Töne:
Herzgeräusche*:
systolisches Geräusch der Stärke .../6 mit p. m. über dem ...... ICR re./li.,
Charakter:
diastolisches Geräusch der Stärke .../6 mit p. m. über dem ...... ICR re./li.,
Charakter:

Pulse:	A. carotis	A. brachialis	A. radialis	A. femoralis	A. tib. post.	A. dors. ped.
rechts						
links						

Gefäße: normal/geschlängelt/hart Beinvenenthrombose-Provokationszeichen:

Gefäßauskultation:	rechts	links
A. carotis		
A. brachialis		
A. femoralis		
Aorta abdominalis		

* Befunde in Schema einzeichnen bzw. Skizze beifügen oder Zusatzbogen benutzen

Abdomen: weich, gut eindrückbar/Abwehrspannung wo:

Narben*:
Venenzeichnung:
Striae:
Adipositas:
Meteorismus:
Flankendämpfung:
Aszites (Umfang ...... cm):

Resistenzen:
Tumoren*:
Hernien*:
Druckschmerz* wo:
Dämpfungen*:
Darmgeräusche: normal/fehlend/hochgestellt

Hepar: nicht – vergrößert um ...... QF in der MCL
Leberdämpfung in der MCL: ...... cm*
Oberfläche glatt/uneben (feinhöckrig/grobhöckrig)
Konsistenz normal/weich/vermehrt/verhärtet
Gallenblase nicht – tastbar/vergrößert – Größe:
Lien: nicht – tastbar ...... QF unter dem Rippenbogen,
Milzdämpfung: .... cm*
Traubescher Raum: normal breit/eingeengt auf ...... QF
Renes: nicht – klopfschmerzhaft, nicht – druckschmerzhaft; nicht – tastbar, vergrößert re./li.
Blasendämpfung: .... QF über der Symphyse
Rectum: nicht untersucht/Tastbefund (Fissur, Hämorrhoiden, Prostata, Tumoren):

Geschlechtsorgane: nicht untersucht/unauffällig/path. Befund:

Columna vertebrarum:
WS: normal/re. – li. konvexe Skoliose/Kyphose/Lordose*
Stauchschmerz: Klopfschmerz:
Beweglichkeit: normal/eingeschränkt
OTT: 30/...... cm; SCHOBER: 10/...... cm
FBA:......... cm
Muskulatur: normal/verspannt/schmerzhaft/atrophisch
Lasègue: re./li. negativ; re. positiv bei ...... °, li. positiv bei ...... °

Extremitates corporis:
Knochen:
Gelenke:
Muskulatur:
Narben*:

Varizen wo:
lokale Hautveränderungen:
Ulcera cruris*:
Umfangsvermehrungen*:

Systema nervorum:
Hirnnerven: nicht geprüft/unauffällig/Ausfälle:
Motorik: unauffällig/Paresegrad ......
Mono-
Hemi- Parese re./li.; oben/unten*
Para-
Tetra-

Tremor:
Klonus:
Tonus: normal/Rigor/Spastik
Sonstiges:

Reflexe:

	re.	li.		re.	li.	Zeichenerklärung	
BSR			Babinski			∅	**fehlt**
RPR			Rossolimo			–	abgeschwächt
TSR			Trömner			+	**vorhanden**
BHR			Chvostek			++	lebhaft
PSR						+++	**gesteigert**
ASR							

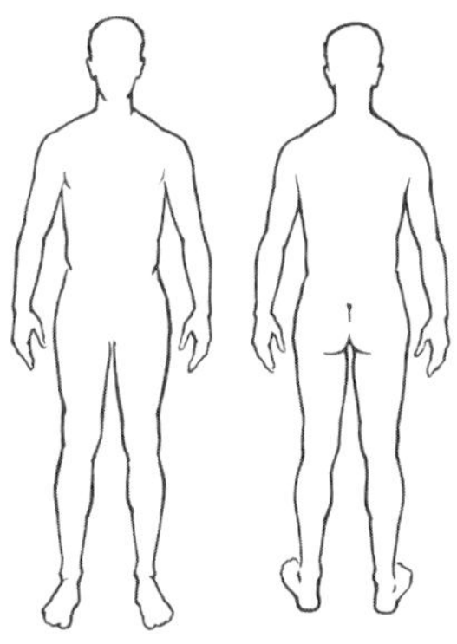

Sensibilität: nicht geprüft/Auffälligkeiten*:
Koordination: nicht geprüft/Finger-Nasen-Versuch: Knie-Hacken-Versuch:
Diadochokinese
Sprache: normal/dysarthrisch/aphasisch
Vegetativum: unauffällig, Incontinentia urinae/alvi, Dermographia alba/ruba
Psyche: Orientierung eigene Person, Ort, Zeit; Auffälligkeiten:

Vorläufige Diagnose:

Sensibilitätsprüfung

Datum: .... **S**

Name: ....

Untersucher: ....

Vorname: ....

geb. am: ....

Bemerkungen:

Störung	Art	Farbe	Schraffur
Ästhesie			
Thermästhesie			
Algesie			
Pallästhesie			
Lageempfinden			
Bewegungsempfinden			
Zahlenschreibsinn			

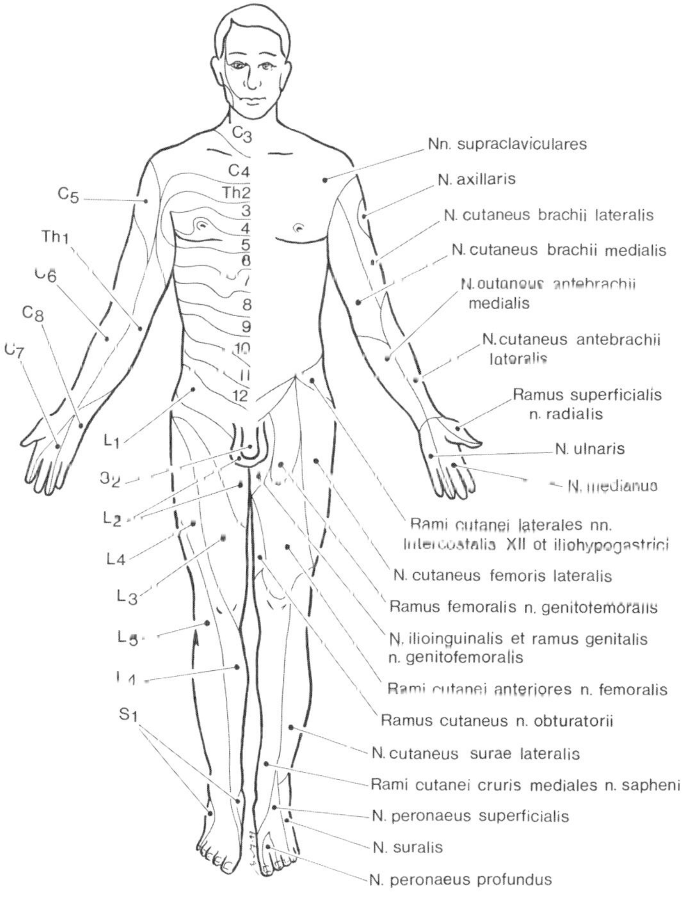

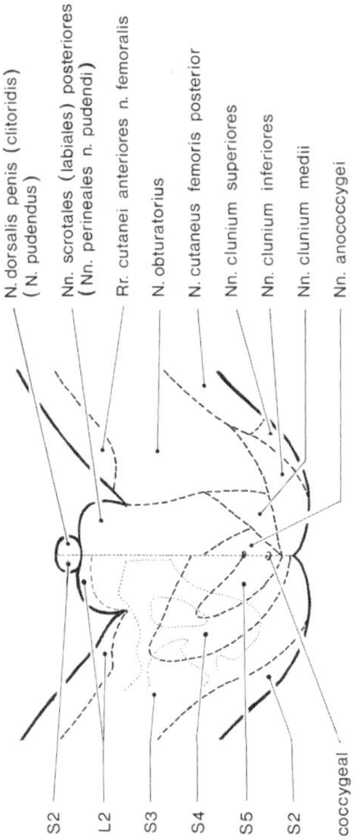
N. dorsalis penis (clitoridis) (N. pudendus)
Nn. scrotales (labiales) posteriores (Nn. perineales n. pudendi)
Rr. cutanei anteriores n. femoralis
N. obturatorius
N. cutaneus femoris posterior
Nn. clunium superiores
Nn. clunium inferiores
Nn. clunium medii
Nn. anococcygei
S2
L2
S3
S4
S5
S2
coccygeal

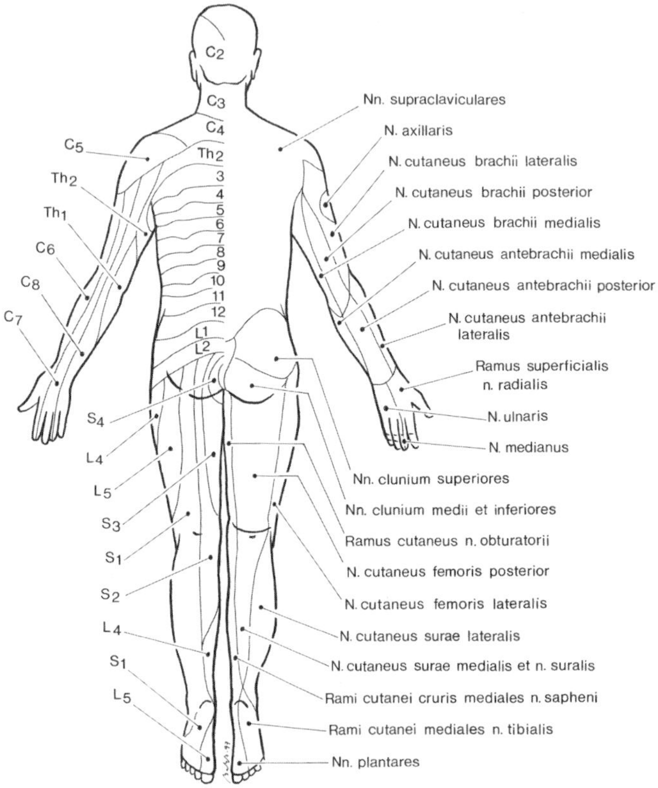
C2
C3
C4
C5
Th2
Th2
3
4
5
6
7
8
9
10
11
12
Th1
C6
C8
C7
L1
L2
S4
L4
L5
S3
S1
S2
L4
S1
L5
Nn. supraclaviculares
N. axillaris
N. cutaneus brachii lateralis
N. cutaneus brachii posterior
N. cutaneus brachii medialis
N. cutaneus antebrachii medialis
N. cutaneus antebrachii posterior
N. cutaneus antebrachii lateralis
Ramus superficialis n. radialis
N. ulnaris
N. medianus
Nn. clunium superiores
Nn. clunium medii et inferiores
Ramus cutaneus n. obturatorii
N. cutaneus femoris posterior
N. cutaneus femoris lateralis
N. cutaneus surae lateralis
N. cutaneus surae medialis et n. suralis
Rami cutanei cruris mediales n. sapheni
Rami cutanei mediales n. tibialis
Nn. plantares

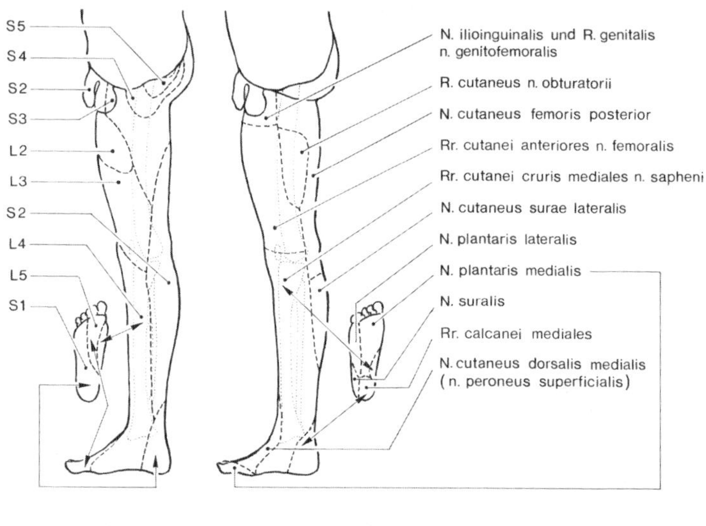
S5
S4
S2
S3
L2
L3
S2
L4
L5
S1
N. ilioinguinalis und R. genitalis n. genitofemoralis
R. cutaneus n. obturatorii
N. cutaneus femoris posterior
Rr. cutanei anteriores n. femoralis
Rr. cutanei cruris mediales n. sapheni
N. cutaneus surae lateralis
N. plantaris lateralis
N. plantaris medialis
N. suralis
Rr. calcanei mediales
N. cutaneus dorsalis medialis (n. peroneus superficialis)

Muskelprüfung

M

Datum: ....

Name: ....

Vorname: ....

geb. am: ....

Untersucher: ....

Bemerkungen:

5	normale Kraft
4	Bewegungen gegen Widerstand möglich, aber maximale Kraft gut überwindbar
3	Bewegungen gegen die Eigenschwere möglich
2	Bewegungen nach Ausschaltung der Eigenschwere möglich
1	Anspannung der Sehne ohne Bewegungseffekt möglich
0	völlige Lähmung

rechts						Region			links					
0	1	2	3	4	5		Muskelgruppe	Muskel	0	1	2	3	4	5
						Gesicht								
						Hals	Beuger Strecker	 M. sternocleidomastoideus						
						Rumpf	Beuger Strecker Rotatoren							
						Schulterblatt	Abduktoren Adduktoren Elevatoren Depressoren							
						Schulter	Anteversoren Retroversoren Abduktoren Adduktoren Außenrotatoren Innenrotatoren							
						Ellbogen	Beuger Strecker							
						Unterarm	Supinatoren Pronatoren							

rechts						Region			links					
0	1	2	3	4	5		Muskelgruppe	Muskel	0	1	2	3	4	5
						Handgelenk	Beuger Strecker radiale Abduktoren ulnare Abduktoren							
						Finger	Beuger Grundgelenke Beuger Mittelgelenke Beuger Endgelenke Strecker Fingerschließer Fingerspreizer	 M. abductor dig. V M. opponens dig. V						
						Daumen	Beuger Grundgelenke Beuger Endgelenke Strecker Grundgelenke Strecker Endgelenke Abduktoren	 M. adductor pollicis M. opponens pollicis						
						Hüfte	Beuger Strecker Abduktoren Adduktoren Außenrotatoren Innenrotatoren							
						Knie	Beuger Strecker							
						Fuß	Beuger Strecker Supinatoren Pronatoren							
						Zehen	Beuger Strecker							
						Großzehe	Beuger Strecker							
						Gang								

Nystagmus- und Gleichgewichtsprüfungen **N**

Name: ....

Untersuchungsdatum: ....

Vorname: ....

Geburtsdatum: ....

1. Spontannystagmus

☐ sitzend

☐ liegend

Blick nach oben

Blick nach rechts

Blick geradeaus

Blick nach links

Blick nach unten

2. Optokinetischer Nystagmus

☐ normal
☐ vermindert
☐ fehlend
☐ nicht geprüft

3. Provokationsnystagmus

Allgemein:

R ← → L ...s
sitzend, Kopf zurückgebeugt

R ← → L ...s
nach Kopfschütteln im Liegen

Kreislauf:

R ← → L ...s
nach tiefem Bücken

R ← → L ...s
nach schnellem Aufrichten aus Rückenlage

4. Prüfung auf Suppression des vestibulo-okulären Reflexes

Der durch Drehen (auf dem Drehstuhl oder im Stehen) ausgelöste Nystagmus läßt sich durch Blickfixation des nach oben gestreckten Daumens supprimieren:

☐ ja

☐ nein

5. Lagenystagmus

R ← → L ...s
Rechtslage

R ← → L ...s
Rückenlage

R ← → L ...s
Linkslage

R ← → L
Kopfhängelage nach HALPIKE

6. Lagerungsnystagmus

R ← ROT ○ → L

R ← ROT ○ → L

nach schneller Rückenlage
unter Rechts- / unter Links-
drehung des Kopfes

R ← ROT ○ → L

R ← ROT ○ → L

nach schnellem Aufrichten in die Sitzposition

7. Zervikaler Nystagmus

R ← → L ...s
Kopf extrem nach rechts hinten gedreht

R ← → L ...s
Kopf extrem nach links hinten gedreht

8. Romberg

☐ unauffällig

☐ Schwanken

☐ Fallneigung nach ....

9. Unterberger

☐ unauffällig
☐ Drehung nach rechts/links um .... °
☐ vorrücken/Rückweichen um .... m

Untersuchungen 1, 3, 5, 6 und 7 grundsätzlich nur unter der Frenzel-Brille vornehmen!

10. Bemerkungen und ggf. Beurteilung

Ulkusüberwachung

U

Name:________________________ Vorname: ____________________ geb. ____________ Nr. ________

Datum	Lage	Abst. Fußs.	Längsachse	Querachse	Wadenumf.	Fesselumf.	Ulkusgrund	Ulkusumgebung

4. Namens- und Sachregister

Abbildungsmaßstäbe 249
Abdomen 161
–, Auskultation 179
–, Inspektion 163
–, Palpation 163
–, Perkussion 174
Abdominalglatze 67, 161
Abholz, H.H. 14
Abschürfung 64, 66
Abszeß, perityphlitischer 119
–, retropharyngealer 138, 139
Achillessehnenreflex 210
Achillessehnenruptur 199
Achselhöhle 159
Acus tecta/tuta 51
Addisonsche Krankheit 136
Adson-Manöver 193
Affekt 223
Agfacolor-Film 246
Agonien 86
Akathisie 222
Akinetisch stupuröses Syndrom 226
Akkumulator 31
Aktinomyzeskörner 241
Akustische Phänomene 245
Alkoholismus 233
Allen-Test 192, 201
Allgemeinbildung 23, 222
Allgemeinzustand 127
Alopecia 67
Altgedächtnis 222
Ambivalenz 223
Amboßtest 197
Amnesie 223
Amöbenpunkt 164, 166
Amöbentyphlitis 164, 166
Amplitude 112
Analgesie 212
Analogablage 251
Anamnese 15, 22, 23, 24, 25, 118, 122, 222, 232, 234, 237
Anamnestischer Elternfragebogen 234
Aneurysmen 179
Angina tonsillaris 86
Angleitner, A. 233
Angst 223
Ängstlichkeit 236
Angstsyndrom 226
Angulus Ludovici 146, 152
Angulus sterni 152
Anisochromie 130
Anisokorie 122, 130
Anschütz, F. 14, 98, 100, 107, 108, 110, 142, 148, 152
Antoine, T. 88
Antrieb 222
Anus 85
Anuskop 85
Aortenaneurysma 158
Aortendehnungston 105
Aorteninsuffizienz 109, 189
Aortenisthmusstenose 120, 158
Aortenklappe 152
Aortenstenose 157
Aphasie 213, 220
Apley-Grinding-Distraktionstest 199
Apley-Zeichen 198
Apparatemedizin/-diagnostik 12, 14, 15, 20, 72
Appendizitis-Diagnostik 164
Apprehensionstest 195
Archivierung 251
Armfalltest 195
Armvorhaltetest 182
Arsenintoxikation 190
Arterielle Verschlußkrankheit 202
Arterien, Auskultationsstellen 191
Arterienfunktionsprüfungen 201
Arterienpulse 92
–, Taststellen 191
Arteriitis temporalis 138
Arthritis 196
Aryknorpel 84
Arzneimittelbeipackzettel 20
Arzt 19
Arztbrief 16, 21, 245
Arzteffekt 229, 237
Arzteigenschaften 18
Arztkonsultation 18
Arzt-Patienten-Begegnung 18
Arzt-Patienten-Verhältnis 20
Arztpersönlichkeit 17
Aschoff, J. 14
Asperger, H. 234
Asservat 123
Assoziation 221
Astigmatismus 76
Aszites 162, 163, 178, 179
Atembreite 56, 145
Atemexkursion 145, 146
Atemfrequenz 120
Atemgeräusch 101, 246
Athletisch 145
Äthylismus 86
Atlas der Perkussion 96
Atmen 123, 128
–, abgesetztes 101
–, amphorisches 102
–, metamorphosierendes 102
–, pueriles 102, 119
–, sakkadiertes 101
–, unbestimmtes 102
Atrophie 67
Atropin 75
Audiometer 100
Auenbrugger, L. 95
Auffassung 220
Aufgaben, allgemeinmedizinische 22
Aufhellungswirkung 62
Aufklärung 20
Aufmerksamkeit 15, 222
Augäpfel 90
Augen, Funktionseinschränkungen der 57
Augenabschnitt, vorderer 73
Augendruck 129
Augenhintergrund 76
Augenmuskelparese 204
Augenspiegel 40, 73, 74, 130, 203
–, elektrischer 40
–, konkaver 40, 72
–, planer 35
Augenzeichen 123, 131
Ausbildung 15, 17, 21
Auskultation 46, 55, 100, 119, 139, 143, 185, 192
–, Abdomen 179
–, Herz 152
–, Kopf 138
–, Lunge 150
–, stereophone 48
Auspreßbarkeit 80
Austin-Flint-Geräusch 109

Auswurf 240
AVK 202
Axillarlinie 144
Axillen 146, 159

Babinski-Phänomen 210, 211
Bailey, H. 70, 71, 164, 165, 168, 239
Bajonettpinzette 41, 42, 77
Bakteriämien 135
Balogh, Z. 12
Bandscheibenvorfall 200
Bauch 161
Bauchdeckenspannung 163
Bauchhautreflex 210
Bauchorgane 123
Bauchtrauma, stumpfes 161
Bauchumfang 56, 122, 161
Beck, A.T. 234
Beck, M. 15, 21
Becken 173, 182
Beckenasymmetrie 182
Beckenaufklappbarkeit 167
Beckenkompression 167
Beckenmaße 56, 57
Beckentiefstand 37
Beckentrauma 167
Beckenzirkel 32, 33, 56, 57, 130
Becker, W. 81, 82
Beckmann, D. 233
Befangenheit 16
Befragungseffekt 229
Befunddokumentation 123, 245
Behaarung 161
Behandlungsmethoden, alternative 20
Beinlähmung, psychogene 199
Beinlänge 59
Beinlängendifferenz 182
Beinvenenthrombose 193, 202
Beipackzettel 21
Belastungssituation 234
Beleuchtung, fokale 73, 130
Beleuchtungsquelle 134
Bellsches Phänomen 205
Beloch-Till, H. 233
Belohnungen 118
Berührungssinn 88, 211
Beschreibung 128
Besel, K. 11, 13, 14, 18, 234
Bewegung 184
Bewegungssinn 88, 212
Bewegungsumfang 186
Bewußtlosigkeit 220
Bewußtseinsgrad 122
Bewußtseinslage 123, 127, 220
BGA 20
Bigeminie 94
Bilis nigra 239
Biotsche Atmung 128
Birnmeyer, G. 78, 81, 82, 83, 84
Bischof, F. 49
Bisgaard 202
Bißwunde 67
Bizepssehne 195
Bizepssehnenreflex 209
Bläschen 64, 65
Bläschenatmen 101
Blase 172, 179
Blasendämpfung 178
Blausäurevergiftung 86
Bleistiftstuhl 240
Blersch, M. 21
Blutdruck 56
Blutdruckmessung 34, 112, 113, 114, 120
Blutentnahme 170
Bluterbrechen 239
Bluterguß 67
Blutfleckenkrankheit 67
Blutung 50
Blutungsbereitschaft, abnorme 127
Blutunterlaufung 67
Boassches Zeichen 165
Botulismus 180
Bradykardie 93
Bragard-Gowers-Zeichen 200
Brähler, E. 232, 233
Braun, R.N. 14
Braunsteiner, H. 17, 18
Brennweite 73
Brettchensatz 37
Brickenkamp, R. 232
Brigge, M.L. 15
Brillengläser 75, 79
Brodie-Trendelenburg-Probe 202
Bronchialatmen 101
Bronchiektasen 86
Bronchiovesikuläratmen 102
Bronchophonie 111, 119, 150
Bruchsack 166
Brudzinski-Zeichen 119, 217, 218
Bruit de diable 111
Brünings 41, 42, 77, 80
Brust, weibliche 158, 159
Brustkorb 144
Bruststück 47, 48
Brustumfang 56, 145
Brustzyste 71
Bucher, H.W. 153
Buchstaller, W. 97, 111, 156, 157
Bulbi 90
Bulbusdruck, Prüfung 119
Bulbuskonsistenz 137
Bulimie 237
Bulla 64, 65
Burian, K. 207
Büttner, T. 207

Caput 129
Carossa, H. 22
Cavum nasi 79
Cavum oris 79, 134
Chan-Ordoñez, J. 22
Charakter 223
Cheyne-Stokes-Atmung 128
Chipkarte 20
Cholera 86
Chondropathia patellae 197
Chondropathia tuberosa 145
Chronoscopium 51
Chvostek-Phänomen 217
Cicatrix 64, 67
College-Pinzette 43
Columna vertebrarum 181
Coma diabeticum/hepaticum 86
Combustiones 67
Commotio 122
Computer 14, 15, 17, 237, 251
Congelationes 67
Contusio 122
Cope, Z. 196
Cor 148, 152
Corpora aliena 41, 69, 71, 72, 130, 242
Corvisart, J.N. 95
Costa, P.F. 233
Coxarthrose 197
Crepitatio 103, 111, 121
Crusta 64, 66
Curschmann, H. 45
Curschmannsche Spiralen 241
Cusco 44, 85
Cyanosis 127
Cystis 64, 66

Dalicho, A.B.E. 12
Dalicho, A.H.W. 11, 17, 248
Dalicho, B.H. 12
Dalicho, W.A. 60
Dämmerzustand 226
Dämpfung, absolute 149, 150
–, relative 96, 148, 149
–, wandernde 179
Darmgeräusche 110, 180
Darmperforation 180
Darmperistaltik 180
Datenfernübertragung 251
Datenrückwand 248
Datenschutz 251
Datum 25, 127, 245
De Courville, N. 230
Debilität 222
Debrunner, H. 58, 59, 183, 196
Debus, G. 232
Dehner, E.F. 248
Déjà-vu-Erlebnisse 223
Dekompensationszeichen 127
Delirantes Syndrom 226
Demenz 222
Denecke, P. 202
Denecke-Payr-Zeichen 202
Denken 221
Denker, A. 83
Denkstörungen 221
Dentler, H. 180
Depersonalisation 221
Depression 227, 234
Depressives Syndrom 226
Depressivität 223, 237

Derealisation 221
Derma 64
Dermatograph 45, 99
Dermographie 217
Desmarresscher Lidhalter 40, 72
Detritus 80
Diabetes mellitus 242
Diadochokinese 213
Diagnose 14, 15, 18, 127, 250
Dialekt 26
Diaphanie 69
Diaphanoskopie 38, 39, 51, 69, 70, 138, 139, 160, 162, 168
Diarrhoischer Stuhl 240
Diaskleralleuchte 41, 69
Diaskopie 64
Diastole 104, 106
Digitabulum cummeum 51
Digitus quintus varus 190
Dikrotie 94
Dilatation der rechten/linken Kammer 156
Diphtherie 86
Dislaceratio 122
Distanzgeräusch 106
Distraktion 167
Distraktionstest 194
Dittrichsche Pfröpfe 241
Dokumentation 56, 245
Doppelkugelgelenk 77
Doppelstethoskop 47, 48
Dotzauer, G. 63
Douglas-Abszeß 170
Drohungen 228
Druckschmerz 163, 202
  –, abdomineller 122
Ductus arteriosus Botalli 109
  –, offener 157
Ductus parotideus 138
Ducuing 202
Duda, K. 234, 236
Duktuspapillom 71
Dunkelzimmer 39, 69, 72
Dünndarmlokalisation 165
Durchblutungsstörung 50
Durchleuchtung 73
  –, diasklerale 69
Duroziezsches Doppelgeräusch 111
Duvenhorst, W. 11, 14
Dysmorphopsie 220
Dysphorie 223
Dyspnoe 127

Easymed 246
Echolalie 222
Echopraxie 222
Edens, E. 98, 100
Effloreszenzen 64, 136
Effluvium 67
Eggeling, F. 18
Eichpflicht 34, 37, 57
Eicken, E. von 83, 84
Eigenanamnese 123
Eigenschaftswörterliste 237
Eindeutschung pharmazeutischer Namen 20
Einflüsse, psychogene 115
Einflußstauung 127
Eingeweidewürmer 239
Eintrittspforte 123
Eisenbahnnystagmus 207
Eiter 65
Ekchymosen 67
Ektachrome 248
Ektoparasiten 130
Ektropionieren 72
Ellis-Damoisseausche Linie 155
Emesis 239
Emmetropie 76
Enanthem 64
Enddarm 91
Enophthalmus 131
Entfaltungsknistern 103
Entwicklungsstörungen 235
Epicondylitis humeri radialis 195
Epiglottis 84
Erbrochenes 239
Erbscher Punkt 152
Erdanschluß 52
Erfahrung 17
Erfrierungen 67
Erlebnisreaktion, abnorme 225
Ernährungszustand 127
Erosion 64, 66
Erscheinungsbild des Arztes 26
Erwartungstest 198
Erythem 65
Essig 49
Essigsäure 49
Eßstörungen 234
Euphorie 223
Evaluation 17
Ewald 98, 149
Exakta 246
Exanthem 64
Excoriatio 64, 66
Exkremente 118, 239
Exophthalmometer 34, 56, 129
Exophthalmus 56, 130
Expektorat 240
Exsikkose 121
Exspiration 110
Extratöne 104, 105
Extremitäten 186, 187

Fabere-Test 197
Fachsprache 16
Faeces 239
Fahrenberg, J. 232
Fahrradtest 194
Fallarmtest 194
Fallotsche Tetralogie 157
Fanatiker 224
Farben 12
Farbfilm 246, 248
Farbfotografie 249
Farbsinnstörungen 57
Farbtafeln 57
Fata morgana 220
Faustschlußprobe 201
Fehlerquelle 15
Fehlhaltung 182
Fehlmessung 114
Fel nigrum 239
Fellinger, K. 15
Femoralispuls, Palpation des 120
Ferring, D. 231
Fertigkeiten 12, 13
Fettstift 99
Fettstuhl 240
Fieber, rheumatisches 86
Fiebermessung 32, 33, 117
Filipp, S.H. 231, 232
Fingerbeere 169
Finger-Boden-Abstand (FBA) 56, 181
Finger-Finger-Perkussion 96
Fingerling 45
Fingernägel 45, 67
Finger-Nasen-Versuch 213, 217
Finger-Finger-Perkussion 95
Fingerreiben 205
Fingerschützer 43, 137, 138
Finkelstein-Test 195
Finocchietto-Zeichen 199
Fischer, G.C. 17, 202
Fissura 66
Flankendämpfung 178
Flaschenzeichen 196
Fleck 64, 65
Fluktuationsschwirren 164
Fluktuationswelle 164
Fluoreszenz 64
Flüssigkeitsschwirren 165
Flüssigkeitswelle 164
Flüstersprache 205
Foculus aethanolicus 51
Foetor alcoholicus 86
  – ex ore 86, 136
  – hepaticus 86
  – pedis 86
  – uraemicus 86
Fontaine 202
Fontanelle 119, 120
Forschung 14
Fossa jugularis 141, 146
Fossa supraclavicularis 142
Fragebogenschema 25
Fragen 25, 117, 219
Frazersches Zeichen 131
Fremdanamnese 117, 122, 123
Fremdbeeinflussungserlebnisse 221
Fremdkörper 41, 69, 71, 72, 130, 242
Frenulum linguae 83
Frenzelbrille 49, 50, 131, 207
Friedreich 99
Fromentzeichen 196
Frühdiagnose 249

Frustration 16
Füllungston, frühdiastolischer 104
Fundus 76
Funiculus metricus 51
Funke, J. 233
Funke, W. 233
Funktionseinschränkungen 186
Funktionsprüfung 194
Fußdeformitäten 189, 190
Fußsohlendruckschmerz 202

Gaenslen-Handgriff/-Zeichen 196
Galleerbrechen 239
Gallenblase 175
Galopprhythmus 104
Ganse, R. 249
Garlandsches Dreieck 155
Gebiß 133
Geborgenheitswünsche 19
Gebührenziffer 16
Gedächtnis 222
Gedanken 221, 226
Gefährlichkeit 228
Gefäßauskultation 110
Gefäßgeräusch 110, 139, 179
Gefühllosigkeit 223
Gegenspiegelleuchte 34, 38, 53, 72, 73, 77, 85
Gehör 130
Gehörgänge 48, 90
Gehtest 201
Gelenkgeräusche 111
Gelenkkörper, freie 198
Genitale, äußeres weibliches 171
–, männliches 168
Genitalsekrete 86
Geräuschzonen 153
Gereiztheit 223
Gerhardt, C. 99, 102, 178
Geruchsprobe 49, 203
Geruchssinn 86
Geschmacksprobe 49, 205
Geschmacksprüfung 242
Geschmacksvermögen 205
Geschwür 64, 66
Gesichtsfeldausfälle 133
Gesichtsfeldbestimmung 131, 132
Gesichtshaut 203
Gesundheit 14
Gesundheitsvariablen, zentrale 231
Gewaltanwendung 118, 121
Gewicht 56
Gift 123
Glandula thyreoidea 141
Glasspatel 65, 67
Glasstab 39, 40, 72
Glaucoma 90
Glawischnig, E. 100
Gleitmittel 45, 168
Gleitpalpation 88, 90, 164
Glockenstethoskop 47
Glühbirne 77
Goethe, J.W. von 16
Goldscheider 98, 149
Gordon 209
Graefesches Zeichen 131
Graham-Steell-Geräusch 109
Gravidität 162, 163
Greifreflex 120
Grenzwerttonometrie 130
Greve, W. 231
Grid-Film 249
Groffmann, K.J. 229
Gross, R. 16, 17, 18, 27, 245, 250
Größenschätzung, palpatorische 88, 89
Grübeln 221
Grund, G. 23
Gummifingerling 45
Gummihandschuhe 45, 50
Gurtbänder 41

Haarausfall 67
Habilitation 14
Hackenfuß 189, 190
Haemarthros 122
Haematemesis 239
Haisch, J. 11, 12, 13, 18, 231, 238
Hallux varus/valgus 190
Halluzination 220
Halpike 207
Halslymphknoten 141
Halsregionen 140
Halsumfang 56, 140
Haltung 23, 182
Haltungstremor 208
Haltungstypen 182
Hämatome 67
Hamburg-Wechsler-Intelligenztest 232
Hamm, H. 25
Hammer-Plessimeter-Perkussion 95
Hammerzehe 189
Hämoptoe 241
Hämoptyse 241
Hampel, R. 232
Hände 23
Handfläche 23
Handgriff nach Jendrassik 209, 210
Handkraftmesser Dynatest 37, 208
Handlampe 38, 39, 50, 63
Handschuhe 45, 50
Hänsgen, K.D. 232
Harn 241
Harnblase 172
Harnfarbe 241
Härter, G. 16, 17
Hartert 47, 48
Hartmann 41, 42, 77, 80
Hausarzt 21
Hausbesuch 31
Hausmann 88
Häußler, S. 13, 16
Haut 64, 123, 127, 214, 215, 216
Hautanhangsgebilde 67
Hautblüten 64
Hautblutung 67
Hautdurchleuchtbarkeit 70
Hautmarker 45
Hautriß 66
Hautveränderungen 128
Headsche Zonen 184
Heckl, R.W. 245
Hehl, F.J. 232
Heine-May 40
Heiserkeit 206
Hektik 15, 60
Helmich, P. 21
Hemiparese 208
Hepar 165
Herderkrankungen 135
Hernie 168
Herz 148, 152
–, allseits vergrößertes 156
–, Perkussion 149, 150
Herz(beutel)tamponade 122, 150, 156
Herzaktion 106
Herzdämpfung, relative 119
Herzfehlerdiagnostik 104, 153
Herzgeräusche 103, 104, 107, 108, 109, 152, 247
Herzgrenze 149
Herzklappen, Auskultationsstellen 152
Herzschallschreibung 104
Herzspitzenstoß 145
–, Andrängen des 101
Herztöne 103, 104, 247
–, kindliche 110, 180
–, überzählige 105, 107
Hiebwunde 67
Himbeerzunge 136
Hirnnerven 203
Hochstapler 224
Hocker 60
Hodengröße 37
Hoffmann-Tinel-Zeichen 195, 196
Hohlfuß 189, 190
Holldack, K. 109, 100, 111, 157
Hollwich 72
Holodiastolisch 106
Holosystolisch 106
Holzspatel 49, 206
Holzstethoskop 39, 46, 69, 70, 100, 119, 153, 162, 180
Homans 202
Homo patiens 13, 14
Hoppenfeld 198
Hörerzahl 16
Hornerscher Symptomkomplex 131
Hornhaut 73
Huber, G. 12
Hüftgelenk 197
Hühnerbrust 145
Hüpfen, monopedales 213
Hustenstoß 168
HWS-Kompressionstest 194

Hyatidenschwirren 110, 164, 165, 179
Hydrocele testis 70
Hydropneumothorax 103, 155
Hydrozele 162
Hygrom 70
Hymen 170
Hypalgesie 212
Hyperkeratose 67
Hyperkinese 208
Hyperkinetisches Syndrom 226
Hyperkyphosierung 182
Hyperlordosierung 182
Hyperopie 76
Hyperpathie 211
Hypolacrimie 194

Ich-Störung 221
Ideen, überwiegende 221
Ideenflucht 221
Ignoranz 18
Ileus 180
–, paralytischer 110
Iliosakralfuge 197
Illusion 220
Imagewandel 19
Imbezillität 222
Immediatgedächtnis 222
Impfbuch 117
Incisura cardiaca 110
Individualität 15
Informationsdefizit 26
Infraklavikulargruben 146
Inkontinenz 217
Innenohrschwerhörigkeit 205
Inspektion 55, 60, 119, 140, 145, 158, 168, 172, 182, 189
–, Abdomen 161
–, Kopf 130
Inspiration 110
Institutionalisierung 14
Intelligenz 222
Intelligenztests 221, 231
Intensionstremor 208
Intermittens 178
Intoxikation 123, 239
Invagination 120
Inversionsambivalenz 61
Irisblende 38
Irrtumsmöglichkeit 15
Ischiadikus-Reizung 218

Jackson, D.N. 233
Jäger, R.S. 232
Jagić, N. von 95
Jaksch, W. 100
Jamais-vu-Erlebnisse 223
Janke, W. 232, 233, 234
Joffroysches Zeichen 131
Johannisbeergeleestuhl 240
Jork, K. 15
Jünger, E. 13, 18, 248
Jünger, F.G. 17

Kafka, F. 15
Kahler, O. 83
Kaiser Franz Joseph 26
Köhle, M. 11
Kältespray 43, 135
Kampen, G. 231
Kapillarpuls 190
Karies 135
Karobath, H. 97, 111, 156, 157
Karpal-Kompressionstest 196
Karpaltunnelsyndrom 196
Kartei 251
Kartenblatt 55
Kasielke, E. 232
Katalepsie 222
Kaufmann, C. 88
Kaumuskeln 205
Kavernenjuchzen 103
Kavernenzeichen 99
Kehlkopfspiegel 41, 42, 77
Kehrsches Zeichen 141, 142
Kernig-Zeichen 119, 218
Kiefergelenk 138, 139
Kieferhöhlen 69, 70
Kielholz, P. 227
Kind, H. 231
Kindspech 240
Kine-Exakta 246
Kirckhoff, M. 27
Klappmappen 249
Klappmeter 31, 32
Klarl, A.M. 12
Klarl, J. 12
Kleidung 26, 227
Kleidungsstücken, Reiben von 101
Klein, M. 233
Kleinbildkamera 248
Kleinkinder 117
Klicks 104, 105
Klimm, H.D. 22
Klingel, elektrische 52
Klopfschall, hyposonorer 96
–, metallischer 99
Klopfschmerz 95, 168, 185
Klumpfuß 189, 190
Knacken 138
Knickfuß 189, 190
Knie-Ellenbogen-Lage 85, 166, 167, 170, 178
Kniegelenk 198
Knie-Hacken-Versuch 213
Knisterrasseln 103
Knochenleitung 205
Knochenperkussion 192
Knochenreiben 101
Knolle 64, 65
Knopfsonde 43, 137
Knoten 64, 65
Kochen, M.M. 9, 14, 17
Kochersche Probe 142
Kochsalzlösung 49
Kodachrome 248
Kalbfleisch, W. 11

Koeller, D.M. 232
Kollapslagerung 52
Kölnisch-Wasser 49
Kolpofot 248
Kolposkopie 173
Koma 86, 220
Kombinationsliege 52
Kombinationsstethoskope 100
Kommunikation 21
Kompetenz 21
Kompressionstest nach Apley 198
Konfabulation 223
Konkretisierungsfragen 25
Konsonanzatmen 102
Konstitutionstyp 127, 145
Kontrastgitter 62
Kontrollüberzeugung 231
Konzentration 222
Koordination 213
Kopf 129, 139
–, Bewegung 184
–, Regionen 129
–, Verletzung 138
Kopfhaar 67
Kopfschüttel-Nystagmus 207
Koplikschе Flecken 136
Kopremesis 239
Kornadt, H.J. 233
Kornealreflex 203
Korotkow 112
Körperausscheidungen 239
Körpergeruch 86
Körperhaare 67, 101, 150
Körperoberfläche 88
Körperöffnung 88, 90
Körperschema-Stempel 246
Körpersprache 23, 26
Körpertemperatur 56, 117, 121, 127
Körpertiefe 88
Korsakow-Syndrom 226
Kostenoptimierung 22
Kot 239
Koterbrechen 239
Kräftezustand 127
Kraftstrom 52
Krallenzehe 189
Krämer, K.L. 193
Krämpfe 123
Krankenkassen 20, 22
Krankheitsaufklärung 17
Krankheitsbewußtsein 18
Krankheitseinsicht 227
Krankheitsgewinn 18
Kratzauskultation 99, 165, 175
Kratztest nach Apley 195
Kreislauf 112, 123
Kreislauffunktionsprüfung 114
Kremasterreflex 209
Krepitation/Krepitieren 103, 111, 122, 138
Kreuzband 199
Krieg 202

Kristeller 44, 85
Krönigsche Spitzenfelder 147, 148
Krönigsche Treppe 156, 157
Kruse, W. 14, 17
Kruste 64, 66
Kulissendruckschmerz 202
Küng, H. 14, 16
Kunstfehler-Vorwurf 19
Kunstlicht 63
Kunz, H. 196, 239
Kurzsichtigkeit 76
Kussmaulsche Atmung 128
Kylix-Kelch 61
Kyphosenscheitel 182

Labordiagnostik 20
Lachen 23
Lachmann-Test 198, 199
Laënnec, R.T.H. 95
Lagekonstanz 152
Lagenystagmus 207
Lagerung 171
Lagerungs-Nystagmus 207
Lagerungsprobe nach Ratschow 201
Lagesinn 88, 212
Lahey 142, 143
Lampas electrica manualis 51
Landes, G. 93, 100, 155, 156
Landgraf, J. 246
Langenbeck 43
Langzeitblutdruckmessung 115, 116
Langzeitgedächtnis 222
Lärmschäden 57, 205
Laryngealatmen 101
Laryngoskopie 78, 79, 82, 121
Larynx 83
Lasègue-Zeichen 200, 218
Läsionen, kariöse 135
Latinum 16
Lauscherposten 180
Laux, G. 221
Lazarus, A.A. 232
Lebensangst 18
Leber 120, 165
–, Perkussion 97, 174
Leberbreite 174
Leberdämpfung 119, 161
Leberrand 166, 174
Lederknarren 103
Lehmstuhl 240
Lehnert, M. 12
Lehre 17
Leibwickel 163
Leichner, R. 233
Leiden 13
Leistenkanal 166, 167, 168
Leistenlymphknoten 167
Leistung, mnestische 222
Leistungstests 232
Lentze, F. 121
Leopoldsche Handgriffe 174
Leptosom 145
Leseglas 39, 63, 64
Leselupe 39, 63, 64, 130
Leuchtlupe 64
Leuchtstoffröhre 63, 130
Leukonychien 190
Libra 51
Licht, durchfallendes 73
Lichtachse 78
Lichtquelle 72, 73
Lichtreaktion 122
Lidspalte 76
Liebe 15
Lien 166
Lig. sacrospinale 173
Linea terminalis 173
Lippen 79
Lischer, S. 232
Littenscher Zwerchfellschatten 146
Lobärpneumonie 155
Loewenberg 202
Löffelnägel 190
Logorrhö 222
Lohaus, A. 231
Lokalbefund 128
Lordose-Ausgleich 197
Lordosenpunkt 182
Loslaßschmerz 165
Lot 37, 182
Louvel 202
Luban-Plozza, B. 19
Lucae 41, 42, 77
Lücke, auskultatorische 114
Lues 86
Luftleitung 205
Lukesch, H. & M. 233, 234
Lunge 147, 150, 151
–, Auskultation, vergleichende 150
–, Perkussion, vergleichende 97
Lungenemphysem 150
Lungengangrän 86
Lungenlappen 147
Lungen-Leber-Grenze 149, 174
Lungen-Leber-Winkel 178
Lungenschall 96
Lungensteine 241
Lupe +13 dptr 39, 40, 42, 72, 77, 81, 82
Lupenhandleuchte 39
Luther, M. 19
Luxatio 122
Lymphknoten 159
Lymphknotenschwellung 128, 140

M. adductor/abductor pollicis 196
M. glutaeus medius 196
M. gracilis 202
M. masseter 217
M. opponens 196
M. sartorius 202
M. sternocleidomastoideus 206
M. trapecius 206
Mach, K. 67
Macula 64, 65
Mader, F.H. 14, 16, 248
Magenlähmung/-dilatation, akute 239
Maier-Reinhardt, S. 12
Makel 65
Makropsie 220
Malleus 51
Mamma 71, 158, 159
Mammatumor 159
Mandeln 86
Manie, zyklothyme 227
Manisches Syndrom 226
Masern 86
Maßstab 67
Mastoiddruckschmerz 120, 137, 139
Materialerbrechen 239
Mattern, H. 13
McBurneyscher Punkt 164
McCrae, R.R. 233
McFarland, C. 230
McMonagle, U. 207
McMurray-Test 198
Meatus acusticus 79, 90
Medianlinie 144
Medien 14
Medioklavikularlinie 144
Meessche Querstreifen 190
Megaloscopium 51
Mekonium 240
Meläna 240
Melaninpigmentierung 136
Membran 47
Membrana tympani 79. 81
Membranstethoskop 47, 153
Meningismen 119, 120, 217
Meniskusriß 198
Meniskus-Zeichen 198
Mennelsches Zeichen 196
Menschenbild 14
Menschenliebe 26
Menses 86
Mensurationes 55, 128
Merkfähigkeit 222
Mesenterialzyste 164, 165
Mesodiastolisch 106
Mesopharynx 79, 80, 131, 134
Mesopharynxschleimhaut 133
Mesosystolisch 106
Meßstab 36, A8, 37
Messung 31, 55, 56, 58, 59, 129, 140, 145, 161, 181, 186
–, auskultatorische 112
–, axilläre 34
–, oszillatorische 114
–, palpatorische 112
–, rektale 32
Meßwanne 37, A8
Meßzirkel 32, 33
Metallbruststück 119
Metallklang 99

Metallmaßstab 31
Metamorphopsie 220
Meteorismus 178
Meyer 202
Michel, L. 229
Mikro-/Makrophotographie 248
Mikropsie 220
Mikropsieeffekt 62
Mikroverfilmung 251
Milchgebiß 134
Milgramtest 194
Milz 97, 120, 166
–, Palpation 167
–, Perkussion 175, 176
Milzbreite 161, 174, 175
Mimik 23
Mind Mapping 27
Miosis 131
Miserere 239
Mißempfindung 224
Mißerfolg 16
Mißtrauen 19
Mitralinsuffizienz 156
Mitralklappe 152, 153
Mitralöffnungston 104, 105
Mitralstenose 109, 156
Mitteldruck, arterielle 112
Mittellappenpneumonie 155
Mittelohrschwerhörigkeit 205
Moebius-Zeichen 131
Moeltgen 32, 33
Möller, H.J. 221
Monk 165
Monoparese 208
Morbus Paget 138
Morbus Roger 157
Moroscher Umklammerungsreflex 120
Moszkowiczsches Zeichen 201
Müller-Zeichen 190
Mundboden 80
Mundhöhle 90, 134
Mundvorhof 79
Münster, B. 232
Murphy-Zeichen 165, 168, 169
Mutismus 222
Mutterpaß 117
Mydriasis 131
Myoklonien 208
Myopie 76

N. abducens 203
N. accessorius 206
N. facialis 205
N. femoralis 200
N. glossopharyngeus 49, 205
N. hypoglossus 207
N. intermedius 205
N. ischiadicus 200
N. oculomotorius 203
N. olfactorius 203
N. opticus 203
N. recurrens 206
N. stato-acusticus 205
N. trigeminus 203
N. trochlearis 203
N. ulnaris 196
N. vagus 49, 206
Nabelschnurgeräusch 180
Nachschrift 26
Nackengriff 195
Nackensteifigkeit 119, 217
Nadelrad 212
Nagellinie 190
Nagelveränderungen 190
Nahrungsbrechen 239
Napoleon 95
Narbe 64, 67, 161
Nares 90
Narkose-Untersuchung 170
Nasenhaare 80
Nasennebenhöhlen 139
Nasenöffnung 90
Nasenrachenraum 84
Nasenrachenspiegel 41, 42, 77
Nasenspekulum 41, 42, 77, 80, 121
Nates 169
Naturwissenschaften, Grenzen der 13, 14
Nebengeräusche, respiratorische 102
Nebenwirkungen 20
Neoplasien 136
Nephroptose 168, 169
Nervenaustrittspunkte 137, 138
Nervendehnungszeichen 218
Nervrädchen 49, 50
Netzhautbild 60
Netztransformator 44
Neutral-Nullmethode 186
Niederschrift 27
Nieren 168, 178
Nierenwinkeltest 168, 169
Nivellierung 15
Nodulus 65
Nonnensausen 111, 143
Norma normans 15
Normalsichtigkeit 76
Normalwerte (Blutdruck) 113, 114
Normierung 230
Notarzt 123
Notfalldienst, toxikologischer 123
Novak, P. 14
Nover, A. 74, 75
Nüchterlein, K. 246
Nystagmus 50, 207
Nystagmusprüfungen/-provokation 131, 207

Oberflächenpalpation 89, 90
Oberflächensensibilität 211
Obstipationsstuhl 240
Obturator-Test 196
Öçal, D. 12
Ödem 127
Odoration 86
Oedingen, K. 13
Ohr 81, 82
Ohrhäckchen 41, 42, 77
Ohrkürette 41, 42, 77
Ohrlupe, pneumatische 41, 42, 77
Ohrmuschel 83
Ohroliven 48
Ohrspeicheldrüsengänge, Mündung der 79
Ohrtrichter 41, 42, 77, 81
Oligophrenie 222
Oliver-Cardarelli-Zeichen 189, 194
Olympns 248
OM-System 248
Onychosen 190
Opallampe 77
Ophthalmoscopium 51
Ophthalmoskopie 74, 75, 120
Oppenheimer 209
Orchidometer 37, 44
Ordnung 55
ORF 19
Orientierung 127, 220
Orientierungslinien an Thorax und Abdomen 145
Original-Frequenzgang 100
Orthopnoe 127
Ortners Erzählung 13
Ortolani-Zeichen 197
Os coccygis 184
Os sacrum 184
Osmologische Untersuchung 86
Ostwald, W. 16
Otoskop 43, 81
Otoskopie 78, 81, 120
Ottsches Zeichen 181
Ovarialzyste 179

Pallästhesie 50, 212
Palpation 45, 55, 93, 119, 120, 136, 141, 145, 159, 184, 190
–, Abdomen 163
–, bimanuelle 88
–, Hals 140
–, Kopf 137
–, Milz 167
–, monomanuelle 88
–, Nieren 169
–, Handhaltung bei der 90
–, Techniken 88
Pansystolisch 106
Papel 65
Papiertaschentücher 82
Papilla nervi optici 203
Papula 64, 65
Paralogie 221
Paralyse 208
Paramimie 222
Paramnesie 223
Paranoid-halluzinatorisches Syndrom 226
Paraparese 208
Paraphasie 217, 220

Parasternallinie 144
Parathymie 222, 223
Paravertebralmuskulatur 184
Paresegrad 208
Parodontopathien 135
Patella 197, 198
Patellaanpreßschmerz 197
Patellarsehnenreflex 210
Pathologica 245
Patientenbegegnung 22
Patienteneffekt 230
Patientenselbstmessung 114, 115
Patrick-Test 197
Pawel, E. 15
Payr-Zeichen 198
Pectus carinatum/excavatum 145
Pericarditis exsudativa 156
Periculum mortis 122
Perikarderguß 109, 150
Perikardreiben 110
Perikardton 104
Perisplenitis 110, 179
Peristaltik 161
Peritonitis 110
Perkussion 45, 55, 95, 119, 136, 142, 184, 192, 202
  –, Abdomen 174
  –, abgrenzende 97, 98
  –, direkte 97
  –, Herz 148, 149, 150
  –, indirekte 98
  –, Kopf 138
  –, Leber 97, 174
  –, Lunge 97, 147
  –, Milz 175, 176
  –, Nieren 178
  –, Traubescher Raum 175, 177
  –, vergleichende 97, 98
Perkussionsbefunde, wichtige 155-158
Perkussionshammer 45, 95, 147, 175
Perkussionsschläge, Intensität der 97
Perpendiculum 51
Perseveration 221
Persistenz 18
Persönlichkeiten, abnorme 223
Persönlichkeitsstörungen 232, 235
Persönlichkeitsvariablen 237
Perthesscher Versuch 192, 202
Pes abductus/adductus 189
Pes cavus/planus 189
Pes valgus/varus 189
Petechien 67
Pfeifenstielstuhl 240
Pharyngoskopie 121
Phasen, manische 227
Philosophie 13
Phobien 224
Phonokardiographie 104
Photographie 12, 246, 248
Photo-Kolposkop 173
Phrenikusdruckpunkt 142
Phrenikusreflex 141
Phyma 64, 65
Physiologie 15
Pigmentierungen 136
Pillau, H. 15
Pinsel 211
Piorry 95
Pistolenschußgeräusch 111
Planspiegel 34, 35, 75
Plattfuß 189, 190
Plegie 208
Plessimeter 45, 95, 147, 175
Plessimeterende 98
Plessimeterfinger 97, 98
Pleura 151
Pleurareiben 103
Pleuritis exsudativa 103, 155
Plexiglasspatel 39, 40, 64
Pocken 86
Podogramm 189
POL 16
Polaroidfilm 248
Polizei 123
Populärwissenschaft 250
Porter-Test 194
Portio vaginalis uteri 85
Postrhinoskopie 84
Prädilektionsstellen 64
Präkoma 220
Prader 37, 44
Pratt 202
Praxis 16
Praxiseffekt 230
Praxisforschung 14
Primäreffloreszenzen 65, 136
Pro medico 246
Processus spinosi 184
Processus xiphoideus sterni 99
Proktoskop 44, 51, 85
Proktoskopie 85, 173
Promontorium 173
Prophylaxe 249
Prostata 91, 169, 170
Prostatakarzinom 170
Protodiastolisch 106
Protosystolisch 106
Protrusio bulbi 129, 130
Provokationstest 193
Pschyrembel, W. 57
Psyche 13
Psychoanalyse 13
Psychomotorik 222
Psychopathen 223
Psychopathologische Syndrome 225
Psychose 219
  –, körperlich nicht begründbare 225
  –, schizophrene 226
Psychosomatik 13
Ptosis 131
Puhr, F. 15
Pulmo 147, 150
Pulmonalklappe 152
Pulmonalklappeninsuffizienz 109
Pulmonalstenose 157
Puls 192
  –, Beurteilung 122
  –, Größe 94
  –, Palpation 93
  –, Qualitäten 93
Pulsdefizit 94
Pulsfrequenz 56, 120
Pulsgeräusch 112
Pupillenerweiterung 73, 130
Pupillenreaktion 38, 130, 131
Pupillenweite 122
Purpura 67
Pus 65
Pustel 64, 65
Pyknisch 145

Quaddel 64, 66
Qualitätssicherung 236
Quantifizierung von Hörstörungen 57
Querulant 224
Quetschwunde 67

Racheninspektion 121
Radialis-Puls 152
Radiergummi-Effekt 168
Radiusperiostreflex 209
Ramus ischiopubicus 167
Raptus 222
Rasselgeräusche 102, 150, 247
Rat anderer 18
Rauchfußsches Dreieck 155
Ravin, A. 104
Reagenzglas 49, 50, 212
Rededrang 227
Redefluß 24
Reflexe 74
  –, pathologische 122, 210, 211
  –, physiologische 208
Reflexhammer 49, 50
Reflexprüfung 209
Reform 16
Refraktionsbestimmung 75
Regulationsstörung 115
Reibegeräusche 103, 110, 179
  –, perikardiale 109
Reihenfolge 24
Reiners, L. 16, 19
Reinhardt, K. 12
Rein, H. 113
Reiswasserstuhl 240
Rektum 85, 169
Rektusdiastase 161
Reliabilität 230
Ren mobilis 178
Renes 168
Rentenbegehren 18
Retropatellarschmerz 197
Retropharyngealabszeß 138, 139

Rhagade 66
Rhagas 64
Rhinoskopie 78, 79, 80, 81, 84, 121
Rhonchi humidi/sonori 102
Richter, H.E. 233
Riecker 41, 42, 77, 80
Rielander 202
Rigor 208
Rilke, R.M. 15
Rima ani 169
Rima palpebrarum 76
Ringblitz 249
Rinne-Versuch 205
Rippenfraktur 146
Risch, B. 232
Rißquetschwunde 67
Rißwunde 67
Riva-Rocci 112, 113
Rohde, B. 65
Röhrenatmen 101
Romberg-Test 34, 205, 206
Rönsberg, W. 25, 26
Rosenkranz, rachitischer 145
Roseolen 65
Ross, M. 230
Rossolimo-Phänomen 211
Rotatorenmanschette 194
Roth, J. 233
Routinepalpation 141, 142, 158, 163
Rovsingsches Zeichen 164
RR-Korrekturen 113
Rückenlage 170
Rückfall-Test 198
Rückfuß 189
Rüdel, R. 17
Rudolf, A. 22
Ruhetremor 208
Rumor venosus 111
Rumpel-Leede-Test 127
Rydell Seiffer, Stimmgabel nach 49, 50, 212

Säbelscheidentrachea 142
Sahli, H. 246
Sahlische Zeichenschrift 246
Sakroiliakalgelenk 196
Sakroiliakal-Syndrom 184
Salanick, J.P. 246
Salbe, indifferente 45
Sanguis niger 239
Säugling 117
Säuglingswaage 36
Saugreflex 120
Scarlatina 190
Schädelfraktur 138
Schädel-Hirn-Trauma 130, 225
Schaden, H. 11, 201
Schallphänomen 101
Schallqualität 96
Schallverkürzung 96
Scharlach 86
Scheer, J.W. 232
Scheid, W. 23, 26, 63, 131, 211
Scheller, R. 233
Schellong, F. 34, 114, 115
Schellong-Test 114
Schenkelschall 96
Scheurig, B. 230
Schieblehre 31, 32
Schilddrüse 141, 142, 143
Schilddrüsengeräusche 111
Schilddrüsenschwirren 142, 143
Schildknorpel 141
Schirmer-Test 194
Schizophrenie 226
Schlauch 48
Schlauchstethoskop 46, 47, 119
Schleimerbrechen 239
Schmerzempfinden 49, 50, 212
Schmerzprovokation 193, 202
Schmidt, G.W. 117
Schmitt, G.M. 231
Schneider, K. 219, 225, 226
Schneider, M. 113
Schnittwunde 67
Schnüffeln 86
Schobersches Zeichen 181
Schomburg, C. 134
Schormitte-Zeichen 194
Schrappnellsche Membran 81
Schrunde 64, 66
Schublade, vordere/hintere 198, 199
Schubladenphänomen 199
Schubladenschrank 52
Schuhmachermaßstab 32
Schuld 223
Schultergelenk 195
Schulterhoch- bzw. -tiefstand 182
Schulz van Treeck, A. 83, 84
Schuppe 64, 66
Schürfwunde 67
Schürmann, M. 234, 236
Schürzengriff 195
Schußwunde 67
Schusterbrust 145
Schwabe 49, 50
Schwangerschaft 174
Schwarz, N. 230
Schwarzruhr 240
Schwarz-weiß-Fotografie 149
Schweißfüße 86
Schweizer, M. 60, 147, 165
Schweizersches Phänomen 165
Schwellenwertperkussion 98, 149
Schweregrad 18
Schwermut 223
Schwiele 64, 67
Schwirren 111
Sciascopia 75
Sedimentum 241
Seele 13
Sehachse 78
Sehprobentafel 35, 36, 57
Sehringer, W. 233
Sehweite 79
Seidel, H.J. 18
Seidentücher 46
Seiltänzerschritt 213
Seitendifferenz 147
Seitenvergleich 63
Seitz 45
Sekundäreffloreszenzen 66
Selbstbeobachtung 225
Selbstmedikation 118
Selbstmordwünsche 228
Selg, H. 232
Senkblei 37
Sensibilität 211
Sexualstörungen 234
Shunts 111
Sialolith 137
Sicherheitsnadel 49, 212
Sichtbarkeit 18
Siegle 41, 42, 77, 80, 82
Sigg 202
Signe de sou 99
Signo del salto 199
Silberstuhl 240
Simulanten 49
Simultanauskultation 48
Sinne 12
Sinnestäuschung 220
Sinus frontales 70
Sinus-cavernus-Aneurysma 138
Sirach 19
Situationsanamnese 25
Situs inversus 149
Sitzhaltung 77
Sjögren-Syndrom 136, 194
Skalenussyndrom 194
Skapularknarren 101
Skapularlinie 144
Skiaskop 34, 35, 75
Skiaskopie 75
Skiaskopierleisten 34, 35, 75
Skleren 127
Sklerenikterus 130
Sklerosegeräusch 192
Skoda, J. 95, 98, 100
Skodascher Schall 101
Skoliosegrad 183
Skoliosemessung 183
Skrotum 162
Sofortbildkamera 248, 249
Software-Programme 246
Sohn, W. 31
Solifera specula [frontis] 51
Soma 13
Somatopath 225
Somnolenz 220
Sonde, zahnärztliche 43
Sonderbudget 21
Sonnenlicht 77
Sonographie-Gerät 16
Sonometrum 51
Sopor 220
Soziologie 13

Spaltung (Herztöne) 104
Spatel 41, 42, 77, 133
Spathula 51
Spatium rectovaginale 91, 171
Specillum 51
Speculum 51
Speicheldrüsen 136
Speicheldrüsengänge 139
Spekulumuntersuchung, vaginale 85
Spezialbandmaß, neurologisches 49, 50, 207
Sphincter-ani-Tonus 50
Sphygmometrum 51
Spiegel, elektrischer 74
–, zahnärztlicher 43
Spiegeluntersuchung 63, 72, 130, 173
–, gynäkologische 85
–, ophthalmologische 54
–, otorhinolaryngologische 54, 77, 78, 81
–, proktologische 85
Spiritusbrenner 41, 83, 77
Spitzfuß 189, 190
Spontannystagmus 131
Sprache 16, 26, 213, 250
Sprechapraxie 217
Spreizfuß 189
Spreizspekula 43
Spritzgeräusch 110, 179
Sputum 240
Sputumuntersuchung 241
Squama 64, 66
Stäbchen-Plessimeter-Perkussion 99
Stabsichtigkeit 76
Staenglen, K. 63
Standardfragen 24
Standardisierung 15, 230
Stativ-Gegenspiegelleuchte 53
Stauchungsschmerz 185
Stauungspapille 50, 130, 203
Steckdose 52
Steigleder, G.K. 67
Steinmann I, II 198
Steinschnittlage 170
Steinwand, G. 12
Steißbeinfraktur 167
Stellwagsches Zeichen 131
Stenosegeräusch 192
Stenosen der Nierenarterien 179
Stercus humanum 239
Stereoagnosie 213
Stereotypien 222
Sternallinie 144
Stertor 127
Stethophon 47, 48
Stethoscopium 51
Stethoskop 47, 100, 245
Stethoskopschläuche 101
Stichwunde 67
Stiensmeier-Pelster, J. 234, 236
Stimmbänder 206
Stimmen, Hören von 226
Stimmfremitus 146
Stimmgabel 35, 36, 49, 50, 57, 205, 212
Stimmtest 100
Stimmungslage 223
Stirnbänder 77
Stirnhöhle 70
Stirnreflektor 41, 53, 72, 77, 81, 85, 121, 133, 134
Stoffbandmaß 31, 32
Stomascopia 78, 79, 131, 134
Stomaskopie 79, 121
Stoppuhr 33, 34
Störungen 26
Storz 44
Stoßuntersuchung, ballotierende 89, 164
Strahlung 67
Streckdefizit 197
Streckungstest 194
Streßsituation 234
Streulicht 69, 70
Striae 161
Stridor 127
Striegl, M.E. 12, 18
Strobel, R. 12
Struma retrostrenalis 142
Studienvoraussetzungen 16
Stuhl 239
Stumpf, H. 233
Stupor 222
Subikterus 63
Submandibularis 138
Subspezialisierung 13, 21
Succussio Hippocratis 103
Suffusionen 67
Sugillationen 67
Suizidalität 228, 237
Sulphuratum 51
Summationsgalopp 104, 105
Symbiose 13
Symptom des gesprungenen Topfes 99
Symptome 117, 118, 123
Symptomwahrnehmung 17
Syndromdiagnose 250
Syndrome 11
System, motorisches 207
Systema urogenitale 168
Systole 104, 106

Tachykardie 93
Tageslicht 63, 77
Tangentialinspektion 162
Taschenlampe 38, 131
Taschenleuchtlupe 39
Taschen-UV-Leuchte 39
Tastuntersuchung, bimanuelle 173
–, rektovaginale 91, 170
Tauchkropf 142, 146
Tbc 86
Technologie 13, 14, 15, 16
Teerstuhl 240
Teilprothese 133
Telediastolisch 106
Telesystolisch 106
Temperatursinn 88, 212
Temperatursinnprüfer 49, 50
Tendovaginitis stenosans De Quervain 196
Tennis-Ellbogen 195
Terminologie 16
Terzseite 129
Testtafel 130
Testverfahren, psychologische 229, 232
– bei Kindern 234
Testwörter 213
Tetraparese 208
Tewes, U. 232
Thalliumintoxikation 190
Theologie 13
Theorie 16
Therapie 250
Therapieevaluation 236
Therapiefreiheit 22
Thermästhesie 50, 212
Thermometrum medicinale 51
Thielicke, H. 15
Thissen 49, 50
Thomä, H. 16
Thomasscher Handgriff 197
Thompson-Zeichen 195, 199
Thorax 144, 146
Thoraxkompressionsschmerz 122, 146
Thoraxpalpation 145, 146
Tibialis-posterior-Reflex 210
Tic 208
Tiefenpalpation 88, 89, 90, 163
Tiefensensibilität 212
Tietze-Syndrom 145
Timko, C. 18
Tinctura amara DAB 49
Tinel-Zeichen 195, 196
Tip-Tel 49, 50, 212
Titelsucht 21
Tobsucht 222
Tod, eigener 15
Tonometer 34, 35
Tonometrum 51
Tonsillen 80, 133
Tonusveränderungen 208
Torcular 51
Touchieruntersuchung, vaginale 91, 172
Trachea 143, 146
Trachealatmen 101
Trachealdeviation 146
Trachealrasseln 103
Trafo 44
Tragusdruckschmerz 120, 137, 139
Transillumination 69
Transparentpapier 67